Beiträge zur Klinik und Erforschung
der Tuberkulose und Lungenkrankheiten

Begründet 1903. Herausgegeben von *L. Brauer.* Band 1—6 (1906) Würzburg, A. Stuber, Band 7—44 (1922) Würzburg und Leipzig, Kurt Kabitzsch. Ab Band 45 Berlin, Springer. Organ der Deutschen Gesellschaft für Tuberkulose und Lungenkrankheiten sowie der Gesellschaft für Lungen- und Atmungsforschung.

Als Beilage erscheint: **Zentralblatt für die gesamte Tuberkuloseforschung.**

Begründet 1906 von *G. Schröder.* Herausgegeben von *L. Brauer, E. v. Romberg, G. Ballin, H. Ulrici.* Band 1 (1906) Würzburg, A. Stuber, Band 2—14 Würzburg und Leipzig, Kurt Kabitzsch, ab Band 15 (1921) Berlin, Springer. Organ der Deutschen Gesellschaft für Tuberkulose und Lungenkrankheiten.

Die **„Beiträge zur Klinik und Erforschung der Tuberkulose und der Lungenkrankheiten"** erscheinen zur Ermöglichung rascher Veröffentlichung nach Maßgabe des eingehenden Materials zwanglos in Heften, die zu Bänden vereinigt werden. Der Preis eines Bandes beträgt DM 96.—.

Grundsätzlich dürfen nur Arbeiten eingereicht werden, die vorher weder im Inland noch im Ausland veröffentlicht worden sind. Der Autor verpflichtet sich, sie auch nachträglich nicht an anderer Stelle zu publizieren. Mit der Annahme des Manuskriptes und seiner Veröffentlichung durch den Verlag geht das Verlagsrecht für alle Sprachen und Länder einschließlich des Rechts der fotomechanischen Wiedergabe oder einer sonstigen Vervielfältigung an den Verlag über. Jedoch wird gewerblichen Unternehmen für den innerbetrieblichen Gebrauch nach Maßgabe des zwischen dem Börsenverband des Deutschen Buchhandels e. V. und dem Bundesverband der Deutschen Industrie abgeschlossenen Rahmenabkommens die Anfertigung einer fotomechanischen Vervielfältigung gestattet. Wenn für diese Zeitschrift kein Pauschalabkommen mit dem Verlag vereinbart worden ist, ist eine Wertmarke im Betrage von DM 0.30 pro Seite zu verwenden. *Der Verlag läßt diese Beträge den Autorenverbänden zufließen.*

Bei Arbeiten aus Instituten, Kliniken usw. ist eine Erklärung des Direktors oder eines Abteilungsleiters beizufügen, daß er mit der Publikation der Arbeit aus dem Institut bzw. der Abteilung einverstanden ist und den Verfasser auf die Aufnahmebedingungen aufmerksam gemacht hat.

Die Mitarbeiter erhalten von ihrer Arbeit zusammen 40 Sonderdrucke unentgeltlich.

Alle Manuskriptsendungen sind zu richten an

Springer-Verlag, 69 Heidelberg 1, Postfach 1780,
Fernsprecher 49101, Fernschreiber 04-61723

Die Hefte des
„Zentralblatt für die gesamte
Tuberkuloseforschung", Band 103,
werden nachgeliefert

————

Die Hefte 3—5
des 135. Bandes der Beiträge
erscheinen später

Verhandlungsbericht der Deutschen Tuberkulose-Tagung 1966

**22. Wissenschaftliche Tagung
der Deutschen Gesellschaft
für Tuberkulose und Lungenkrankheiten**

gemeinsam mit dem

**Deutschen Zentralkomitee
zur Bekämpfung der Tuberkulose**

14. bis 17. September 1966
in Mainz

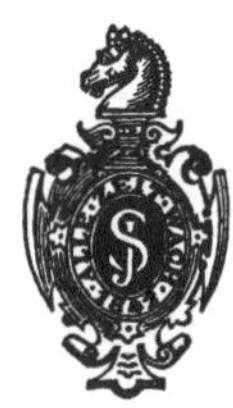

Springer-Verlag Berlin Heidelberg GmbH 1967

ISBN 978-3-662-22824-1   ISBN 978-3-662-24757-0 (eBook)
DOI 10.1007/978-3-662-24757-0

Inhaltsverzeichnis

Inhaltsverzeichnis

Inhaltsverzeichnis

Die Anfälligkeit für Tuberkuloseerkrankungen nach dem Lebensalter bei der heutigen Epidemielage

D. Vogt, München*

In den letzten Jahrzehnten hat sich die epidemiologische Situation der Tuberkulose in allen hochentwickelten Industrieländern überaus günstig entwickelt. Mortalität, Morbidität und Durchseuchung sind in einem Ausmaß zurückgegangen, das man früher kaum für möglich gehalten hätte.

Da die Tuberkulose — wie alle anderen Krankheiten auch — den Menschen in den verschiedenen Altersstufen in unterschiedlicher Häufigkeit befällt und der Mensch auf jedes krankmachende Agens in Abhängigkeit vom Lebensalter unterschiedlich reagiert, erhebt sich die Frage, wie sich der Tuberkuloserückgang in den einzelnen Altersstufen ausgewirkt hat. Diese Frage ist nicht nur von theoretischem Interesse, sondern auch von erheblicher Bedeutung für die praktische Tuberkulosebekämpfung, da sich aus ihrer Beantwortung Hinweise dafür ergeben, welchen Altersstufen besondere Aufmerksamkeit zu widmen ist, wenn die Tuberkulose weiter zurückgedrängt werden soll.

Eine ausgezeichnete zusammenfassende Darstellung der Beziehungen der Tuberkulose zu Alter und Geschlecht verdanken wir A. Ott (1958). Weitere Literatur zu dieser Frage findet sich u. a. bei Brailey (1958), Hammel (1937), Rich (1951), Vogt (1954, 1963), Wallgren (1953), Wiskott (1926), Zoelch (1953). Auf diese Arbeiten muß bezüglich vieler Einzelheiten verwiesen werden, wenn im folgenden die gegenwärtigen Verhältnisse in der Bundesrepublik in kurzen Zügen geschildert werden sollen. Die dazu notwendigen statistischen Daten sind den Tuberkulose-Jahrbüchern des Deutschen Zentralkomitees zur Bekämpfung der Tuberkulose (Ickert 1952, 1953 u. 1954; Griesbach 1956; Kreuser 1962, 1964) sowie den Berichten des Bayerischen Statistischen Landesamtes „Die Tuberkulose in Bayern" entnommen.

Mortalität

Von allen für die Tuberkuloseepidemiologie wichtigen Angaben sind die Sterbeziffern am zuverlässigsten, obwohl auch ihnen manche Fehler infolge unklarer begrifflicher Abgrenzung, falscher Diagnose und unvollkommener Meldungen anhaften.

Den eindrucksvollen Rückgang der Tuberkulosesterblichkeit in den letzten Jahrzehnten zeigt die Abb. 1 am Beispiel von Bayern, Holland, den USA und Japan. An den Mortalitätskurven dieser Länder lassen sich einige wesentliche Gesetzmäßigkeiten besonders gut demonstrieren, da sich die Grenzen dieser Länder seit der Jahrhundertwende kaum geändert haben und weil die Sterblichkeit zu Beginn des Jahrhunderts in ihnen annähernd gleich hoch war.

Auf der Ordinate sind die Mortalitätsziffern je 100 000 Einwohner, und zwar in logarithmischem Maßstab, auf der Abszisse linear die Jahre seit 1900 aufgetragen. Die halb-logarithmische Darstellung wurde gewählt, weil der jeweilige *relative* Sterblichkeitsabfall in ihr besonders deutlich wird. Bei ihr ergibt sich bekanntlich dann eine Gerade, wenn die Sterblichkeit in der Zeiteinheit um einen konstanten Prozentsatz des jeweiligen Ausgangswertes abnimmt.

---

* Prof. Dr. Dietrich Vogt, 8000 München 15, Pettenkoferstr. 8a, Pädiatrische Poliklinik.

Die Kurven von Bayern, den USA und Holland entsprechen von 1900 bis 1940 — abgesehen von den Kriegsgipfeln — ziemlich genau einer solchen Geraden, und zwar fällt die Sterblichkeit jeweils in 20 Jahren auf die Hälfte des Ausgangs-

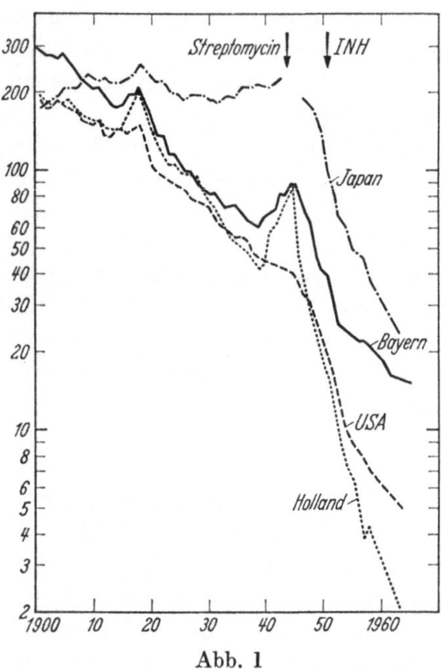

Abb. 1

Abb. 1. Die Tuberkulosemortalität in Bayern, Holland, USA und Japan seit der Jahrhundertwende auf 100 000 Einwohner (Ergänzt nach Vogt, 1963)

Abb. 2. Tuberkulosemortalität nach Alter und Geschlecht pro 100 000 Gleichaltrige in Bayern 1900, 1939, 1946, 1950, 1960 und 1965. Die Kreise (○) markieren die Tuberkulosesterblichkeit aller Altersklassen zusammen; diese wird zunehmend durch die Sterblichkeit in den höheren Altersklassen bestimmt!

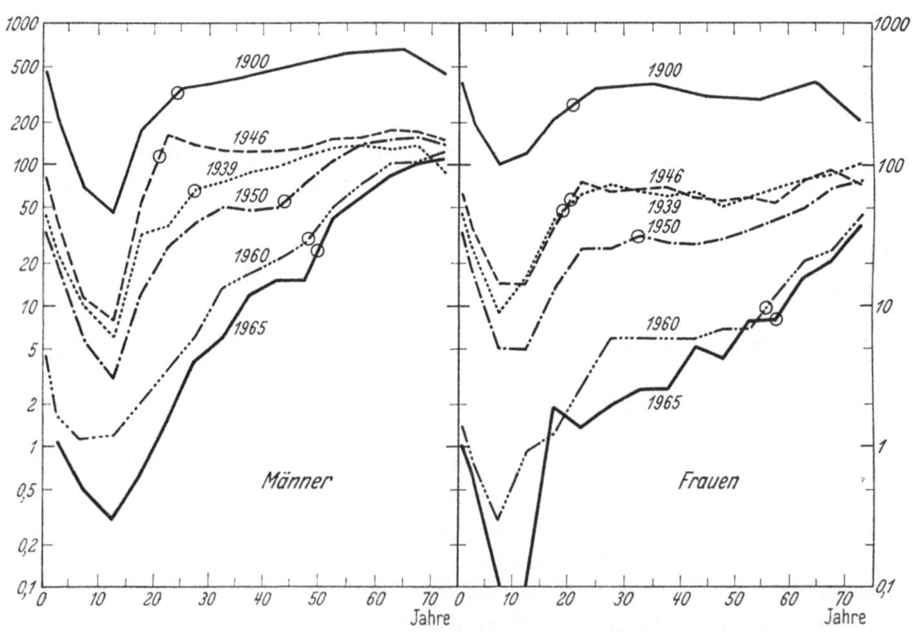

Abb. 2

wertes: in den USA z. B. von 200 auf 100 in den ersten, und von 100 auf 50 in den zweiten 20 Jahren.

Nach dem zweiten Weltkrieg setzt in allen hier gezeigten Ländern ein gegenüber der Vorkriegszeit beschleunigter Abfall der Sterblichkeit ein. In den Ländern mit Kriegsgipfeln ist er teilweise bedingt durch die Eindämmung der Epidemie mittels seuchenhygienischer Maßnahmen und durch die Hebung des Lebensstandards, aber auch durch die Vorwegnahme von Todesfällen in der Epidemiezeit, im übrigen aber vorwiegend durch die Einführung der Chemotherapie.

Auf weitere Einzelheiten der Kurven will ich hier nicht eingehen, da es in unserem Zusammenhange nur darauf ankommt, sich den stetigen Rückgang der Mortalität zu vergegenwärtigen.

Abb. 2 zeigt, daß die *Tuberkulosesterblichkeit in den einzelnen Altersstufen* sehr verschieden hoch ist. In ihr ist für die männliche und für die weibliche Bevölkerung Bayerns die Tuberkulosemortalität auf je 100000 Personen der jeweiligen Altersgruppe in den Jahren 1900, 1939, 1946, 1950, 1960 und 1965 dargestellt, und zwar in semilogarithmischem Maßstab. Bayern wurde gewählt, weil hier für die genannten Jahre nach 5-Jahresgruppen gegliederte Angaben vorliegen; lediglich im Jahre 1900 erfolgte die Unterteilung vom 20. Lebensjahr ab nach 10-Jahresgruppen. Ein Vergleich mit anderen Statistiken (s. bei REDEKER, 1958; OTT, 1958; und den „Tuberkulose-Jahrbüchern") ergibt eine so gute Übereinstimmung mit den Verhältnissen in anderen Ländern, daß das Wesentliche an diesem Beispiel erläutert werden kann.

Allen Kurven ist gemeinsam ein hoher Ausgangswert im ersten Lebensjahr, ein steiler Abfall zum Schulalter und daran anschließend ein fast ebenso steiler Anstieg im *jugendlichen Erwachsenen-Alter*. Etwa vom 20.—25. Lebensjahr ab zeigen die Kurven der Frauen dann einen deutlichen Knick; sie fallen bis zum 50. Lebensjahr langsam ab oder bleiben wenigstens auf gleicher Höhe und steigen erst dann wieder etwas an. Bei den *Männern* dagegen weist nur die Kurve von 1946 einen deutlichen Gipfel im Alter von 20—25 Jahren auf; 1950 ist er bei den 25- bis 30jährigen eben noch erkennbar. Im übrigen steigen die Kurven von der Adoleszenz bis zum Greisenalter ziemlich stetig an. Der in den ältesten Kurven vorhandene Knick jenseits des 65. Lebensjahres beruht mit größter Wahrscheinlichkeit auf statistischen Fehlern, da früher in diesem Alter zu viele Todesfälle als an „Altersschwäche" erfolgt registriert wurden.

Bei beiden Geschlechtern ist die *Sterblichkeit im Säuglingsalter stets um ein Vielfaches höher als im Schulalter*, und zwar bei den *Knaben um rund eine*, bei den *Mädchen von 1900 bis 1946 nur um eine halbe*, danach ebenfalls um eine *ganze Zehnerpotenz*. Das Minimum liegt bei den Knaben stets im Alter von 10 bis 15, bei den Mädchen meist im Alter von 5 bis 10 Jahren. Die Tuberkulosemortalität des männlichen Geschlechtes ist im allgemeinen höher als die des weiblichen. Nur vom Schulalter bis ins jugendliche Erwachsenen-Alter kehrt sich das Verhältnis um. Die Sterblichkeit der jungen Mädchen und Frauen ist meist höher als die der gleichaltrigen Knaben und Männer. Die Übersterblichkeit des weiblichen Geschlechtes erstreckte sich 1900 auf das 5. bis 30., 1939 auf das 10. bis 30., 1946 auf das 5. bis 15., 1950 auf das 5. bis 25., 1965 auf das 15. bis 20. Lebensjahr, während 1960 die Sterblichkeit in keiner Altersstufe diejenige der Männer erreichte. Das Überwiegen der Frauensterblichkeit in der Pubeszenz und Adoleszenz, das sich auch in den Statistiken fast aller anderen Länder findet, ist als „die Auswirkung einer gesetzmäßigen Beziehung zwischen Tuberkulose und den physiologischen Besonderheiten des weiblichen Geschlechtes in diesen Altersklassen" anzusehen (Redeker, 1958). Entscheidend ist offenbar der frühere Eintritt der Pubertät bei den Mädchen.

Die Übersterblichkeit der Frauen vom 20. bis 30. Lebensjahr, die früher auf die Belastung durch Geburt und Wochenbett zurückgeführt wurde, läßt sich dagegen keineswegs konstant nachweisen. Sie verschwindet sogar völlig in Zeiten besonders starker Exposition und körperlicher Belastung der Männer, wie das Jahr 1946 zeigt, in welchem die Mortalität der Männer im Alter von 20 bis 25 Jahren bei uns mehr als doppelt so hoch war wie die der gleichaltrigen Frauen.

Wenn der säkuläre Sterblichkeitsabfall und der kriegsbedingte Anstieg der Mortalität alle Altersklassen prozentual gleichmäßig betreffen würden, müßten die Kurven in Abb. 2 jeweils parallel untereinander liegen. Das ist nicht der Fall!

Von 1900 bis 1939 ist der Rückgang am größten bei den Säuglingen, dann folgen die 5- bis 25jährigen; bei den älteren Jahrgängen ist er deutlich geringer. Die Steigerung in der Kriegs- und Nachkriegszeit geht vorwiegend zu Lasten der jungen Männer sowie der Säuglinge und Kleinkinder.

Der Sterblichkeitsabfall nach dem Krieg betrifft die verschiedenen Altersgruppen in ähnlicher Weise nur mit umgekehrten Vorzeichen. Gegenüber 1939 und 1946 ist er weitaus am größten bei den Kindern und Jugendlichen bis zum 25. Lebensjahr. In diesen Altersklassen hat die Sterblichkeit seit 1900 bei beiden Geschlechtern um mindestens zwei Zehnerpotenzen, seit 1950 um mindestens eine Zehnerpotenz abgenommen. Dies gilt auch für das Schulalter, in dem die Sterblichkeit immer am geringsten ist, wie ich besonders betonen möchte, weil es in Darstellungen mit linearer statt logarithmischer Unterteilung der Ordinatenachse nicht zum Ausdruck kommt.

Nach dem 35. bis 40. Lebensjahr nähern sich die Kurven der verschiedenen Jahre immer mehr, d. h. die höheren Altersstufen haben einen geringeren Anteil an dem allgemeinen Sterblichkeitsabfall. Seit 1950 betrug er bei den 40- bis 50jährigen Männern immer noch rund eine halbe Zehnerpotenz, d. h. über 70%.

In der Bundesrepublik Deutschland verminderte sich die absolute Zahl der Tuberkulosetodesfälle bei den Kindern unter 15 Jahren von 1950 bis 1964 von 1334 auf 42. Die Mortalität sank demnach um 97%, nämlich von 11,9 auf 0,34 pro 100000. Der *Anteil des Kindesalters an den Tuberkulose-Todesfällen aller Altersklassen betrug 1964 in der Bundesrepublik nur noch rund 0,6%*, im Jahre 1900 in Bayern jedoch rund 19% bei einer mehr als doppelt so großen Gesamtzahl von Sterbefällen an Tuberkulose.

Eine gewisse Sonderstellung nehmen die *Todesfälle an tuberkulöser Meningitis* ein. Von insgesamt 164 im Jahre 1964 in der BRD an dieser Krankheit verstorbenen Patienten waren 31, also rund 20%, jünger als 15 Jahre. Aber auch dies bedeutet insofern eine wesentliche relative Verschiebung der Meningitis-Todesfälle in höhere Altersstufen, als z. B. im Jahre 1948 in Niedersachsen noch 266 von 356 — also 75% — der Todesfälle an tuberkulöser Meningitis die unter 15jährigen Kinder betrafen.

Alles in allem ist aber bemerkenswert, wie wenig sich die Grundform der Tuberkulosesterblichkeitskurve trotz des starken allgemeinen Mortalitätsabfalls geändert hat. Die Minima und Maxima der Kurven liegen seit der Jahrhundertwende praktisch immer in den gleichen Altersstufen. Ein Vergleich dieser Tuberkulosemortalitätskurven mit allgemeinen Sterblichkeitskurven (Abb. 3) lehrt, daß ihre Grundform der der allgemeinen Sterblichkeitskurve durchaus entspricht.

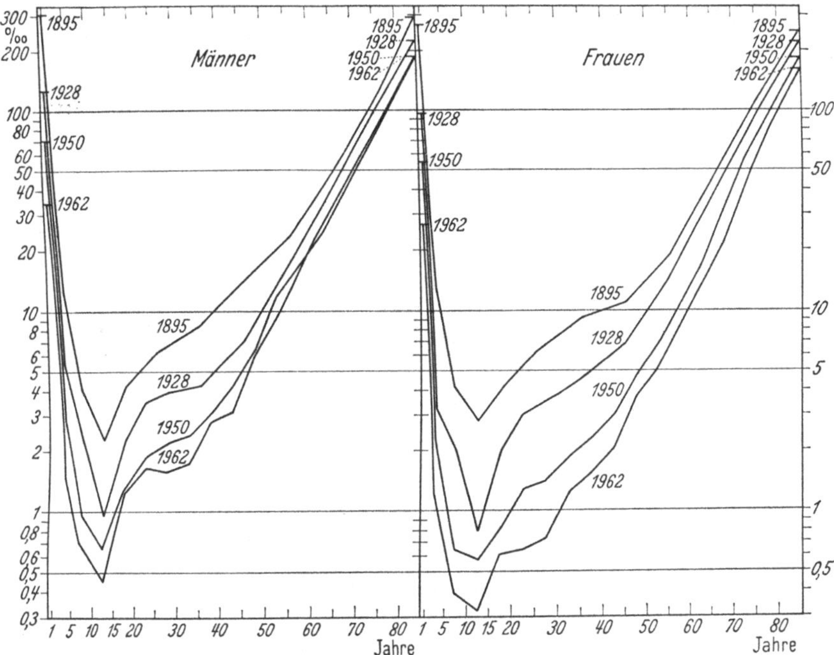

Abb. 3. Sterblichkeit der männlichen und der weiblichen Bevölkerung Bayerns an allen Todesursachen zusammen nach Alter und Geschlecht pro 1000 Lebende gleichen Alters (Aus VOGT, 1966)

Daraus läßt sich der Schluß ziehen, daß die Form der Tuberkulosesterblichkeitskurve sehr weitgehend von der allgemeinen unspezifischen altersabhängigen Resistenz bestimmt wird.

Morbidität

Die Angaben über die Tuberkulose-Morbidität müssen grundsätzlich mit noch größerer Vorsicht beurteilt werden als die Mortalitätsziffern, weil sie mit noch weit mehr Fehlern behaftet sind. Zu den allgemeinen diagnostischen Schwierigkeiten, die auch im Falle des Todes bestehen, kommt noch hinzu, daß die Tuberkulose häufig nur wenig klinische Symptome macht, die den Kranken zum Arzt führen. Dadurch sind die Morbiditätsziffern sehr weitgehend abhängig von der Erfassung, d.h. von den Methoden, mit denen nach Tuberkulosekranken gesucht wird und von den Regeln, nach denen die gefundenen Kranken gemeldet werden. So liegen für unsere Fragen wirklich brauchbare altersgegliederte Morbiditätszahlen für einen länger zurückreichenden Zeitraum nicht vor.

Nach übereinstimmenden Mitteilungen aus vielen Ländern ist die Zahl der Neuerkrankungen an Tuberkulose und der Bestand an Tuberkulose-Kranken in den letzten Jahren und Jahrzehnten weniger zurückgegangen als die Tuberkulose-

mortalität. In den ersten Nachkriegsjahren stiegen die Bestandsziffern sogar noch
an und erreichten z. B. in Bayern bei den Kindern bis zu 15 Jahren 1948 mit
1032 pro 100000, bei den Frauen 1950 mit 602 pro 100000 und bei den Männern
erst 1953 mit 997 pro 100000 ihr Maximum. Von da an fielen sie bis zum Ende
des Jahres 1965 auf 158 pro 100000, das ist um rund 85% bei den Kindern, auf
260 pro 100000, das ist um rund 57% bei den Frauen und auf 604 pro 100000,
das ist um rund 40% bei den Männern. Der Abfall ist also wiederum bei den
Kindern weitaus am stärksten.

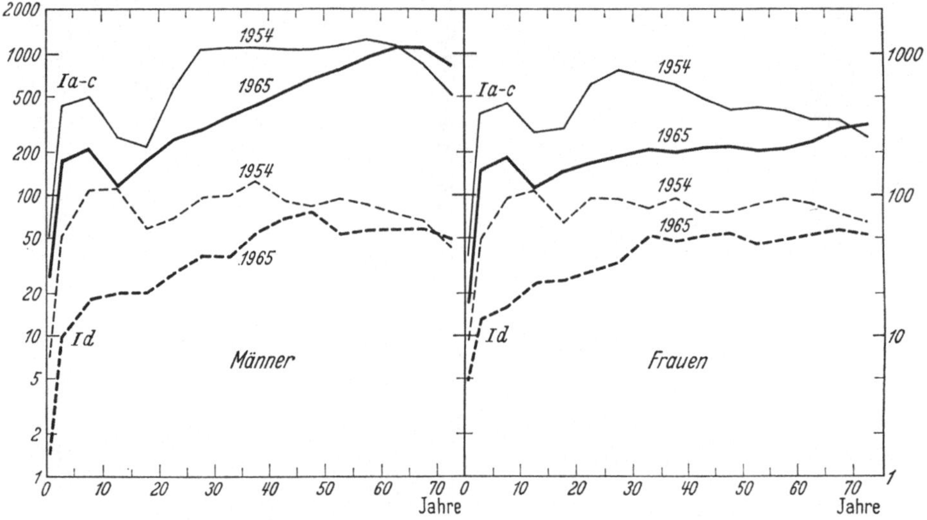

Abb. 4. Bestand an aktiven Tuberkulosen der Atmungsorgane (Ia—Ic) und der extrapulmonalen Tuberkulosen (Id) nach Alter und Geschlecht pro 100000 Gleichaltrige 1954 und 1965
nach Zahlen des Bayerischen Statistischen Landesamtes

Seit 1954 liegen für Bayern nach Altersgruppen von 5 Jahren aufgegliederte
Angaben über den Bestand an den verschiedenen Tuberkuloseformen vor. Abb. 4
gibt aus diesen Daten die für die pulmonalen (Ia bis Ic) und die extrapulmonalen
Tuberkulose-Erkrankungen (Id) aus den Jahren 1954 und 1965 nach Geschlechtern getrennt wieder. Die Darstellungsweise ist die gleiche wie in der vorausgegangenen Abbildung.

Der Verlauf der Kurven weicht etwas von den entsprechenden Mortalitätskurven ab. Im Gegensatz zu diesen findet sich bei ihnen ein erster Gipfel bei den
2- bis 10jährigen und eine anschließende Senke in der Pubeszenz und Adoleszenz.
Erst zum 20. bis 25. Lebensjahr erfolgt dann bei beiden Geschlechtern wieder ein
steiler Anstieg. Bemerkenswert ist weiter das Fehlen des Gipfels im Säuglingsalter.
Während die Mortalität zu dieser Zeit besonders hoch ist, weist die Morbidität den
geringsten Wert des ganzen Lebens auf. Der Anstieg der Morbiditätskurven nach
dem 20. Lebensjahr ist weit weniger steil, als der Anstieg der aus der gleichen Zeit
stammenden Sterblichkeitskurven.

In den Lebensabschnitten, in denen die Mortalität des weiblichen Geschlechtes
die des männlichen übersteigt, nämlich im späteren Schul- und jugendlichen
Erwachsenenalter, übertrifft auch die Morbidität der Frauen die der Männer. Das

gilt vor allem für die extrapulmonale Tuberkulose. Im übrigen ist die Krankheits-
häufigkeit bei den Männern sehr viel größer als bei den Frauen. Die Tuberkulose
der Atmungsorgane jenseits des 60. Lebensjahres ist bei den Männern zur Zeit
mit rund 1000 pro 100000 rund fünfmal so häufig wie bei den Frauen mit rund
200 pro 100 000.

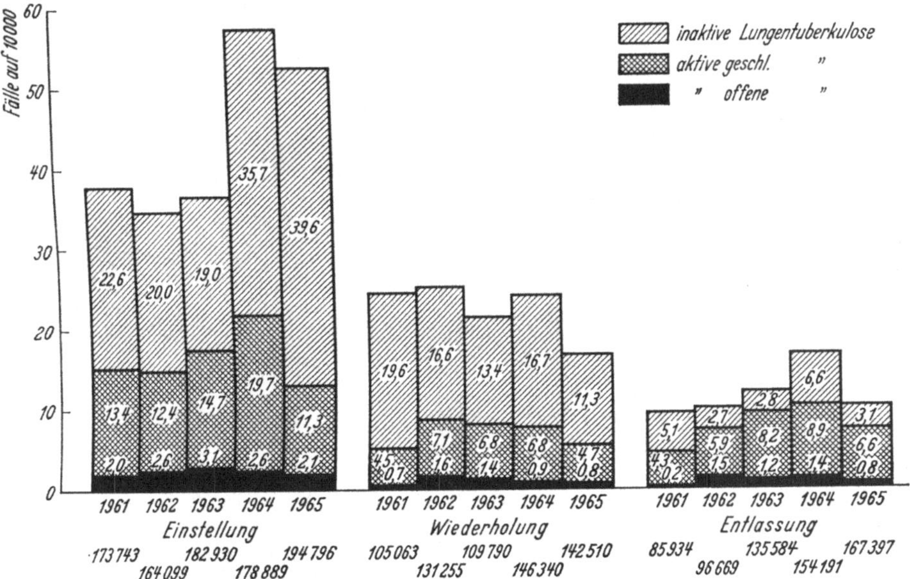

Abb. 5. Ergebnisse von Schirmbilduntersuchungen in der Bundeswehr 1961 bis 1965 (Wehr-
medizinisches Statistisches Institut, 1966)

Auch die *Morbiditätskurven von 1954 und 1965 liegen nicht parallel untereinander, sondern laufen nach den höheren Altersstufen wie die Mortalitätskurven zusammen.* Dies bedeutet wiederum, daß auch der *Morbiditätsrückgang die jüngeren
Altersstufen sehr viel stärker betroffen hat als die älteren.* Am stärksten war er bei der
pulmonalen Tuberkulose bei den 25- bis 30jährigen Männern und Frauen mit rund
75%. Die extrapulmonalen Tuberkulosen gingen dagegen am stärksten bei den
10- bis 15jährigen Knaben und den 5- bis 10jährigen Mädchen zurück, nämlich
um rund 90%.

Nach den Bestands- und Neuerkrankungsziffern des Zentralkomitees hat der Rückgang
der pulmonalen Tuberkulose bei den jungen Erwachsenen auch in den letzten Jahren angehal-
ten; er betrug z. B. bei den 20- bis 25jährigen Männern von 1959 bis 1964 34% bei den I a+I b-
Fällen und 24% bei den I c-Fällen.

Nach den Ergebnissen der Schirmbilduntersuchungen bei der Bundeswehr, die mir freundlicherweise von Herrn Flottenarzt Dr. Blaas und Herrn Prof. Dr. Kreuser zur Verfügung
gestellt wurden, hat sich jedoch die Morbidität dieser Altersstufen in den letzten Jahren kaum
geändert (Abb. 5). Worauf diese Diskrepanz zwischen den bei der Bundeswehr und den bei
den entsprechenden Jahrgängen der Gesamtbevölkerung gefundenen Morbiditätsziffern beruht, ist nicht ganz klar. Wahrscheinlich spielt eine Rolle, daß die Zahl der bei der Bundeswehr
Untersuchten von 1961 bis 1965 stark angestiegen ist. In den ersten Jahren dieses Zeitraumes
dürfte eine strengere Auslese bei der Musterung zu relativ niedrigeren Ziffern der Schirmbild-
befunde geführt haben als in den letzten Jahren, in denen ein größerer Teil der aufgerufenen
Jahrgänge eingestellt wurde.

In Abb. 6 ist die Altersverteilung der Ende 1964 als „Bestand" im Bundesgebiet erfaßten Tuberkulose-Kranken schematisch dargestellt. Der große Kreis links repräsentiert die Gesamtzahl aller 248552 aktiven Tuberkulosen, der obere Kreis daneben die 65897 ansteckungsfähigen Lungentuberkulosen (I a u. I b), der untere die 144374 nicht ansteckenden Lungentuberkulosen (I c) und der Kreis rechts

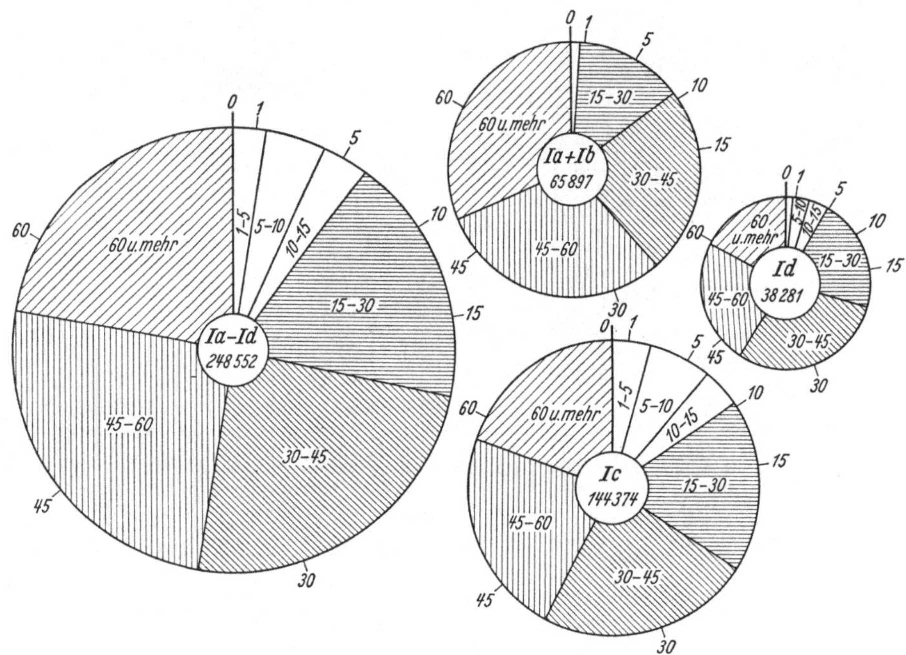

Abb. 6. Altersverteilung der Ende 1964 in der Bundesrepublik als „Bestand" registrierten Tuberkulosekranken. Die außen an den Kreisen stehenden Zahlen geben den Anteil der 0- bis 1jährigen, 1- bis unter 5jährigen, 5- bis unter 10jährigen usw. bis zu den über 60jährigen an der Gesamtbevölkerung an. Die nicht oder unterschiedlich schraffierten Sektoren entsprechen dem Anteil der gleichen Altersgruppen an der Gesamtzahl der Tuberkulosekranken (I a—I d), den an ansteckender Tuberkulose der Atmungsorgane Erkrankten (I a+I b), den an nicht ansteckender Tuberkulose der Atmungsorgane Erkrankten (I c) und den an extrapulmonaler Tuberkulose Erkrankten (I d). (Nach Zahlen des Deutschen Zentralkomitees zur Bekämpfung der Tuberkulose)

außen die 38281 extrapulmonalen Tuberkulosen (I d). Die Größe der Kreisflächen ist proportional der absoluten Zahl der gemeldeten Fälle, die jeweils im Zentrum steht. Die drei rechten Kreise sind demnach zusammen dem linken flächengleich.

Die nach außen weisenden, mit Zahlen versehenen Striche zeigen die Altersverteilung in der Gesamtbevölkerung an. Die nicht oder verschieden schraffierten Sektoren entsprechen den in der jeweiligen Altersgruppe registrierten Krankheitsfällen.

In keinem der Kreise entspricht die Altersverteilung der Kranken derjenigen der Gesamtbevölkerung. Stets sind die Sektoren der Kinder unter 15 Jahren und die der 15- bis 30jährigen kleiner und die der über 30jährigen Erwachsenen größer, als ihrem Anteil an der Gesamtbevölkerung entspricht.

Am stärksten ausgeprägt sind diese Verhältnisse bei den *ansteckungsfähigen Tuberkulosen* (I a + I b), unter denen die Kinder fast überhaupt nicht und die 15- bis 30jährigen wesentlich weniger als in der Gesamtbevölkerung vertreten sind. *Die über 60jährigen dagegen sind fast doppelt so stark und die 45- bis 60jährigen rund 1½mal so stark an den „offenen Tuberkulosen" beteiligt, als ihrem Bevölkerungsanteil entspricht.*

Unter den nicht ansteckungsfähigen Lungentuberkulosen (I c) sind die Kinder und jugendlichen Erwachsenen zwar deutlich stärker vertreten als an den I a + I b-Fällen, aber doch weniger als in der Gesamtbevölkerung.

Besonders bemerkenswert ist schließlich der *geringe Anteil der Kinder und Jugendlichen* an den *extrapulmonalen Tuberkulosen*, da diese in früheren Jahrzehnten besonders häufig in den unteren Altersklassen auftraten.

Zwischen den verschiedenen Formen der extrapulmonalen Tuberkulose bestehen allerdings beträchtliche Unterschiede.

Die im ganzen seltener gewordene tuberkulöse *Meningitis* (Gesamtbestand 1964 1026 Fälle = 1,8/100000) betrifft z. Z. in 35% der Fälle die unter 15jährigen mit einem Gipfel bei den 5- bis 10jährigen. Gegenüber den Verhältnissen in der Zeit unmittelbar nach dem zweiten Weltkrieg bedeutet dies aber auch, wie schon bei der Mortalität erwähnt, eine Verschiebung des Gipfels nach oben, und zwar um ungefähr ein Jahrfünft.

Die *Skelettuberkulose* war 1964 mit 8925 oder 15,8/100000 nach der Urogenital-Tuberkulose die zweithäufigste extrapulmonale Tuberkuloseform und hat ihren Gipfel bei beiden Geschlechtern erst in der Gruppe der 45- bis 50jährigen. Von allen Fällen kommen nur rund 11% auf die Kinder bis zu 15 Jahren, das sind halb so viel, als ihrem Anteil an der Bevölkerung entspricht.

Die *Tuberkulose der peripheren Lymphknoten* (6519 Fälle = 11,6/100000) hat ihren Häufigkeitsgipfel bei den 10- bis 15jährigen Knaben bzw. den 20- bis 25jährigen Frauen; sie wird danach aber nur langsam seltener, so daß alle Erwachsenengruppen einen relativ hohen Anteil an dieser Erkrankung haben.

Sie ist ebenso wie die *Hauttuberkulose* (4502 Fälle = 8,0/100000) während des ganzen Lebens häufiger beim weiblichen als beim männlichen Geschlecht. Diese weist ihre größte relative Häufigkeit bei den 45- bis 50jährigen Männern und den 60- bis 65jährigen Frauen auf. Die Kinder werden von ihr kaum betroffen.

Das gleiche gilt für die *Urogenital-Tuberkulose* (9989 Fälle = 17,7/100000), die bei den 40- bis 45jährigen Männern und bei den 35- bis 45jährigen Frauen am relativ häufigsten ist.

Insgesamt läßt sich demnach an den Morbiditätsziffern aller Tuberkuloseformen eine Verschiebung in die höheren Altersstufen feststellen. Sie entspricht weitgehend der bereits geschilderten Verschiebung der Mortalitätsziffern. Eine erhöhte Disposition zur Erkrankung an tuberkulöser Meningitis im Kleinkindalter und im Schulalter bleibt aber nach wie vor erkennbar. Der früher für die Lungentuberkulose so charakteristische Gipfel im Jugend- bzw. frühen Erwachsenenalter ist dagegen verschwunden.

Letalität

Aus den Mortalitäts- und Morbiditätsziffern läßt sich bei der Tuberkulose im Gegensatz zu akuten Krankheiten zwar nicht die eigentliche Letalität, aber immerhin eine sog. „*Sterbequote*" berechnen, die wahrscheinlich in einer festen Relation zur Letalität steht. Man erhält sie durch die Zahl der als Bestand registrierten Kranken plus der Zahl der Todesfälle. Sie sagt aus, wieviel Prozent der bekannten Tuberkulosekranken jährlich sterben (Griesbach, 1956).

In der Abb. 7 ist das Ergebnis derartiger Berechnungen aus den Daten von Bayern für 1955 und 1965 dargestellt. Danach ist die *Sterbequote der Säuglinge rund 20- bis 40mal, die der Pubertierenden rund zwei- bis fünfmal so hoch wie die der Schulkinder.*

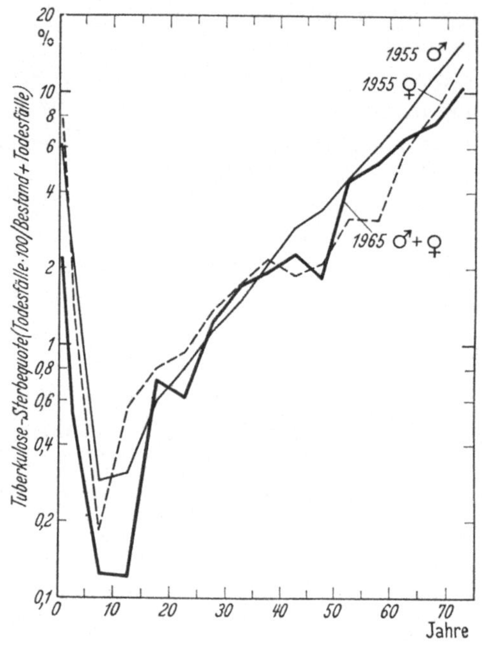

Abb. 7. Tuberkulose-Sterbequote („Letalität") in % $\left(\dfrac{\text{Todesfälle} \cdot 100}{\text{Bestand} + \text{Todesfälle}} \right)$ nach dem Lebensalter in Bayern 1955 und 1965

Das *Minimum* der *Sterbequote* liegt bei beiden Geschlechtern zwischen dem *5. und 10. Lebensjahr.* Der Anstieg in der Pubertät erfolgt bei den Mädchen steiler als bei den Knaben.

Bis etwa zum 35. Lebensjahr ist dann die Sterbequote der Frauen etwas höher als die der Männer, danach gilt das Umgekehrte. Die Unterschiede zwischen den Geschlechtern sind aber nicht groß; deshalb werden in Abb. 7 die Daten von 1965 für männliche und weibliche Personen in einer gemeinsamen Kurve darge-stellt. In dem Jahrzehnt seit 1955 fiel die Sterbequote bei den unter 15jährigen auf etwa ein Drittel des jeweiligen Ausgangswertes, in den höheren Altersstufen blieb sie annähernd gleich.

Auch diese Kurve entspricht in ihrer Grundform der allgemeinen Sterblichkeits-kurve, die ihr Minimum allerdings erst zwischen dem 10. und 15. Lebensjahr auf-weist (Abb. 3).

Vergleichen wir das heutige Verhalten der Tuberkuloseletalität in den verschiedenen Altersstufen mit früheren Daten, wie sie z. B. in der Arbeit von OTT (1958) niedergelegt sind, so ergibt sich zwar eine deutliche — vorwiegend therapiebedingte — Senkung der Letalität, welche die jungen Altersklassen stärker begünstigt als die höheren, aber *keine prinzipielle Veränderung der altersabhängigen natürlichen Resistenz gegen Tod und Erkrankung an Tuberkulose.* Die Gefährdung nach erfolgter Infektion ist am geringsten nach wie vor im Schulalter; im Säuglings- und Kleinkindalter ist die Anfälligkeit der Infizierten für die Erkrankung und aber auch die Hinfälligkeit der Erkrankten um ein Vielfaches höher. Mit dem Beginn der Pubeszenz nehmen die Anfälligkeit und die Hinfälligkeit dann bis ins Greisenalter ziemlich parallel und stetig zu.

In den letzten Jahrzehnten sind nicht nur die Mortalität und die Morbidität an Tuberkulose zurückgegangen, sondern auch die Tuberkulosedurchseuchung. Als Folge der Verminderung der menschlichen Infektionsquellen und der fast vollständigen Ausrottung der Rindertuberkulose verschiebt sich die Erstinfektion zunehmend in höhere Altersstufen (Lit. s. VOGT, 1963, 1965).

Die geringere Infektionshäufigkeit genügt völlig, um den Morbiditätsrückgang zu erklären; für den Mortalitätsrückgang ist zusätzlich die wirksamere Therapie verantwortlich zu machen. Die altersabhängige Anfälligkeit des Menschen für die Erkrankung an Tuberkulose, wenn er mit Tuberkelbakterien infiziert wird, hat sich dagegen kaum verändert.

Literatur

BRAILEY, M. E.: Tuberculosis in white and negro children, Vol. II. The epidemiologic aspects of the Harriet Lane Study. Harvard Univ. Press, Cambridge, Mass.: 1958.

GRIESBACH, R.: Tuberkulose-Jahrbuch 1953/54. Berlin-Göttingen-Heidelberg: Springer 1959.

HAMMEL, H.: Altersverteilung und wechselseitige Beziehungen der kindlichen Tuberkuloseformen. Z. Kinderheilk. 59, 403 (1937).

ICKERT, F.: Tuberkulose-Jahrbuch 1950/51, 1951/52, 1952/53. Berlin-Göttingen-Heidelberg: Springer 1952, 1953, 1954.

KREUSER, F.: Tuberkulose-Jahrbuch 1960, 1962. Berlin-Göttingen-Heidelberg: Springer 1962, 1964.

OTT, A.: Die Tuberkulose in ihren Beziehungen zu Alter und Geschlecht. In: HEIN, J., H. KLEINSCHMIDT und E. UEHLINGER: Handbuch der Tuberkulose, Band I. Stuttgart: Thieme 1958.

REDEKER, F.: Epidemiologie und Statistik der Tuberkulose. In: HEIN, J., H. KLEINSCHMIDT und E. UEHLINGER: Handbuch der Tuberkulose, Band I. Stuttgart: Thieme 1958.

RICH, A. R.: The pathogenesis of tuberculosis. 2nd edition. Springfield, Ill.: Ch. C Thomas 1951.

VOGT, D.: Zur Frage des Einflusses der Superinfektion auf den Verlauf der Tuberkulose des Kindesalters. Erg. ges. Tuberk.-Forsch. 12, 423 (1954).

— Zur Epidemiologie der Tuberkulose. Fortschr. Med. 81, 27 (1963).

— Tuberkulose. Epidemiologie. In: H. OPITZ u. F. SCHMID: Handbuch der Kinderheilkunde, Band V, S. 624. Berlin-Göttingen-Heidelberg: Springer 1963.

— Tuberkuloseprophylaxe und Tuberkuloseschutzimpfung in der Praxis. M.-Kurse ärztl. Fortbild. 15, 346 (1965).

— Akzelerationsprobleme aus pädiatrischer Sicht. Med. u. Ernähr. 7, 225 (1966).

WALLGREN, A.: Immunity in tuberculosis. Acta tuberc. 28, 155 (1953).

WISKOTT, A.: Über expositionelle und dispositionelle Verhältnisse bei verschiedenen Formen der Kindertuberkulose. Z. Kinderheilk. 42, 286 (1926).

ZOELCH, P.: Zur Klinik, Prognose und Therapie der Säuglingstuberkulose. Tuberk.-Arzt 7, 381 (1953).

Die Anfälligkeit für Tuberkuloseerkrankung nach dem Lebensalter bei der heutigen Epidemielage

A. Ott, Solothurn*

Eine in verschiedenen Lebensphasen unterschiedliche Anfälligkeit (und Hinfälligkeit) für Tuberkuloseerkrankungen ist uns durch die seit der Jahrhundertwende durchgeführte Altersgliederung der Sterblichkeit an pulmonalen und extrapulmonalen Tuberkulosen augenfällig geworden. Ohne in das Wesen dieser Anfälligkeit an sich, also in den Fragenkomplex der natürlichen Resistenz, eindringen zu wollen, wollen wir die Hinweise auf die altersgebundene Anfälligkeit der statistischen Epidemiologie wieder zur Kenntnis nehmen.

Nach der Tuberkulosesterblichkeit früherer Jahrzehnte zeigten der Säugling und das Kleinkind, die Pubertät und Adoleszenz sowie das Senium — dieses besonders heute — die größte, die erwerbstätigen Erwachsenen eine mittlere bis große und das Spiel- und erste Schulalter die niedrigste Anfälligkeit [1]. Bis zum zweiten Weltkriege wurden diese altersspezifischen Unterschiede in der Mortalität kontinuierlich verifiziert und während diesem in kriegführenden Ländern nochmals mehr oder weniger hervorgehoben. Eine zunehmende Infektionsverhütung, die häufigere Früherfassung und Isolierung Offentuberkulöser, die erfolgreiche spezifisch medikamentöse und chirurgische Behandlung der pulmonalen und extrapulmonalen Tuberkulosen löschten in 50 Jahren das ehemals für jede Lebensphase typische Segment der Sterbekurve aus, die Kurve formte sich zur Sterbekurve einer Alterskrankheit (Abb. 1).

Gleichzeitig vollzog sich in diesen 50 Jahren eine erhebliche Verzögerung der Durchseuchung. War diese um 1900 bereits mit dem 20. Lebensjahr praktisch vollzogen, so heute erst mit Beginn der 6. Dekade und ohne daß der Prozentsatz der natürlich Infizierten 100% erreichen würde.

Die Retardierung der Durchseuchung war maßgebend für den Rückgang des Tuberkulosesterbens des Säuglings und Kleinkindes. Auch das ohnehin weniger anfällige Spiel- und erste Schulalter zog Nutzen aus dieser Infektionsentlastung.

Demgegenüber sind die *Pubertät und Adoleszenz* heute noch zu häufig mit latenten Altherden und späten Erstinfekten belastet und ihre altersgebundene Anfälligkeit an sich insbesondere für phthisische Evolutionen zu groß, als daß die Abtragung des früheren Mortalitätsgipfels dieser Lebensphase mit der Retrozession der Durchseuchung allein erklärbar wäre. Die Auslöschung ihres früheren Sterbegipfels ist heute außer einer beschränkten Infektverhütung die Folge einer therapiebedingten Letalitätsverbesserung, und die Morbiditätskurve dieser Lebensphasen muß unter den gegebenen epidemischen Bedingungen und ohne kollektiven BCG-Impfschutz heute noch eine große Steilheit aufweisen, und sie tut es tatsächlich [2].

Besonders in Ländern mit mittlerer Durchseuchungsintensität und ohne Impfschutz stellt sich die Frage, inwieweit für die Steilheit der Morbiditätskurve der 18- bis 25jährigen nicht nur die Anfälligkeit als solche ursächlich ist, sondern das zusätzliche Zusammentreffen mit der Frequenzsteigerung der Frischinfektionen, der Späterstinfekte. Löst der Späterstinfekt relativ häufiger eine Krankheit aus

---

* Dr. med. A. Ott, Kantonsarzt, Schöngrünstraße 14, CH 4500 Solothurn.

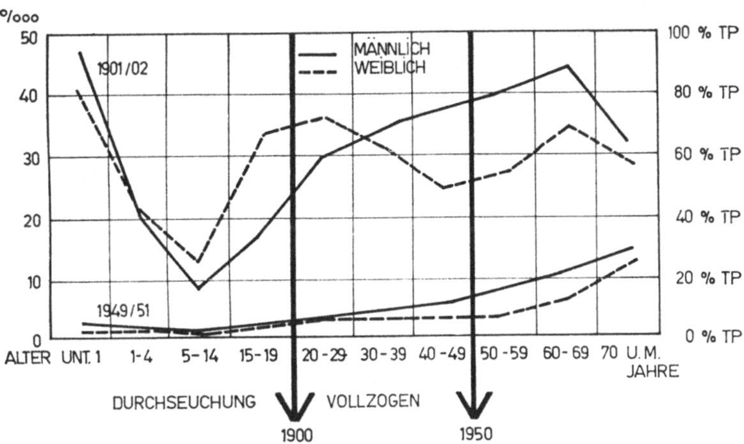

Abb. 1. Sterblichkeit an Tuberkulose in der Schweiz 1901/02 und 1949/51 nach Alter und Geschlecht auf 10000 Einwohner der entsprechenden Altersklasse (A. Sauter)

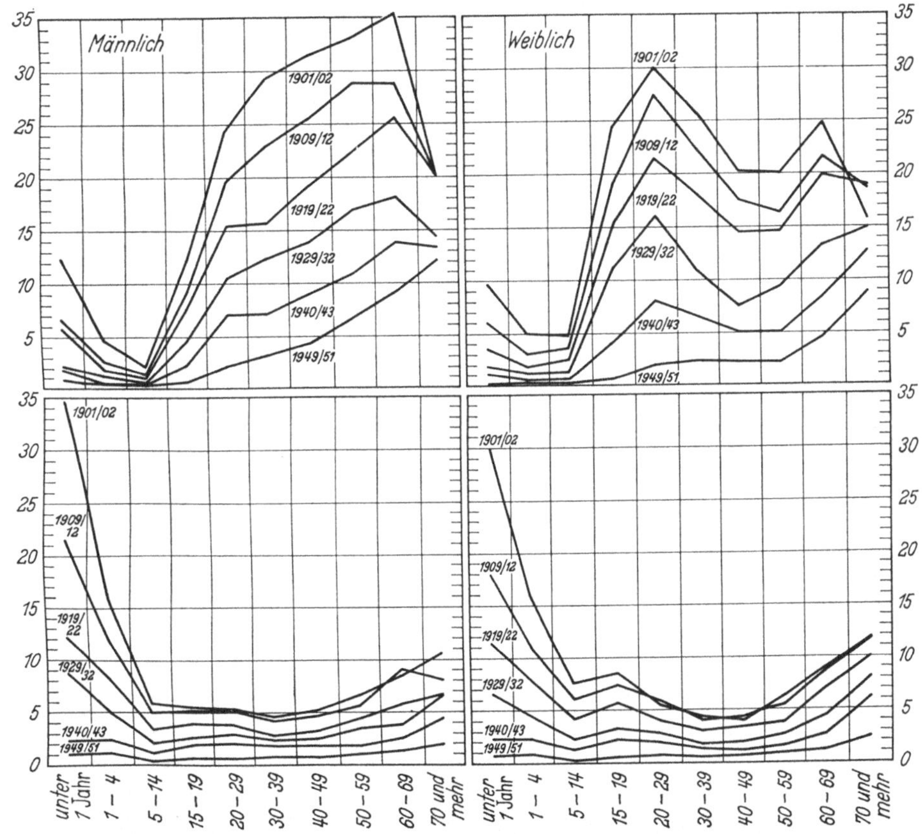

Abb. 2. Sterblichkeit an Lungentuberkulose (obere Kurven) und an extrapulmonaler Tuberkulose (untere Kurven) in der Schweiz seit 1901 nach Alter auf 10000 Einwohner der entsprechenden Altersklassen, im Jahresmittel (A. Sauter)

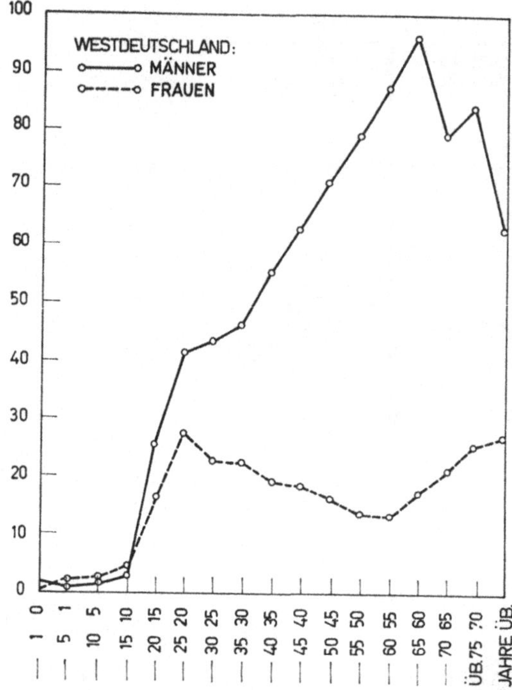

Abb. 3. Bestätigte Neuzugänge an Personen mit ansteckungsfähiger Lungentuberkulose (1a + 1b) im Jahre 1962 im Bundesgebiet (ohne Hessen u. Bayern) auf je 100000 Männer bzw. Frauen (absolut 12384). Meningitis-Tbc 1962 NZ 338 / Bestand 1235

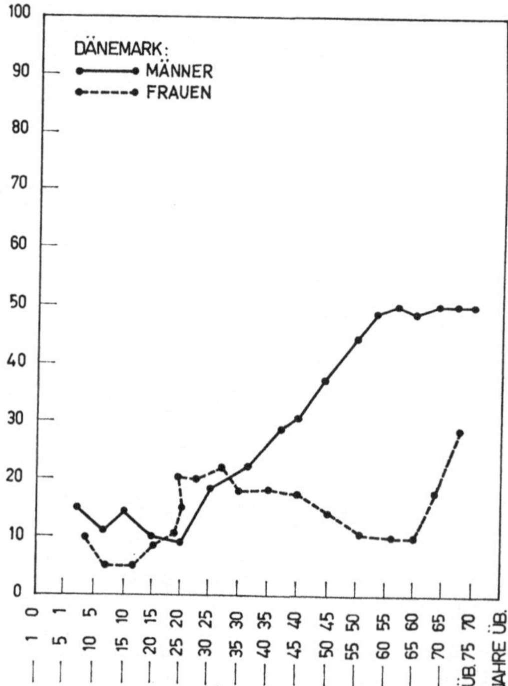

Abb. 4. Neuzugänge an Lungentuberkulose (TB +) im Jahre 1960 in Dänemark auf je 100000 Männer bzw. Frauen (absolut 956) Meningitis-Tbc 16 Fälle)

oder drängt der schon in der Kindheit erworbene, in die Pubertät und Adoleszenz mitgetragene latente Altherd relativ häufiger zur Erkrankung ?

Langzeitbeobachtungen über Konvertorengruppen verschiedener Altersstufen in Klinik und Fürsorge *vor* der antibiotischen Ära ergaben dieselbe altersgebundene An- und Hinfälligkeit wie die Morbiditäts- und Mortalitätsstatistik [3, 4, 5, 6, 7]. Schon vor 30 Jahren hat sich Professor E. SCHRÖDER [8] in seiner wertvollen Arbeit „Tuberkulose und Schule" eingehend mit diesem Problem aus der Sicht der damaligen Epidemielage beschäftigt und stellte die große Anfälligkeit des Pubertätsalters, insbesondere der Mädchen, sowohl beim früh wie spät konvertierten fest, aber ohne eindeutige Antwort auf die Frage einer Benachteiligung der späterstinfizierten.

Eine große Reihe von Vergleichsgruppen früh und spät Konvertierter wurde 1948 von M. DANIELS u. Mitarb. [9] zusammengestellt. Die Ergebnisse weichen voneinander ab, die einen Autoren fanden eine höhere Morbidität und Mortalität als Folge der Exacerbationstuberkulose, also aus schon früher erworbenem Infekt, andere fanden eine häufigere phthisische Entwicklung in unmittelbarem Anschluß an die Späterstinfektion.

Nach *pathologisch-anatomischen Untersuchungen* über die Pubertäts- und Nachpubertätsphthise [10—16] steht eine Frequenzzunahme evolutiver Primärphthisen in zeitlich enger Bindung an den Späterstinfekt außer Zweifel, doch sieht die Pathologie keinen eindeutigen Unterschied im Ablauf der Primärphthise gegenüber der Exacerbationsphthise. Die häufigere käsige Lymphknotenvergrößerung in der Pubertät und Adoleszenz ist nach G. CANETTI [17] ein Merkmal der Altersdisposition, nicht aber ein Kriterium der evolutiven Späterstinfektion.

Immerhin geht aus diesen erwähnten klinischen und pathologischen und neuerdings aus Beobachtungen über späterstinfizierte Fremdarbeiter in der Schweiz durch J. STEIGER [18], V. HAEGI [19] und A. OTT [20] hervor, daß der Späterstinfekt in einem relativ kürzeren Zeitintervall nach erfolgter Infektion zur Krankheit drängt, die Großzahl schon innerhalb des ersten Jahres.

Sowohl die Kurve der Mortalität früherer Jahrzehnte wie die gegenwärtige Morbiditätskurve verlieren bei den Männern nach dem 25. Lebensjahr an Steilheit, bei den Frauen erfolgt sogar ein Absinken nach dem 25. Jahr, in der 7. Dekade allerdings noch ein Wiederanstieg. *Die Anfälligkeit der Männer* ist *nach dem 25. Lebensjahr* sehr auffällig größer als jene der Frauen. Ob das weibliche Geschlecht im Erwachsenenalter über das männliche biologisch triumphiert, sei als Sonderproblem dahingestellt. Trotz der Emanzipation der Frau auch im Berufsleben sei festgestellt, daß sich das männliche Geschlecht an Arbeitsstressen und toxischen Schädigungen wie durch Nicotin und Alkohol oft weit mehr zumutet als seiner Gesundheit zuträglich ist; oder wollen wir Männer uns, vielleicht nicht ganz zu Unrecht, beruflich bedingte Superinfektionen zugute halten ? Diese Frage stellt sich besonders für die spätinfizierten Heranwachsenden und jungen Erwachsenen in Form gehäufter Minimalinfekte in zeitlich enger Bindung an den Späterstinfekt (PAGEL [21]).

Sowohl in Ländern mit niedriger Durchseuchung wie z.B. Dänemark und Holland, wie in solchen mit mittlerer wie Westdeutschland und der Schweiz spielt die Belastung der Späterstinfektion in der 5. Dekade nur noch eine beschränkte Rolle. Ganz eindeutig *nach dem 50. Lebensjahr* sind die im Erwachsenenalter weitaus überwiegenden aktiven pulmonalen Tuberkuloseformen Exacerbationstuberkulosen, Tuberkulosen aus latenten Altherden entstanden, aus dem großen Reservoir der „inaktiven" Lungentuberkulosen hervorgehend und Verschlechterungstuberkulosen nach absolvierter ambulanter oder stationärer Behandlung.

Nicht nur Ergebnisse aus Tuberkulinreihen im Erwachsenenalter, viel nachhaltiger bedrücken uns in der heutigen Epidemielage die sog. inaktiven, latent aktiven und auf Krankheit verdächtigen Residuen von Lungentuberkulosen in den Röntgenreihen der Erwachsenen. Wir wissen, der (durch Infektion mit virulenten Keimen) *natürlich* Tuberkulinpositive ist nicht geschützt, bleibt anfällig [22, 23]. Unter den *Trägern von tuberkulösen Lungenresiduen* ist indessen die Anfälligkeit mehr oder weniger abgestuft nach Ausdehnung und Charakter des radiologischen Befundes unterschiedlich, und sie wächst mit zunehmendem Alter des Erwachsenen. Über die wachsende Anfälligkeit der Männer von Dekade zu Dekade gibt uns die Morbiditätskurve der Lungentuberkulose eindeutig Auskunft, ebenso über die größere Erkrankungsgefahr der jungen Frau und in der 6. Dekade.

Außer mit ungünstigen exogenen Faktoren (Kumulierung von Arbeitsüberlastung und Verantwortung, Noxen wie besondere Staubarten, Nicotin und Alkohol) kann die mit dem Alter wachsende Anfälligkeit der Männer auch mit der größeren Frequenz ausgedehnter tuberkulöser Lungenresiduen im Zusammenhang stehen. E. GROTH-PETERSEN, KNUDSEN u. WILBEK [24] haben in der Auswertung der großen dänischen Schirmbildaktion 1950/52 — es wurden nahezu 800000 15- und mehrjährige Personen erfaßt — festgestellt, daß die jährliche Erkrankungsrate je 100000 Untersuchte bei Personen mit normaler Lunge 27, mit geheilten verkalkten oder fibrotischen Herden 180 und mit suspekten Herden über 2000 (2083) betrug. Die Untersuchungen über diese Erkrankungsrisiken erfolgten im Verlaufe der der Aktion nachfolgenden Jahre, also in deszendierender Weise.

In aszendierender Weise wurden im Kanton Solothurn (1957/59 und 1960/62, A. OTT [25, 26]) mit Hilfe des vor 20 Jahren begonnenen Schirmbildarchivs das Erkrankungsrisiko gleicher Personengruppen überprüft. Diese Risiken bewegen sich im solothurnischen Material in den gleichen Größenordnungen wie die dänischen. Es zeigte sich noch die weitere Tatsache, daß die Prozentanteile an geheilten und krankheitsverdächtigen Herden im Solothurner Schirmbildmaterial dreimal größer waren, und zwar entsprechend einer dreimal größeren Tuberkulosemortalität des Kantons Solothurn bzw. der Schweiz.

Würde es gelingen, diese Gruppe mit krankheitssuspekten Herden aus dem größeren Kollektiv der Träger sog. inaktiver Lungentuberkulosen fortlaufend auszuscheiden, kurzfristiger zu kontrollieren und eventuell nach dem Vorschlag von E. GROTH-PETERSEN [24] prophylaktisch mit INH zu behandeln, so könnte das Erkrankungs- und Infektionspotential dieser relativ kleinen Gruppe vermindert werden. Ob aber der Kliniker mit diesem Vorschlag einverstanden ist, ist eine andere Frage. Wir wissen um die Züchtung resistenter Bakterien durch verzettelte Dosen der spezifischen Drogen. Und ob das Unglück, eine etwas *größere* Zahl aktiver Tuberkulosen lege artis behandeln zu müssen, nicht kleiner ist als die mögliche Streuung resistenter Keime durch ambulant prophylaktisch Behandelte, muß gründlich abgewogen werden.

TUBERKULOSE - MORTALITÄT JE 100'000
GEHEILTE UND SUSPEKTE LAESIONEN IN DER RR
JÄHRLICHE ERKRANKUNGSRATE JE 100'000 DERSELBEN GRUPPE = RISIKO
JE 100 IN DER RR UNTERSUCHTE
NORMALE LUNGE
GEHEILTE LAESIONEN
SUSPEKTE LAESIONEN
GEHEILTE LAESIONEN   SUSPEKTE LAESIONEN
D SO D SO
2000
1500
1000
500
200
D SO
1950 1960
D S D S
40
30
20
10
0
14.0
35.0
4.0
12.0
%
5
4
3
2
1
0
5.1
14.0
0.7
1.8
27
180
2083
15
98
1784

Abb. 5

ANFÄLLIGKEIT FÜR TBK-KRANKHEITEN NACH DEM ALTER
(ENDOGENE UND EXOGENE FAKTOREN)
1. LEBENSHÄLFTE
GRAVIDITÄT, GEBURT, WOCHENBETT
SÄUGL. U. KLEINK.
KINDESALTER
PUBERTÄT
NACHPUBERTÄT ADOLESZENZ
FRÜHES ERWACHSENENALTER
0 - 2
3 - 11
12 - 18
19 - 24
25 - 34
0 - 2
3 - 6
7 - 14
15 - 17
18 - 24
25 - 34
SPIELALTER   SCHULZEIT
LEHRZ.   WEITERB. BERUF
MILITÄRDIENST
ERWERBSALTER
GROSSE ANFÄLLIGKEIT
MITTLERE   "
GERINGE   "
MILIEUWECHSEL
DURCHSEUCHUNG ABGESCHLOSSEN
1900
2. LEBENSHÄLFTE
KLIMAKTERIUM
SENIUM
35 - 44
45 - 54
55 - 64
65 - 70
ERWERBSALTER, BERUFLICHE STRESSE
NIKOTINABUSUS UND ALKOHOLISMUS
PENSIONSALTER
DURCHSEUCHUNG ABGESCHLOSSEN
1950 / 65
BEGINN DER SPÄTERSTINFEKTION MIT DEM 19. LEBENSJAHR
A. OTT, SOLOTHURN

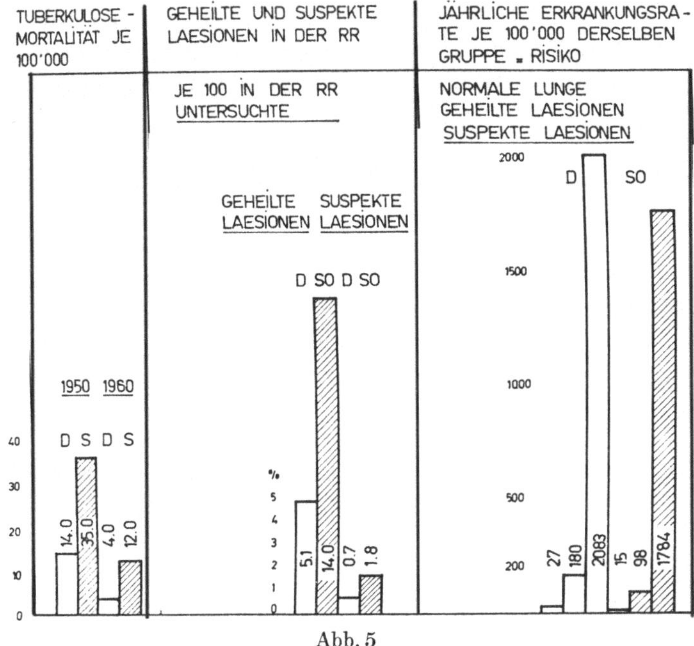

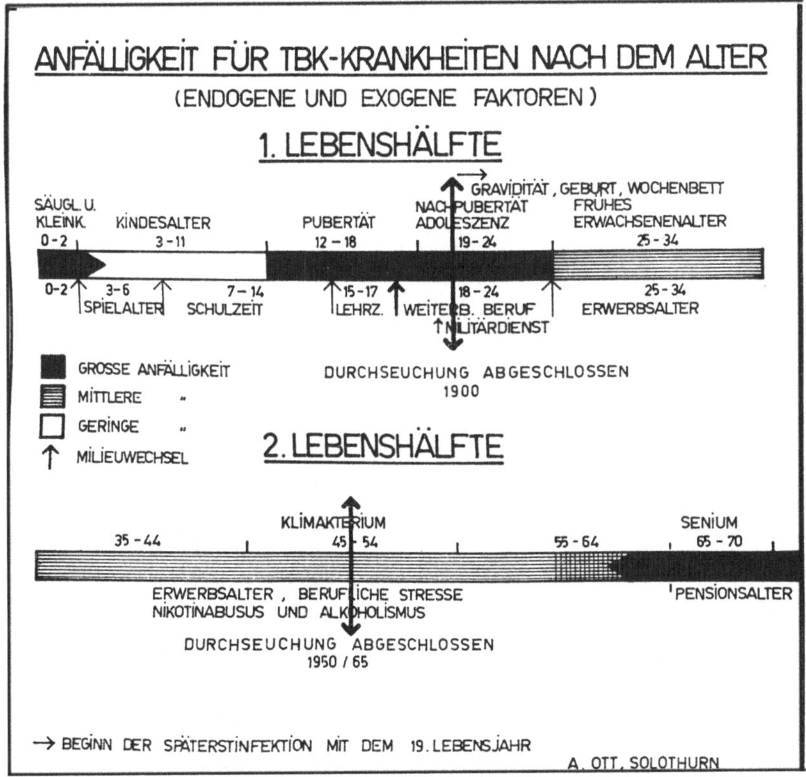

Abb. 6

Zusammenfassung. Meine knappen Ausführungen über die altersgebundene Anfälligkeit für Tuberkuloseerkrankung in der heutigen Epidemielage möchte ich in der graphischen Darstellung der letzten Abbildung und mit einigen Worten zusammenfassen.

1. Die in der statistischen Epidemiologie seit der Jahrhundertwende bis zum Beginn der antibiotischen Ära in der Altersgliederung der Tuberkulosesterblichkeit hervorgetretene altersgebundene Anfälligkeit für Tuberkulose der verschiedenen Lebensphasen bleibt grundsätzlich auch für die heutige Epidemielage dieselbe. Sie hat sich als Arbeitsgrundlage für unsere Präventivmaßnahmen bewährt und soll weiterhin wegweisend sein.

2. Infolge der Verzögerung der Durchseuchung wird das besonders anfällige Säuglings- und Kleinkindesalter von Infektion, Krankheit und Tod sehr auffällig und erfreulich verschont.

3. Die große Anfälligkeit der Pubertät, Nachpubertät und des jungen Erwachsenen tritt heute in Regionen mit mittlerer Durchseuchung, starker Belastung mit Späterstinfekten und ohne BCG-Impfung sehr deutlich im steilen Anstieg der Morbidität hervor. Die Mortalität und Letalität dieser Lebensphasen wird dank der Therapie (grosso modo) ausgelöscht oder z.T. in spätere Altersstufen hinausgeschoben.

4. In der 2. Lebenshälfte mit ihrer gegen das Senium zunehmenden Anfälligkeit für Exacerbationstuberkulosen aus latenten Altherden sollten wir uns bemühen, jene relativ kleine Gruppe mit krankheitssuspekten Lungenherden, die nach neueren Erkenntnissen ein bedeutend größeres Erkrankungsrisiko und damit auch ein gefährlicheres Infektionspotential in sich tragen, fortlaufend herauszufinden, kurzfristiger zu kontrollieren, auch mit Hilfe der Tomographie und der Exkretuntersuchung in der Kultur, und sie prophylaktisch, aber eher stationär als ambulant zu behandeln.

Literatur

1. Ott, A.: Die Tuberkulose in ihren Beziehungen zu Alter und Geschlecht. Hdb. Tbk. Bd. I, 699—748 (1958). Stuttgart: Thieme.
2. — Epidemiologische Phänomene der Tuberkulose und ihre Auswirkungen auf die Indikation zur BCG-Impfung in Ländern mit unterschiedlicher Durchseuchungsintensität. Beihefte Beitr. Klin. Tuberk. 18, 11—34 (1966), Berlin-Heidelberg-New York: Springer.
3. Wallgren, A.: Svenska Läk.-Tid. 32, 324; 47, 108 (1935).
4. Jaccottet, M., u. M. Nicod: Ann. paediat. (Basel) 167, 1—3 (1946).
5. Davies, P. D. B.: Tubercle. (London) 42, Suppl. (1961).
6. Lotte, A., u. A. Rouillon: Pédiatrie 17, 723—736 (1962).
7. Holm, S.: Om den friske Tbk.-Infektion. København: Rosenkilde og Bagger 1947.
8. Schröder, E.: Tuberkulose und Schule. Ergebn. ges. Tuberk.-Forsch. 8, 521—624 (1937).
9. Daniels, M., et al.: Tbc in young adults. London: Levis 1948.
10. Aschoff, L.: Verh. Dtsch. Kongr. inn. Med. 33, 14 (1921).
11. Wurm, H.: Über die Bedeutung der tbk. Erstinfektion im Erwachsenenalter für die heutige Tuberkulosesitutation in Deutschland. Klin. Wschr. 1948, 231 ff.
12. — Die späte Erstinfektion mit Tuberkulose. Beitr. Klin. Tuberk. 106, 264 (1951).
13. Uehlinger, E.: Ergebn. ges. Tuberk.-Forsch. 11, 6 (1953).
14. Rich, A. R.: The pathogenesis of tbc. Springfield (Ill.): Thomas 1951.
15. Medlar, E. M.: Amer. Rev. Tuberc. 55, 517 (1947).
16. Terplan, K.: Pathogenesis of post-primary tuberculosis: in Relation to chronic pulmonary tuberculosis (phthisis). Fortschr. Tuberk.-Forsch. 4, 186—218 (1951).

17. CANETTI, G.: Primo-infection et réinfection dans la tuberculose pulmonaire. Paris: Ed. médicale Flammarion 1954, S. 174, 206 208 ff.
18. STEIGER, J.: Die Tbk. der Fremdarbeiter in der Schweiz. Bl. Tuberk. 7, 157 (1962).
19. HAEGI, V.: Epidemiologische Bedeutung und Gestalt der Tbk. beim Gastarbeiter. In HAEFLIGER, E.: Bibl. tuberc. 20, 31 (1965)
20. OTT, A.: Die Gastarbeiter-Tbk. in der Schweiz. Praxis 54, 279 (1965).
21a. PAGEL, W.: In KAYNE, G. G., W. PAGEL and L. O'SHAUGHNESSY: Pulmonary tbc. London: Oxford Univ. Press 1939.
21b. — In Tbc. in youngs adults, by M. DANIELS et al. London: Lewis 1948.
22. PALMER, C. E., et al.: Amer. Rev. Tuberc. 76, 517 (1957).
23. — Amer. Rev. Tuberc. 77, 877 (1958).
24. GROTH-PETERSEN, E., et al.: Bull. Wld Hlth Org. 21, 5 (1959).
25. OTT, A.: Alte und neue Probleme der Tuberkulose-Bekämpfung. Soloth. Tbk.Liga. Solothurn: Vogt-Schild.
26. — Probleme der Erfassung der Tuberkulosekranken. Wien. med. Wschr. 116, 367—372 (1966).

Die Anfälligkeit für Tuberkuloseerkrankungen nach dem Lebensalter bei der heutigen Epidemiologie

P. STEINBRÜCK, Berlin-Buch *

Die heutige Epidemiologie der Tuberkulose ist das Ergebnis einer Entwicklung, die sich aus der Tuberkulosesituation in der Vergangenheit ergibt und die unter dem Einfluß der sich verändernden Lebensbedingungen und der speziellen Maßnahmen der Tuberkulosebekämpfung sich in der Gegenwart und auch in der Zukunft auswirkt. Man kann annehmen, daß in dem von mir zu betrachtenden Zeitraum der letzten 20 Jahre keine wesentliche Veränderung der den Menschen innewohnenden. angeborenen Eigenschaften eintreten konnte. Eine gewisse Veränderung der Virulenz der Tuberkelbakterien unter dem Einfluß der Chemotherapie (resistente, virulenzgeminderte Tuberkelbakterien) ist wahrscheinlich erfolgt. Sie hat aber sicherlich noch keinen spürbaren Einfluß auf die Tuberkuloseepidemiologie gehabt. In dieser Zeit haben sich aber die Lebensbedingungen und die Methoden der Tuberkulosebekämpfung erheblich verändert.

Ich lege die Ergebnisse der Tuberkulose-Statistik der Deutschen Demokratischen Republik zugrunde, die wir seit 1949 sehr eingehend auswerten und die wir zu einem wichtigen Instrument der Tuberkulosebekämpfung und der Planung unserer Maßnahmen gemacht haben. Beim Vergleich mit der Statistik der Bundesrepublik beziehe ich mich auf die Angaben des Tuberkulose-Jahrbuches des Deutschen Zentralkomitees zur Bekämpfung der Tuberkulose.

Ich möchte davon ausgehen, wie sich die Tuberkulosesituation im Laufe der letzten 10 Jahre verändert hat. Ich benutze die Angaben über die Neuerkrankungen an aktiver Tuberkulose der Atemwege in den einzelnen Altersgruppen der Jahre 1954 und 1965. Ich setze die Ziffer des Jahres 1954 gleich 100 und gebe den prozentualen Rückgang für das Jahr 1965 an (Abb. 1, Tabelle 1).

---

* OMR Prof. Dr. med. habil. PAUL STEINBRÜCK, Ärztl. Direktor des Forschungsinstituts für Tuberkulose und Lungenkrankheiten, X 1115 Berlin-Buch, Karower Straße 11.

2*

Tabelle 1. *Neuzugänge an ansteckender Tuberkulose der Atemwege und an aktiver Tuberkulose der Atemwege insg. nach Geschlecht und Altersgruppen in den Jahren 1954[1] und 1965 in der Deutschen Demokratischen Republik*

Altersgruppen	männlich					weiblich				
	absolut		auf 10000 Lebende jeder Altersgruppe			absolut		auf 10000 Lebende jeder Altersgruppe		
	1954[1]	1965	1954[1]	1965	1954 =100	1954[1]	1965	1954[1]	1965	1954 =100
Ansteckende Tbk der Atemwege										
unter 1 J.	8	—	0,56	—	—	3	—	0,23	—	—
1 bis unter 5 J.	33	1	0,61	0,017	2,8	28	—	0,54	—	—
5 bis unter 15 J.	51	7	0,43	0,052	12,1	84	14	0,73	0,11	15,1
15 bis unter 25 J.	1194	167	9,21	1,57	17,—	818	146	6,17	1,41	22,9
25 bis unter 45 J.	1650	589	10,69	2,92	27,3	1044	311	4,40	1,35	30,7
45 bis unter 65 J.	2404	933	12,08	5,64	46,7	737	316	2,72	1,31	48,2
65 J. und älter	1012	728	12,18	7,63	62,6	560	537	4,90	3,51	71,6
zusammen	6352	2425	8,42	3,12	37,1	3274	1324	3,50	1,43	40,9
Aktive Tuberkulose der Atemwege insg. (Diagn.-Nr. 221 bis 225)										
unter 1 J.	154	3	10,85	0,21	1,9	119	2	9,15	0,15	1,6
1 bis unter 5 J.	2069	42	37,96	0,71	1,9	1796	34	34,81	0,60	1,7
5 bis unter 15 J.	2675	156	22,35	1,16	5,2	2416	123	20,90	0,96	4,6
15 bis unter 25 J.	4066	665	31,37	6,26	20,—	3619	577	27,29	5,56	20,4
25 bis unter 45 J.	5240	2241	33,94	11,09	32,7	4630	1408	19,51	6,13	31,4
45 bis unter 65 J.	7198	3459	36,17	20,92	57,8	3327	1407	12,28	5,82	47,4
65 J. und älter	2705	2024	32,55	21,21	65,2	1707	1303	14,92	8,51	57,0
zusammen	24107	8590	31,95	11,06	34,6	17614	4854	18,83	5,24	27,8

[1] 1954 DDR ohne Hauptstadt Berlin.

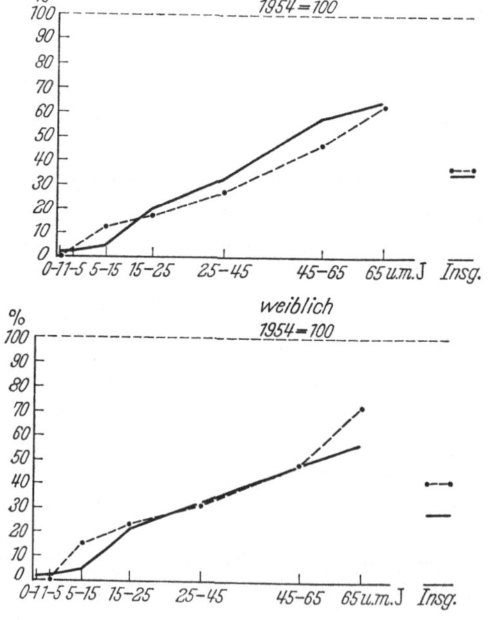

Abb. 1. Prozentualer Rückgang der Neuzugangsziffern 1965 gegenüber 1954 in der DDR nach Geschlecht und Alter

——— Aktive Tbk der Atemwege insgesamt
------ Ansteckende Tbk der Atemwege

Es ergeben sich folgende Feststellungen:

a) Es ist ein allgemeiner Rückgang der Tuberkuloseneuerkrankungen von 1954 bis 1965 eingetreten, bei männlichem und weiblichem Geschlecht in etwa gleichem Ausmaß.

b) Der Rückgang erfolgte in den verschiedenen Altersgruppen unterschiedlich stark. Er ist in den höheren Altersgruppen geringer als in den jüngeren (65 Jahre und mehr um etwa 40%, 15—25 Jahre um etwa 80%) (Tabelle 1).

c) Lediglich im Alter von 0 bis 15 Jahren fehlt diese Stetigkeit. Hier ist die Reduktion der Tuberkuloseerkrankungen besonders groß und für alle Altersgruppen mit 95—98% etwa gleich stark.

Es lohnt sich, diese Ursachen des unterschiedlichen Rückgangs weiter zu analysieren.

Sicher spielt dabei der Rückgang der Infektionswahrscheinlichkeit mit dem etwa entsprechenden Rückgang der Erkrankungen an ansteckender Lungentuberkulose eine wichtige Rolle (Abb. 1). Sie wird sich bei den noch nicht infizierten Personen in einer Abnahme der Primärinfektionstuberkulosen äußern. Der Rückgang wird deshalb in den jungen Altersgruppen ausgesprochener sein, weil die Wahrscheinlichkeit, nach einer Infektion zu erkranken, bei einer bisher nicht tuberkulös infizierten Person wesentlich größer ist (Primärtuberkulose) als bei einer schon tuberkulös infizierten, bei der auf Grund des Superinfektionsschutzes eine Keimaufnahme wesentlich seltener zur Erkrankung führt. Daneben spielen aber sicher auch andere Faktoren eine wesentliche Rolle.

Der besonders starke Rückgang der kindlichen Tuberkulose in der Deutschen Demokratischen Republik ist die Folge der systematischen Tuberkuloseschutzimpfung aller Neugeborenen und der Wiederimpfung im Schul- und Jugendlichenalter. Das wird an der Entwicklung der Tuberkuloseneuerkrankungen in den einzelnen Altersgruppen in der Deutschen Demokratischen Republik und in der Bundesrepublik Deutschland klar. In der Deutschen Demokratischen Republik wurde im Jahre 1953 mit der BCG-Impfung der Neugeborenen begonnen; seit 1960 werden praktisch alle Neugeborenen durch die Tuberkuloseschutzimpfung erfaßt. In der Bundesrepublik wird die Tuberkuloseschutzimpfung dagegen nur sporadisch durchgeführt; da wo sie vorgenommen wird, erfaßt sie nicht alle Kinder einer Altersgruppe.

Im Jahre 1954 zeigten die Kurven der Tuberkuloseneuzugänge, gegliedert nach Alter und Geschlecht, in beiden Teilen Deutschlands ein praktisch gleiches Aussehen bei einem höheren Niveau für die Deutsche Demokratische Republik. Es bestehen die gleichen Häufigkeitsgipfel im Alter von 1 bis 5 Jahren und im jungen Erwachsenenalter (Abb. 2a und b, Tabelle 2).

1962 (für dieses Jahr liegen mir die letzten detaillierten Angaben für die Altersgliederung der Bundesrepublik vor) zeigt sich ein wesentlicher Unterschied. Bei gleichlaufend allgemeinem Rückgang der Tuberkulose hat die Tuberkulose im Kindesalter von 0 bis 15 Jahren in der Deutschen Demokratischen Republik erheblich abgenommen, die Kindertuberkulose in der Bundesrepublik liegt dagegen noch wesentlich höher.

Das kommt besonders deutlich bei Gegenüberstellung der Altersgruppen von 0 bis 15 Jahren und 15 Jahre und älter zum Ausdruck, für die ich Zahlenangaben bis zum Jahre 1964 besitze. In der Deutschen Demokratischen Republik ist die Zahl der Neuzugänge an Tuberkulose im Kindesalter von 297 auf 23 = 7,7%, in der Bundesrepublik von 212 auf 67 = 31,6% zurückgegangen (Abb. 3, Tabelle 3), d.h. die Kindertuberkulose hat in der Deutschen Demokratischen Re-

Tabelle 2. *Neuzugänge an aktiver Tuberkulose nach Geschlecht und Altersgruppen in den Jahren 1954, 1960 und 1962 in der Deutschen Demokratischen Republik (DDR) und in der Bundesrepublik Deutschland (BRD) (auf 100000 Lebende jeder Altersgruppe)*

Altersgruppen	1954		1960		1962	
	DDR[1]	BRD[2]	DDR	BRD[3]	DDR	BRD[4]
männlich						
unter 1 Jahr	123,9	99,0	15,1	37,5	2,7	27,6
1 bis unter 5 Jahre	426,4	306,2	58,3	124,0	31,1	83,1
5 bis unter 15 Jahre	275,8	214,9	71,2	113,6	38,5	84,3
15 bis unter 25 Jahre	355,6	227,6	152,0	130,0	139,8	127,6
25 bis unter 45 Jahre	378,2	271,9	191,8	168,4	173,4	146,5
45 bis unter 65 Jahre	390,1	267,3	266,8	234,8	261,5	193,9
65 Jahre und älter	350,3	180,3	240,6	165,9	222,6	138,9
insgesamt	356,8	245,2	179,2	164,5	159,6	137,6
weiblich						
unter 1 Jahr	106,9	87,7	9,4	38,2	2,8	23,4
1 bis unter 5 Jahre	394,6	282,5	55,2	115,0	24,6	79,4
5 bis unter 15 Jahre	258,5	202,9	70,4	102,1	43,8	80,7
15 bis unter 25 Jahre	327,5	265,5	138,3	124,3	118,0	109,8
25 bis unter 45 Jahre	231,1	195,7	123,2	116,1	110,2	95,3
45 bis unter 65 Jahre	150,7	94,7	88,3	66,1	84,1	60,5
65 Jahre und älter	176,6	95,7	103,7	66,6	101,9	59,6
insgesamt	225,5	172,4	100,4	94,3	87,5	79,5

[1] DDR ohne Hauptstadt Berlin.
[2] BRD ohne Rheinland-Pfalz, Baden-Württemberg und Bayern.
[3] BRD ohne Hessen, Baden-Württemberg und Bayern.
[4] BRD ohne Hessen und Bayern.

Die Ziffern für die BRD wurden auf Grund der in den Tuberkulose-Jahrbüchern des Deutschen Zentralkomitees zur Bekämpfung der Tuberkulose für die einzelnen Bundesländer enthaltenen Neuzugangs- und Bevölkerungszahlen errechnet.

publik viermal stärker abgenommen. Sie spielt hier kaum noch eine Rolle. Im Jahre 1964 starb noch ein Kind bis zum Alter von 15 Jahren an Tuberkulose. Im Jahre 1965 war kein Todesfall an Tuberkulose im Kindesalter zu verzeichnen. Das ist vor allem erreicht worden durch die Tuberkuloseschutzimpfung der Neugeborenen.

Für den geringen und verzögerten Rückgang der Tuberkulose in den höheren Altersgruppen lassen sich aus unseren Untersuchungen weitere Ursachen finden. Die Neuerkrankungsziffern liegen in der Deutschen Demokratischen Republik sicher deshalb noch höher als in der Bundesrepublik, weil in der Deutschen Demokratischen Republik die neuen Fälle nahezu restlos erfaßt werden. Maßgebend dafür sind 1. die seit 10 Jahren jährlich wiederholten Volksröntgenreihenuntersuchungen der Bevölkerung, mit denen jährlich über 90% aller Einwohner im Alter von 12 und mehr Jahren (seit 1967 im Alter von 15 und mehr Jahren) erfaßt werden, 2. die sorgfältig beachtete Meldepflicht für alle Fälle von Tuberkulose und Tuberkuloseverdacht (auch der „inaktiven" Tuberkulose) und schließlich 3. die

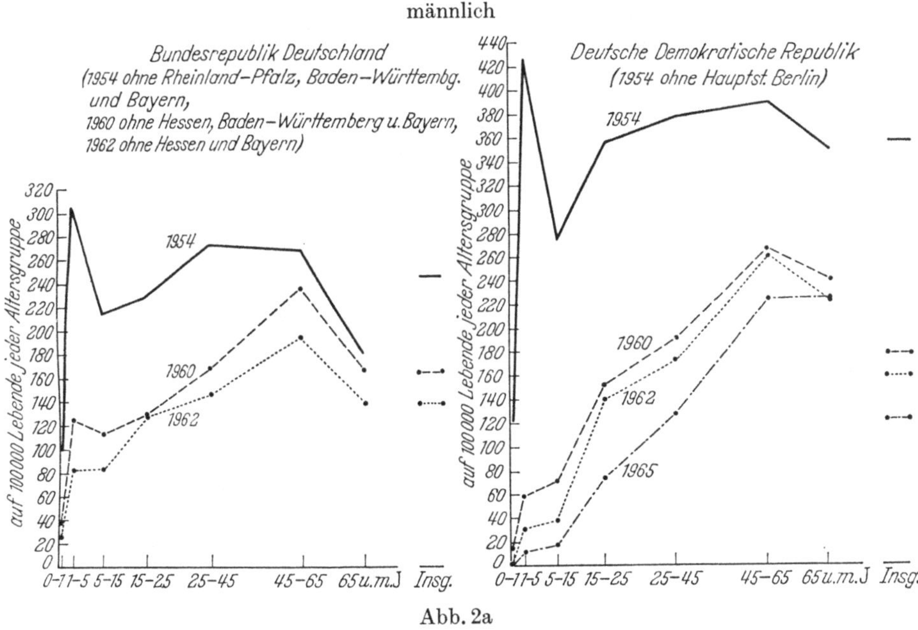

Abb. 2a

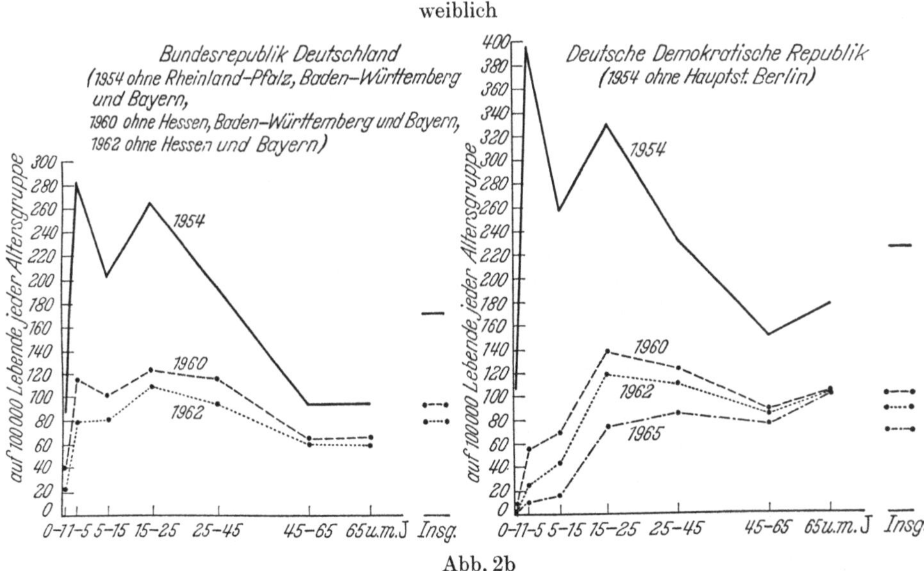

Abb. 2b

Abb. 2. Neuzugänge an aktiver Tuberkulose nach Geschlecht und Alter seit 1954 in der DDR und in der BRD (auf 100000 Lebende jeder Altersgruppe)

intensive bakteriologische Untersuchung aller Befundfälle (im Jahre 1965 wurde von den Kreisstellen für Tuberkulose und Lungenkrankheiten die bakteriologische Untersuchung von 635 293 Materialien auf Tuberkelbakterien selbst durchgeführt bzw. veranlaßt, darunter 618 858 im Kulturverfahren). Bei einer Intensivierung

Tabelle 3. *Neuzugänge an aktiver Tuberkulose bei Kindern* (*unter 15 Jahre*) *und bei Erwachsenen* (15 *Jahre und älter*) *in den Jahren* 1954, 1956, 1958, 1960, 1962 *und* 1964 *in der Deutschen Demokratischen Republik* (DDR) *und in der Bundesrepublik Deutschland* (BRD) (auf 100 000 Lebende jeder Altersgruppe)

Jahr	Kinder		Erwachsene		insgesamt	
	DDR	BRD	DDR	BRD	DDR	BRD
1954[1]	297,4	211,8	280,4	189,1	284,1	194,1
1956[1]	190,4	177,5	241,5	170,2	230,8	171,7
1958	119,1	146,2	185,0	153,3	171,4	151,8
1960	62,2	103,2	155,5	128,8	135,8	123,2
1962	34,5	77,7	144,9	110,9	120,1	103,5
1964	23,1	67[2]	138,8	108[2]	111,3	94[3]

[1] DDR ohne Hauptstadt Berlin.
[2] BRD ohne Nordrhein-Westfalen, einschließlich Westberlin.
[3] BRD einschließlich Westberlin.

Die Ziffern für die BRD für die Jahre 1954 und 1962 wurden errechnet auf Grund der in den Tuberkulose-Jahrbüchern des Deutschen Zentralkomitees zur Bekämpfung der Tuberkulose für die einzelnen Bundesländer enthaltenen Neuzugangs- und Bevölkerungszahlen; für das Jahr 1964 wurden die Neuzugangsziffern für Kinder und für Erwachsene + Kinder der Fachserie „Bevölkerung und Kultur" A 7/II — j 64 — entnommen, die Neuzugangsziffer für Erwachsene geschätzt.

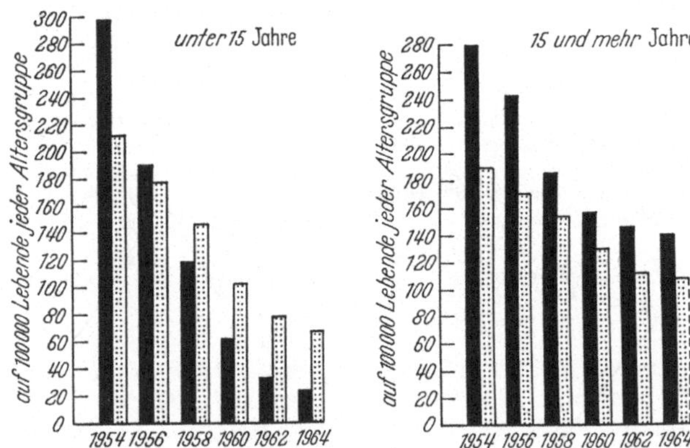

Abb. 3. Neuzugänge an aktiver Tbk bei Kindern und bei Erwachsenen seit 1954 in der DDR und in der BRD (auf 100 000 Lebende jeder Altersgruppe) ■ DDR; ▦ BRD

dieser Methoden in der Bundesrepublik würde die Zahl der Neuzugänge an aktiver Tuberkulose sicher noch erheblich ansteigen.

Mit Hilfe der Volksröntgenreihenuntersuchungen, die seit 10 Jahren in jährlichen Abständen durchgeführt werden und durch die etwa 90% aller Einwohner aller Altersgruppen über 15 Jahren erfaßt werden, haben wir auch einen genauen

Einblick in die Häufigkeit der Lungenbefunde erhalten, die als inaktiv tuberkulös und ohne Krankheitswert angesehen werden und die sich bei Personen ohne andere behandlungsbedürftige Lungenerkrankung finden. Der Anteil dieser gesunden Befundträger mit fibrösen und multiplen Kalkherden in der Lunge sowie mit pleuralen Veränderungen nimmt mit dem Alter stetig zu, bei den Männern ab 40. Lebensjahr stärker als bei den Frauen. Nach einer Analyse an über 100000 Per-

sonen aus den Kreisen Seelow und Wismar-Stadt und -Land steigt der Prozentsatz der Befundträger von 3% in der Altersgruppe von 12 bis unter 20 Jahren mit dem Alter stetig bis auf 22% bei den Männern und 15% bei den Frauen in der Altersgruppe 65 und mehr Jahren an (Abb. 4). 11% der Männer und 10% der Frauen im Alter von 12 und mehr Jahren waren in den oben genannten Kreisen sog. gesunde Befundträger. Nach unseren Analysen kommen aus diesen gesunden Befundträgern, die ungefähr 10% aller Einwohner ausmachen, etwa 50% aller Neuzugänge an Tuberkulose. Die Auswirkungen der Tuberkulose in der Vergangenheit, die zunehmende Wahrscheinlichkeit, mit Ansteigen des Alters

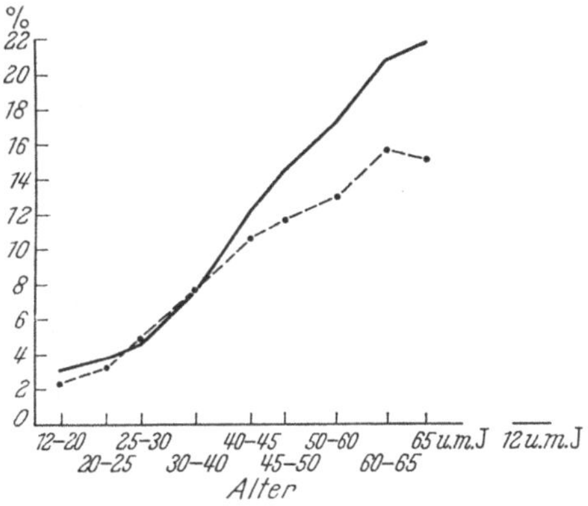

Abb. 4. Prozentualer Anteil der „gesunden Befundträger" an der Gesamtbevölkerung jeder Altersgruppe

—— männlich; ------ weiblich

Tuberkelbakterien aufzunehmen, hat jetzt zur Folge, daß im höheren Alter häufiger Tuberkuloseerkrankungen durch Exacerbation älterer Herde auftreten.

Für die Tuberkulosebekämpfung haben diese Feststellungen wichtige Folgen. Wir werden in der Deutschen Demokratischen Republik diese Gruppe der gesunden Befundträger im Laufe der nächsten 2 Jahre überall genau feststellen und sie in Zukunft eingehender röntgenologisch und bakteriologisch überwachen. Dafür können die Personen ohne jeden Lungenbefund in Zukunft wahrscheinlich in größeren Zeitabständen (2 oder 3 Jahre) mit dem Schirmbild kontrolliert werden.

Von Interesse war eine weitere Analyse unserer statistischen Untersuchungen.

Die Letalität, d.h. der Prozentsatz der Sterbefälle an Tuberkulose der Atemwege, bezogen auf den Bestand an *ansteckender* Tuberkulose der Atemwege plus Sterbefälle an Tuberkulose der Atemwege in den einzelnen Altersgruppen pro Jahr, zeigt für alle Altersgruppen seit Jahren abnehmende Tendenz, es besteht aber ein Unterschied in den Altersgruppen (Abb. 5, Tabelle 4). Die Letalität an Tuberkulose ist in den höheren Altersgruppen höher als in den jüngeren. Sie ist zumindest vom 45. Lebensjahr bei Männern und Frauen längst nicht so unterschiedlich, wie das für die Erkrankungsziffer bei Männern und Frauen in diesen Altersgruppen der Fall ist. Das spricht dafür, daß nicht so sehr konstitutionelle, sondern vorwiegend exogene Faktoren (expositionelle und soziale) für die unterschiedliche Tuberkulosehäufigkeit beider Geschlechter eine Rolle spielen. Für

diese Behauptung spricht auch die unterschiedliche Häufigkeit der gesunden
Befundträger beim männlichen und weiblichen Geschlecht im Alter über 40 Jahre.

Tabelle 4. *Die Letalität an Tbk der Atemwege nach Geschlecht und Altersgruppen in den Jahren
1955, 1960, 1964 und 1965 in der Deutschen Demokratischen Republik*
(Letalität = Sterbefälle an Tuberkulose der Atemwege in % des Endbestandes an anstek-
kender Tuberkulose der Atemwege + Sterbefälle an Tuberkulose der Atemwege)

Jahr	ins-gesamt	und zwar in der Altersgruppe			
		15 bis unter 25 J.	25 bis unter 45 J.	45 bis unter 65 J.	65 Jahre und darüber
		männlich			
1955	6,79	1,59	3,35	7,08	15,40
1960	6,47	0,85	2,78	5,96	12,12
1964	5,63	0,28	2,14	4,91	9,52
1965	6,10	0,63	2,35	5,40	9,60
		weiblich			
1955	6,38	2,28	4,08	7,25	16,02
1960	5,58	1,42	3,59	5,46	10,49
1964	4,78	0,51	2,27	4,19	8,63
1965	5,03	0,23	2,25	3,66	9,36

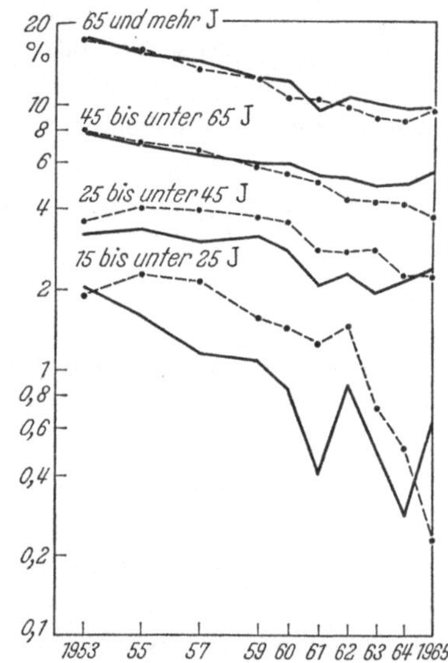

Abb. 5. Die Letalität an Tbk der Atemwege nach Geschlecht und Alter seit 1953
in der DDR

———— männlich; ------- weiblich

Die Analyse der Sterbewahrscheinlichkeit (d. h. der Todesfälle einer Altersgruppe im Laufe eines Jahres pro 1000
Personen der Altersgruppe) der gesunden
Bevölkerung und der Personen mit einer
aktiven Tuberkulose zeigt, daß bei den
Personen mit einer aktiven Tuberkulose eine höhere Sterbewahrscheinlichkeit an anderen Ursachen besteht als bei
der nicht aktiv tuberkulösen Bevölkerung (Abb. 6, Tabelle 5). Die Tuberkulose
bewirkt, daß die allgemeine Abwehr des
Organismus geringer wird und der Tuberkulöse auch häufiger an anderen Krankheiten als ein Gesunder stirbt. Diese
Übersterblichkeit nimmt mit dem Alter
zu. Man kann umgekehrt auch annehmen, daß die allgemeine Resistenz-
minderung auch die Entwicklung der
Tuberkulose begünstigt.

Aus all den bisher angegebenen Zahlen
müßte man annehmen, daß die tuber-
kulöse Durchseuchung mit zunehmendem Alter größer wird. Das müßte sich in
Tuberkulinreihenuntersuchungen widerspiegeln.

Um so überraschender ist nun der Ausfall der intracutanen Testungen mit 2 E
GT bei den Erwachsenen. Wir überblicken in dieser Zusammenfassung 276 866

Tabelle 5. *Die Sterbewahrscheinlichkeiten der aktiv Tuberkulösen und der übrigen Bevölkerung im Jahre 1964 in der Deutschen Demokratischen Republik*

Altersgruppe	Sterbewahrscheinlichkeit			der übrigen Bevölkerung	Sterbewahrscheinlichkeit der aktiv Tbk minus die der übrigen Bevölkerung
	der aktiv Tuberkulösen				
	an Tuberkulose	an anderen Ursachen	zusammen		
		männlich			
unter 15 J.	0,58	2,30	2,88	3,04	− 0,16
15 bis unter 25 J.	0,58	2,30	2,88	1,46	+ 1,42
25 bis unter 45 J.	4,49	5,31	9,80	1,88	+ 7,92
45 bis unter 50 J.	7,23	13,62	20,96	4,88	+ 16,08
50 bis unter 60 J.	11,71	25,51	37,22	11,22	+ 26,00
60 bis unter 65 J.	18,87	47,38	66,24	22,96	+ 43,28
65 Jahre und älter	31,66	93,66	125,32	69,81	+ 55,51
insgesamt	14,50	37,08	51,58	13,44	+ 38,14
		weiblich			
unter 15 J.	—	1,32	1,32	2,29	− 0,97
15 bis unter 25 J.	1,02	1,22	2,24	0,56	+ 1,68
25 bis unter 45 J.	3,45	4,06	7,50	1,42	+ 6,08
45 bis unter 50 J.	4,09	12,62	16,71	3,67	+ 13,05
50 bis unter 60 J.	7,94	18,80	26,74	6,54	+ 20,21
60 bis unter 65 J.	11,73	33,39	45,13	13,06	+ 32,07
65 Jahre und älter	24,79	88,63	113,42	54,78	+ 58,64
insgesamt	9,06	26,80	35,86	12,34	+ 23,52

Sterbewahrscheinlichkeit der aktiv Tuberkulösen = Sterbefälle der aktiv Tuberkulösen bezogen auf 1000 des Bestandes an aktiver Tuberkulose Ende 1964 plus Sterbefälle der aktiv Tuberkulösen im Jahre 1964.

Sterbewahrscheinlichkeit der übrigen Bevölkerung = Sterbefälle insgesamt minus Sterbefälle der aktiv Tuberkulösen bezogen auf die Bevölkerung Ende 1964, die nicht im Bestand an aktiver Tuberkulose geführt wurde, plus Sterbefälle dieser Bevölkerungsgruppe.

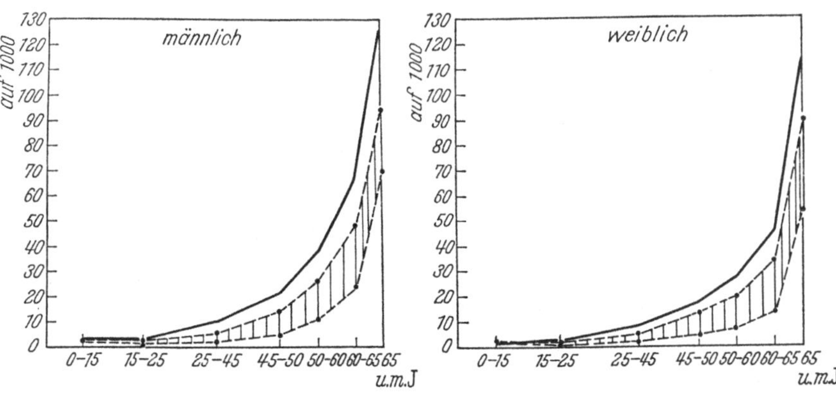

Abb. 6. Die Sterbewahrscheinlichkeiten im Jahre 1964 in der DDR der aktiv Tuberkulösen an Tbk (——), der aktiv Tuberkulösen an anderen Ursachen (········), der übrigen Bevölkerung (— — —)

abgelesene Testungen (116384 Männer und 160482 Frauen), die im Jahre 1965 von erfahrenen Arbeitsgruppen in je einem Kreis der 15 Bezirke unseres Landes in Verbindung mit den Volksröntgenreihenuntersuchungen durchgeführt wurden. Die Reaktionen wurden am 2. und 3. Tag abgelesen. Gemessen wurde der Durchmesser der Infiltration. Wesentliche Unterschiede in der Ablesung am 2. und 3. Tag ergaben sich nicht.

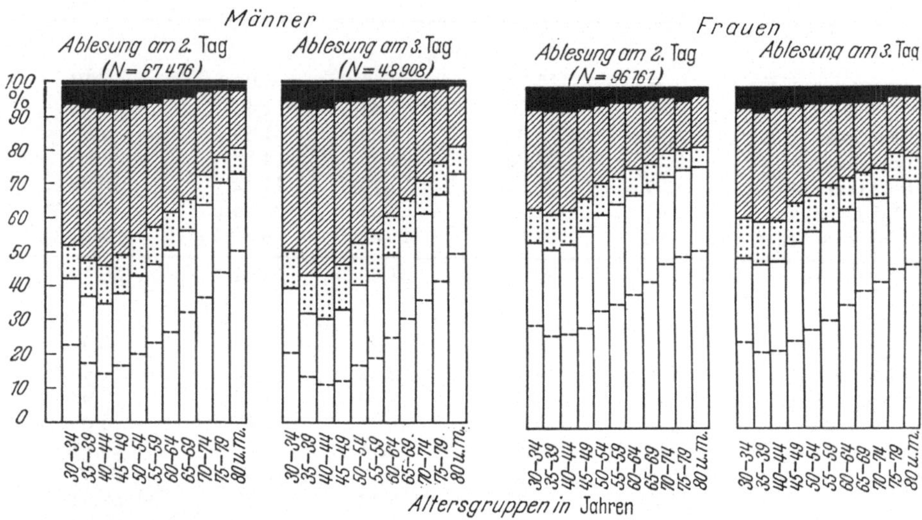

Abb. 7. Ergebnisse der Tuberkulin-Testungen mit 2 TE im Jahre 1965 in 15 Kreisen der DDR (⊏⊐ 0 mm, ⊏⊐ 1—4 mm, ▦ 5 mm, ▨ 6—14 mm, ■ 15 und mehr mm)

Sehen wir als tuberkulinpositiv alle Personen an mit einer Infiltration von 6 und mehr Millimeter Durchmesser (Abb. 7), so ergibt sich, daß der größte Prozentsatz von Tuberkulinpositiven sich bei den Männern im Alter von 40 bis unter 45 Jahren mit 54,1% und bei den Frauen im Alter von 35 bis 40 Jahren mit 37,3% fand. Dann nimmt bei beiden Geschlechtern der Prozentsatz der nach der obigen Vereinbarung als tuberkulinpositiv angesehenen Personen laufend ab und wird am niedrigsten im Alter über 80 Jahren

$$(\male\ 19,7\%;\ \female\ 17,3\%\ \text{bei Ablesung am 2. Tag,}$$
$$\male\ 19,0\%;\ \female\ 19,7\%\ \text{bei Ablesung am 3. Tag).}$$

Wir können keineswegs annehmen, daß diese tuberkulinnegativ gebliebenen Personen in der Vergangenheit nicht mit Tuberkelbakterien infiziert worden sind. Das wird für die meisten der Fall gewesen sein. Vielleicht ist bei einem Teil der älteren Personen eine biologische Ausheilung mit Absterben der Tuberkelbakterien eingetreten. Das muß noch geprüft werden. Tatsächlich werden solche tuberkulinnegativen Patienten nach einer BCG-Impfung wieder tuberkulinpositiv (Ganguin). Doch ist noch nicht geklärt, wie lange die Reaktion nach der Impfung positiv ausfällt. Viel wahrscheinlicher ist, daß auf Grund der verringerten Reaktionsfähigkeit des älteren Organismus die Tuberkulinreaktion nicht positiv ausfällt. Die allergische Reaktion ist genau so wie die Immunreaktion eine celluläre

Reaktion. Durch die Höhe der bestehenden Allergie und erworbenen Resistenz wird aber in hohem Maße die Entwicklung einer postprimären Tuberkulose mitbestimmt.

Der tuberkulinnegative ältere Patient verhält sich gegenüber Tuberkelbakterien, die von außen eindringen oder auf Grund einer früheren Infektion schon im Organismus verweilen, ähnlich wie der noch nicht infizierte Patient. Tuber-

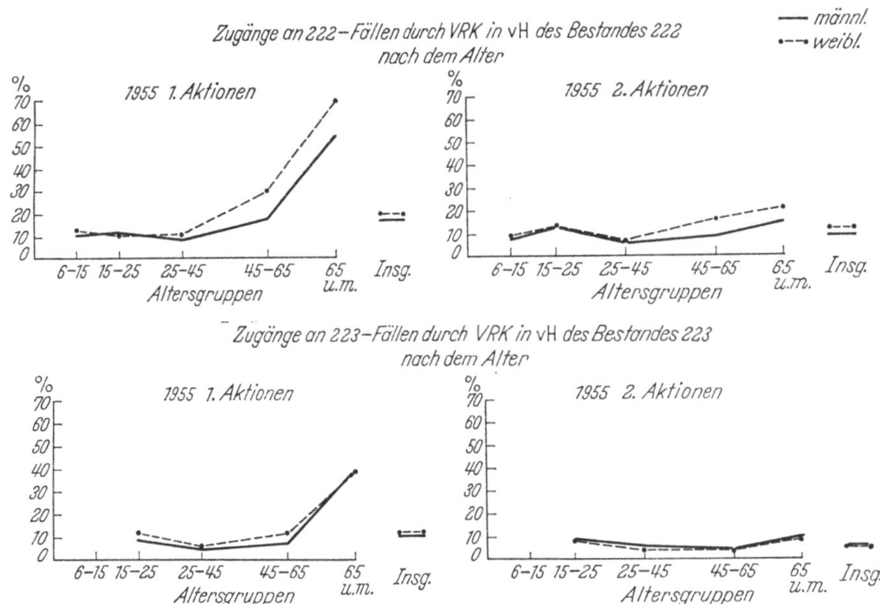

Abb. 8. Durch Volksröntgenreihenuntersuchungen in 1. und 2. Aktionen erfaßte Neuzugänge an aktiver nichtansteckender Lungen-Tbk (222-Fälle) und an ansteckender Lungen-Tbk (223-Fälle) in vH des bereits bekannten Bestandes

kuloseentwicklungen in Form einer Primärtuberkulose oder eines abortiven Primärkomplexes nach einer Infektion oder nach einer durch irgendeine Ursache eingetretenen Herabsetzung der Widerstandsfähigkeit sind deshalb nicht seltene Tuberkulosebilder bei älteren Menschen. GIESE hat auf dieses Verhalten schon hingewiesen.

Der Lebensstandard der älteren Menschen liegt im allgemeinen tiefer als der noch tätigen, jüngeren. Ökonomische, soziale, psychologische und im Altersprozeß liegende Gründe bedingen diese Situation. Das ist einer der Faktoren, daß Exacerbationen bei diesen alten Menschen häufiger sind.

In diese Linie gehört auch die folgende Beobachtung:

Durch die erste Röntgenschirmbildaktion stieg die Zahl der schon bekannten Tuberkulösen in den Altersgruppen bis zu 45 Jahren um etwa 10%, in den höheren Altersgruppen wesentlich stärker, am höchsten bei den Personen, die älter als 65 Jahre waren. Der Zuwachs war bei den Frauen dabei größer als für die Männer. Der Zuwachs war bei den fortgeschrittenen, stärker mit Symptomen verlaufenden Tuberkulosen deutlich geringer als bei den nicht ansteckenden Formen.

In der zweiten Aktion 1 Jahr später war der prozentuale Zuwachs für alle Altersgruppen nahezu gleich hoch. Im höchsten Alter zeigte sich nun kein Unterschied mehr.

Der Zuwachs war übrigens bei den Frauen vom Lande stärker als bei denen aus der Stadt. Hier zeigt sich, daß das epidemiologische Bild der Tuberkulose erheblich durch die Art und Intensität der Erfassungsmaßnahmen bestimmt wird, ob die Tuberkulose durch aktive Suche bekannt wird oder erst auf Grund der Symptome, die beim älteren Menschen durch unspezifische Begleitkrankheiten überdies weniger offensichtlich sind und bewußt werden.

Die Analyse der Altersgliederung der Tuberkuloseneuzugänge gestattet es, aus dem jetzigen Bild und noch viel mehr aus der Entwicklung im Laufe der letzten 10 bis 15 Jahre für die Tuberkulosebekämpfung bedeutsame Gestaltungsfaktoren herauszuarbeiten und die zukünftige Arbeit entsprechend auszurichten. Die Tuberkulose wird bei Bestehenbleiben der gegenwärtigen Lebensbedingungen immer mehr aus einer Infektionskrankheit zu einer Konstitutionskrankheit. Neue Infektionen spielen eine immer geringer werdende Rolle, Exacerbationen bei schon früher infizierten Personen werden dadurch relativ immer häufiger.

Die Tuberkulose der alten Leute gewinnt aus diesem Grunde immer mehr an Bedeutung.

Die Tuberkuloseschutzimpfung spielt noch eine wichtige Rolle.

Zum Thema: Die Anfälligkeit für Tuberkuloseerkrankungen nach dem Lebensalter bei der heutigen Epidemielage

H. BRÜGGER, Wangen im Allgäu *

Wenn ich von der Heilstätte aus auch keinen Gesamtüberblick über die tuberkulösen Erkrankungsformen in den einzelnen Altersstufen habe, so kann ich darüber doch etwas sagen durch Vergleich unseres Krankengutes von früher und jetzt. Die Unterschiede sind vorwiegend, aber nicht allein, zurückzuführen auf die Einwirkungen der Chemotherapie.

1. Wenn sie auch auf den bereits verkästen Lymphknoten keinen wesentlichen Einfluß hat und Perforationen nicht verhindert, so können doch Generalisierungen im großen und ganzen mit ihrer Hilfe vermieden werden. Meningitiden und Miliartuberkulosen treten nicht auf.

2. Nach dem Lymphknotendurchbruch ist ein Abgleiten in die phthisische Entwicklung sehr selten.

3. Die progressive Durchseuchung und die generalisierte Lymphknotentuberkulose beobachten wir kaum noch oder haben sie unter Kontrolle.

4. Die Skelet-Tuberkulose zieht sich auf das höhere Lebensalter zurück. Die Spina ventosa, einst die häufigste Form der Knochentuberkulose, ist eine Rarität geworden.

---

5. Die Tuberkulide und der Lichen scrophulosorum sind mehr oder weniger verschwunden, sicherlich bedingt durch die chemo-antibiotische Behandlung der Primärtuberkulose. — Die Facies scrophulosa, einst ein häufiges Krankheitsbild, ist den jüngeren Ärzten kaum noch bekannt. Ihr Verschwinden ist aber weniger eine ärztliche Leistung. — Die von diesem Bild unabhängigen Phlyktänen sind zahlenmäßig gering, ebenso die Otitis media tuberculosa.

6. Die Anzahl der Pleuritiden, die ja meistens dem Primärgeschehen einzuordnen sind, blieb bei uns unverändert. Wir beobachten sie auch im jüngsten Kindesalter.

7. Rundherde sind in unserem Krankengut bei Kindern vom 12. Lebensjahr an und Jugendlichen häufiger als früher. Vielleicht wäre bei diesen Patienten ohne Chemotherapie eine phthisische Entwicklung eingetreten.

8. Die postprimäre Tuberkulose, mit und ohne Einschmelzung, ist vorwiegend eine Erkrankung der Jugendlichen. Das weibliche Geschlecht ist nach unseren Beobachtungen nicht mehr bevorzugt. Das schwere Bild der Pubertätsphthise mit ausgedehnter Schleimhautbeteiligung gibt es nicht mehr. Sogenannte Asylierpatienten fehlen.

9. Nach intensiver Bekämpfung der Rindertuberkulose sind *frische* Erkrankungen der Lymphknoten am Hals und im Bauch nicht mehr festzustellen, wohl aber immer wieder Exacerbationsformen von alten, meistens verkalkten Herden. Sie zwingen uns, vorwiegend am Hals, aber auch im Bauchraum, wenn durch Ileocöcal-Tumoren eine starke Darmpassagebehinderung bewirkt wurde, zum operativen Vorgehen. Schwere Bauchtuberkulosen, meist von einschmelzenden Mesenteriallymphknoten ausgehend, mit Peritonitis, Durchbrüchen nach außen, in den Darm oder in das Genitale, sind Seltenheiten.

10. Die einzige Tuberkuloseform der Haut, die uns noch zu Gesicht kommt, ist die *Tuberculosis cutis colliquativa*. Sie steht dann mit erkrankten Lymphknoten in Zusammenhang und wird mit deren Exstirpation radikal excidiert. — Ein Lupus vulgaris begegnet uns kaum noch. Seine beste Prophylaxe ist die radikale Entfernung der erkrankten Lymphknoten. Jedenfalls haben wir den Tausenden von Lymphknotenexstirpationen nie einen Lupus folgen sehen.

11. Die Urotuberkulose, die meistens eine lange Anlaufzeit hat, tritt nach unserer Erfahrung auch beim Kind und Jugendlichen doch häufiger auf als man allgemein annimmt, nur muß man sie suchen. Beweis ist unser Krankengut.

Anfälligkeit für Tuberkuloseerkrankungen nach dem Lebensalter bei der heutigen Epidemielage

W. Heesen, Grünewald/Wittlich *

Es wird auf die Altersverschiebung bei der Primärtuberkulose hingewiesen. Während 1958 von 222 Erkrankungen an Primärtuberkulose (Bronchiallymphknoten-Tuberkulose mit und ohne Lymphknotendurchbruch) 143 unter 10 Jahre, 72 zwischen 10 bis 15 Jahren (= 30%) und 7 über 15 Jahre alt waren, befanden

---

* OMR Dr. Wilh. Heesen, Chefarzt der Heilstätte für Kinder und Jugendliche, 5561 Maria Grünewald bei Wittlich.

sich 1965 unter 230 Primärtuberkulosen nur noch 99 unter 10 Jahre, 101 (= 45%) zwischen 10 bis 15 Jahren und 30 über 15 Jahre. Gleichzeitig wird eine Zunahme der postprimären kavernösen offenen Lungentuberkulose im Alter zwischen 10 bis 15 Jahren beobachtet, im Jahre 1965 waren dies 24% unserer Offentuberkulösen. Auch die Meningitis-Tuberkulose hat sich in das Jugendlichenalter verlagert, wir sehen sie bei Kleinkindern nicht mehr, aber vorwiegend bei unseren Jugendlichen über 14 Jahre. Als Ursache für diese Altersverschiebung der genannten Erkrankungsformen wird die BCG-Impfung der Neugeborenen und Kinder im Schulalter angenommen.

Eine Folge der Zunahme an ansteckender Lungentuberkulose im schulpflichtigen Alter ist die Zunahme der Schulinfektionen besonders in der Oberstufe der Volksschule. Im Jahre 1964 und 1965 kamen aus fünf Volksschulen insgesamt 78 Kinder mit frischer Lungentuberkulose zur stationären Behandlung, die jeweils durch einen offenen Mitschüler angesteckt worden waren. Alle Erkrankten waren nicht BCG-geimpft. Auffallend ist weiter, daß Infektionen in der Familie oder Hausgemeinschaft noch sehr häufig sind. Wir haben z.Z. aus 10 Familien 24 Kinder in stationärer Behandlung, die durch einen Erwachsenen angesteckt wurden, der in der Regel erst nach Erkrankung eines Kindes durch Umgebungsuntersuchung als ansteckend krank ermittelt wurde. Wir beobachten dies seit mehr als 10 Jahren unverändert häufig. Hierbei erkranken nur dann Kleinkinder, wenn sie nicht BCG-geimpft sind, in der Regel erkranken die Kinder im Alter zwischen 13 und 16 Jahren. Wahrscheinlich hängt die Erkrankungshäufigkeit in diesem Alter mit der Vorverlagerung der Pubertät zusammen.

Aussprache

H. RINK, Marienheide, Bez. Köln (Rhein. Landesklinik):

Herr STEINBRÜCK hat uns gezeigt, daß die Tuberkulosesituation in der DDR günstiger ist als in der Bundesrepublik. Die Frage ist, ob er alle Faktoren für diese Besserstellung berücksichtigt hat. Unter den Millionen von Flüchtlingen aus Mitteldeutschland, die in der Bundesrepublik angesiedelt worden sind, befand sich eine nicht unbeträchtliche Zahl von Tuberkulösen. Diese Tuberkulosekranken belasten die Statistik hier und entlasten die Statistik drüben. Ich meine, man kann diesen positiven Beitrag der Bundesrepublik für die Tuberkulosesituation in der Deutschen Demokratischen Republik nicht einfach unter den Tisch fallen lassen.

H. J. BRANDT, Berlin-Wannsee (Städt. Klinik für Lungenkranke Heckeshorn):

Ich glaube nicht, daß man mittels eines Testes von 5 TE so weitreichende Schlüsse über die tuberkulöse Durchseuchung machen darf. Auch sind bisher alle Versuche, eine Parallele zwischen der Höhe der Tuberkulinempfindlichkeit und der Aktivität der Tuberkulose herzustellen, gescheitert.

E. KEHLER, Bleckede/Elbe (Tbk.-Krankenhaus Ölhof):

Darf ich unterstellen, daß Sie zu 80% tuberkulinpositiv reagieren? Wenn ja, woran liegt es dann, daß Sie als Tuberkuloseärzte hier sitzen und nicht als Tuberkulosekranke in Heilstätten liegen? Das verdanken Sie *dispositionellen*, nicht expositionellen Faktoren (wie vorhin gesagt wurde). Sie würden den Unterschied sehr deutlich merken, wenn Sie zu 80% nicht mit Tuberkulose, sondern mit Pocken infiziert wären. Bei den Pocken nämlich spielt — im Gegensatz zur Tuberkulose — der dispositionelle oder konstitutionelle Krankheitsfaktor keine Rolle, weil es bei uns keinen „natürlichen Befall" und somit auch keine Auslesevorgänge gibt.

Als Tuberkuloseärzte waren und sind Sie alle exponiert. Sie sind aber auch eine Auslese auf natürliche Resistenz (nicht Immunität) gegen Tuberkulose. Mögen Sie bitte daran erkennen, daß die Tuberkulosekrankheit ihre wichtigeren Bedingungen auf der Seite der Disposition (des Organismus), nicht der Exposition (des Bacillus) findet. Wenn bei uns von den Infizierten im Laufe des Lebens höchstens 10% erkranken, dann ist das das Ergebnis einer Selektion, die selbstverständlich die genetische Ausrüstung unserer Bevölkerung verändert hat. Der Rückzug der Tuberkulose begann in Nordwesteuropa lange vor Beginn der BCG-Impfung und der Chemotherapie. Und zwar dadurch, daß die tuberkulosehinfälligen Familien aus der durchseuchten Bevölkerung in zunehmendem Maße ausgestorben sind. Heute brauchen diese Menschen, die „aus eigener Kraft" mit ihrer Tuberkulose nicht fertig werden, dank unserer zivilisatorischen Errungenschaften und der lebensrettenden Chemotherapie nicht mehr zu sterben. Chemotherapie und Hygiene züchten damit wieder solche Genotypen und Konstitutionen, die früher eine tuberkulöse Infektion nicht überlebt hätten. Das ist gewiß kein Unglück. Diese, wahrscheinlich rasche Zunahme der Tuberkulosehinfälligkeit muß aber in den kommenden Generationen zu einer epidemiologischen Situation zurückführen, die wir heute nur noch bei den nichtdurchseuchten Naturvölkern vorfinden, nämlich zu einer hohen Erkrankungs- *und* Sterbewahrscheinlichkeit.

Selbstverständlich würde sich dieser selektiv und somit genetisch bedingte Resistenzverlust gegenüber der Tuberkulose nur dann manifestieren, wenn ein massiver Bacilleneinbruch in diese entseuchte Bevölkerung stattfände. Dann freilich würden nicht nur 10% der Infizierten erkranken. „Tuberkulosewirte" und „gesunde Befundträger" wären nicht mehr in der Überzahl. Dann erst würden die expositionellen Faktoren über die dispositionellen dominieren — wie heute bei den Pocken. Ist eine solche Möglichkeit heute eine Utopie? Ein neuer Weltkrieg wäre nicht vonnöten. Schon die Gastarbeiter könnten diese Mykobakterien einschleppen oder Reisende aus den Entwicklungsländern. Es werden nicht nur Pocken importiert.

F. BLITTERSDORF, Gladbeck (St.-Barbara-Hospital):

Herr KEHLER scheint der Auffassung zu sein, daß eine Tuberkuloseansteckung im Jugendlichen- und Erwachsenenalter, also die „späte" Primärinfektion, gefährlicher ist als im Kindes- und Schulalter. Ihm schweben wahrscheinlich die Beobachtungen an Kolonialsoldaten aus dem ersten Weltkrieg und auch noch während des letzten Krieges (ROLOFF) sowie an anderen nichtdurchseuchten Völkern vor. Obwohl aber in den letzten 50 Jahren sicherlich eine Regression der Durchseuchung und damit eine Zunahme der späten Erstansteckung stattgefunden hat, ist keine Verschlechterung der Tuberkulosesituation — ausgenommen die schnell überwundene kriegsbedingte — eingetreten. Vielmehr zeigt die Tuberkuloseentwicklung, beispielsweise in den skandinavischen Ländern, aber wohl auch in Nordamerika, daß eine Verschiebung des Primärinfekts in das Jugendlichen- und Früherwachsenenalter eher mit einer Verringerung sowohl der Tuberkulosemortalität als auch ebenso der -morbidität einhergeht. Bei den bekannten Untersuchungen von HEIMBECK und von MALMROS u. HEDVALL u. a. mit einem anscheinend hohen Anteil an ungünstiger verlaufenden Späterstansteckung hat es sich um ein ausgewähltes Beobachtungsgut gehandelt, das nicht ohne weiteres auf die Gesamtepidemiologie übertragen werden kann. Ich erinnere auch an die eben von Herrn OTT erwähnte Tatsache, daß die Mehrzahl der Erwachsenenerkrankungen Exacerbationstuberkulosen — nach zumeist stummen Primärinfektionen — sind. Ich habe während meiner Bonner Tätigkeit das Krankengut der dortigen Fürsorgestelle unter diesem Gesichtspunkt der epidemiologischen Bedeutung der späten Primärinfektion durchgesehen und außerdem die Tuberkulin-Inversionsraten in Nordrhein-Westfalen mit der Morbidität verglichen. Es ergab sich, daß trotz der Verschiebung der Erstansteckungen in das Nachschulalter keine höheren Erkrankungsziffern in diesen Altersgruppen aufgetreten sind, sondern daß sogar eher noch eine deutlichere Verminderung der Tuberkulose-Morbidität als in den übrigen Jahrgängen anzunehmen war. Es sieht demnach so aus, daß auch in Deutschland, ähnlich wie in den anderen Ländern mit einer Durchseuchungsretardierung, der Rückgang der Tuberkulosehäufigkeit nicht nur der Durchseuchungsregression parallel geht, sondern daß sie wahrscheinlich sogar ein stärkeres Absinken der Tuberkulosemorbidität des Nachschulalters bewirkt als bei kindlicher Erstansteckung. Wir brauchen also augenscheinlich die Hinausschiebung des Primärinfekts in höhere Altersgruppen nicht zu fürchten, wahrscheinlich sollten wir sie begrüßen. Übrigens hat

Redeker, dessen genialen Blick für große epidemiologische Zusammenhänge wir auch in diesem Punkte wieder einmal bewundern dürfen, schon vor ziemlich genau 30 Jahren, nämlich auf dem Internationalen Tuberkulosekongreß in Lissabon 1937 darauf hingewiesen, daß die Primärtuberkulose des Jugendlichen und Erwachsenen keine Verschlechterung der Tuberkulosesituation zu bewirken scheine. Und seine damals noch offen gelassene Frage, ob nicht umgekehrt die Verhinderung der Kindheitsinfektion sogar ein Absinken der Tuberkulosehäufigkeit im Erwachsenenalter zur Folge haben könne, müssen wir jetzt höchstwahrscheinlich mit einem Ja beantworten.

Schwierigkeiten bei der stationären Behandlung Tuberkulosekranker und die Wege zu ihrer Überwindung*

Gerhard Forschbach, Überruh **

„Leute, die vor dem Eintritt in die Heilstätte als notorische Trunkenbolde auf der Säuferliste ihres Wohnortes standen, die dem Alkohol so verfallen sind, daß sie gleich nach der Entlassung schon auf dem Bahnhof ihre blaue Spuckflasche mit Schnaps füllen lassen, lassen sich nicht belehren und erziehen."

„Darum wäre es an der Zeit, daß in erster Linie die Landesversicherungsanstalten die Auswahl der Kranken für die Heilstätten nicht nach medizinischen, sondern auch nach moralischen Gesichtspunkten treffen" [79]. Wie aktuell —, dabei 1905 von Röpke ausgesprochen.

„Gerade bei den Lungenkranken erreicht ein Arzt, der die Kunst der psychischen Behandlung versteht, in den meisten Fällen viel mehr als einer, der die ganze ärztliche Wissenschaft *ohne* diese Kunst beherrscht. Daß das nicht Weichheit gegen den Lungenkranken bedeuten soll, brauche ich nicht zu sagen." Dies sagte Ritter 1927 [78].

Die genannten Beispiele ließen sich vermehren. Es ist daran zu erinnern, in welchem Maße der Zauberberg von Thomas Mann nach seinem Erscheinen die Diskussion in Gang brachte. Schwierigkeiten in der Führung des Kranken sind offenbar ein der stationären Behandlung immanentes Problem, sie entsprechen jeweils der Besonderheit ihrer Zeit und jede Generation sieht andere Ursachen und andere Wege zu ihrer Behebung.

Heute ergibt sich: Die vorzeitigen Entlassungen aus der stationären Behandlung nehmen im Laufe des letzten Jahrzehnts zu [1, 2, 4, 10, 13, 19, 22, 32, 34, 46, 55]. Die Ergebnisse der Chemotherapie bleiben hinter den Erwartungen zurück [1, 54]. Die zunehmenden Klagen der Heilstättenärzte über Schwierigkeiten in der Führung der Kranken veranlassen das Deutsche Zentralkomitee zur Darstellung und Erörterung der gegenwärtigen Situation. Hierfür sind zahlreiche Publikationen verwertet, deren Autoren ich aus Zeitersparnisgründen nicht nenne, die sich aber im Literaturverzeichnis finden.

Deutlicher Ausdruck der nicht überwundenen Schwierigkeiten zwischen dem Kranken und seiner Behandlungsstätte ist der Prozentsatz disziplinarer Entlassungen. In dieser Krankengruppe sind die Männer sehr viel häufiger als die Frauen, die 20- bis 30jährigen zahlreicher als die über 50jährigen, die Angehörigen

---

* Herrn Professor Dr. Rudolf Nissen, Basel, zum 70. Geburtstag am 9. 9. 1966.

** Dr. med. G. Forschbach, Leitender Arzt des Sanatoriums Überruh der Landesversicherungsanstalt Württemberg, 7973 Großholzleute (Württemberg).

der Arbeiterrentenversicherung weitaus häufiger als die der Angestelltenversicherung, die Ledigen und Geschiedenen übertreffen die Verheirateten [34, 75]. Zieht man die großen Zahlen der Sozialversicherung heran, so läßt sich erweisen, daß in den Jahren 1960—1963 eine signifikante Zunahme lediglich bei den Männern in der Arbeiterrentenversicherung zu beobachten war, während alle anderen Gruppen konstant blieben. Die disziplinaren Entlassungen machen jetzt bei großen Zahlen 8% aus und entsprechen damit dem Stand in Deutschland vor dem 2. Weltkrieg [29, 41] und dem anderer Länder in der Nachkriegszeit [16, 89]. Während 1953 mitgeteilt wurde, daß man in Deutschland kaum noch einen chronischen Alkoholismus kenne, hat sich diese Situation grundsätzlich gewandelt, und man ist sich darüber im klaren, daß die Zunahme der disziplinarischen Entlassungen bei den Männern in erster Linie Folge des zunehmenden Alkoholismus ist, der u. a. auf die seit 1957 deutlich verbesserte wirtschaftliche Lage der Kranken zurückgeführt wird [55].

Mit diesen 8% unserer Kranken muß man offenbar als einer konstanten Größe rechnen, die uns in besonderem Maße beansprucht.

Auch die vorzeitigen Entlassungen gegen ärztlichen Rat, auf eigenen Wunsch, oder — wie manche beschönigende Formulierung sagt — im gegenseitigen Einvernehmen, nehmen zu. Gewiß gibt es für sie oft zwingende Gründe, manchmal sind sie aber ebenfalls Zeichen der mangelnden Übereinstimmung [75]. Die Gründe sind zu erörtern. In der Folge wird das Wort Heilstätte für alle Häuser angewandt, die Kranke für eine längere Zeit aufnehmen. Sie reichen von den Tuberkulosekrankenhäusern, in denen Heilverfahren durchgeführt werden, über die Sanatorien bis zu Kurheimen. Nicht gemeint sind Lungenabteilungen der Universitätskliniken und großen allgemeinen Krankenhäuser, in denen die Kranken entweder nur kurz untergebracht werden oder bei denen die Schwere des Zustandes die zu besprechenden Probleme nicht auftauchen läßt [47].

Hat sich der Kranke geändert? Der Tuberkulosekranke gilt schon seit langem nicht mehr als eine durch die Toxinwirkung geprägte Persönlichkeit, sondern seine Krankheit wird als ein biographisches Element angesehen [17]. Sein Verhalten gilt als Folge der Auseinandersetzung der Anlage und erfahrungsbedingten Persönlichkeit mit dem Krankheitsschicksal, den Besonderheiten der stationären Behandlung und anderen Einflüssen. Dem Kenner schwerer Kriegsgefangenschaft oder anderer Randsituationen ist die Bedeutung der Isolierung, des Erlebnismangels, der unbekannten Zeitdauer, der Relativierung des Zeitgefühls, der Flucht in die Phantasie und der Einflüsse geschlossener Gruppen gut verständlich. Daß der Kranke Mangel an Selbstvertrauen [21] und Eigeninitiative [44], eine Verdrängung aggressiver Tendenzen zeigt, wie uns die Psychologen sagen, ist geläufig, wobei offen bleiben mag, was der Primärpersönlichkeit entspricht und was als situationsbedingt anzusehen ist [58]. Verlust der Unabhängigkeit, Ichbezogenheit, Neigung zu depressiver Verfassung und zu Affektreaktionen, die ebenso wie die reine Angst [65] die Ursachen zum plötzlichen Kurabbruch werden können, sind uns bekannt [44]. Mit Interesse haben wir von den Soziologen über die Bedeutung der Desozialisierung des Kranken im Beginn und Verlauf seiner Kur erfahren [80]. Immer wieder bestätigt sich auch, daß frühkindliche Belastungen und Frustrationen [18], gestörte Familiensituation, Alkoholismus des Vaters, bei unseren Kranken vorkommen [58, 59]. Der Lungenarzt sieht sich in die Problematik der Neurose- und Psychopathievorstellungen einbezogen, die als milieu- oder erlebnisbedingt oder anlagegegeben angesehen werden. Er muß sich auf die Phänomene beschränken, unter denen die relative oder Pseudo-Infantilisierung des Kranken [51, 80] wesentlich ist, weil sie nicht nur eingeschränkte Entscheidungsfähig- und Willigkeit, sondern auch besondere Zugänglichkeit für Fremd- und Gruppeneinflüsse bedeutet und weil sie dem Arzt Möglichkeiten eröffnet [45]. Das Ausmaß dieser Infantilisierung zeigt sich oft deutlich im Zeitraum zwischen der Bekanntgabe des Entlassungstermins und der Entlassung selbst: Aus der lebhafteren Vorstellung der den Patienten erwartenden Pflichten und Sorgen wird er gewissermaßen über Nacht wieder erwachsen.

Im letzten Jahrzehnt besserte sich nicht nur die materielle Situation, es wurden auch die Erfolge medikamentöser Therapie für jedermann sichtbar. Der Kranke gewann an Heilungsmöglichkeiten, aber er verlor Entscheidendes: das Krankheitsgefühl und die Erfahrung am schwerkranken und sterbenden Tuberkulösen [1, 3]. Der Leidensdruck ist geschwunden. Körperliche Beschwerden sind bei einer frühzeitigen Erkennung durch RRU nicht mehr zu beobachten oder gehen unter der Behandlung so rasch zurück, daß nicht mehr die Krankheit selbst, sondern nur noch die Folgen der mitgeteilten Diagnose den Kranken bedrängen. Er muß an die Stelle körpereigener Warnsignale eine rationale Erkenntnis treten lassen und ist allein auf die Auskunft eines Arztes angewiesen, der sich an einem Röntgenbild orientiert, das der Kranke nicht zu lesen vermag. Die Krankheit bleibt also ein eigentümliches Abstraktum, zu dem der Patient keine unmittelbare Beziehung hat, und es verwundert nicht, daß er sich auch bei ungünstigem Befund für rasch heilbar hält [67]. Wie schwer diese Bewältigung der Situation vom Intellekt her ist, das zeigen nicht selten Patienten, die zu geistiger Verarbeitung erzogen sind, wie Kollegen, die ihres Wunschdenkens nicht besser Herr werden als jeder andere.

Der Wert körpereigener Sensationen zeigt sich in der täglichen Erfahrung: Ein beurlaubter Kranker kehrt mit der Mitteilung zurück, er habe in den vergangenen Tagen an seiner raschen Ermüdbarkeit bemerkt, daß er tatsächlich noch nicht gesund sei. Er verwechselt Trainingsmangel und Krankheitseffekt und seine Bereitwilligkeit zur Kur wächst.

Die Minderung der offensichtlichen Bedrohung und das Angebot ambulanter Therapie haben die Einstellung zur Heilstätte verändert [67]. Was einst als Rettung erschien, ist heute freiwillige, jederzeit widerrufbare Bindung [64] mit entsprechend geringerer Tragfähigkeit. Kurabbruch bedeutet nicht mehr das Risiko definitiven Krankseins, sondern die Fortführung der Behandlung mit, wie der Kranke glaubt, gleichen Mitteln unter ihm günstigeren, weil besser tragbaren Umständen. Aus dem Arzt als Retter aus ungünstiger Situation ist der Fachmann der Medikamente, der Kenner optimaler Verordnung geworden und im ungünstigsten Falle wird er schlechthin mit der Krankheit identifiziert, da nur durch ihn die Krankheit zur Realität wird. Mehr denn je geraten die Anordnungen in den Verdacht, Ausdruck des Machtstrebens, eines Nichtgönnens oder eines merkantilen Vorteils zu sein. Der wohlmeinende Arzt, der sich ebenfalls nicht mehr gedrängt fühlt und dem Kranken die Entscheidung zur ambulanten oder stationären Behandlung überläßt, mehrt dessen Schwierigkeiten.

Dem gegenüber stehen das zunehmende Bedürfnis des Individuums, sich nach allen Seiten zu sichern, und die Tendenz zur Übertragung von Sorgepflichten auf die Allgemeinheit. Hier potenzieren sich also zeitgeprägte Einstellung mit der Infantilisierung. Der Hinweis des Arztes auf die durch die Allgemeinheit getragenen Kosten der Behandlung läßt den Kranken auf seine eigenen Beiträge hinweisen und auf sein verbrieftes Recht pochen.

Auch die Heilstätte hat sich gewandelt. Aus dem Haus alten Stils entwickelt sich das mehr oder weniger erfolgreich klinisch geführte Sanatorium mit den vielfältigen Ansprüchen moderner Diagnostik und Therapie. Mit allen Krankenhäusern teilt es den Mangel an Personal bei zunehmendem Aufgabenkreis. Die Zeit der Ärzte und Schwestern für die Beschäftigung mit dem Einzelnen wird knapper [34]. Nicht selten wird er von einem ausländischen Stationsarzt behandelt, der die Therapie gut, die Sprache mäßig und die Mentalität seines Schützlings gar nicht kennt.

Das hohe Durchschnittsalter des Pflegepersonals ist Zeichen herabgesetzter Leistungsfähigkeit, aber auch Ausdruck der Prägung in einer Zeit, deren Regeln heute nicht mehr zu gelten scheinen. Hilfsbereitschaft und Pflichtgefühl werden vom Patienten weniger gewürdigt, erzieherische Tendenzen jedoch als Anachronismus empfunden, der seine Mitarbeit erschwert. Jüngere Schwestern andererseits drohen mit dem Ausscheiden, wenn sie auf offenen Stationen beschäftigt werden sollen, und reduzieren die persönliche Anteilnahme [46].

Gastarbeiter, die bis zu 20% unserer Kranken ausmachen, werfen nur selten disziplinare Probleme auf, erschweren aber das Eingehen auf ihre Eigenarten aus sprachlichen Gründen. Intoleranz und pädagogische Tendenzen unter deutschen Patienten, die den Ausländer nicht selten als Blitzableiter ihres eigenen Mißvergnügens nutzen, erschweren das Heilstättenleben.

Faßt man zusammen, so steht dem Kranken mit zunehmenden Bedürfnissen eine Heilstätte mit wachsenden Schwierigkeiten gegenüber.

Die Einflüsse, die von außen auf den Kranken wirken, sind nicht geeignet, die Spannungen zu reduzieren. Berichte über den Rückgang der Tuberkulose veranlassen die Umgebung des Kranken zu einer Fehleinschätzung. Die Tatsache, daß eine tuberkulöse Ersterkrankung mit Medikamenten ausgezeichnet zu behandeln ist, wird unzulässig verallgemeinert und das Sanatorium als Institution schlechthin in Frage gestellt. So wichtig die Kenntnis der epidemiologischen Situation für die weitere Planung ist, so wenig kann sie für den heute zu behandelnden Kranken bestimmend werden, der in so hohem Maße Rezidivtuberkulosen, Medikamentenresistenz und Unverträglichkeiten aufweist.

Nicht selten drängen die Angehörigen den Kranken zu vorzeitiger Entlassung, gehen aber der gewünschten Aussprache mit dem Arzt aus dem Wege, weil sie die Konfrontation mit der Wirklichkeit scheuen. Der Bagatellisierung gegenüber steht eine groteske und archaische Ansteckungsangst der Familien und Betriebe, die den Kranken in zusätzliche Sorgen stürzt. Arbeitgeber sind bereit, zu einer Rente eine freiwillige Unterstützung zu gewähren, wenn ein verdienter Mann, statt auf einen anderen Arbeitsplatz, auf die Straße gesetzt werden kann. Manche Familie drängt einen stets geschlossenen Angehörigen in die Situation des gefürchteten Aussätzigen. Nebeneinander bestehen also Auffassungen, die zum Teil dem Jahre 1910, zum Teil dem Jahre 1970 angehören.

Die wirtschaftliche Not [37, 86], die längere Zeit vorzeitige Kurabbrüche zu erklären schien, hat an Gewicht verloren. Die Gespräche mit der Krankenhausfürsorgerin betreffen in 75% wirtschaftliche Fragen [46]. Dabei geht es aber mehr um die Erkundung von Möglichkeiten um die Beschleunigung der manchmal schleppenden Erledigung durch die Kostenträger, deren Personalmangel spürbar wird. Nach wie vor geht es alleinstehenden Frauen und Rentnern nicht gut. Übernommene Verpflichtungen aus Ratenzahlungen bedrücken junge Leute oft erheblich. Größte Schwierigkeiten bestehen bei Müttern, die ihre Kinder nicht unterbringen können, oder die die Eltern nicht in Kinderheime geben wollen. Vermeidbare Schwierigkeiten entstehen aus formaler Erledigung von Anträgen. Wenn eine kranke Ehefrau beispielsweise auf eine Verlegung zu ihrem vor der Operation stehenden schwerkranken Mann drängt, so ist die Mitteilung des Kostenträgers, das in Frage stehende Haus stehe nicht auf der Liste der zu belegenden Sanatorien, zu knapp. Läßt sich bei gutem Willen diese Verlegung tatsächlich nicht durchführen, so müßte die Antwort etwas persönlicher ausfallen.

Dieser Katalog kleiner Schwierigkeiten, wie sie bei cooperierenden Kranken auftreten, läßt sich ergänzen und anders akzentuieren. Was ist zu tun?

An erster Stelle steht die schon früher und in den letzten Jahren so heftig geforderte ärztliche Information [1, 3, 5, 33, 50, 67, 80, 84]. Es ist nicht entscheidend, wer sie erteilt, sondern daß sie überhaupt erteilt wird. Besser freilich ist das Gespräch, in dem auch Information geliefert wird, in dem aber die Haltung des Arztes das Interesse am Gesamtschicksal, der familiären und beruflichen Lage zeigt, in dem sich das Vertrauen gründet und das als sozialer Akt zu verstehen ist [80].

Dies Gespräch muß sich u. a. mit den Terminen befassen [4]. Der einweisende Arzt erleichtert dem Kranken in der Regel verständlicherweise den Weg in die Heilstätte durch Nennung kurzer Frist. Das erste Gespräch muß expressis verbis diese Termine erfragen und sofort richtigstellen. Jede noch so vage Terminierung, mit allerlei Vorbehalten geäußert, wird vom Kranken als bindend angesehen und gewinnt mit der Zeit als überwertige Idee den Charakter einer Garantie. Wird nicht Wort gehalten, oder wird er belogen, so nennt es der Kranke, so ist das Vertrauen verloren. Nicht der Arzt allein, sondern der erste Eindruck von der Heilstätte, von der Art der Begrüßung und Erledigung der Aufnahmeformalitäten sind wichtig [5]. Nur dadurch kann der Schaden der unqualifizierten Patienteneinflüsse auf den Neuankömmling abgefangen werden.

Es ist kein Zweifel, daß der Kranke geführt sein will. Er scheut die Eigenverantwortlichkeit und er spürt auch, daß seine Unsicherheit der Krankheit gegenüber ihn gar nicht instand setzt, selbst zu entscheiden, aber er lehnt die Führung im Sinne eines Patriarchats [10], der Disziplinargewalt und der Hausordnung ab. Oft ist er bereit, die Autorität des Fachmannes und seinen Rat anzuerkennen. Nur auf diese Weise löst sich für den Arzt das Dilemma zwischen ärztlich individuellem Denken und der Verpflichtung, Ordnung zu halten.

Den Kritikern der Heilstätte, die jede Fehleinstellung des Kranken kurzschlüssig auf mangelnde Kontakte mit dem Arzt zurückführen, sei allerdings gesagt, daß ein — wenn auch kleiner Prozentsatz der Kranken — alle Information beiseite schiebt und nur den eigenen Intentionen folgt.

Größter Beachtung bedarf die Gruppenbildung im Sanatorium. Die Gruppengesinnung bestimmter Prägung, etwa der Asozialen [20, 69] oder der Alkoholiker

[71] hat besondere Spielregeln und manche ärztliche Bemühung scheitert an den Beeinflussungen solcher Gruppen. Als Maßnahmen haben sich bewährt:

Aufnahme-Zimmer, die eine Beurteilung des Kranken vor seiner endgültigen Unterbringung erlauben.

Zweibett-Zimmer, die der Frontenbildung entgegenwirken und der häuslichen Situation ähnliche Verhältnisse schaffen.

Trennung des Frischerkrankten vom Chroniker, um dessen psychologische Einwirkung zu reduzieren.

Stationen für bestimmte Altersgruppen, etwa Jugendliche oder Frauen über 50 Jahren, die ein positives Gruppenbewußtsein schaffen.

Rechtzeitige Verlegung eines Kranken in eine andere Patientengruppe, in der — ähnlich den Erfahrungen der Tierpsychologie — seine dominierende Position oder seine völlige Unterordnung in der bisherigen Gemeinschaft unterbrochen wird.

Einblick in die Kollektivvorstellungen erlauben Frage- und Antwortstunden des Chefarztes als Pflichtveranstaltung für alle Kranken und Ärzte [74] sowie Aussprachen in kleineren Gruppen.

Das Klima des Hauses wird nicht unwesentlich durch die Arbeit mit dem Personal beeinflußt. Regelmäßige, kurze Besprechungen unkonventioneller Art mit allen Schwestern, Fürsorgerinnen, Krankengymnastin, Beschäftigungstherapeutin und Ärzten orientieren über die Tendenzen der Leitung des Hauses und bringen Probleme zur Sprache, die oft rasch zu lösen sind und dem Kranken nutzen. Auch das Personal empfindet seine Situation wie der Kranke als singulär. Bringt man ihm Abschnitte aus dem Buch „Menschliche Konflikte im Krankenhaus" von BARNES zur Kenntnis, so erfährt es, daß die für ortsbedingt gehaltenen Schwierigkeiten berufsbedingt sind und an allen Orten in ähnlicher Form auftreten.

Die bisher beschriebenen Möglichkeiten lassen sich auch bei bescheidenem Personalbestand realisieren [74]. Für das große Gebiet der beruflichen und medizinischen Rehabilitation, über das Ihnen Herr HAIZMANN berichten wird, bedarf es der Hilfskräfte und der wirtschaftlichen Mittel. Dabei ist nicht nur an das krankenhauseigene Personal zu denken, sondern auch an Lehrkräfte, die aus der Umgebung gewonnen werden können für Maßnahmen der Erwachsenenbildung, für Deutsch-Unterricht für Gastarbeiter, für eine Lehrküche usw.

Eine anerkannte Forderung ist es, während der Kur den Kranken an seine Alltagsexistenz zu binden [68]. Ihr dienen:

Die Erhebung der Fremdanamnese bei den Angehörigen und die Aussprache mit ihnen [45].

Das Telefon für die Ärzte im Umgang mit Angehörigen, Kollegen und Gesundheitsämtern. Es ist zu unterstreichen: Das Telefon — und nicht der Brief —, weil es Zeit spart und eine Wechselwirkung erlaubt, manches unbegründete Anliegen und manche Sorge aufklärt. Für den Kranken ist das Telefon heute schlechthin der Faden nach Hause. Die Anstalten sollten sich bemühen, durch Einrichtung von Automaten diese Möglichkeiten zu verbessern, ohne das eigene Personal stärker zu belasten.

Der Urlaub, mit dem man bei geschlossenen Kranken und beim offenen Kranken nach Negativwerden nicht engherzig verfahren sollte, weil man die kritische Zeit des Kurabbruchs besser überwindet und die familiäre Gemeinsamkeit fördert [10, 22, 43, 90]. Berechtigte Bedenken der Kostenträger wegen der Betten-Freihaltegebühren usw. stehen dem entgegen. Bei dem hohen psychologischen Wert, den eine Beurlaubung hat, sollten diese Belastungen zu tragen sein.

Das bisherige galt den kleinen, gewissermaßen physiologischen Schwierigkeiten im Heilstättenalltag. In Atem halten uns am Wochenende und in der Nacht die großen Schwierigkeiten, deren Ausgangspunkt — von Gelegenheitstrinkern abgesehen — fast immer abwegige Persönlichkeiten sind [56]. Abnorme Persönlichkeiten leben in der Gesellschaft und beeinflussen sie im günstigen oder ungünstigen Sinne. Man wandelt sie nicht mit gutem Willen oder pädagogischer Leidenschaft, sondern sie erfordern die distanzierte Sicht des Psychiaters und man sollte sich ihretwegen nicht erhitzen.

Der Geisteskranke erfordert die Hilfe des Nervenarztes. Unter dem Einfluß geeigneter Medikamente sind der für die Tuberkulose besonders anfällige Schizophrene [14] oder der manisch Depressive, für die früher eine Anstaltsbehandlung notwendig gewesen wäre, in einer Heilstätte zu behandeln. Daraus ergeben sich Probleme im Umgang mit den Mitpatienten, die sich lösen lassen, wenn bei ihnen Verständnis geweckt wird. Der Schwachsinnige oder der Epileptiker werden von der Umgebung im allgemeinen toleriert. Gelingt die Führung dieser Kranken nicht, so bleibt der Weg, der nach Überwindung der juristischen Hürden und langer Wartezeiten in ein Landeskrankenhaus führt.

Die großen Schwierigkeiten im Alltag bereiten die Psychopathen und die Neurotiker. Oft bleiben sie zunächst unerkannt, täuschen geschickt über ihre Motive und vertreten mit Nachdruck Forderungen für sich oder die Umgebung. Bald entwickeln sie als Störer ihre Eigenarten, führen das große Wort und finden im geschlossenen, erlebnisarmen Kreis der Mitpatienten als Fanatiker, Verdrossene, Michael-Kohlhaas-Naturen, ihr Publikum, ihre Mitwirkenden und ihre Gegenspieler. Bei den Exposiblen und Paranoiden ist darüber hinaus noch die potenzierende Wirkung der INH-Therapie auf ihre Wesenseigentümlichkeit in Rechnung zu stellen. Hinzu treten die Neurotiker, deren Anpassungsschwierigkeiten und Ängste auf ungelöste berufliche, familiäre und gesellschaftliche Probleme zurückgehen [40]. Asoziale und Dissoziale, deren Eigenarten oft beschrieben sind und von denen wir wissen, daß sie nicht die Folge des Heilstättenlebens sind, sondern daß 80% dieser schwierigen Menschen bereits in der früheren Lebensgeschichte ihre Züge erkennen ließen [9, 23, 24, 26, 27, 28, 69], stören.

Einige Persönlichkeitstypen sind durch geeignete Maßnahmen gut leitbar. Die Selbstunsicheren und die Geltungsbedürftigen können sich in der Beschäftigungstherapie und im Unterricht beweisen. Haltlose sind manchmal durch energische, verständnisvolle Führung und im Zusammenleben mit einem geeigneten Zimmergefährten zu beeinflussen. Wenn man mit einer Gesamt-Psychopathen-Zahl in der Bundesrepublik von 5 Millionen, also etwa 10% der Gesamtbevölkerung, rechnet, so muß man mit einem gleichen Prozentsatz im Sanatorium rechnen. Es ist eine Illusion, sich vorzustellen, daß die Einflüsse dieses Personenkreises völlig auszuschalten wären. Man kann ihnen begegnen durch:

Genaue Beobachtung von Zugängen auf ihre Eigenarten, die sich oft schon bei der Erhebung der Anamnese im sozialen Abstieg oder ähnlichem erkennen lassen.

Die Unterbringung bei neutralisierenden Mitpatienten [45].

Die enge Zusammenarbeit mit Psychiatern und Psychotherapeuten [39, 40, 49, 64, 85], die in Deutschland wohl noch zu den Ausnahmen gehört. Wir sollten von den guten Erfahrungen anderer Länder mit dem autogenen Training [6, 45, 65, 83], der Schlafkur [7] und der Gruppentherapie [6] vielleicht doch mehr Gebrauch machen.

Die Möglichkeit einer raschen, unkomplizierten Verlegung in ein anderes Haus als Sofortmaßnahme, die auf die Umgebung ihren Einfluß nicht verfehlt. Hierzu bedarf es der Zusammenarbeit der Häuser untereinander mit dem Kostenträger.

Die disziplinarische Entlassung wird allgemein als eine miserable Lösung empfunden. Andererseits steigern sich disziplinare Schwierigkeiten offenbar periodisch bis zu einem Kulminationspunkt, in dem das Haus reagiert. Es scheint notwendig, daß die Heilstätte gelegentlich drastische Proben ihrer disziplinaren Möglichkeiten gibt, damit ihr die in der übrigen Zeit fürsorgliche Freundlichkeit nicht als Schwäche ausgelegt wird. Herr Direktor NEERFORTH wird über seine Erfahrungen mit der disziplinarischen Verlegung sprechen, die uns Heilstättenärzte aus manchem Dilemma befreit.

Was soll mit den groben Störern geschehen, die vorwiegend unter den Alkoholikern zu finden sind? Mit Recht ist darauf hingewiesen, daß nicht die chronischen Alkoholiker, sondern die Gelegenheitstrinker den Betrieb der Heilstätte stören [11], die irgend einen Anlaß nutzen, um sich die Nase zu begießen. Trotz des allgemeinen Wirbels und der starken Belastung des Personals gehört ein derartiger Rausch eigentlich zu den kleinen Schwierigkeiten. Er wird von jedermann einheitlich beurteilt: Der Betrunkene erkennt am nächsten Tag seinen Fehler, die Gruppe betrachtet ihn amüsiert und das Ganze zieht eine Belehrung nach sich. Derartige Verstöße entsprechen dem normalen Leben, in dem die Chirurgen über eine Überfüllung ihrer Häuser durch alkoholbedingte Unfälle in der Nacht vom Freitag zum Samstag klagen. Wiederholt sich der Rausch, so sollte er zur Verlegung führen. Moralpredigten nutzen wenig, rasches und trockenes Handeln ohne Zeichen der Verärgerung sind die wirkungsvollste Quittung, denn auch sie entspricht dem Berufsleben, in dem der häufiger betrunkene Angestellte oder Arbeiter schließlich zum Arbeitsplatzwechsel gezwungen wird, oft um den Preis eines sozialen Abstiegs. Für den Kranken heißt das, seinen kleinen Lebensraum im Sanatorium aufzugeben und an anderer Stelle neu zu beginnen.

Ganz anders zu beurteilen ist die Situation des chronischen Alkoholikers, dessen Erkennung nicht einfach ist, weil er im allgemeinen zu den Stillen im Lande gehört und unter einem inneren Zwang Alkohol als Droge konsumiert [71]. Er ist fast immer schon vor der Kur Alkoholiker [77], ein wirklicher Feind der Behandlung und Ordnung. Er erkrankt häufiger an Tuberkulose als der Nichttrinker [72], seine Tuberkulose verläuft besonders ungünstig [8, 31, 56, 71]. Er ist der echte Süchtige mit dem Bild einer Allgemeinkrankheit, wie es seit eh und je dem Psychiater bekannt ist, der die Probleme beider Krankheiten negiert [52, 63, 71] und der besonders oft vorzeitig entlassen wird. Einige Autoren im Ausland halten eine Entziehung im Rahmen der Heilstätte in besonderen Räumen unter psychotherapeutischer Mitarbeit für durchführbar [8, 30, 31, 35, 57]. Andere erwarten nur von der Entziehung auf geschlossenen Abteilungen Erfolge [18, 32, 48, 60, 68, 71]. Die Erfahrungen an nichttuberkulösen Alkoholikern wecken große Zweifel, ob eine Entziehung und Erziehung dieser Kranken im Sanatorium gelingt. Tuberkulose und Alkoholismus müssen als eine Kombination zweier schwerer Krankheiten gemeinsam behandelt werden [3]. Bei der apodiktischen Forderung der Sucht scheint es sinnvoller, die Behandlung des Alkoholismus in den Vordergrund zu stellen, zumal eine langdauernde und nachgehende Behandlung erforderlich ist. Der Lungenfacharzt als Konsiliarius einer geschlossenen Abteilung oder einer Trinkerheilstätte erscheint günstiger als die Entziehung in der Heilstätte unter Nichtalkoholikern durch einen Psychotherapeuten.

Nun gibt es zwischen dem schweren chronischen Alkoholiker und dem Gelegenheitstrinker die Gruppe der Kranken, die unter guter Führung vom Alkohol abzubringen sind, meistens sind es Männer in jüngerem Lebensalter, die in bestimmten Berufen zu erhöhtem Alkoholismus verführt wurden, aber durchaus noch beeinflußbar sind. Für sie lassen sich Behandlungsmöglichkeiten in der Heilstätte erwarten, wobei nicht nur an die Psychotherapeuten, sondern vor allem auch an die anonymen Alkoholiker zu denken ist. Bei ihnen handelt es sich um ehemalige Alkoholiker, die den Nutzen ihrer Entziehung eingesehen haben und die den spezifischen Gruppensinn des Alkoholikers für ihre positiven Zwecke nutzen [15] und ohne unmittelbare ärztliche Mitwirkung Segen stiften.

Die Frage des Alkoholverkaufs im Haus und der Rauchverbote bleibt stets aktuell. Die Kantine im Haus erleichtert dem Kranken den Bezug von Alkohol, schließt man sie [82], so werden konzentrierte Alkoholika in Aktentaschen herbeigeschleppt und dem harmloseren Bierrausch folgt der Schnapsrausch. Der verständliche Wunsch, in der Nähe von Heilstätten Gastwirtschaften zu schließen, ist irreal. Alkoholverkaufsmöglichkeiten lassen sich immer wieder neu unter primitivsten Umständen organisieren. Ähnliche Überlegungen gelten für die Fragen eines Rauchverbots.

Im übrigen sei nicht vergessen, daß das Alkoholproblem nicht ein Problem der Tuberkulosekranken, sondern des ganzen Volkes ist, das wir mit vielen anderen Ländern teilen. So hat die französische Tuberkulose-Gesellschaft 1958 die enorme Bedeutung des Alkoholismus der Tuberkulosekranken erkannt und ein Programm formuliert, das energische Maßnahmen fordert. Es ist zu erwarten, daß zu diesem ganzen Fragenkomplex Herr Merkel in der Diskussion wertvolle Anregungen gibt.

Die Zunahme der Schwierigkeiten in der Führung der Kranken lenkt immer wieder die Aufmerksamkeit auf die wirtschaftliche Situation. Die Heilstättenärzte wissen, daß ein Teil der als soziale Hilfe gegebenen Gelder in falsche Kanäle fließt. Sie gehen den Weg der Verwarnung, des Unterschreibens einer Verpflichtungs-Erklärung, und der Kostenträger zieht Konsequenzen durch Maßnahmen nach § 1243 der RVO. Bei einzelnen fruchteten diese Bemühungen, bei den meisten bleiben sie erfolglos. Die wünschenswerte Einzahlung des Übergangsgeldes im ganzen oder zu Teilen auf ein Sperrkonto bei Unverheirateten oder ähnliche Maßnahmen gehen schließlich doch an der Sache vorbei, denn der Kranke findet Leute, die borgen oder schenken, und die Familie des Alkoholikers ist es im allgemeinen gewöhnt, unter seinen Bedürfnissen zu leiden. Der Ruf nach den materiellen Repressalien des Kostenträgers übersieht, daß ihnen gewichtige gesetzliche Bestimmungen entgegenstehen und daß gerade der Personenkreis, der dadurch gezwungen werden soll, in einem erheblichen Prozentsatz zu den abnormen Persönlichkeiten gehört, bei denen der Erfolg versagt bleibt.

Aus dem bisher Erörterten *ergibt sich eine Reihe von Vorschlägen,* die wahrscheinlich in der Diskussion eine Erweiterung erfahren werden.

1. Die Indikation für die stationäre Behandlung muß auf wissenschaftlicher Grundlage neu erarbeitet und allen Ärzten zugänglich gemacht werden. Nur damit ist die Divergenz der Auskünfte zu überwinden und dem Kranken bereits im Beginn der Erkrankung eine größere Sicherheit zu geben.

2. Dem früheren Kampf gegen die Ausbreitung der Tuberkulose sollte eine Intensivierung der gezielten Aufklärung des Patienten und seiner Umgebung folgen, wobei zwischen erstmals Betroffenem und Rezidivfall streng zu trennen wäre.

3. Psychologen und Ärzte müssen gemeinsam nach Wegen suchen, wie sie dem Kranken einen Ersatz für das verlorene Krankheitserlebnis durch adäquate Einwirkung schaffen.

4. Die von Herrn Prof. KREUSER 1938 erhobene Forderung nach Einsatz einer Krankenhausfürsogerin in jeder Heilstätte ist auf alle auszudehnen, die die damals formulierten Aufgaben übernommen haben: Beschäftigungstherapeutin, Krankengymnastin, Lehrer usw. Die im Zeichen des Rückgangs der Krankheit freiwerdenden wirtschaftlichen Mittel sollten der optimalen Ausrüstung der verbleibenden Institutionen dienen.

5. Geschlossene oder offene, nach dem Prinzip der Trinkerheilstätten geführte Abteilungen sollten in zweckmäßigem Abstand zu den Heilstätten für die Behandlung tuberkulöser Alkoholiker errichtet werden. Damit läßt sich der normale Heilstättenbetrieb von Störern entlasten, ohne daß der Kranke eine optimale lungenärztliche Behandlung entbehren muß.

6. Die Zusammenarbeit mit Psychiatern und Psychotherapeuten sollte intensiviert werden, um die Behandlung der Kranken zu erleichtern und die Kenntnisse der Lungenärzte auf diesem Gebiet zu erweitern.

Im übrigen aber erweist sich erneut, daß es keine allgemein verbindlichen Lösungen gibt. Der leitende Arzt und seine Mitarbeiter müssen die für ihren Arbeitsbereich möglichen Mittel und Wege finden. Der persönliche Einsatz muß täglich mit Energie, Distanz, Toleranz und Humor eine mittlere Linie suchen zwischen allzugroßer Nachsicht gegen den Kranken, die schließlich zu Rücksichtslosigkeit gegen das Personal wird, und allzu strengem Reglement, das die Patienten aus dem Hause treibt. An Enttäuschungen fehlt es nicht und jeder von uns findet sich in einer Zwickmühle, von der ERICH KÄSTNER in einer Rede für sich selbst einmal schrieb: „Er glaubt an den gesunden Menschenverstand wie an ein Wunder, so wäre alles gut und schön, wenn er an Wunder glaubte, doch eben das verbietet ihm der gesunde Menschenverstand." Aber wie sollten Eltern, Erzieher, Politiker, Schriftsteller und Ärzte leben ohne diesen Glauben?

Literatur

1. ARNHOLDT, R.: Prax. Pneumol. **19,** 451 (1965).
2. BACKHAUS, R.: Öff. Gesundh.-Dienst **25,** 245 (1963).
3. BARTMANN, W.: Tuberk.-Arzt **15,** 491 (1961).
4. BÉGOIN, J.: Réadaptation **88,** 39 (1962).
5. — Bull. Soc. Méd. Passy **26,** 81 (1960).
6. — Bull. Soc. Méd. Passy **25,** 163 (1959).
7. BELBENOTT, S.: Rev. Tuberc. (Paris) **24,** 534 (1960).
8. — Rev. Tuberc. (Paris) **28,** 117 (1964).

9. Birkhäuser, H., u. M. Stoll: Schweiz. Z. Tuberk. 8, 79 (1951).

10. Berg, G.: Beitr. Klin. Tuberk. 121, 466 (1959).

11. — 23. Tag. Südwestd. Tbk. Ärzte 1958. Müllheim: Markgräfler Druckerei 1959.

12. Bonfiglio, G., u. C. Citterio: Lav. neuropsichiat. 32, 37 (1963).

13. Bocquet, A.: Rev. Tuberc. (Paris) 24, 753 (1960).

14. von Brauchitsch, H.: Psychiatr. et Neurol. (Basel) 142, 65 (1961).

15. Bretton, G., R. Bretton, et H. Revol: Rev. Tuberc. (Paris) 28, 1056 (1964).

16. Bruhat, G., Goujon, C. Lavenue, Molina et Sirot: Rev. Tuberc. (Paris) 28, 920 (1964).

17. Cherubini, A.: Della Tubercolosi — La Letteratura — La Società. Biologia dell artista tubercolotico. Roma: Ediz. Istituto di Medicina Sociale 1960.

18. Couas, R., J. Péninou-Castaing et G. Marissal: Rev. Hyg. Méd. soc. 9, 91 (1961).

19. Coudray, P.: Rev. Tuberc. (Paris) 21, 498 (1957).

20. Dockhorn, J. M.: Amer. Rev. resp. Dis. 82, 223 (1960).

21. Dummer, W.: Schweiz. Z. Tuberk. 19, 152 (1960).

22. Eckley, G. M., and K. R. Draper: Amer. Rev. resp. Dis. 81, 904 (1960).

23. Effenberger, H.: Öff. Gesundh.-Dienst 22, 47 (1960).

24. — Beitr. Klin. Tuberk. 121, 473 (1959).

25. —, u. H. Siegel: Ärztl. Mitt. 59, 1696 (1962).

26. Epifaneo, Cl.: Hoja Tisiol. 19, 93 (1959).

27. — Hoja Tisiol. 20, 11 (1960).

28. — Hoja Tisiol. 19, 190 (1959).

29. 34. Bericht der Frankfurter Kreis-Tuberkulosefürsorge eV über das Jahr 1938.

30. Fréour, R., R. Tessier, M. Serisé, P. Coudray, p. de Boucaud et Y. Charrier: Rev. Tuberc. (Paris) 27, 91 (1963).

32. Göttsching, Chr.: Tuberk.-Arzt 12, 668 (1958).

33. Grabener, J.: Öff. Gesundh.-Dienst 25, 606 (1963).

34. Gürich, W.: Dtsch. med. Wschr. 88, 1518 (1963).

35. Guichène, P.: Bull. Soc. Med. Passy 25, 143 (1959).

36. — Rev. Hyg. Méd. soc. 8, 381 (1960).

37. Hain, E.: Beitr. Klin. Tuberk. 127, 98 (1963).

38. Haizmann, R.: Beitr. Klin. Tuberk. 130, 68 (1965).

39. Hanák, R.: Rozhl. Tuberk. 21, 106 (1961).

41. Hartwich, A.: Münch. med. Wschr. 1393 (1936).

42. Hazemann, J.: Acta phthisiol. 13, 2 (1964).

43. Hein, J.: Öff. Gesundh.-Dienst 23, 91 (1961).

44. Heiskala, H., u. K. Vaukhonen: Duodecim (Helsinki) 77, 520 (1961).

45. Heusser, W.: Tuberk.-Arzt 12, 691 (1958).

46. Hoppe, R.: Hippokrates 35, 689 (1964).

47. Huebschmann, H.: 6. Tag. Österr. Tbk. Ges. 149 (1961).

48. Kérambrun, J. G., J. Dupoirieux et D. Rajaonary: Rev. Tuberc. (Paris) 23, 248 (1959).

49. Kervran, R., M. Fain, P. Duprés et J. Salzi: Rev. Tuberc. (Paris) 21, 857 (1957).

50. Kessing, W.: Tuberk.-Arzt 15, 268 (1961).

51. Kloos, G., and E. Näser: Beitr. Klin. Tuberk. 91, 379 (1938).

52. Kogan, K. L., u. J. K. Jackson: Amer. Rev. resp. Dis. 82, 542 (1960).

53. Kreuser, F.: Tuberkulose-Jahrbuch 1961, 1963. Berlin-Heidelberg-New York: Springer 1963, 1965.

54. Kühler, F.: Prax. Pneumol. 20, 499 (1966).

55. Lehr, G.: Beitr. Klin. Tuberk. 131, 75 (1965).

56. Leménager, J.: Sem. méd. (Paris) 4, 81 (1960).

57. Levendel, L., T. Várady, L. Bede u. A. Károly: Beitr. Klin. Tuberk. 126, 303 (1963).

58. — et Á. Mezei: Acta tuberc. scand. 41, 112 (1961).

59. — — Tuberk.-Arzt 14, 542 (1960).

60. — —, L. Nemes u. T. Várady: Beitr. Klin. Tuberk. 128, 131 (1964).

61. Liebknecht, W. L.: Tuberk.-Arzt 12, 87 (1958).

62. Lindemann, E.: Münch. med. Wschr. 107, 2461 (1965).

63. Lowys, P.: Rev. Tuberc. (Paris) **21**, 271 (1957).
64. — Rev. Tuberc. (Paris) **19**, 66 (1955).
65. — Rev. Tuberc. (Paris) **27**, 67 (1963).
66. Lukas, W.: Prax. Pneumol **19**, 513 (1965).
67. Melzer, E.: Beitr. Klin. Tuberk. **127**, 93 (1963).
68. Merkel, K. L.: Beitr. Klin. Tuberk. **116**, 653 (1957).
69. — u. J. Merkel: Beitr. Klin. Tuberk. **120**, 205 (1959).
70. — — Beitr. Klin. Tuberk. **123**, 185 (1961).
73. Mezei, Á., et L. Levendel: Hyg. ment. **48**, 316 (1959).
74. Müller, F.: Mschr. Tuberk.-Bekämpf. **5**, 261 (1962).
75. Neumann, G.: Beitr. Klin. Tuberk. **128**, 63 (1964).
76. O'Rourke, J.: J. Irish med. Ass. **46**, 80 (1960).
77. Pincock, T. A.: Canad. med. Ass. J. **91**, 851 (1964).
78. Ritter, J.: Beitr. Klin. Tuberk. **67**, 22 (1927).
79. Roepke, O.: Beitr. Klin. Tuberk. **3**, 9 (1905).
80. Rohde, J. J.: Beitr. Klin. Tuberk. **127**, 55 (1963).
81. Rosa, K. R.: 9. Allg. Fortb. Kurs (1962).
82. Rotter, H.: Tuberk.-Arzt **15**, 566 (1961).
83. Scherding, J. P.: Rev. tuberc. (Paris) **29**, 83 (1965).
84. — Rev. tuberc. (Paris) **28**, 941 (1964).
85. — Rev. tuberc. (Paris) **28**, 1064 (1964).
86. Sutherland, D. P.: Tubercle (London) **19**, 166 (1938).
87. Tischler, H.: Mschr. Tuberk.-Bekämpf. **5**, 64 (1962).
88. Véran, P., S. Cottin, C. Moigneteau, J. M. Guillement et P. Vrignon: Rev. tuberc. (Paris) **28**, 951 (1964).
89. Zwerg, H.: Mschr. Tuberk.-Bekämpf. **4**, 259 (1961).

Schwierigkeiten bei der stationären Behandlung Tuberkulosekranker und die Wege zu ihrer Überwindung

K.-H. Neerforth, Karlsruhe *

Wie aus den Ausführungen von Herrn Chefarzt Dr. Forschbach hervorging und wie wir es ja letztlich auch alle selbst wissen, macht die Aufrechterhaltung der Kurdisziplin und überhaupt des kurgemäßen Verhaltens speziell bei den Tuberkulosekranken nachgerade immer mehr Schwierigkeiten. Sicher ist dies insbesondere auf die langen Kurzeiten einerseits und auf das relative Fehlen an echten Beschwerden andererseits zurückzuführen. Wohl waren auch früher die Aufenthalte in unseren Tuberkuloseheilstätten langfristige, aber es war für das ganze Verhalten des Patienten eben doch noch die ihn beeindruckende Todesangst ein Regulativ für sein Verhalten. Dieses Moment entfällt heute.

Bestimmt darf man nicht alle negativen Erscheinungen ohne weiteres darauf zurückführen, daß die Menschen heute etwa schlechter geworden wären als die Generationen vor uns waren. Gerade der Fortfall der besonderen Schrecken der Tuberkulose und das relative Wohlbefinden lassen — menschlich verständlicherweise — die Patienten den Ernst ihrer Situation nicht mehr in derselben Weise erkennen wie früher. Das ihnen eigene Selbstbewußtsein, ihr „Freiheitsdrang" unter Berufung auf Grundgesetz u. ä. und das gewisse Selbstverständnis hinsichtlich ihrer Ansprüche gegenüber der Gemeinschaft auf ihre wirtschaftliche Sicher-

* Direktor K.-H. Neerforth, Vorsitzender der Geschäftsführung der Landesversicherungsanstalt Baden, 7500 Karlsruhe, Gartenstraße 105.

stellung tun ein übriges dazu, während längerer Krankheits- und Kurdauer in ihrer Eigenverantwortung abzustumpfen. Wie gesagt — es fehlt eben das Regulativ der wirklichen ernsten Sorge um den eigenen Zustand. Langfristig in stationärer Behandlung stehende Krebskranke leisten sich einfach schon aus der ganz anderen persönlichen Situation heraus wohl kaum Disziplinwidrigkeiten und Exzesse. Beim Tuberkulosekranken hingegen müssen wir die Neigung hierzu in den letzten Jahren in immer weiter zunehmendem Ausmaß leider konstatieren. Hierbei spielt die größte Rolle wohl immer wieder der auch in anderen Bevölkerungskreisen zunehmende Alkohol-Abusus.

Als aufgeklärter Mensch neigt man natürlich dazu, von Vernunft und Einsicht aller menschlichen Lebewesen etwas zu halten. Und darum muß auch der erste Versuch, einen auf Abwege geratenen Mitmenschen und auch Patienten zur Umkehr zu bewegen, immer im Appell an die Vernunft durch entsprechende Belehrung oder ein aufklärendes Gespräch liegen. Ist ein Patient, den man schon seit Monaten kennt und der sich bisher auch unauffällig und ordentlich geführt hat, einmal aus der Rolle gefallen, dürfte dies stets der richtige Weg sein.

Bedauerlicherweise können wir aber davor die Augen nicht verschließen, daß mit diesen Mitteln leider nicht immer auszukommen ist. Die Kurve der Disziplinwidrigkeiten und gröblichen Verstöße nicht nur gegen Haus- und Kurordnung, sondern auch gegen jegliche Einsicht und Vernunft ist nun einmal unverkennbar wesentlich angestiegen. Während wir noch vor gut 10 Jahren etwa bei 8% irregulären Entlassungen bzw. Kurabbrüchen gelegen haben, ist dieser Anteil bis heute in den Tuberkuloseheilstätten auf gut 20% angestiegen. Natürlich sind dies nicht alles Trinker, sondern oft erfolgt der Kurabbruch auch aus Motiven, die ihrem Grunde nach nicht einmal verwerflich sind und wo es gar nicht um das eigene bequeme Leben geht, sondern vielleicht sogar gerade um die Sorge für die Angehörigen.

Immerhin — das Faktum des Ansteigens der Disziplinwidrigkeiten auch aus einer menschlich nicht nur labilen, sondern auch zu verurteilenden Haltung heraus ist nicht wegzudiskutieren.

Früher haben wir uns in diesen Fällen mit der disziplinarischen Entlassung geholfen und unter Umständen auch mit dem Entzug des Taschengeldes. Der Entzug des Taschengeldes ist in der reinen Form heute auf Grund der maßgeblichen Bestimmungen in der Rentenversicherung nicht mehr möglich. Da das Taschengeld eine Abgeltung für den Anspruch auf Nebenleistungen für den persönlichen Bedarf während des Heilverfahrens ist, läßt sich heute nur die Umwandlung auf entsprechende Sachleistungen rechtlich einwandfrei konstruieren. Das bedeutet also, daß man anstelle des Taschengeldes die Artikel für den persönlichen Bedarf, also von Zahnpasta über Seife zu Briefmarken etc., in natura geben müßte. Dies ist ein umständlicher Weg für die Sanatoriumsverwaltung und außerdem ist er letztlich auch ohne wirklichen Effekt. Für die in Empfang genommenen Bedarfsartikel und Briefmarken finden sich schließlich immer wieder Abnehmer, die dafür den entsprechenden Betrag in Geld auszahlen.

Von der disziplinarischen Entlassung sind wir inzwischen ebenfalls weitgehend abgekommen. Jede Entlassung bringt einfach einen gewissen Zeitablauf mit sich, während dessen die Ansteckungsgefahr besteht, also den Grundsätzen der Seuchenbekämpfung zuwiderliefe, während dessen aber auch der Patient in aller Regel einen Rückschlag im Fortgang des Heilprozesses erleidet. Darüber hinaus hat der Patient aber auch gerade mit der vielleicht provozierten disziplinarischen Entlassung das erreicht, was er wollte, nämlich einige Tage sog. Freiheit. Mancher Fall der Disziplinwidrigkeit ist sicher vorgekommen, um gerade diesen Erfolg zu erreichen.

Aus diesen Gründen sind wir im Bereich der Landesversicherungsanstalt Baden seit einigen Jahren dazu übergegangen, anstelle der Entlassung die disziplinarische Verlegung zu verfügen. Damit wird der Patient, ohne dadurch Tage der Freiheit zu gewinnen, unmittelbar von einem Haus in das andere verbracht. Das Verfahren funktioniert durchaus einfach, indem auf die telephonische Meldung des zur Entlassung gezwungenen Hauses an den Tuberkulosereferenten der Anstalt von diesem sofort ein anderes Haus telephonisch befragt und unterrichtet wird und innerhalb kurzer Zeit das entlassende Haus die Adresse des aufnehmenden Hauses erfährt. Dieses Verfahren hat sich aber auch vor allem bewährt. Man muß natürlich dabei nur darauf achten, daß der Patient nicht etwa gerade in das Haus kommt, in das er schon seit langem hinstrebt.

Eine weitere Maßnahme zur Förderung der Disziplin haben wir ebenfalls seit einiger Zeit in unserem Bereich eingeführt, nämlich die nach § 136 BSHG mögliche Kürzung oder Versagung des Übergangsgeldes. Wir haben uns innerlich lange Zeit gegen diese Maßnahme gesträubt aus der Erwägung heraus, daß die Leidtragenden im Normalfall in erster Linie die Familienangehörigen sind. Seitdem wir von dieser Möglichkeit Gebrauch machen, können wir aber — bestätigt durch die Aussagen und Urteile der Chefärzte unserer eigenen und der von uns belegten Sanatorien — eine gewisse heilsame Wirkung feststellen. Am Geldbeutel sind eben die Menschen immer noch am ehesten zu packen. Wenn es sich nicht gerade um ganz hartgesottene Sünder handelt, übt die Familie eben doch noch einen gewissen Einfluß aus, sei es, daß der Patient von sich aus seine Verantwortung der Familie gegenüber erkennt, sei es, daß ihm die Familie diese Verantwortung bewußt macht. Wenn auch die Sozialhilfe gegebenenfalls eingreifen muß, liegen doch die Barleistungen der Tuberkulosehilfe in aller Regel unter den Sätzen des vom Rentenversicherungsträger zu leistenden Übergangsgeldes.

In der ersten Zeit haben wir die Kürzung oder Versagung des Übergangsgeldes auf bestimmte Zeit, in der Regel auf 3 Monate, ausgesprochen. Nach einiger Praxis sind wir dazu übergegangen, die Verfügung auf unbestimmte Zeit zu treffen, mit der Maßgabe, daß verwaltungsmäßig vor Ablauf von jeweils 2 Monaten der Fall überprüft wird, und zwar durch Anfrage beim Chefarzt. Fällt die Beurteilung über das Verhalten des Patienten in der Zwischenzeit positiv aus, wird die Kürzung aufgehoben. Fällt sie negativ aus, bleibt sie — ohne daß es eines neuen Verwaltungsaktes bedürfte — weiterhin vorläufig in Kraft. Das Verfahren läuft so ab, daß nach einer ersten Verwarnung eines Patienten durch den Chefarzt eine Meldung an die Anstalt erfolgt. Daraufhin wird der Patient von der Zentrale in Verbindung mit einer gewissen Belehrung (Vordruck) darauf hingewiesen, daß im Wiederholungsfall von der Möglichkeit des § 136 Abs. 2 BSHG Gebrauch gemacht wird. Diese schriftliche Anordnung oder Vorankündigung ist notwendig, weil eine konkrete Weisung vorliegen muß, gegen die der Patient verstoßen hat. Diese Weisung ist in der allgemeinen Unterwerfung unter die Hausordnung bei Antritt der Kur allein noch nicht zu sehen.

In der Praxis verfahren wir so, daß bei dem ersten gröblichen Wiederholungs-verstoß — neben der disziplinarischen Verlegung — die Kürzung des Übergangs-geldes um 30% erfolgt. Bei weiterem undiszipliniertem Verhalten wird im zweiten Akt eine Kürzung um 50% und im dritten Akt eine totale Versagung des Über-gangsgeldes vorgenommen.

Nach unseren bisher auf verhältnismäßig kurze Zeit zurückgehenden statisti-schen Erhebungen waren nur in 30% der Fälle weitere Maßnahmen, also die zweite Kürzung mit der Erhöhung von 30% auf 50% und die weitere Kürzung durch Totalversagung, erforderlich. In 70% konnte es bei der zuerst verfügten Kürzung mit 30% belassen werden. Fast zwei Drittel aller Kürzungsfälle konnten auf Grund ordnungsgemäßen Verhaltens des Patienten, ohne daß eine weitere Maßnahme erforderlich war, aufgehoben werden. Hierbei schwankt die Zeitdauer der Kürzung bis zu ihrer Aufhebung von 53 bis zu 94 Tagen. Von der verschärften Verkürzung von 50% des Übergangsgelds, die also auf Grund eines weiteren gröblichen Ver-stoßes nach der ersten Kürzungsmaßnahme einsetzt, konnte fast die Hälfte der Maßnahmen nach 2—3 Monaten auf Grund kurgemäßen Verhaltens wieder auf-gehoben werden. Diejenigen Kürzungen, die am längsten laufen, sind eine um 30% erfolgte mit einer Zeitdauer von jetzt 7 Monaten und in einem Fall die Totalversagung; in diesem dritten Akt der Kürzung, die noch nicht aufgehoben werden konnte, läuft die Maßnahme nunmehr seit 4½ Monaten.

Leider gibt es auch Rückfälle bei Patienten, die sich monatelang ordnungs-gemäß verhalten haben, alsbald nach der Wiederanweisung des Übergangsgeldes. Diese Fälle sind aber ganz vereinzelt. Im ganzen muß man sagen, daß die Möglich-keit, nach 2—3 Monaten die Kürzungsmaßnahme bei zwei Drittel aller Betroffenen wegen ordentlichen Verhaltens wieder aufheben zu können, einen erzieherischen Erfolg darstellt.

Wenn es Sie nun noch interessiert, in wievielen Fällen man prozentual über-haupt zu solchen Maßnahmen greifen muß, kann ich Ihnen sagen, daß nach unseren bisherigen Übersichten, bezogen auf die echten Versicherten, die im Heilverfahren sind, es sich um rund 3% der Patienten handelt. Nichtversicherte Ehefrauen, Rentner und Kinder kann ich ja in diesen Vergleich nicht einbeziehen.

Weiterhin ist noch interessant, daß nur ganz vereinzelt Widerspruch gegen die Maßnahmen erhoben wird, und zwar nach unseren bisherigen Erfahrungen in etwa 5—6% der Fälle. Die Widersprüche haben sich zum Teil durch Rück-nahme, zum Teil durch Abweisung durch den Widerspruchs-Ausschuß unserer Vertreterversammlung erledigt, ohne daß Klage erfolgt ist. Einen Widerspruchsfall haben wir im Moment noch laufen, der nicht erledigt ist.

Nach den Beobachtungen, die sowohl die Chefärzte als auch wir seitens der Verwaltung bisher anstellen konnten, sind wir gewillt, diese Maßnahme weiterhin beizubehalten. Wir betrachten sie als ein wirksames Element zur Hebung der Disziplin. Wenn es auch vielleicht nicht befriedigend ist, daß man die Menschen erst mit diesen Mitteln zur Einsicht und Vernunft bringt, so ist es doch letztlich der Erfolg, der entscheidet. Und das ist uns wichtig einerseits für die Aufrecht-erhaltung der Ordnung in den Sanatorien und im Hinblick auf die erforderliche Entlastung des Personals, andererseits aber auch im Interesse der Betroffenen selbst, deren so gefestigte Disziplin sich zu ihrem eigenen Nutzen auswirkt.

Schwierigkeiten bei der stationären Behandlung Tuberkulosekranker und die Wege zu ihrer Überwindung

K. L. MERKEL, Weyer/Österreich *

In unseren bisherigen Arbeiten haben wir uns bemüht, die Gesamtpersönlichkeit des „schwierigen Tuberkulösen" zu analysieren und auffällige Verhaltensweisen aus der Struktur der Persönlichkeit heraus zu erklären. Nun führen aber Persönlichkeitsanalysen — wie zahlreiche Versuche mit Rohrschachtests gezeigt haben — zu vielschichtigen, komplexen Resultaten, die therapeutisch nur im Einzelfall verwertbar sind. Es ist nur mit Gewalt möglich, sie auf einen gemeinsamen Nenner zu bringen.

So fruchtbar sich der Begriff der Psychopathie im Sinne HOFFS bei der Erforschung der kausalen Zusammenhänge gewisser typischer Verhaltensstörungen erwiesen hat, so wenig ergiebig erweist er sich hinsichtlich therapeutischer Konsequenzen. Er erklärt uns, warum wir Schwierigkeiten haben und daß wir nichts dafür können, was einigermaßen beruhigend ist.

Damit ist es aber nicht getan. Wir stehen unter dem Druck der Praxis: Personal, Mitpatienten, Umgebung, Behörden, die sich alle mit einer Erklärung — sei sie noch so geistreich — nicht zufriedengeben wollen und können.

Definieren wir nun die Schwierigkeiten, die sich in der Praxis ergeben, so stellen sie sich dar in einem Verhalten, an dem am meisten die Unzweckmäßigkeit, der Mangel an Angepaßtheit an die besondere Situation imponiert: Unzweckmäßigkeit im Sinne der Heilung, im Sinne des notwendigen Zusammenlebens im Rahmen der Anstalt, weiterhin im Sinne des Verhaltens den Gesundheitsbehörden gegenüber etc. Kurz, ein solcher Patient könnte mit geringen Anstrengungen und ohne einschneidende Verzichte ein angenehmeres Leben nach seinen Wünschen führen, die mit unseren gar nicht übereinstimmen müßten, wenn er sich einigermaßen zweckmäßig verhielte. Warum tut er das nicht? Will er nicht? Dann handelte es sich um ein neurotisches Verhalten, was aus verschiedenen Gründen unwahrscheinlich ist, oder kann er nicht, und dann, warum kann er nicht?

Das zweckmäßige Handeln ist — nach der Definition WECHSLERS — eine Fähigkeit der Intelligenz. Den Intelligenzgrad nun kann man messen und in einigermaßen verläßlichen und vergleichbaren Zahlen ausdrücken. Wir haben nun ein unausgewähltes Kollektiv unserer Patienten dem Hamburg-Wechsler-Intelligenztest unterzogen, der gegenwärtig als der beste Intelligenztest für Erwachsene in unserem Sprachraum gilt. Die Untersuchungen wurden durchgeführt von Frau Dr. WALDMÜLLER, Psychologin im schulpsychologischen Dienst der Berufsschulen der Stadt Wien. Sie erschien uns für diese Aufgabe deshalb besonders geeignet, weil ihr Tätigkeitsbereich — die Beurteilung von Verhaltensstörungen von Berufsschülern — der Problematik unserer Heilstätten recht nahe steht.

Wir stellten uns zwei Fragen:

1. Wie hoch ist der durchschnittliche Intelligenzquotient (I.Q.) bei unseren Patienten, verglichen mit dem allgemeinen Bevölkerungsdurchschnitt?

2. Gibt es Beziehungen zwischen Intelligenzgrad und dissozialem Verhalten?

---

* Primarius Dr. med. K. L. MERKEL, Ärztlicher Leiter der Heilstätte Weyer der Pensionsversicherungsanstalt der Arbeiter, A 3335 Weyer/Enns, Oberösterreich.

Zu 1.: Der Mittelwert der Intelligenz in der Normalbevölkerung bewegt sich zwischen 100 und 105. Zur Erreichung der Mittelschulreife ist erfahrungsgemäß ein I.Q. von 120 erforderlich. Eine reibungslose Berufslehre erfordert einen I.Q. von über 100; sinkt der I.Q. gegen 70 ab, so kommen wir an die Grenzen der Debilität. Unter diesem Gesichtspunkt finden sich in der Normalbevölkerung 54,9% mit einem I.Q. von über 100 und 45,1% mit einem solchen unter 100. Grundverschieden ist jedoch das Ergebnis bei unserem Kollektiv (s. Tabelle 1). Nur 30,8% erreichen einen Wert von mehr als 100 und 69,2% erreichen nicht den Durchschnittswert[1].

Tabelle 1

I. Q.	Tbc-Heilstätten-Kollektiv N = 120 (♂ + ♀)	Normalbevölkerung
↑ −121	0,8%	6,0%
120−111	6,6%	18,7%
110−101	23,4%	30,2%
100− 91	31,7%	23,4%
90− 81	23,4%	13,9%
80− ↓	14,1%	7,8%
über 100	30,8%	54,9%
unter 100	69,2%	45,1%

Zu 2.: In einer weiteren Analyse haben wir die Männer des Heilstättenkollektivs, die die hauptsächliche Quelle disziplinärer Schwierigkeiten sind, in zwei Gruppen unterteilt (s. Tabelle 2).

a) Unauffällige Patienten.

b) Patienten mit nachweisbaren Verhaltensstörungen (vorzeitige Entlassungen, Alkoholismus, disziplinäre Schwierigkeiten, gehäufte Unfälle).

Tabelle 2

I. Q.	Tbc-Heilstätten-Kollektiv N = 90 ♂ Verhaltensstörung N 41 ♂		unauffällig N 49 ♂		Normalbevölkerung	
↑ −121	0,0%		2,0%		6,0%	
120−111	2,4%	18,8%	12,5%	39%	18,7%	54,9%
110−101	16,4%		24,5%		30,2%	
100− 91	27,4%		38,5%		23,4%	
90− 81	27,4%	81,2%	16,5%	61%	13,9%	45,1%
80− ↓	26,4%		6,0%		7,8%	

Die als „unauffällig" bezeichnete Gruppe setzt sich zusammen aus Patienten, die normal angepaßt sind und solchen, die sich nicht deklariert haben, sei es, daß sie gut kaschieren, sei es, daß sie noch zu kurze Zeit krank bzw. zu kurz in der Heilstätte waren.

Ein weiterer Vergleich der verhaltensgestörten Männer mit dem gesamten untersuchten Heilstättenkollektiv und der Gesamtbevölkerung zeigt einen ein-

---

[1] Vergleiche mit nichttuberkulösen Kollektiven ähnlicher sozialer Schichtung wären sicher wünschenswert und interessant, sind aber in dem Zusammenhang, der uns interessiert, nämlich der Fähigkeit des untersuchten Kollektivs zur Einsicht und Eigenverantwortung von sekundärer Bedeutung.

deutigen Intelligenzabfall von der Normalbevölkerung über die Heilstätten-
bevölkerung zu den Patienten mit Verhaltensstörungen (s. Abb. 1). Danach
zeichnen sich jene Patienten, die durch ihr Verhalten auffallen, durch einen auffallend niedrigen I.Q. aus, so daß sich annehmen läßt, daß zwischen Intelligenzgrad und Verhaltensstörung ein Zusammenhang besteht und man zur Folgerung
berechtigt erscheint, daß die Unzweckmäßigkeit des Verhaltens zumindest teilweise aus der Unfähigkeit kommt, die Situation und die Verhaltensregeln, die
daraus resultieren, zu begreifen.

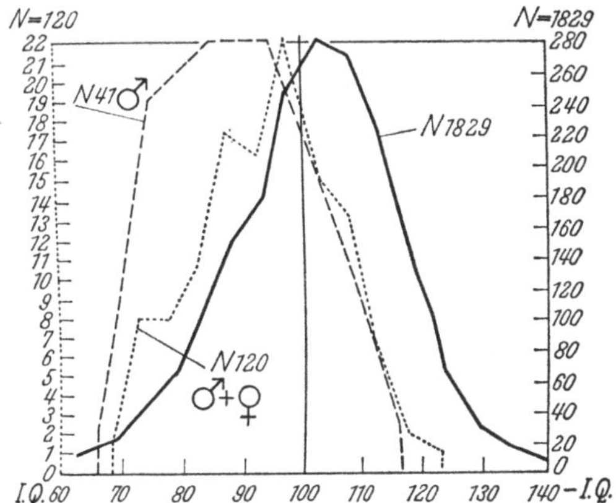

Abb. 1. Verteilungskurve der Intelligenzquotienten in der Normalbevölkerung, im Heilstättenkollektiv und bei Heilstättenpatienten mit Verhaltensstörungen

——— Normalbevölkerung (N = 1829 ♂ + ♀)
······ Heilstättenkollektiv (N = 120 ♂ + ♀)
-------- Heilstättenpatienten mit Verhaltensstörungen (N = 41 ♂)

Im weiteren Verlauf haben wir uns gefragt, wie weit sich eine Tendenz zu
asozialem Verhalten im Test erfassen ließe. Wir haben in Anlehnung an den
Einstellungstest von TOMAN einen Fragebogen ausgearbeitet, der im Rahmen
eines Gruppentestes beantwortet wurde[2].

Als Mittelwert aller Antworten ergab sich der Wert von 21, wobei die Werte
von 5—21 einem unterdurchschnittlichen Gehalt von asozialen Komponenten
entsprechen und der Wert von mehr als 21 einer überdurchschnittlichen Anzahl
von asozial stigmatisierten Antworten entspricht. Die Abb. 2 demonstriert in
einem Koordinatensystem von I.Q. und sozialen Bewertungspunkten die gefundenen Verhältnisse. Sie zeigt bei I.Q.-Werten über 95 eine gleichmäßige
Streuung um den Mittelwert, unter 90 dagegen eine Verschiebung aller Antworten
in den asozialen Bereich. In erster Analyse ist daraus zu ersehen, daß die unter-

---

[2] Während der Hamburg-Wechsler-Intelligenztest für Erwachsene, der zur Ermittlung
des I. Q. unserer Patienten herangezogen wurde, eine einwandfreie vielfach überprüfte Unter-
suchungsmethode darstellt, gilt dies nicht für unsere Fragestellungen zur Ermittlung sozialer
Verhaltenstendenzen. Da die einzelnen Fragen in Trennschärfe, Schwierigkeitsgrad und
Reliabilität nicht überprüft sind, kommt den Ergebnissen dieses Testes nur der Wert eines
grob orientierenden Vorversuches zu. So mögen auch die darauf bezogenen Erläuterungen
betrachtet werden.

durchschnittlich Intelligenten sicherlich nicht imstande waren, den Test zu „durchschauen‘‘ und daher wahrscheinlich wahrheitsgemäß geantwortet haben. Bei den Intelligenteren dagegen liegen die Werte gleichmäßig verteilt, wobei man sich fragen muß, wieviele Patienten, die diese Fragen beantworteten, den Test durchschaut und deshalb beschönigte Antworten gegeben haben. Wenn man dabei feststellt, daß fast die Hälfte der überdurchschnittlich Intelligenten asoziale Tendenzen verrieten, ist zu befürchten, daß auch in dieser Gruppe die Zahl der asozial Eingestellten in Wirklichkeit wesentlich größer ist.

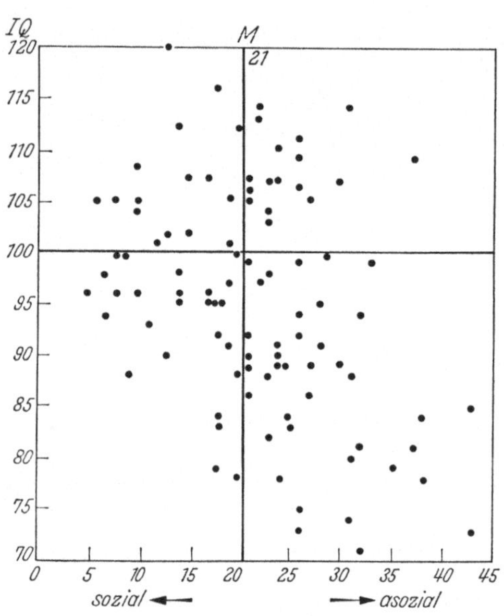

Abb. 2. Verteilung von sozialen und asozialen Faktoren im Heilstättenkollektiv
und ihre Beziehungen zum Intelligenzquotienten

Dies scheint zu bedeuten, daß bei den unterdurchschnittlich Intelligenten die Tendenz zu dissozialen Handlungen größer ist als bei den Intelligenten, wobei noch unklar bleibt, worin die Zusammenhänge bestehen bzw. ob es welche gibt. Für die Praxis ist zunächst nur diese Feststellung an sich von Bedeutung, denn übersetzt auf unsere Schwierigkeiten heißt es, daß wir es mit einer beträchtlichen Zahl von ansteckend Tuberkulösen zu tun haben, die weder intelligenzmäßig und wahrscheinlich auch nicht moralisch imstande sind, den hygienischen Anforderungen zu entsprechen, die ihr Zustand diktiert. Hierbei dürfen wir nicht übersehen, daß es zumeist — entgegen der Meinung mancher Kollegen — nicht möglich ist, ohne spezielle Methoden den Intelligenzgrad eines Individuums festzustellen.

Unsere Aktionen und Einrichtungen zur Bekämpfung der Tuberkulose gehen von der Meinung aus, daß der Patient die Forderungen, die die Krankheit hygienisch und sozial an ihn stellt, begreift und freiwillig akzeptiert, daß er sich einer freiwillig zugestandenen Disziplin unterwirft, wobei der Arzt sich verpflichtet, den Patienten durch Aufklärung zu jener Einsicht zu führen.

Wenn wir aber nun erfahren, daß — in unserem Fall — etwa zwei Drittel der Kranken, ganz abgesehen von einem fragwürdigen guten Willen, rein intelligenzmäßig näher dem Niveau der Hilfsschulen stehen, dann müssen wir das ganze System der Aufklärung und Führung — zumindest bei einem Teil unserer Kranken — eben auf dieses Niveau einstellen, d.h., uns jener Methoden bedienen, die für die Sonderschulen bei intelligenzgeminderten Kindern angewendet werden. Wissensgut wird hier nicht über den Weg der Erkenntnis und Erfahrung gemeinsam erarbeitet, sondern es werden durch ständige Wiederholung einfacher Tatsachen gebahnte Reflexe geschaffen.

Das von HOFF und EXNER kürzlich geforderte „therapeutische Klima", das in Lungenheilstätten fehle, zeigt sich nun in einem anderen Licht. Gemeint war damit die allgemeine heilungswillige Einstellung, die durch Aufklärung geschaffen werden solle. Damit sind Vorträge, Gruppen- und Einzelgespräche gemeint. Sofern die von uns gefundene Verteilung der Intelligenzquotienten für alle Heilstätten zutrifft, wird ein derartiges therapeutisches Klima nicht mit allen Kranken zu erreichen sein, da die Mehrzahl der Intelligenzgeminderten durch Gruppentherapie nicht beeinflußbar ist. Für diesen Teil der Patienten dürfte die Führung mit Methoden der Sonderschule und letzten Endes Dressurakte im Hinblick auf ein hygienisch und sozial einwandfreies Verhalten, die unter einem gewissen Druck der Gesellschaft ausgeführt werden, zum Ziele führen. Allenfalls käme für diese Gruppe als weitere Methode der therapeutischen Führung noch in Frage: Chorgesang, rhythmisches Turnen, Terrainkur, gezielte Anleitung in der Beschäftigungstherapie.

Das echte therapeutische Klima aber mit Gruppentherapie, Beschäftigungstherapie, Fortbildungskursen für Maschinenschreiben u. dgl., Veranlassung von Umschulungs- und Rehabilitationsmaßnahmen, gemäß den Testergebnissen, käme nur für die Intelligenteren etwa ab I.Q. = 90 in Frage.

Die Hauptschwierigkeit liegt nun darin, einen für solche Fragen geeigneten und vorgebildeten Mitarbeiter in der Heilstätte zu finden, der die Patienten beim Eintritt testet und auf diese Weise einen Hinweis gibt, was diesen zuzumuten ist.

Es ist aber zu befürchten, daß es sowohl technisch administrativ wie auch psychisch — was die Ärzte betrifft — nicht möglich ist, einen derart disparaten zweigeleisigen Kurs in der gleichen Heilstätte zu führen. Trotzdem müssen zumindest Versuche in dieser Richtung unternommen werden.

Ich selbst stehe am Anfang, alte Probleme aus dieser neuen Sicht zu lösen zu versuchen, und kann daher über das Ergebnis dieser Versuche noch gar nichts sagen. Weitere Untersuchungen und Versuche werden die Richtigkeit dieser Vermutungen überprüfen müssen.

Aussprache

J. WINKELMANN, Berlin-Tempelhof (Wenckebach-Krankenhaus):

In (West-)Berlin stehen 25 Betten zur Zwangsisolierung Offentuberkulöser zur Verfügung. Über die Erfahrungen mit den 13 Betten im Städtischen Wenckebach-Krankenhaus habe ich in der „Praxis der Pneumologie" **20**, 355 vom Juni 1966 berichtet. — Im Städtischen Krankenhaus Tegel-Süd sind 12 Betten zur Zwangsisolierung eingerichtet.

Eine wichtige Voraussetzung für die Durchführung der Zwangsisolierung sind Einzelzimmer. So kann man Gruppenbildungen (siehe Vortrag FORSCHBACH) steuern und auch verhindern. Im Krankenhaus Tegel-Süd sind neben anderen baulichen Unzulänglichkeiten vier Dreibettzimmer vorhanden. Ich habe die Abteilung gesehen, nachdem zwei Patienten den dritten verprügelt und das Zimmer zerlegt hatten. Ein Polizeieinsatzkommando von 16 Mann mußte eingreifen.

Eine weitere wichtige Voraussetzung sind ausgesucht gute Pflegekräfte, die zwar Verständnis aufbringen, aber den dringend notwendigen Abstand zu den meist hoffnungslos asozialen Patienten haben. Ohne unsere derzeitige Oberschwester wäre unsere Arbeit in diesem Rahmen nicht denkbar.

Das jetzt übliche Verfahren der disziplinarischen Entlassungen und Verlegungen aus Tuberkulosekrankenhäusern und -Heilstätten halte ich für falsch. Es ist seuchenhygienisch nicht zu vertreten, daß offentuberkulöse Patienten mit großkavernösen Prozessen jahrelang von Klinik zu Klinik wandern und zwischenzeitlich ohne Behandlung ein Hauptreservoir erster Güte darstellen. Durch rechtzeitiges Eingreifen der Gesundheitsbehörden und Bereitstellung ausreichender Abteilungen zur Zwangsisolierung sollte verhindert werden, daß sich jugendliche Tuberkulosekranke zu incurablen Dauerpflegefällen verschlechtern.

Es ist aus diesem Grunde bedauerlich, daß keine der großen Lungenkliniken in Berlin die Möglichkeit zur Zwangsisolierung hat*; denn es ist unsinnig, wenn wir Patienten aus der Zwangsisolierung in offene Krankenhäuser zur Operation verlegen und sie dort schon vor oder gleich nach der Operation entweichen.

Unsere Arbeit auf der geschlossenen Tuberkulosestation ist deswegen unbefriedigend. In 4 Jahren, seit Juli 1962, haben wir 55 Patienten behandelt. 25 von ihnen wurden ansteckungsfähig und stationär behandlungsbedürftig in offene Krankenhäuser verlegt. Es ist bemerkenswert und stimmt bedenklich, daß die Gesundheitsbehörden solchen Verlegungen um so eher zustimmen, wenn die Patienten einen Rechtsbeistand haben.

Ich bin gegen jeden Zwang, wie ich im Schlußsatz bei der Zusammenstellung in Prax. Pneumol. betont habe. und zitiere deswegen noch einmal JANTZEN: „Die Zwangsisolierung ist keine Strafe, sondern eine seuchenhygienische Maßnahme." Solange aber Lungenkliniken geduldet werden, in denen die Fürsorge für 20 Katzen wichtiger ist als die Disziplin der Patienten, bleiben unsere Bemühungen um die Bekämpfung der Tuberkulose nur ein schwacher Versuch.

KARL BREU, Ludwigsburg (Tuberkulose-Fürsorgestelle):

Als Tuberkulosefürsorgearzt möchte ich auf zwei mir wesentlich erscheinende Gesichtspunkte hinweisen:

1. Bei der Feststellung einer heilstättenbedürftigen Tuberkulose belehre ich auf Befragen des Patienten diesen darüber, daß das Heilverfahren mehrere Monate dauern wird; die Länge der Heilstättenkur hänge von dem Erfolg der Behandlung ab und würde vom Heilstättenarzt bestimmt werden. Die Tuberkulosefürsorgestelle Ludwigsburg, entweder der Arzt oder die Fürsorgerin oder beide, beraten den Kranken auch darüber, daß er für die Dauer der Kur Geduld aufbringen müsse und nicht vorzeitig gegen ärztlichen Rat, wie dies leider öfters vorkomme, die Kur abbrechen soll, andernfalls seien er selbst und seine Angehörigen die Leidtragenden. Dieses Vorgehen hat sich bei unserer Fürsorgestelle die ganzen Jahre über bewährt. Ich halte es nicht für richtig, den Kranken aus psychischen Gründen zu sagen, die Kur dauere nur 8 Wochen, denn erfahrungsgemäß halten nicht wenige Patienten an diesem kurzen Termin fest, die Folge kann dann der Kurabbruch sein.

2. Die LVA Württemberg macht bei Disziplinarwidrigkeiten während der Heilbehandlung von den rechtlichen Möglichkeiten des § 136, Abs. 2 des Bundessozialhilfegesetzes — ganze oder teilweise Versagung des Übergangsgeldes — regen Gebrauch. Interessant ist hierbei die Tatsache, daß bei einigen hundert Bescheiden der letzten 4 Jahre nur in einem einzigen Falle der Versicherte von dem Recht des Widerspruchs und später der Klage beim Sozialgericht Gebrauch machte und diesen Prozeß verloren hat. Dem Rentenversicherungsträger ist es aus

---

* Ich habe nicht gesagt, daß uns die zwangsisolierten operablen Patienten von den großen Lungenkliniken nicht abgenommen werden, sondern nur bedauert, daß in diesen Häusern keine Möglichkeit zur Zwangsisolierung gegeben ist. Ich betone das, um entstandene Mißverständnisse auszuräumen. — Vgl. auch Prax. Pneumol. **21,** 310 (1967).

Gründen der Leistungszuständigkeit in den meisten Fällen nur möglich, das stationäre Übergangsgeld zu versagen. Die Gewährung ambulanter Barleistungen fällt in den meisten Fällen in den Zuständigkeitsbereich der gesetzlichen Krankenversicherung. Hier ist jedoch zu beobachten, daß auch vereinzelte Krankenkassen Krankengeld versagen, und zwar gestützt auf eine entsprechende Bestimmung in der jeweiligen „Krankenordnung" der Kasse und auf einige in letzter Zeit ergangene, wenn auch zum Teil widersprüchliche Sozialgerichts-Urteile (Stellungsnahme der LVA Württemberg auf persönliche Anfrage). Im Falle eines Kurabbruchs oder einer disziplinarischen Entlassung werden die betreffenden Kranken umgehend zu mir zu einer Aussprache einbestellt. Die Patienten werden über den vorliegenden Befund und die Notwendigkeit der Fortsetzung der stationären Behandlung belehrt. Daraufhin erklären sich von 3 Patienten, die die Kur abgebrochen haben oder disziplinarisch entlassen worden sind, mindestens 2 bereit, wieder in eine Heilstätte zu gehen und sie gehen auch tatsächlich. In der Mehrzahl der Fälle, aber nicht in allen, wird dann doch ein wesentlicher Erfolg mit Entseuchung erreicht. Aus diesem Grunde bedeutet das Vorgehen der LVA Württemberg sowie auch einiger Krankenkassen einen Gewinn für die Seuchenbekämpfung und nicht zuletzt für den Kranken selbst und seine Angehörigen.

H. Koss, Felbring, Niederösterreich (Heilstätte):

Bezüglich der Notwendigkeit, die Patienten möglichst frühzeitig über die voraussichtliche Kurdauer zu informieren, möchte ich Herrn FORSCHBACH absolut zustimmen. Auch bei uns kommen die Patienten häufig mit der auswärts erhaltenen Information, sie müßten nur zwei bis drei Monate bleiben, in die Heilstätte. Anläßlich der Eintrittsuntersuchung beim leitenden Arzt wird unseren Patienten, an Hand der Röntgenfilme und Tomogramme, ihr Krankheitszustand erklärt und die voraussichtlich notwendige Kurdauer mitgeteilt.

Ausgezeichnet finde ich die Lösung der disziplinären Verlegung in eine andere Heilstätte, da die bisher bei disziplinärer Entlassung unvermeidbare Unterbrechung der Behandlung vermieden wird. Leider ist sie in manchen Fällen aus prohibitiven Gründen unvermeidlich.

Herrn NEERFORTH muß ich leider bezüglich der Alkoholabgabe in der Heilstätte widersprechen. Wir können nicht einerseits den Alkoholismus bekämpfen und andererseits Alkohol in der Heilstätte — wenn auch kontrolliert — abgeben. In unserer Anstalt hat sich der Verkauf alkoholfreier Getränke, unter Selbstverwaltung der Patienten, seit Jahren gut bewährt. Die Abgabe von Alkohol an die Patienten der Heilstätte ist meiner Ansicht nach, in welcher Form auch immer, abzulehnen.

KURT CHABORSKI, Dinkelsbühl (Josef-Greiner-Straße 20):

Gestatten Sie mir bitte zwei kurze Bemerkungen.

1. Kein Geringerer als DOMAGK hat bereits 1946 publiziert, daß eine aktive Tuberkulose infolge Toxin-Wirkung sehr oft zu einer meist reversiblen Fettleber führt, ganz besonders dann, wenn Tuberkelbakterien zugrunde gehen und ihre Toxine von der Leber entgiftet werden müssen. Dies geschieht ja wohl mehr oder weniger bei jeder ernsthaften Tuberkulose-Behandlung. Man sollte daher die Leber in ihrer Funktionstüchtigkeit unterstützen, u. a. auch lipotrope Substanzen, wie essentielle Phospholipide und Cholin, anwenden. Damit würde die Verträglichkeit und Wirksamkeit jeder antituberkulösen Chemotherapie erheblich steigen. Ich habe dies seit Jahren beobachten können und möchte es daher warm empfehlen.

2. In Bayern können wir nach dem Bayerischen Verwahrungsgesetz Alkoholsüchtige, die entweder selbstgefährlich oder allgemeingefährlich sind, auch wenn es sich um uneinsichtige Offentuberkulöse handelt, in Verbindung mit dem Freiheitsentzuggesetz in die geschlossene Abteilung einer Landesheil- und Pflegeanstalt einweisen. Dies hat sich bewährt. Mancher Alkoholiker konnte dort, weil seine antituberkulöse Chemotherapie durch Alkoholabusus nicht gestört werden konnte, intensiv behandelt und erfolgreich entseucht werden.

M. DOHMEN-HENSEN, Münster/Westf. (Urbanstr. 5):

Die Schwierigkeiten mit den häufigen Kurabbrüchen der Tbc-Kranken in den Heilstätten können zum größten Teil dadurch verhindert werden, daß die Patienten durch die in eigener Praxis tätigen, die frei niedergelassenen Lungenfachärzte auf das vorbereitet werden, was sie in der Heilstätte erwartet.

Die Nützlichkeit der Kur, die hohen Kosten, das Gemeinschaftsleben, die besonderen Schwierigkeiten der Schwestern und Pfleger, die Verpflegung, das notwendige Nichtrauchen etc., alle diese Dinge können im persönlichen Kontakt mit dem Patienten vorbereitend dargelegt werden.

Und dann ist es vor allen Dingen wichtig, daß der Patient auf die Operationsmöglichkeiten vorbereitet wird. Er muß in die Heilstätte gehen mit der Erwartung, daß die Operation, wenn sie notwendig und wenn sie möglich ist, eine besondere Gabe und Leistung darstellt, was sie ja auch ist. Die Operation muß auch in den Einzelheiten erklärt werden. Die Heilstättenkur ohne die Mitwirkung des niedergelassenen Lungenfacharztes zu beginnen, ist m. E. im ganzen gesehen viel zu teuer.

Man sollte sich in der Verwaltungsmedizin langsam daran gewöhnen, daß die Tbc-Bekämpfung und auch die Diagnostik und die Behandlung der übrigen Lungen- und Bronchialerkrankungen am besten gewährleistet ist, wenn die in der Individualpraxis tätigen Pneumologen mit den beamteten Kollegen Hand in Hand arbeiten. An den Orten, wo dieses bereits seit Jahren in zunehmendem Maße praktiziert wird, kann man gute Ergebnisse registrieren. Außer dem großen Nutzen für die Patienten spart auch die Ärzteschaft viel unnötige Doppelarbeit und Nervenkraft.

Also: Die Arbeit der niedergelassenen Lungenfachärzte sollte auch in unserer wissenschaftlichen Gesellschaft nicht unberücksichtigt bleiben. Der Berufsverband der Lungenfachärzte ist zum Nutzen für die Kranken und zur Coordinierung der Arbeit aller Lungenfachärzte gegründet worden. Nun müssen wir auch alle und in gegenseitiger Anerkennung dafür sorgen, daß die erwartete Wirkung nicht ausbleibt.

G. KLEIN, Schömberg, Kr. Calw (Schwarzwaldsanatorium der Bundesbahn-VA):

Die Wichtigkeit der psychologischen Führung unserer Patienten steht außer Frage, dürfte jedoch in der vorgeschlagenen Form kaum zu realisieren sein. Am Schwarzwald-Sanatorium, Klinik der BVA, sind ca. die Hälfte der ärztlichen Mitarbeiter Ausländer. Deutsche Psychologen oder Fachärzte für Psychiatrie stehen sicher nicht ausreichend zur Verfügung.

Die „Atmosphäre" einer Tbc-Klinik oder -Heilstätte kann jedoch durch das Einbeziehen von Krankengymnastik und Beschäftigungstherapie entscheidend gebessert werden. Beide Methoden sind in den Ablauf des Heilverfahrens einzuplanen.

Wenn auch die Errichtung einer Abteilung für Beschäftigungstherapie z. Z. große personelle und technische Schwierigkeiten bereiten dürfte, so kann doch Krankengymnastik, insbesondere Atemtherapie, in jeder Heilstätte praktiziert werden. Über einen entsprechenden Übungsraum (Festsaal o. ä.) verfügt wahrscheinlich jedes Sanatorium, notfalls ist das Aufstellen einer Baracke ausreichend. Personelle Schwierigkeiten können überbrückt werden, da evtl. eine pflegerische Kraft unter der Aufsicht eines Arztes tätig werden kann.

Diese Anregung möge dazu dienen, ein nicht selten zu konservatives Heilverfahren aufzulockern, zumal die Lungenkranken derartigen Maßnahmen stets aufgeschlossen gegenüberstehen. Die Zahl der Kurabbrüche und disziplinarischen Entlassungen am Schwarzwald-Sanatorium Schömberg ist unter der konsequenten Durchführung von Krankengymnastik und Beschäftigungstherapie sehr gering.

Schlußwort

G. FORSCHBACH, Überruh:

Um Mißverständnisse richtig zu stellen: Der Appell an die Landesversicherungsanstalten, ihre Kranken auch nach moralischen Gesichtspunkten für die Heilstätten auszusuchen, stammt nicht von mir, sondern aus dem Jahre 1905 von RÖPKE.

Die Anregung von Herrn Direktor NEERFORTH, in Neubauten kleine Speisesäle zu schaffen, sollte man aufgreifen, da große Speisesäle der Bildung ungünstiger Gruppen förderlich sind. Die disziplinare Verlegung zeigt dem Kranken die Grenzen der Toleranz der Heilstätte und vereitelt den Versuch, durch Verstöße die Entlassung zu erzwingen.

Die interessanten Untersuchungen von Herrn MERKEL werfen die grundsätzliche Frage auf, ob die Persönlichkeit des Kranken von der Intelligenz her zu erfassen ist. Es wird daran erinnert, daß die Theorien über den Aufbau der Persönlichkeit der Intelligenz keine entscheidende Funktion einräumen.

In der Diskussion wurden Vorbehalte gegen die Mitwirkung des Psychiaters oder Psychotherapeuten in der Heilstätte spürbar. Man rechnet offenbar weniger mit der Hilfe, als mit der Induktion von Schwierigkeiten. Die Sorge scheint bei guter Abstimmung unangebracht. Als Nichtfachmann kann ich zu speziellen psychologischen Problemen kaum Stellung nehmen. Ich halte es aber für denkbar, daß eine nähere Beschäftigung mit der Psychologie des Willens. der bekanntlich zwischen angebotenen Motiven wählt, weitere Wege für die Behandlung des stationären Kranken erschließt.

Zur Beanspruchung des Arztes durch die disziplinaren Schwierigkeiten sei zum Trost mitgeteilt, daß nach französischen Autoren die Alkoholiker etwa zwei Drittel der Zeit der auf Tuberkuloseabteilungen tätigen Ärzte in Anspruch nehmen. — Vom sozialen Druck der Mitpatienten ist wenig Nutzen zu erwarten. Im allgemeinen besteht die Neigung, sich aus Konflikten heraus zu halten. — Die von dem Kranken ausgewählten Fernsehprogramme bewegen sich im Bereich reiner Unterhaltung. Von der Auswahl differenzierter Programme sollte man keinen nennenswerten Einfluß auf die Bildung oder die Persönlichkeit des Kranken erwarten.

Zur Frage der Termine: Jegliche Nennung von Terminen im Beginn der Krankheit ist ungünstig. Auch Sechsmonats-Zeiträume, die genannt wurden, sind oft nicht einzuhalten. Niemand kann am Beginn der Kur den Termin genau festlegen.

Ich möchte mit einer Frage schließen: Macht es der von Herrn Merkel festgestellte Mangel an Intelligenz bei den Tuberkulosekranken nicht in besonderem Maße erforderlich, das Vertrauen des Kranken zu gewinnen und ihn zu führen?

Praxis und Grenzen der Rehabilitation bei Tuberkulose
unter Berücksichtigung des Neuregelungsgesetzes

R. Haizmann, Lippoldsberg *

Wenn die Träger der Rentenversicherung durch das Neuregelungsgesetz von 1957 über den Rahmen medizinischer Belange hinaus auch berufsfördernde Maßnahmen verschiedenster Art in ihren Pflichtaufgabenkreis mit einbeziehen, so haben sie damit einen Leistungskomplex geschaffen, der auf unser Denken und Handeln nicht ohne Einfluß bleiben kann. Galt unser Bemühen bisher vor allem dem erreichbaren Behandlungserfolg, so sind wir heute — wenn wir den erteilten Auftrag richtig verstehen — mindestens in demselben Maße dazu aufgerufen, an der Gestaltung eines durch Krankheit aus seiner bisherigen Bahn geworfenen menschlichen Schicksals mitzuwirken mit dem Ziel, dieses den gegebenen Umständen entsprechend neu zu ordnen und auf eine sozial tragbare Zukunft auszurichten. Der Behandlungserfolg ist somit zu einer Conditio sine qua non für weiterreichende Maßnahmen geworden.

Die gedanklichen Grundlagen für ein in diesem Sinne erfolgreiches Wirken haben dabei von verschiedenen Fakten auszugehen.

Da ist zunächst die Tuberkulose selbst. Ich halte mich nicht für befugt, wollte ich Ihnen von den Fortschritten der letzten Jahrzehnte berichten, die z.T. mit Ihrer Leistung untrennbar verbunden sind. Gestatten Sie mir daher, es bei der Feststellung zu belassen, daß die Tuberkulose zwar viel von ihrem früheren Schrecken, nicht aber ihren Charakter als allgemeine, in Schüben verlaufende und zu Rezidiven neigende Infektionskrankheit verloren hat. Dadurch, daß die durchschnittliche Lebenserwartung der Betroffenen einen erheblichen Anstieg

---

* Dr. med. R. Haizmann, Ärztl. Direktor des Waldsanatoriums der Inneren Mission in Lippoldsberg, 3419 Pfeifengrund über Uslar.

erfuhr, ohne daß es generell gelungen wäre, die erreichbare Defektheilung besonders bei pulmonalen Erkrankungen langfristig zu garantieren und Rezidive oder das Wiederauftreten der Infektiosität mit Sicherheit zu verhindern, hat sich die Tuberkulose immer mehr zu einem ernsten Invaliditätsproblem mit all seinen nachteiligen Auswirkungen entwickelt. Als Ursachen sind diesbezüglich, insbesondere was die Frühinvalidität betrifft, neben einer Reihe anderer Faktoren in erster Linie eine zu kurze und zu wenig intensive stationäre Behandlung mit ungenügender Prozeßstabilisierung, schlechte häusliche und soziale Verhältnisse, eine unzweckmäßige, meist zu rasche Wiederanpassung mit Überforderung des verbliebenen Leistungsvermögens, ungünstige Arbeitsbedingungen mit physisch und psychisch nicht tragbarer Inanspruchnahme sowie der Verzicht auf die so segensreiche chemotherapeutische Abschirmung der ersten Phase der beruflichen Wiedereingliederung in Betracht zu ziehen. Dazu kommt, daß immer häufiger nichttuberkulöse Sekundär- oder Begleiterscheinungen als integrierende Invaliditätsursache Beachtung verdienen.

In dem Bestreben, unter den heutigen Gegebenheiten ein möglichst befriedigendes Dauerresultat zu erzielen, sollten, so wie ich meine, diese, den Gesamterfolg oft genug gefährdenden Tatsachen in weit stärkerem Maße als bisher berücksichtigt werden. Erinnert man sich daran, daß sowohl nach Meinung von Ärzten als auch der Öffentlichkeit, Tuberkulose und Arbeit lange Zeit in einem unüberbrückbaren Gegensatz zu einander gestanden haben, so bedeutet es zweifellos einen gewaltigen Fortschritt, wenn es unsere jetzige Situation gestattet, an eine Wiedereingliederung genesener Tuberkulosekranker zu denken.

Daß medizinische Maßnahmen nicht immer ausreichen, dieses Ziel zu erreichen, unterstreicht unter anderem die von LUKAS für den Bereich der Landesversicherungsanstalt Hessen 1964 getroffene Feststellung, derzufolge jeder dritte wegen Tuberkulose stationär Behandelte nicht mehr zur Ausübung seiner vorherigen Berufstätigkeit in der Lage gewesen war. Analog dem so bewährten Vorgehen bei Körperbehinderten scheint es daher auch bei Tuberkulose ein Gebot der Stunde, sich zusätzlich all jener Maßnahmen in sinnvoller Weise zu bedienen, die unter dem Sammelbegriff „Rehabilitation" verstanden werden.

Jedoch nicht nur die Tuberkulosebekämpfung, sondern auch die Rehabilitation hat viele Fronten. Wenn man dabei berücksichtigt, daß beide Fachgebiete über ein Jahrhundert hinweg eine völlig getrennte Entwicklung durchmachten und somit heute eine Konzeption erreicht haben, die nicht nur gemeinsame Prinzipien, sondern auch gewisse Diskrepanzen beinhaltet, so kann man nicht erwarten, daß die Rehabilitation Tuberkulosekranker ohne Schwierigkeiten vonstatten geht. Oft genug sind es die Unterschiede in Anwendung und Auslegung jener zahlreichen fachlichen Begriffe, die im Laufe der Zeit an Fülle wie auch an Bedeutung gewonnen haben und teilweise als Steuerungsmechanismen für das Berufsschicksal von Rehabilitanden fungieren, die sich mit den Besonderheiten der Tuberkulose nicht generell in Einklang bringen lassen. Vergessen wir bei allem, was wir für die Wiedereingliederung unserer Genesenen zu tun gedenken, niemals, daß uns ein Erfolg nur dann beschieden sein kann, wenn es gleichzeitig gelingt, den jeweiligen Stabilitätsgrad des Organbefundes aufrecht zu erhalten und ein Wiederauftreten der Infektiosität zu verhindern. Vor diesen Tatsachen bewußt die Augen zu verschließen, nur um sich rehabilitatorischer Praktiken bedienen zu können, die ihre

Zweckmäßigkeit bei Behinderungsarten ohne seuchenhygienische Bedeutung unter Beweis gestellt haben, scheint mir daher ebenso unrealistisch wie die Behauptung, daß die Zeit für eine erfolgreiche Wiedereingliederung genesener Tuberkulosekranker noch nicht gekommen wäre. Vielmehr liegt es im Wesen der Tuberkulose begründet, daß medizinische, berufliche und soziale Fragen im Einzelfall jederzeit mit unterschiedlichem Gewicht und verschiedener Wertigkeit in den Vordergrund treten können und der sofortigen Klärung bedürfen. Daraus ergibt sich die zwingende Notwendigkeit, über den Rahmen der Tuberkulose hinaus eine enge Zusammenarbeit mit allen übrigen, an der Rehabilitation beteiligten Fachkräften anzustreben und damit eine interdisziplinäre Allianz im Sinne HOFRICHTERS wirksam werden zu lassen.

Die gewissermaßen dritte Kraft, die das Gesetz des Handelns in diesem Zusammenhang maßgeblich mitbestimmt, ist schließlich unsere menschliche Gesellschaft selbst. Niemand wird wohl ernsthaft bestreiten, daß die Tuberkulose noch häufig genug als Leiden von schicksalhafter Bedeutung in Erscheinung tritt, das wie fast kein zweites das soziale, wirtschaftliche, familiäre und seelische Gefüge der individuellen Lebensstruktur zu zerstören vermag. Ebensowenig läßt sich in Abrede stellen, daß die Arbeit heute als eines der Universalgesetze des Lebens und als Grundlage jeglicher Existenz zu gelten hat. Eine auf Hochtouren laufende Industriegesellschaft mit zum Teil hektischen Arbeits- und Lebensgewohnheiten, die zusätzlich ständigen Veränderungen im Bereich von Technik, Wirtschaft und Gesellschaft unterliegt, wird daher nicht umhin können, gewisse Mindestforderungen an Leistungsvermögen und Fähigkeiten für eine erfolgreiche Wiedereingliederung Behinderter geltend zu machen. Die Voraussetzungen werden dabei um so größer sein, je mehr wir uns bemühen, von sog. Invaliden-Berufen alter und neuer Prägung auf eine Tätigkeit auszugehen, die dem in der Ausbildung geweckten Streben des einzelnen nach beruflichem Fortkommen und sozialem Aufstieg genügend Raum gibt, die auf arbeitsmarktpolitische Bedürfnisse entsprechend abgestimmt ist und die das Handikap der Behinderung bei einem Minimum an gesundheitlichem Risiko möglichst ausschaltet oder in den Hintergrund treten läßt.

Für die Praxis ergeben sich aus diesen Überlegungen drei große Aufgabenbereiche:

1. Die Behandlung der durch die Tuberkulose hervorgerufenen Organschädigungen.

2. Die Vorbereitung der betroffenen Patienten auf ihre Wiedereingliederung.

3. Die Rückführung des Genesenen in Arbeit, Beruf und Gesellschaft.

Die damit aufgeworfenen zahlreichen Einzelfragen sollten jedoch niemals isoliert, sondern ausschießlich unter dem Gesichtspunkt der übergeordneten Einheit aller, der Wiedereingliederung dienenden Maßnahmen gesehen werden.

Was die Behandlung betrifft, so liegt ihr Ziel darin, einmal durch Konsolidierung des Organbefundes die medizinischen Voraussetzungen zu schaffen und zum anderen den erzielten Erfolg während und nach der Wiedereingliederung abzusichern und möglichst zu erhalten. Daher scheint es unter den heutigen Umständen sinnvoll, die therapeutischen Bemühungen in eine stationäre und daran anschließend eine ambulante Phase zu unterteilen. Es kann hier nicht meine Aufgabe sein, mich in dieser Richtung weiter zu verbreiten. Gestatten Sie mir aber noch den

Hinweis, daß es schon im rein medizinischen Bereich einer engen und unvorein-genommenen Zusammenarbeit zwischen Sanatorium, Fachpraxis und Fürsorge bedarf, wenn ein optimales Dauerresultat überhaupt erreichbar sein soll.

Jedoch darf man nicht vergessen, daß eine echte leibliche, seelische und geistige Genesung, der für die Wiedereingliederung eine hervorragende Bedeutung zu-kommt, mit den Mitteln der Medizin allein nicht erreicht werden kann. Vielleicht ist gerade deshalb der Heilstättenkur ein neues umfassendes Aufgabengebiet erwachsen. Allerdings sollte gerade sie den neuen Gedankengängen entsprechend umgestaltet und nicht mehr als therapeutische Maßnahme allein, sondern viel-mehr als wesentlicher Bestandteil eines umfassenden Rehabilitationsplanes an-gesehen und den daraus resultierenden Anforderungen soweit als irgend möglich angepaßt werden. Nach Lukas sollte es in einer gut geleiteten Heilstätte heute nicht mehr vorkommen, daß ein Patient bei der Entlassung über sein weiteres berufliches Schicksal im unklaren ist; und Kuhn fordert aus werksärztlicher Sicht, daß der Genesene eine Mindestkondition mitbringen müsse, wenn die berufliche Wiedereingliederung erfolgreich vollzogen werden soll. Daraus ergibt sich die Notwendigkeit, das stationäre Heilverfahren unter Wahrung sämtlicher thera-peutischer Erfordernisse so zu gestalten, daß es vom Genesenen als gewinn-bringende Vergangenheit und nicht als verlebtes Vakuum empfunden wird. Eine persönliche, von gegenseitigem Vertrauen getragene Gesamtatmosphäre im Sanatorium, die den ganzen Menschen in seinen leiblichen und seelischen Nöten zu umgeben hat, stellt dabei eine nicht zu unterschätzende Voraussetzung dar. Trotz aller institutioneller und personeller Schwierigkeiten sollte man daher ver-suchen, in Kranken und Genesenden weniger irgendein therapeutisches Objekt, als vielmehr einen echten Partner in all den Fragen zu sehen, die für die Gestaltung seines künftigen Schicksals von Bedeutung sind.

In der Praxis haben wir unter den Kranken, bei denen die medizinischen Vor-aussetzungen für eine berufliche Wiedereingliederung geschaffen werden können, drei große Gruppen zu unterscheiden:

1. Diejenigen Kranken, die nach ihrer Genesung ohne Schwierigkeiten ihre bisherige berufliche Tätigkeit wieder aufzunehmen vermögen.

2. Solche, bei denen diese Möglichkeit zumindest in Zweifel gezogen werden muß, die aber vielleicht durch Beschaffung eines anderen Arbeitsplatzes, vielleicht in Verbindung mit betriebsnahen Anlernmaßnahmen, wieder eingegliedert werden können.

3. Solche, denen dringend von der Rückkehr in ihren alten Beruf abgeraten werden muß und die daher einer beruflichen Umschulung oder Ausbildung bedürfen.

Zunächst wird es jedoch meist darauf ankommen, den Patienten über die Ziele der Rehabilitation in seinem speziellen Falle aufzuklären und ihn für eine aktive Mitarbeit zu gewinnen. Vor allem chronisch Kranke bereiten hierbei mitunter erhebliche Schwierigkeiten und stehen derartigen Bemühungen nicht selten skeptisch, wenn nicht sogar ablehnend gegenüber. Oft genug fühlen sie sich in ihrer krankheitsbedingten Lethargie gefangen, glauben sich sämtlicher Zukunftsaussichten beraubt und vermögen vielfach keinerlei eigene Initiative zu entwickeln. Gelegentlich spielen auch laienhafte Belehrungen, unqualifizierte Auskünfte und mehr oder minder unsachgemäße Voraussagen eine ausgesprochen verheerende Rolle.

Über das tatsächliche Ausmaß seines Leidens objektiv und unvoreingenommen aufgeklärt, mit dem therapeutischen Vorgehen vertraut gemacht, und im eigenen Interesse zur aktiven Mitarbeit aufgefordert, klingt diese depressive Einstellung vielfach mit der Zeit ab, vor allem, wenn sich die eingeleitete Behandlung allmählich erfolgreich auszuwirken beginnt. Sobald es der klinische Befund gestattet, sollte man deshalb nicht zögern, Anregungen zur Entfaltung einer angemessenen Eigeninitiative zu geben und die krankheitsbedingte Phase völliger Untätigkeit durch wohldosierte, zweckmäßige Formen der Betätigung aufzulockern und teilweise zu ersetzen. Hierbei spielt vor allem die Beschäftigungstherapie eine nicht zu unterschätzende Rolle. Ist sie in Verbindung mit der klinischen Behandlung für den Tuberkulosekranken doch gleichsam der „erste Schritt" auf seinem oft langen und beschwerlichen Wege zu einer angemessenen künftigen Lebensgestaltung, die es ihm ermöglichen soll, mit den Residuen seiner Erkrankung behaftet, als vollwertiges und angesehenes Mitglied in die Gesellschaft zurückzukehren. Unter diesem Vorzeichen kann und darf die Beschäftigungstherapie keine dem Zufall überlassene Bastelstunde sein. Sie stellt vielmehr eine gezielte ärztliche Maßnahme dar, die in sinnvoller Verbindung mit den übrigen therapeutischen Verfahren dem jeweiligen Krankheitsgeschehen entsprechend zur Durchführung gelangt und dadurch zu einem festen Bestandteil des gesamten Behandlungs- und Rehabilitationsplanes geworden ist. Für ihre praktische Durchführung hat sich uns seit Jahren ein hinsichtlich Betätigungsdauer und Grad der Belastung exakt ausgearbeiteter Stufenplan bestens bewährt.

Anstelle der entsprechenden Liegezeit mit einer 1½stündigen Belastung durch wenig anstrengende Werkarbeiten beginnend, wird die tägliche Betätigung über verschiedene Zwischenstufen bis zu einer 6stündigen Belastung unter Einsatz von Techniken gesteigert, die ein gewisses Maß an körperlicher Leistungsfähigkeit voraussetzen. Bei Beginn über den klinischen Befund und die laufende Therapie informiert, ist die Beschäftigungstherapeutin für die sachgemäße Durchführung der getroffenen Anordnungen verantwortlich und verpflichtet, nicht nur deren Ablauf schriftlich festzuhalten, sondern auch sämtliche Besonderheiten dem zuständigen Abteilungsarzt zur Kenntnis zu bringen. Diesem wiederum obliegt es, sich ständig von dem für die Genesung zweckdienlichen Ablauf der Beschäftigungstherapie zu überzeugen und beratend und korrigierend einzugreifen, falls dies der Krankheitsverlauf oder sonstige Reaktionen des Patienten erfordern.

Eine wertvolle Ergänzung der Beschäftigungstherapie stellen alle Arten der schulischen und persönlichen Fortbildung dar, die nicht selten zu einer begrüßenswerten Bereicherung des allgemeinen oder speziellen Wissens beizutragen vermögen.

Sobald der zu erwartende Behandlungserfolg absehbar und die verbleibende Leistungskapazität in etwa kalkulierbar geworden ist, sollte man es nicht versäumen, die Chancen jedes einzelnen Patienten hinsichtlich seiner Rückkehr an den alten Arbeitsplatz einer eingehenden Prüfung zu unterziehen. Liegen hierbei irgendwelche Veränderungen im Bereich der Möglichkeiten, so scheint der behandelnde Arzt in unserer unüberschaubar gewordenen Welt von Arbeit und Beruf überfordert, alleinige Entscheidungen zu treffen. Vielmehr sollte er sich nun zu einer engen Zusammenarbeit mit den sachkundigen Fachkräften der Arbeitsverwaltung ebenso wie mit den entsprechenden Organen der Kostenträger entschließen. Abgesehen von den medizinischen Belangen hat er dabei davon auszugehen, daß sich alle Überlegungen zur beruflichen Wiedereingliederung in einem Dreieck von Eignung, Neigung und erzielbarer Leistung mit einem Blick auf den Arbeitsmarkt bewegen müssen, wenn sie Erfolg versprechen sollen. In gemeinsamem Interesse scheint es ihm jedoch vorab aufgegeben, seine Patienten auf die bevorstehende Begegnung mit den übrigen Fachkräften der Rehabilitation entsprechend vorzubereiten und somit als Wegbereiter für deren praktische Tätigkeit zu fungieren. Sicher ist es dabei nicht weniger von Nutzen, wenn man sich gleichzeitig bemüht, auch auf die Voraussetzungen hinzuweisen, die der Genesende selbst zu erbringen hat.

In unserem Hause haben sich regelmäßige Beratungen des Arbeitsamtes Kassel, das die Stellvertretung des jeweiligen Heimatarbeitsamtes übernommen hat und mit diesem in allen Sachfragen einen engen Kontakt pflegt, seit Jahren als recht förderlich erwiesen. Auf Grund eines eigens hierfür entwickelten Fragebogens werden nach vorheriger Absprache bezüglich der verbleibenden Leistungskapazität Konsultationen zunächst mit dem Ziel der Vermittlung eines geeigneten Arbeitsplatzes am Heimatort aufgenommen. Gerade in diesem Stadium kann der Genesende nicht Objekt der zu treffenden Entscheidungen sein, sondern muß selbst jederzeit Bedenken und Wünsche geltend machen können. Wurde eine Einigung erzielt, so sind die Organe des Arbeitsamtes Kassel zusammen mit dem Heimatarbeitsamt auf ihrem Sektor, wir selbst dagegen durch Verhandlungen mit den Kostenträgern bemüht, die erforderlichen Voraussetzungen für die weiteren Schritte zu schaffen.

Läßt sich eine Umschulung oder eine entsprechende berufliche Aus- oder Fortbildung nicht umgehen, so verspricht die psychologische Eignungsprüfung durch den psychologischen Dienst der Arbeitsverwaltung, der ebenso wie die Berufsberatung und die Schwerbeschädigtenvermittlung einen festen Bestandteil der Krankenbetreuung während der Heilbehandlung darstellen soll, in Verbindung mit dem Ergebnis der Beschäftigungstherapie wichtige Hinweise auf vorhandene Fertigkeiten und Kenntnisse, die bei der Findung des Begabungsschwerpunktes von erheblichem Nutzen sind. Werden dabei Wissenslücken offenbar, welche die angestrebte Berufsausbildung in Frage stellen, so sollte man nicht versäumen, die vorhandenen Mängel durch gezielte Nachhilfestunden auszugleichen.

Wurde im Laufe der Zeit eine ausreichende klinische Heilung erzielt und sind die Fragen der beruflichen Wiedereingliederung hinreichend geklärt, so geht unser Bestreben dahin, den Rekonvaleszenten durch eine Probebelastung im Sinne einer beruflichen Wiederanpassungsmaßnahme auf seine Rückkehr in Arbeit und Gesellschaft konditionell vorzubereiten. Dadurch glauben wir nicht nur mit größerer Sicherheit zu einer objektiveren Beurteilung der verbliebenen Leistungskapazität zu gelangen, sondern auch am ehesten einen physiologischen Übergang zwischen krankheitsbedingter Untätigkeit und den hohen Anforderungen des heutigen Wirtschaftslebens zu schaffen, zumal selbst die bestgemeinten Ratschläge, soweit sie eine Schonung am Arbeitsplatz betreffen, im Zeitalter der Vollbeschäftigung und Akkordarbeit wohl kaum noch mehr als symbolische Bedeutung besitzen. Wenn schon ein Gesunder ohne entsprechendes Training von heute auf morgen zu keiner wesentlichen Steigerung seiner Leistungsfähigkeit in der Lage ist, so kann man eine solche von einem eben Genesenen erst recht nicht erwarten oder gar fordern. Zweckmäßiger erscheint es deshalb, die stationäre Behandlung nicht planmäßig abzuschließen, bevor die Rekonvaleszenten auf die sie im häuslichen Milieu erwartenden, zum Teil als Imponderabilien zu wertenden verschiedenartigen Belastungen einigermaßen vorbereitet wurden.

Bei einer derartigen Probebelastung, bei der das verbliebene Leistungsvermögen im Mittelpunkt der Betrachtungen steht und einer ständigen sorgfältigen Kontrolle bedarf, hat sich uns ebenfalls eine stufenweise Leistungssteigerung unter Berücksichtigung der vorgesehenen Betätigung am alten oder neuen Arbeitsplatz bewährt.

Bestehen endlich gegen eine Beendigung der stationären Phase der Behandlung keinerlei Bedenken mehr und kann nach einer angemessenen Übergangszeit die berufliche Wiedereingliederung vollzogen werden, so sollte man es nicht versäumen, den Genesenen auf die Notwendigkeit einer 6- bis 12monatigen ambulanten Nachbehandlung hinzuweisen und ihm ihre Bedeutung als wirksamen Schutz nach vollzogener beruflicher Wiedereingliederung entsprechend zu erläutern. Ihr wird im Sinne der Rezidivverhütung ein umso nachhaltigerer Effekt beschieden sein, je enger sich der Kontakt zwischen Sanatorium, dem nachbehandelnden Facharzt, der Fürsorge und gegebenenfalls dem zuständigen werksärztlichen Dienst gestaltet und je intensiver diese in die nachgehende Fürsorge einbezogen werden.

Es ist also eine ganze Menge, was man im Rahmen jedes einzelnen stationären Heilverfahrens zu tun vermag, um die Wiedereingliederung der Genesenen vorzubereiten und in die richtigen Bahnen zu lenken. Als Analogon zu der ausbildungsbegleitenden Heilbehandlung, wie sie bei berufsfördernden Maßnahmen zunehmende Bedeutung gewinnt, sollte man daher auch nicht mehr länger darauf verzichten, vorbereitende Maßnahmen der beruflichen Rehabilitation sinnvoll in die klinische Behandlung mit einzubeziehen. Dadurch erfährt letztere — so wie ich meine — keineswegs die mancherorts befürchtete Ab-, sondern eher eine Aufwertung, weil sie nunmehr auf ein weiterreichendes Ziel ausgerichtet ist, das einem großen Teil unserer Kranken doch immer noch recht erstrebenswert erscheint.

Reichen die bisherigen Bemühungen jedoch zu einer befriedigenden Rückkehr des Genesenen in Arbeit und Beruf nicht aus, so sollten die bereits vorbereiteten berufsfördernden Maßnahmen unmittelbar an das Heilverfahren angeschlossen werden. Neben einem ausreichend stabilisierten Organbefund und dem entsprechenden Befähigungsnachweis kommt hierbei auch den menschlichen und charakterlichen Qualitäten des einzelnen eine nicht unerhebliche Bedeutung zu. Für die Durchführung berufsfördernder Maßnahmen bei Genesenden unseres Fachgebietes stehen augenblicklich sowohl sog. Simultaneinrichtungen, die auch anderen Behinderten zugänglich sind, als auch solche Institutionen zur Verfügung, die in Verbindung mit einem Sanatorium speziell den Belangen der Tuberkulose Rechnung tragen.

Es ist hier sicher nicht der Ort, Vor- und Nachteile dieser beiden Möglichkeiten, die ja nicht selten zweckgebundene Interpretationen finden, gegeneinander abzuwägen. Jedoch glauben wir, daß für unser Klientel die Teilnahme an einer konzentrierten Kurzausbildung, so geeignet diese für andere Behinderungsarten auch sein mag — von wenigen Ausnahmen abgesehen — nicht besonders erstrebenswert erscheint. Einmal ist mit einer solchen sicher ein größeres gesundheitliches Risiko verbunden, und oft genug bleibt ihr ein ordentlicher Lehrabschluß vor einer Industrie- und Handels- oder einer Handwerkskammer versagt. Für den ohnehin labilen, von Tuberkulose Genesenen spielt aber gerade ein amtliches Lehrabschlußzeugnis im Hinblick auf seine Zukunft eine ausschlaggebende Rolle. Ist doch ein solches am ehesten in der Lage, ihm einen krisenfesten Arbeitsplatz zu sichern, ihm das Gefühl der absoluten Gleichberechtigung mit dem Gesunden zu vermitteln und ihm eine echte Wettbewerbs-Chance zu eröffnen, vor allem, wenn es ihm unter speziell seinen Erfordernissen angepaßten Bedingungen gelungen ist, seine fachlichen Leistungen über den Durchschnitt hinaus zu steigern.

Natürlich werden die Rehabilitanden beispielsweise unseres Instituts für berufliche Ausbildung und Umschulung ebensowenig wie in anderen vergleichbaren Einrichtungen weiterhin als Patienten betrachtet oder gar als solche geführt. Vielmehr genießen sie alle Freizügigkeiten, die ihnen unter Berücksichtigung ihres Gesundheitszustandes im Rahmen einer geregelten Berufsausbildung zukommen, ohne jedoch die ihnen vertraute und ihren besonderen Umständen Rechnung tragende, führende Hand entbehren zu müssen. Dabei scheinen uns kurzfristige klinische, röntgenologische und bakteriologische Kontrollen, eventuell in Verbindung mit angemessenen therapeutischen Maßnahmen, besser geeignet, den Gesundheitszustand zu überwachen und etwaigen Rezidiven im Initialstadium wirksam entgegenzutreten, als wenn es den Betroffenen überlassen bleibt, bei entsprechenden Beschwerden ärztliche Hilfe in Anspruch zu nehmen. Jedenfalls konnten auf diese Weise in fünf Fällen beginnende Rezidive frühzeitig erkannt und behoben werden, ohne daß die subjektive Leistungsfähigkeit beeinträchtigt war oder die Ausbildung hätte unterbrochen werden müssen.

Darüber hinaus hat sich uns in den letzten Jahren eine graphische Aufzeichnung jedes einzelnen Ausbildungsvorgangs gut bewährt und als wertvolle Hilfe bei der abschließenden Beurteilung der Einsatzfähigkeit erwiesen.

In einem Schaubild seien nochmals die verschiedenen Wege gezeigt, die bei Tuberkulosekranken beschritten werden können, um ihrer Wiedereingliederung dienlich zu sein (Abb. 1).

Wie jedem Bemühen sind auch der Rehabilitation bei Tuberkulose Grenzen gesetzt. Diese sind sicher erreicht, wenn die medizinischen Voraussetzungen für den Versuch einer Wiedereingliederung nicht erbracht werden können oder wenn aus Gründen des Alters oder infolge sonstiger Gegebenheiten an die Wiederaufnahme einer geregelten Berufstätigkeit nicht mehr zu denken ist. Gerade alte Menschen, die oft in besonderem Maße unseres ärztlichen und menschlichen Beistandes bedürfen, werden uns aber Dank wissen, wenn es unseren Anstrengungen wenigstens gelingt, sie in den Kreis ihrer Familie oder ihrer gewohnten Umgebung zurückzuführen, ohne daß diese durch ein erhöhtes gesundheitliches Risiko belastet wird.

Nichtkalkulierbare Schwierigkeiten bereiten — darauf ist Herr Forschbach eingegangen — ferner solche Patienten, die teils durch die Langwierigkeit ihrer Erkrankung, teils aber auch durch ihre bisherigen Lebensgewohnheiten mehr oder minder den Kontakt zu ihrer Umwelt eingebüßt haben und weder Neigung verspüren noch Mitarbeit bekunden, in die menschliche Gesellschaft zurückzukehren. Selbst bei noch so geringen Aussichten sollte man aber wenigstens versuchen, diesen Personenkreis für den Gedanken der Rehabilitation zu gewinnen, ohne sich durch vorausgegangene Fehlschläge prinzipiell entmutigen zu lassen.

Als relativ, jedoch von wesentlich größerer Bedeutung würde ich dagegen diejenigen Grenzen bezeichnen, die zwar heute noch oft genug den erreichbaren Erfolg schmälern oder gar gefährden, aber doch einer gewissen Beeinflußbarkeit unterliegen. Niemand wird dabei die Schwierigkeiten verkennen, die dem behandelnden Arzt schon dadurch entstehen können, daß er zu einer beträchtlichen

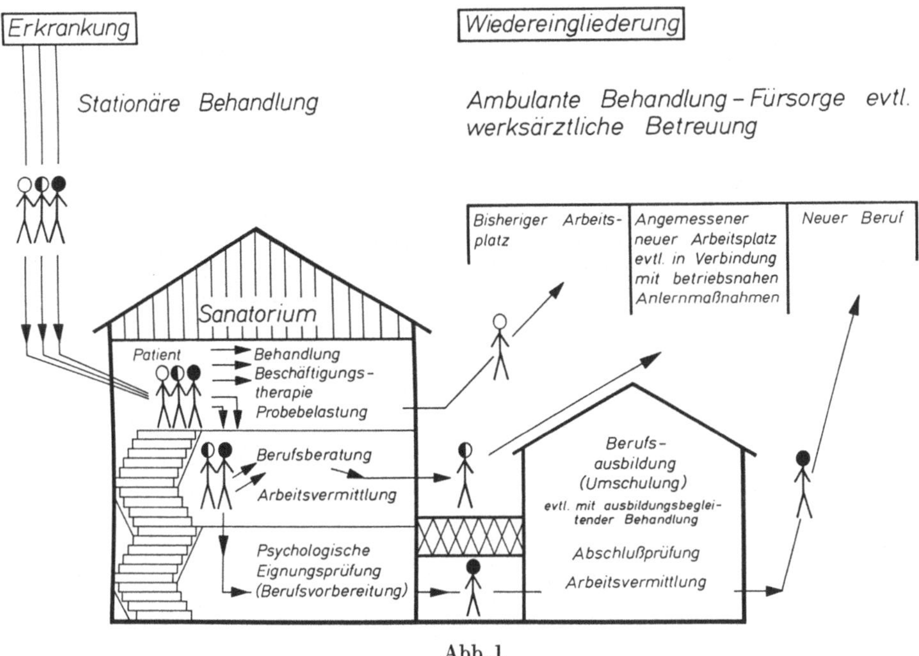

Abb. 1

gedanklichen Umorientierung gezwungen ist, wenn er sich dazu entschließt, als glaubhafter Verfechter des Rehabilitationsgedankens gegenüber seinen Patienten aufzutreten. Er wird sich ohne Mißmut damit abfinden müssen, daß bei der Neugestaltung eines menschlichen Schicksals auch außermedizinische Fragen Bedeutung gewinnen, die nicht mehr in seinen unmittelbaren Zuständigkeitsbereich fallen. Die innere Bereitschaft, mit den anderen Fachkräften der Rehabilitation zusammenzuarbeiten und sich jeglicher Kompetenzstreitigkeiten zu enthalten, muß also ebenso gegeben sein wie die Absage an den Versuch, im rehabilitatorischen Alleingang ein Ziel anzustreben, das ohne Mithilfe anderer in unerreichbare Ferne gerückt ist. Ebensowenig würde man wohl seiner Aufgabe gerecht, wollte man Kranke und Genesende über die umfassenden Möglichkeiten im unklaren lassen, die der Versicherungsträger mit dem Ziel ihrer Rehabilitation in seinen Pflichtaufgabenkreis mit aufgenommen hat. Es dabei dem Einfallsreichtum des einzelnen zu überlassen, in welcher Form und auf welche Weise er seine Wiedereingliederung zu betreiben vermag, hieße, dem Zufall Tür und Tor zu öffnen und fortlaufende Improvisationen anstelle von sinnvoll koordinierten Maßnahmen zum Prinzip zu erheben. Eine gewisse Skepsis scheint mir auch gegenüber solchen Wünschen angebracht, die nicht selten aus momentanen Regungen heraus auf die Erlernung eines anderen Berufes hinzielen, ohne daß hierfür eine vertretbare medizinische Notwendigkeit gegeben ist.

Ich komme zum Schluß, ohne vielleicht Ihren Erwartungen hinsichtlich statistischer Angaben und Erfolgsziffern aus unserem Hause entsprochen zu haben. Es wäre nicht besonders schwer gefallen, einen beträchtlichen Prozentsatz von Patienten aufzuführen, die nach ihrer Genesung in ihrem alten Beruf oder durch Vermittlung unserer Gruppe an einem neuen Arbeitsplatz eine befriedigende Existenzgrundlage gefunden haben. Es hätte auch keine Schwierigkeiten bereitet, von unseren Umschülern zu berichten, die sich nach bestandener Abschlußprüfung vor der Industrie- und Handelskammer Kassel ausnahmslos durch beachtliche und zum Teil unerwartete Leistungen in ihrem neuen Beruf bewährt haben. Aber auch von einer noch so detaillierten Interpretation dieser Resultate wäre kein anderer Aussagewert abzuleiten gewesen als der, daß wir in einem recht umfangreichen und komplexen Geschehen der uns zufallenden Teilaufgabe gerecht geworden sind. Denn echte Erfolge werden bei der Wiedereingliederung Tuberkulosekranker nach unserer Auffassung niemals durch Einzelaktionen erreichbar sein, sondern lediglich durch umfassende Anstrengungen in einem größeren Rahmen erzielt und erhalten werden können. Nur wer erkennt, daß der hilfsbedürftige Mensch stets im Mittelpunkt jeglichen Handelns stehen muß, und nur wer sich bereit findet, sein persönliches Verdienst dem gemeinsamen Erfolg aller Beteiligten unterzuordnen, hat sich — so wie ich meine — zu dem eigentlichen Sinn des Rehabilitationsgedankens bekannt. Mögen die einzuschlagenden Wege im Einzelfall auch divergieren, so sollte das Ziel aller Behandlungs- und Rehabilitationsmaßnahmen doch stets das gleiche sein, nämlich den Kranken und Genesenden nach Kräften zu helfen und ihnen bei der Schaffung einer sozial tragbaren Zukunft behilflich zu sein.

Praxis und Grenzen der Rehabilitation bei Tuberkulose unter Berücksichtigung des Neuregelungsgesetzes

D. Schwenkenbecher, Charlottenhöhe (Sanatorium)*

Zu den Ausführungen von Herrn Haizmann habe ich einige persönliche Erfahrungen mitzuteilen.

Wir alle wissen, daß selbst frische Tuberkulosen sich mit den heutigen medikamentösen und operativen Möglichkeiten nicht immer zur Abheilung bringen lassen; man hat festgestellt, daß 8% aller Neuerkrankten an einer *kavernösen* Tuberkulose nicht gesund werden, daß bei ihnen eine Ausheilung nicht erreicht wird. Die große Zahl der Patienten, die durch die überstandene Erkrankung schonungsbedürftig und für eine erhebliche körperliche Belastung nicht mehr geeignet ist, bedarf der beruflichen Rehabilitation und der Umschulung für einen körperlich weniger anstrengenden Beruf. Man rechnet damit, daß 1% aller Tuberkulosekranken beruflich rehabilitiert werden muß.

Herr Haizmann hat herausgestellt, daß entscheidend eine intensive Zusammenarbeit der behandelnden Ärzte, sei es der praktizierenden Ärzte, der Fürsorgeärzte oder der Ärzte im Krankenhaus und im Sanatorium, mit den

---

* Chefarzt Dr. D. Schwenkenbecher, Sanatorium Charlottenhöhe, 7543 Calmbach/Enz.

Arbeitsämtern und den Sozialversicherungen notwendig ist. Die Ärzte müssen daran denken, daß eine von den Sozialversicherungen finanzierte berufliche Umschulung für Behinderte möglich ist.

In Baden-Württemberg, und wahrscheinlich ist es in den anderen Bundesländern ähnlich, wird es den Kollegen einfach gemacht, einen Lungengeschädigten einer beruflichen Rehabilitation zuzuführen oder ihn in einen geeigneten Beruf einzugliedern. Von den Arbeitsämtern sind schnell auszufüllende Fragebogen entwickelt worden, auf denen von dem behandelnden Arzt nach Einwilligung des Patienten kurz stichwortartig vermerkt wird, warum eine berufliche Umschulung oder Ausbildung für notwendig erachtet und welcher Beruf von dem Kranken angestrebt wird. Es ist außerdem zu vermerken, wann aus gesundheitlichen Gründen mit einer Ausbildung begonnen werden kann. Mehr hat der Arzt nicht zu tun. Dieser ausgefüllte Fragebogen wird dem nächsten Arbeitsamt zugeschickt. Von dort werden dann alle vorbereitenden Maßnahmen ausgeführt. Der Patient wird zu einer Testung und zu einer psychologischen Untersuchung vorgeladen, es wird versucht, die optimale Möglichkeit seines beruflichen Werdegangs herauszufinden. Wichtig ist nicht nur, daß der Beschädigte eine reguläre Ausbildung entsprechend den von den Arbeitsämtern aufgestellten Berufsbildern erhält, sondern daß diese auch regulär mit einer Prüfung vor der Industrie- und Handelskammer zum Abschluß gebracht wird.

Zuerst ein Wort zu den *Grenzen* der Rehabilitation bei Tuberkulose: Herr HAIZMANN hat eingehend darüber gesprochen. Ich möchte nur wiederholen, daß wir auf zwei Grenzen täglich aufmerksam werden: Die eine ist, daß der Patient beruflich rehabilitiert werden möchte, dies aber sein Befund nicht erlaubt, und die andere ist, daß ein Patient sich aus Mangel an Fähigkeiten nicht rehabilitieren läßt.

Die Zahl der zur beruflichen Rehabilitation vorgesehenen ehemaligen Lungenkranken ist, trotz der allgemeinen Abnahme der Tuberkulose, jährlich im Zunehmen. Dies ist ein Beweis, daß immer mehr Ärzte, Fürsorgestellen und Arbeitsämter erkannt haben, welche Möglichkeiten den Lungengeschädigten für die Wiedereingliederung in das Berufsleben zur Verfügung stehen.

Ich gestehe offen, daß manche unter den Rehabilitanden sind, die ihre Lungenerkrankung dazu benützen, um einen neuen, für sie attraktiveren Beruf zu erlernen oder der ihnen eine bessere Entwicklungsmöglichkeit verschafft.

Ich denke zum Beispiel an einen Patienten, es war ein Soldat der Bundeswehr, der mit einer multikavernösen und ausgedehnten Lungentuberkulose in unser Sanatorium kam. Er war von Beruf Schlosser. Diese Tätigkeit war dem Patienten nach ärztlichem Ermessen auch nach einer wesentlichen Besserung und Rückbildung der Erkrankung nicht mehr zumutbar. Durch den Psychologen und die Berufsberatung wurde er fähig befunden, zum technischen Zeichner im Maschinenbau und zum Techniker ausgebildet zu werden. Schon frühzeitig setzten die Rehabilitationsmaßnahmen ein. Der ehemalige Patient nahm mit Eifer und Interesse und mit gutem Erfolg an der Ausbildung teil. Heute ist er Techniker in einer großen Maschinenfabrik mit wesentlich besserem Lohn als vor seiner Erkrankung und mit günstigen beruflichen Aufstiegsmöglichkeiten. Nebenbei gesagt, der Lungenbefund hat sich unterdessen so günstig zurückgebildet, daß sich röntgenologisch nur noch kleine Narben nachweisen lassen und man, rückläufig gesehen, den Eindruck haben kann, daß eine Umschulung gar nicht notwendig gewesen wäre. Ich denke hier an ein Referat von GÖTTSCHING, der vor einigen Jahren darauf hinwies, daß man ehemaligen Lungenkranken, wenn die Tuberkulose narbig zur Abheilung gekommen ist, auch Schwerstarbeiterberufe zumuten kann.

Unter den Rehabilitanden sind auch hin und wieder ehemalige Tuberkulose-Patienten, die in ihrer früheren Tätigkeit nicht zurecht kamen und mit ihrem Beruf unzufrieden waren. Ein geringgradiger Lungenbefund ist dann gelegentlich Vorwand für durchzuführende Umschulungsmaßnahmen. Es gelingt dann häufig, auch diese für einen Beruf, der ihnen liegt, auszubilden und einzugliedern, so daß ihre Arbeitskraft dann voll genützt wird. Meines Erachtens heiligt in solchen Einzelfällen der Erfolg die Mittel.

Im allgemeinen ist aber die Auswahl der zu Rehabilitierenden streng und sie erfolgt sachkundig. Es ereignet sich deshalb auch selten, daß Rehabilitanden, die für einen neu zu erlernenden Beruf oder eine Tätigkeit tauglich befunden werden, dann in der Ausbildung und später im Beruf versagen. Mir ist von dem Berufs-förderungswerk Heidelberg bekannt, und das gleiche Ergebnis gilt für uns, daß 95% der mit Erfolg Umgeschulten auch in dem neu erlernten Beruf tätig sind. Diese Zahl wurde auf Grund einer Nachfrage bei 2500 durchgeführten Umschulun-gen ermittelt. Allerdings haben nur 70% der zur Umschulung Aufgenommenen die Ausbildung bis zum Abschluß durchgeführt. Aus persönlichen und familiären Gründen gibt es immer wieder Rehabilitanden, die die bei uns durchschnittlich für alle Berufsgruppen dauernde Ausbildung von 18 Monaten nicht durchhalten. Wir haben die Erfahrung gemacht, daß der Tuberkulöse, bedingt durch eine vor-ausgegangene, meist langwierige Krankenhaus- oder Sanatoriumsbehandlung, oft das Selbstvertrauen verloren hat und anfangs wenig Mut für eine intensive und schulmäßige Ausbildung aufbringt. Erkennt er aber, daß er dem Lehrstoff folgen und ihn aufnehmen kann, hält er meist konsequent bis zum Abschluß-examen durch. Arzt, Ausbildungsleiter und Lehrer müssen ihn ständig unter-stützen, die Kraft ihrer Persönlichkeit kommt hier besonders zur Wirkung. Es gelingt in solchen Fällen vielfach, durch intensive Gespräche und persönliche Bemühungen den zu Rehabilitierenden bei der Stange zu halten.

Entscheidend für den Erfolg der beruflichen Wiedereingliederung sind also
1. die eingehende vorausgehende Testung auf Eignung und Neigung und
2. die Möglichkeit, daß der Rehabilitand in dem neu erlernten Beruf in seiner Örtlichkeit auch Arbeit und Anstellung findet; damit die Rehabilitation nicht ins Ungewisse hinein erfolgt, sollte diese Frage vor Beginn der Maßnahmen geklärt sein;
3. es muß dem zu Rehabilitierenden die Gewißheit gegeben sein, daß er nach erfolgreicher Ausbildung auch wirtschaftlich annähernd so gut gestellt ist, wie er es vor seiner Erkrankung in seiner früheren Tätigkeit gewesen war.

Die Grenze der befundlichen Eignung bei Tuberkulösen ist oft schwer zu ziehen. Es gibt Fälle, über die sich streiten läßt, ob überhaupt eine berufliche Umschulung notwendig ist. Es gibt aber auch Fälle, wo man ärztlicherseits fragen muß, kann man es verantworten, die Umschulung überhaupt vornehmen zu lassen. Wir haben bisher in fast jedem Ausbildungslehrgang bei den Umschülern echte Rezidive gesehen. Bei 214 bisher Umgeschulten und Ausgebildeten wurde in 4% ein Rückfall der Tuberkulose beobachtet. Das gleiche Ergebnis wurde mir von dem Berufsförderungswerk Heidelberg berichtet, wo sich unter 800 Um-schülern 20% mit einem Zustand nach Tuberkulose befinden. Früher hatten wir gelegentlich unter den Rehabilitanden auch Patienten mit tuberkulösen Bron-chiektasen und mit noch kleinen Destruktionen, bei denen auch hin und wieder

Tuberkelbakterien nachgewiesen wurden. Es handelte sich um Umschüler, die sich besonders nach einer Ausbildung drängten, sie haben die Ausbildung meistens mit bestem Erfolg beendet. Sie wurden als Bürogehilfen und Bürokaufleute dann an Lungensanatorien vermittelt. Diese fakultativ offenen Patienten werden aber jetzt ganz aus den Kursen herausgehalten und auch nicht mehr aufgenommen. Der ehemalige Lungenkranke, das Lehrpersonal sowie auch die Prüfer der Industrie- und Handelskammer sind äußerst ängstlich, sich infizieren zu können. Selbst die Berufsberatung macht Schwierigkeiten, wenn man zur Testung einen nicht sicher geschlossenen Patienten schickt.

Eine weitere Grenze der Rehabilitation bei Tuberkulösen sehe ich darin, daß oft in den einzelnen Ausbildungsstätten erhebliche Aufnahmeschwierigkeiten bestehen. Wir haben z.B. *Wartezeiten* für Umschüler

zum Bauzeichner von 1½ Jahren,

zum technischen Zeichner von 1 Jahr,

zum Industriekaufmann von 1½ Jahren (der Kurs, der im Januar 1967 beginnt, ist bereits voll belegt),

für Mechaniker (mit Bereitstellung eines Arbeitsplatzes in der Werkhalle) von 2 Jahren.

Es kann sich deshalb ereignen, daß ein Tuberkulöser, wenn er von seinem behandelnden Arzt, dem Fürsorgearzt oder im Krankenhaus oder im Sanatorium für eine Umschulung vorgesehen ist, mit dem Beginn der Ausbildung so lange warten muß, daß er die Geduld verliert oder in der Wartezeit sich und der Familie zur Last fällt und wieder an seinen alten Arbeitsplatz zurückkehrt. Es wird dann die schwere ungeeignete frühere Tätigkeit wieder aufgenommen und damit auch die Gefahr des Rückfallrisikos. In dem Berufsförderungswerk Heidelberg, in dem — wie gesagt — 800 Plätze für Umschüler mit den verschiedensten Behinderungsarten zur Verfügung stehen, befinden sich ständig ungefähr 3000 Anmeldungen auf der Vormerkungsliste.

Eine weitere Grenze der Bemühungen um die Rehabilitation für Lungengeschädigte in einem speziell für diese eingerichteten Berufsförderungswerk sehe ich darin, daß das Ausbildungsprogramm nicht so umfassend sein kann wie in einer Ausbildungsstätte für Geschädigte und Behinderte aller Art. Ein Berufsförderungswerk speziell für Lungengeschädigte wird kaum mehr als 150 Umschüler aufnehmen. In ihm können deshalb aus organisatorischen Gründen nur einige Ausbildungszweige berücksichtigt werden. Dagegen können in dem Berufsförderungswerk Heidelberg auch Spezialberufe erlernt werden wie zum Tabellierer, zum Programmierer, zum Datenverarbeiter, zum Fernsehmechaniker und andere. Wenn ein ehemaliger Tuberkulöser eine Ausbildung in diesen Fächern erhalten soll, so muß er einen absolut stabilen Befund haben, um gemeinsam mit den verschiedenartigen Behinderten Aufnahme finden zu können.

Zum Abschluß noch einige Bemerkungen zur *Praxis* der Rehabilitation von Tuberkulösen:

Bei der internatsmäßigen Unterbringung werden dem Umschüler große Freiheiten gegeben. Er hat die Möglichkeit, jederzeit in sein Wohnheim ein- und auszugehen. Selten treten ernstliche Schwierigkeiten auf. Bei 200 Umschülern, die während der letzten 2 Jahre bei uns ausgebildet wurden, mußte nur in drei Fällen eine Entlassung aus disziplinarischen Gründen durchgeführt werden.

Im Bundesgebiet kann nach dem Gesetz jeder Behinderte, wenn er für eine
Ein- oder Umschulung fähig und geeignet befunden ist, durch öffentliche Hilfe
für einen geeigneten Beruf wieder eingegliedert oder ausgebildet werden. Nach
der Reichsversicherungsordnung (jetzt Neuregelungsgesetz § 1237 Abs. 3) sind
den Sozialversicherungen für die Berufsförderung von Behinderten folgende
Bestimmungen und Möglichkeiten gegeben:

1. Es können Maßnahmen zur Wiedergewinnung oder Erhöhung der Erwerbsfähigkeit *im bisherigen Beruf* durchgeführt werden;

2. es können Beihilfen für die Ausbildung für einen *anderen*, nach *der bisherigen
Berufstätigkeit zumutbaren Beruf* gewährt werden;

3. es können Hilfen zur *Erhaltung* oder *Erlangung* einer Arbeitsstätte gewährt
werden; hierzu gehört auch der Lohnausgleich.

Auf Grund dieser 3. Bestimmung, die die Gewährung von Hilfen zur Erhaltung und Erlangung einer Arbeitsstätte vorsieht, kann man faktisch jedem
Sozialversicherten, bei dem eine Berufsförderung aus gesundheitlichen Gründen
vorgesehen ist, diese auch durchführen. Das Gesetz ist so großzügig gehalten,
daß es wirklich gelingt, einen befähigten Behinderten dem Beruf zuzuführen,
für den er auch geeignet ist.

Allerdings gilt diese gesetzliche Regelung nur für sozialversicherte und bereits
vor der Erkrankung berufstätig gewesene Bevölkerung. Schüler, Jugendliche,
Hausfrauen, Nichtversicherte oder diejenigen, die vor ihrer Erkrankung keinen
regulären Beruf ausübten, können auf Grund des *Bundessozialhilfegesetzes* eine
Eingliederungshilfe erhalten. In der Praxis kommt allerdings diese Möglichkeit
selten zur Anwendung. Die große Mehrzahl unserer Umschüler erhalten die Ausbildung und Berufsförderung auf Kosten der Sozialversicherung.

Abschließend sei noch bemerkt, daß dem Behinderten eine besonders intensive
und gründliche berufliche Ausbildung gegeben werden muß, damit er im Berufsleben neben dem gesunden Mitarbeiter bestehen kann. Ein Körperbehinderter
hat nur Aussicht in einen Betrieb eingestellt zu werden, wenn er mehr leisten kann
als ein gesunder Bewerber.

Das Entscheidende für den Erfolg der beruflichen Wiedereingliederung ist,
daß der Behinderte willig, fleißig und mit Interesse an der Ausbildung teilnimmt.
Es gilt auch hier das Goethewort:

> „Das ist der Weisheit letzter Schluß:
> nur der verdient sich Freiheit wie das Leben,
> der täglich sie erobern muß.“

Aussprache

W. Heesen, Wittlich:

Nach den grundlegenden und die allgemeine Problematik behandelnden Ausführungen
von Haizmann ist es von Interesse zu erfahren, welche vorbereitenden Maßnahmen während
der Heilstättenkur möglich sind und welches Endergebnis diese Bemühungen haben. Wir haben
seit 1952 Maßnahmen zur Wiedereingliederung während der Kur durchgeführt. Von den
Jugendlichen zwischen 14 bis 30 Jahren waren solche Maßnahmen bei insgesamt 448 (265 Jungen, 183 Mädchen) erforderlich. Davon haben 261 die vorgeschlagenen Maßnahmen abgelehnt,
darunter 102 Mädchen. Letztere haben in der Regel keine Berufsarbeit mehr verrichtet;

34 davon haben geheiratet und Kinder, die Tuberkulose ist bei diesen nicht reaktiviert. Bei den 159 Jungen, die im alten Beruf weiter gearbeitet haben, wurde bis jetzt bei 12 eine Reaktivierung festgestellt. Insgesamt wurden bei 187 Jugendlichen bis Ende 1964 die vorgeschlagenen berufsfördernden Maßnahmen erfolgreich durchgeführt. Es erfolgte bei allen Patienten eine berufliche Verbesserung und in der Regel der Aufstieg ins Angestelltenverhältnis. Während der Kur werden nur die theoretischen Voraussetzungen geschaffen, zugleich im Sinne einer Beschäftigungstherapie; eine gezielte praktische Ausbildung erfolgt nicht. Zu unseren vorbereitenden Maßnahmen gehören Unterricht im Werken, im Kunsthandwerk, Kurse in Maschinenschreiben und Kurzschrift und Sprachkurse in Englisch und Französisch. Weiter stehen alle schulischen Möglichkeiten zur Verfügung: eine Staatliche Heimvolksschule mit 3 Klassen, eine Staatliche zweiklassige Berufsschule, eine Handelsschulklasse, die alle mit den entsprechenden Lehrkräften besetzt sind. Außerdem werden die Schüler der Oberschulen durch Fachlehrer während der Kur weiter gefördert, in den letzten 5 Jahren legten 10 Oberprimaner während der Kur an ihren Heimatschulen die Reifeprüfung mit Erfolg ab. Auf dieses Problem wird BRÜGGER noch näher eingehen. Der große personelle und finanzielle Aufwand für die Wiedereingliederungsmaßnahmen lohnt sich durchaus. Wesentlich ist auch dabei, daß der Jugendliche den verständlichen Schock am Beginn seiner Krankheit schneller überwindet, weil ihm sofort alle Möglichkeiten beruflicher Wiedereingliederung oder schulischer Weiterbeförderung geboten werden. Alle Maßnahmen bei uns beginnen nach Beruhigung des Krankheitsprozesses und auf Grund der fachpsychologischen Eignungsuntersuchung, die durch den Fachpsychologen des Landesarbeitsamtes erfolgt, welcher regelmäßig die Untersuchungen in der Heilstätte durchführt.

H. BRÜGGER, Wangen im Allgäu:

Zur frühen, vielleicht besser zur prophylaktischen Rehabilitation gehört beim noch nicht fertigen tuberkulosekranken Menschen die Fortbildung. Der Unterricht für Grund- und Volksschüler ist ja bereits eine Selbstverständlichkeit geworden. Über die Weiterbildung der Berufsschüler hat bereits Herr HEESEN gesprochen. Ich möchte auf die Notwendigkeit des Unterrichts für Oberschüler hinweisen. Wir streben an, daß der Schüler trotz Krankheit sein Klassenziel erreicht und der geistige Besitz nicht verlorengeht. Voraussetzung ist eine eifrige Mitarbeit. Mit Herrn K. HOFFMANN, Wintermoor, gehe ich einig, daß dadurch der Heilungsprozeß nie verzögert wurde. Die stärkenden Kräfte, die aus der geistigen Arbeit fließen, wirken sich eher günstig aus.

In unserem Haus erteilen die einzelnen Fachkräfte den Unterricht in Gruppen, die nach dem jeweiligen Bildungsstand zusammengefaßt sind. Durchschnittlich kommen dafür 60—70 Patienten in Frage. Es sollten 4 Lehrkräfte vorhanden sein, und zwar eine für Deutsch, Geschichte und Geographie, weiter je eine für neue Sprachen, alte Sprachen und schließlich für Mathematik und Biologie. Wir haben diesen Idealfall noch nicht, sondern sind darauf angewiesen noch auswärtige Lehrer heranzuziehen. Sie dürfen nicht erwarten, daß Ihnen vom Kultusministerium oder von der Oberschulbehörde Lehrkräfte zugeteilt werden. Wir haben auf Annoncen in der Zeitschrift „Die Höhere Schule" hin Meldungen bekommen. Ein Studienreferendar, der wegen seiner Tuberkulose aus dem bayerischen Staatsdienst entlassen war und der nach Umschulung kaufmännischer Angestellter werden sollte, wurde von uns nach der Kur eingestellt und hat 3 Jahre bei uns unterrichtet. Jetzt wurde er nach einem Lehrgang von der Oberschulbehörde annektiert und kann trotz aller Proteste nicht zurück.

Aber aller Verdruß lohnt sich doch, da die Oberschüler im allgemeinen gut mitarbeiten und die Fortbildungsmöglichkeiten sehr begrüßen.

R. HOPPE, Düsseldorf (LVA Rheinprovinz):

Es ist hier, wie auch in der Literatur, in der Regel von den bekannten Rehabilitationszentren die Rede. So erstrebenswert Abschlußprüfungen sind, muß doch festgestellt werden, daß bei so vielen Rehabilitationsanwärtern die Intelligenz nicht ausreicht, wie Herr MERKEL eindrucksvoll dargestellt hat. Am liebsten möchte der Umschüler gern Fernsehtechniker o. dgl. werden. Die behandelnden Ärzte sollten in Vorbesprechungen niemals bestimmte Berufe angeben, weil der Kranke sich hinterher nur schwer von einem so fixierten Beruf abbringen läßt.

Sorgen macht das große Heer der angelernten Arbeiter, die nicht immer auf jede Tätigkeit des allgemeinen Arbeitsmarktes verwiesen werden können. Die Landesversicherungsanstalt Rheinprovinz hat in Wuppertal-Ronsdorf den Versuch unternommen, diese Versicherten in den dem Sanatorium nahegelegenen Betrieben stufenweise auf einen neuen Anlernberuf umzustellen, und zwar auf eine Tätigkeit, für die im Heimatort bereits ein Arbeitsplatz vorgesehen ist.

Das Rehabilitationsdenken sollte unbedingt weit vor dem institutionellen Raum einsetzen, wo Arbeitsplatzumsetzungen sehr oft genügen. Die Rehabilitationsbedürftigkeit ist bei abgeheilten Tuberkulosen in der Regel klar, aber worauf seitens der praktizierenden Lungenfachärzte, so auch von Frau Dr. DOHMEN-HENSEN, Münster, immer wieder hingewiesen wird, stellen die *unspezifischen* Erkrankungen wie chronische Bronchitis, Emphysem usw. ein wichtiges Kontingent dar. Auch dabei ist die Prognose oft auf lange Sicht zu übersehen, so daß der behandelnde Arzt früher als es heute geschieht den Kranken veranlassen sollte, an seine berufliche Zukunft zu denken und ggf. eine andere Tätigkeit zu suchen. Das Gewissen vieler Ärzte ist keineswegs belastet, wenn die Berentung ansteht und offenbar wird, daß der behandelnde Arzt nicht nur den Krankheitsverlauf, sondern auch das Berufsschicksal vor vielen Jahren hätte übersehen und entsprechend handeln können.

M. REICHELT, Hannover (Georgswall 12):

Die Vortragenden und die bisherigen Diskussionsredner haben sich mit der Rehabilitation der schwerkranken Tuberkulösen befaßt. Ich möchte mich hier für die Rehabilitierung der „IIa-Fälle" einsetzen, und zwar aus folgendem Grunde.

Vor etwa 3 Jahren berichtete die Presse groß von einem Schadensersatzprozeß gegen einen leitenden Arzt einer großstädtischen Tbc-Fürsorgestelle wegen mangelnder Aufsicht. In zwei Instanzen wurde der Arzt verurteilt. Erst 1 Jahr später — in letzter Instanz — wurde er freigesprochen. Darüber wurde aber nur kleingedruckt berichtet; das war ja nicht mehr sensationell!

Inzwischen hatte aber die zweimalige Verurteilung eine — durchaus verständliche — Schockwirkung in den Tbc-Fürsorgestellen ausgelöst, derart, daß nun die Überwachungsrichtlinien sehr engherzig ausgelegt wurden, ja, daß ehemalige Kranke, wenn sie einer Aufforderung zur Nachuntersuchung nicht sofort Folge leisteten, hektographierte Auszüge aus dem Seuchengesetz mit Strafbestimmungen (notabene IIa-Fälle!) ins Haus geschickt bekamen.

Ich plädiere dafür, diese „Über-Überwachung" wieder in das normale Gleis zu bringen. Ich finde, die Fürsorge für Tuberkulöse sollte nicht nur auf die pessimistische Art praktiziert werden: „die Tbc kann jederzeit wieder ausbrechen, deshalb werden wir die Überwachung das ganze Leben lang fortsetzen", sondern auf eine optimistische wie etwa: „so, jetzt haben wir den Verlauf Ihrer Tuberkulose 4, 6, 8 Jahre lang überwacht, offenbar ist der Körper damit fertig geworden. Nun brauchen Sie unsere stützende Hand nicht mehr!"

Eine jetzt oft unnötigerweise verängstigte Bevölkerung wird dafür Dank wissen!

J. KASTERT, Bad Dürkheim (Spezialklinik Sonnenwende):

Unser verehrter Herr Vorsitzender, Herr KREUSER hat mich gebeten, zur Abrundung der Diskussion und zum Schluß derselben einige Worte zur Rehabilitation der *extrapulmonalen* Tuberkulose zu sagen. Grundsätzlich besteht kein Unterschied zwischen Rehabilitation der pulmonalen und extrapulmonalen Tuberkulose, jedoch erschwert die Vielzahl der extrapulmonalen spezifischen Organerkrankungen eine einheitliche Empfehlung, wie sie bei der Lungentuberkulose durchaus möglich ist. So benötigt auf Grund der modernen Therapie z. B. eine Halslymphknotentuberkulose keinerlei Rehabilitationsmaßnahmen. Während eine chronische Lungentuberkulose (doppelseitig) noch durch Umschulung wieder einsatzfähig werden kann, kann man dagegen bei einer doppelseitigen Nierentuberkulose mit mittelschweren und schweren initialen Destruktionen eine Arbeitsfähigkeit kaum mehr erreichen. Bei frühzeitig diagnostizierter doppelseitiger Nierentuberkulose jedoch sind Rehabilitationsmaßnahmen im Rahmen der Umschulung häufig erforderlich, da ein derartiger Patient wohl kaum mehr im Freien arbeiten darf. Auch bei der Skelettuberkulose kommen Rehabilitationsmaßnahmen in breiterem Umfange zur Durchführung. Ausführliche neuere Literaturangaben über dieses Thema, insbesondere anhand eines größeren Patientenmaterials und insbesondere mit Angaben über Spätergebnisse fehlen bisher.

Die Mycoplasmen (PPL-Organismen und ihre klinische Bedeutung) *

FRIEDRICH J. BASSERMANN, Donaustauf bei Regensburg **

Die Mycoplasmataceen gehören zu den am längsten bekannten Mikroorganismen. Aber erst in den letzten Jahren finden sie aus unterschiedlichen Gründen ein nunmehr rasch wachsendes Interesse, insbesondere auch seitens der Humanmedizin. Seit Ende der zwanziger Jahre hat eine kleine Gruppe von Bakteriologen und Mikrobiologen unsere Kenntnisse über die auch heute noch recht geheimnisvollen und problemreichen Kleinlebewesen schrittweise erweitert. Hierzu sei auf die aus reicher Erfahrung schöpfende Monographie von E. KLIENEBERGER-NOBEL (1962) verwiesen [69].

Der Erreger der Lungenseuche (Mycoplasma mycoides), 1898 von E. NOCARD, E. R. ROUX u. Mitarb. [89] durch Züchtung im Körper von Kaninchen in Reinkulturen dargestellt, verursacht besonders bei Rindern eine kruppös-nekrotisierende, akut bis chronisch verlaufende Lungenentzündung (Peripleuropneumonia bovum mycoides [113]). Eine andere Mycoplasmose, die kontagiöse oder infektiöse Agalaktie der Ziegen und Schafe, eine etwa seit der Mitte des vorigen Jahrhunderts bekannte Zoonose, geht mit einer fieberhaften Erkrankung der Augen und Gelenke und einem Nachlassen der Milch einher. Die Krankheit kann auch männliche Tiere und Lämmer befallen [18]. Erst 1923 gelang J. BRIDÉ u. A. DONATIEN [23] auf Serumagar die Reinkultur des infektiösen Agens (Mycoplasma agalactiae).

Weitere in der Folge entdeckte Arten wurden zunächst als „Pleuropneumonia-like organisms" (PPLO) bezeichnet und von E. A. FREUNDT (1957) mit bis dahin 15 bekannten Species [47] in der VII. Auflage von BERGEY's Manual of Determinative Bacteriology [19] als Familie der Mycoplasmataceae (Ordnung: Mycoplasmatales) unter die Schizomyceten eingereiht. Inzwischen sind weitere Mycoplasma-Stämme isoliert worden. Die meisten sind nicht genügend serologisch und in den biochemischen Leistungen abgeklärt. J. NOWAK (1929) hatte den Erreger der bovinen Lungenseuche „Mycoplasma peripneumoniae" benannt [90]. Die Gattungsbezeichnung „Mycoplasma" (plur. „Mycoplasmen") setzt sich zunehmend durch.

Mycoplasmen sind die kleinsten frei lebenden Mikroorganismen. Sie vermögen sich im Gegensatz zu Viren und Rickettsien und in Übereinstimmung mit bakteriellen Lebensformen auf unbelebten und künstlichen Nährböden zu vermehren. Zahlreiche Nährbodenrezepte sind angegeben worden. Bezüglich Einzelheiten muß auf das Fachschrifttum verwiesen werden. Hier können nur allgemeine Hinweise gegeben werden. Bei Untersuchungen mit speziellen Fragestellungen muß ein optimal wirksames Nährsubstrat erst gesucht werden. Ein negativer Kulturversuch beweist nicht das Fehlen von PPLO. Kultur ist in flüssigen und auf festen Nährböden möglich, allerdings sind anspruchsvolle Substrate erforderlich, die

---

* Es werden 33 Bilder als Diapositive demonstriert, von denen nur 10 ausgewählte Darstellungen veröffentlicht werden. Auf die Zusammenstellung der Legenden wird verwiesen. Auch an dieser Stelle sei Herrn Dr. JØRGEN FOGH vom Sloan Kettering Institute for Cancer Research, Boston, USA (Abb. 14, 15, 18, 19) sowie Herrn Dr. MICHAEL F. BARILE vom Department of Health, Education, and Welfare, Bethesda, Md., USA (Abb. 17, 20—27) für die großzügige Überlassung von Bildmaterial eigener Arbeiten herzlich gedankt.

** Med.-Dir. Dr. F. J. BASSERMANN, 8401 Donaustauf, Heilstätte.

sich aus Fleischwasser, Blut, Leber-, Herz-, Hirn- und Hefeextrakten, insbesondere Human- oder Rinder- oder Pferdeserum, Serumfraktionen, Ascites, Cholesterin, DNS, Arginin, Glutamin, Glucose und Vitaminen aufbauen[1]. Das pH-Optimum wird übereinstimmend mit 7.6—8.0 angegeben, Inkubation bei 37 °C und hoher Luftfeuchtigkeit. Einige Mycoplasmen erfordern für die Erstkultur anaerobe Bedingungen, am besten in einer Stickstoff(95%)-Kohlendioxydatmosphäre. Bebrütungsdauer je nach Spezies 4—8—12 Tage.

Manche Mycoplasma-Stämme können auf künstlichen Nährböden erst angezüchtet werden mit Hilfe einer bakteriellen Amme. Symbiotische Beziehungen zwischen Bakterien und PPLO wurden erstmals von H. E. Morton u. Mitarb. (1949) auf Grund der wachstumsfördernden Wirkung von Staphylococcus albus und Proteus vulgaris beobachtet [57, 76, 85]. R. R. Chalquist u. J. Fabricant (1960) gelang auch ohne eine solche Ammenwirkung das Agens der infektiösen Synovitis der Hühner und Puten auf künstlichen Nährböden durch Substitution mit β-Diphosphopyridinucleotid [26, 27] und J. Hartwich u. M. Müller (1965) Schweinemycoplasmen aus Lungen- und Nasenschleimhautmaterial von an Pneumonie und atrophischer Rhinitis erkrankten Ferkeln [57] zu vermehren. Nach A. Lwoff u. M. Lwoff (1937) soll es sich bei dieser Substanz um den V-Faktor handeln, der zum Wachstum bestimmter Hämophilusarten notwendig ist [81].

Zur Unterdrückung bakterieller Begleitkeime im Untersuchungsgut wird den Nährböden Penicillin in einer optimalen Konzentration von 50 E/cm^3 und eine Thalliumacetatlösung 1:5000 zugegeben, welche keine Hemmwirkung gegen PPLO besitzen. Bei der Isolierung aus Speichel, Sekreten der Nase, des Bronchialsystems oder des weiblichen Genitaltraktes finden sich heute häufiger unter der bakteriellen Begleitflora grampositive hochpenicillinresistente Keime und auch gramnegative Bakterien, die eine merkliche Konzentration von Thalliumacetat tolerieren und sich noch zu vermehren vermögen. Kultivierung unter anaeroben Bedingungen fördert im allgemeinen nicht nur das Wachstum der PPLO, sondern stellt auch eine weitere Möglichkeit dar, aerob wachsende Keime an ihrer störenden Entwicklung zu hindern. Isolierung, Vermehrung und Wachstum von Mycoplasmen ist ferner auf der Allantoismembran und auch im Dottersack bebrüteter Hühnereier möglich. Allerdings sollen PPLO auch spontan in Hühnereiern vorkommen. Es ist lange bekannt, daß die gemeinsame Beimpfung mit Viren das PPLO-Wachstum kräftig fördern kann. So vermehrten sich murine PPLO in der Peritonealhöhle weißer Mäuse nur spärlich, in Gegenwart von Ektromelievirus jedoch sehr üppig. Selbst menschliche PPLO-Stämme konnten mit Hilfe des Ektromelievirus in weißen Mäusen zur Vermehrung gebracht wedren [71, 83, 84, 87].

Über Vermehrung von cytopathogenen und nichtlytischen Mycoplasmen in geeigneten Gewebekulturen s. unten.

Für die Humanmedizin ist gegenwärtig der Nachweis von Mycoplasma pneumoniae („Eaton atypial pneumonia agent") als ein häufiger Erreger der „primär atypischen Pneumonie" (PAP) praktisch von besonderer Wichtigkeit.

---

[1] Bei der Fa. Robbin Laboratories, Inc. Box 808, Chapal Hill, North Carolina, USA, kann eine reiche Auswahl von PPLO-Nährbodensubstraten, PPLO-Antigenen, Antiseren, Enzym-Faktoren und Gewebekulturen bezogen werden.

Es handelt sich um eine bevorzugt anaerob wachsende Spezies, die Glucose vergärt und Hämagglutination zeigt. Er wächst in Gewebekulturen von Mensch, Affe und Huhn ohne grobe Zellzerstörung. Im Brutei verursacht er Läsionen. Im Bronchialepithel von Ratten und Hamster entwickeln sich in 10—14 Tagen nach der Infektion mikroskopisch und makroskopisch nachweisbare peribronchiale mononukleäre Infiltrate. Mycoplasma pneumoniae ist von den übrigen bisher beim Menschen vorkommenden Mycoplasmen durch den Nachweis der β-Hämolyse [35], Wachstumshemmung durch spezifische homologe Antiseren [36] sowie mittels des Komplementfixationstestes zu unterscheiden. Wachstum von Mycoplasmen in flüssigen Nährböden ist beim Aufschütteln an einer zartschleierigen Turbulenz erkennbar.

Arbeitsgang zur klinischen Isolierung von PPLO und Mycoplasma pneumoniae (Eaton atypial pneumonia agent).

Mycoplasma pneumoniae	*Mycoplasma pneumoniae* + *andere PPLO*
Flüssiger PPLO-Nährboden mit Phenolrot (12 Tage oder länger, 37 °C)	Fester Nährboden (12 Tage, 37 °C)
↓ ↓	↓
Kein Farbumschlag Gelbfärbung ∅	Mikroskopische Kontrolle
↓	↓
0,1 ml auf festen PPLO-Nährboden	Entnahme eines Agarblockes 2 cm³ flüssiger Nährboden (5 Tage, 37 ° C)
↓	↓
M.p.-PPLO-Kaninchen-Antiserum (5 Tage, 37 °C)	0,1 ml auf festen Nährboden
↓	↓
Überschichtung mit Schafblut 1 : 10 in 1% Agarlösung (37 °C, 24 h)	M.p.-Antiserum (5 Tage, 37 °C)
↓	↓
Wachstumshemmung und Beta-Hämolyse	bei roter Hemmzone Überschichten mit Schafblut
	↓
	M.p.-Wachstumshemmung Beta-Hämolyse
	↓
	Andere PPLO werden identifiziert durch Wachstumshemmung mittels spezifischer Antisera

Auf halbfesten und festen, klardurchsichtigen Serumagarnährböden ist die Koloniemorphologie abhängig von den Species, dem Grad der Anpassung an das künstliche, zellfreie Nährsubstrat, Zusammensetzung des Nährbodens, insbesondere Agargehalt und Koloniealter. Größere Kolonien, welche bis zu einem Durchmesser von 300—600 µ heranwachsen können, sind mit dem bloßen Auge als sehr feine, rundliche, tautropfenartige, flache Bildungen erkennbar, besonders, wenn man das Licht schräg auf der Nährbodenoberfläche spiegeln läßt. Die notwendige systematische Durchsicht der Nährböden auf PPLO-Wachstum erfolgt auflichtmikroskopisch oder im durchfallenden Licht bei Lupenvergrößerung, bei den Routinekontrollen zweckmäßig von der Rückseite der Kulturschalen.

Die Kolonien zeigen eine unverkennbare Gestalt, charakterisiert durch ein rundliches, dichteres, bräunliches, aufgewölbtes, zapfenförmig in den Agar einwachsendes Zentrum und eine dünne, transparente, flach ausgebreitete, ebenfalls rundlich umgrenzte Wachstumszone; ein Bild, welches sehr treffend mit einer

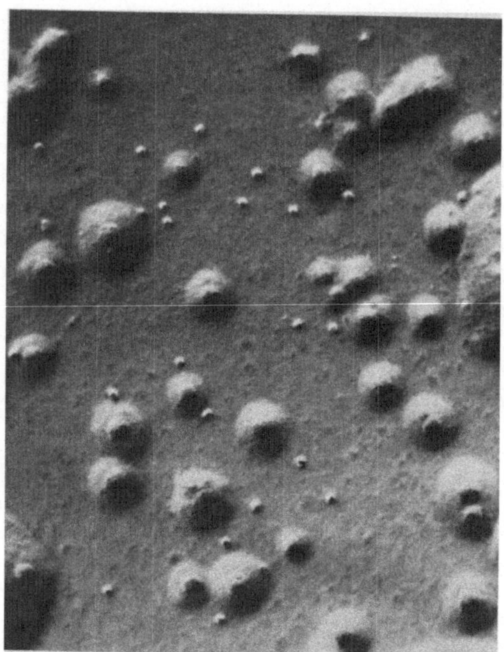

Abb. 1. PPLO-Kultur. Typische Brustwarzenform, Scheidensekret (s. Legende S. 93)

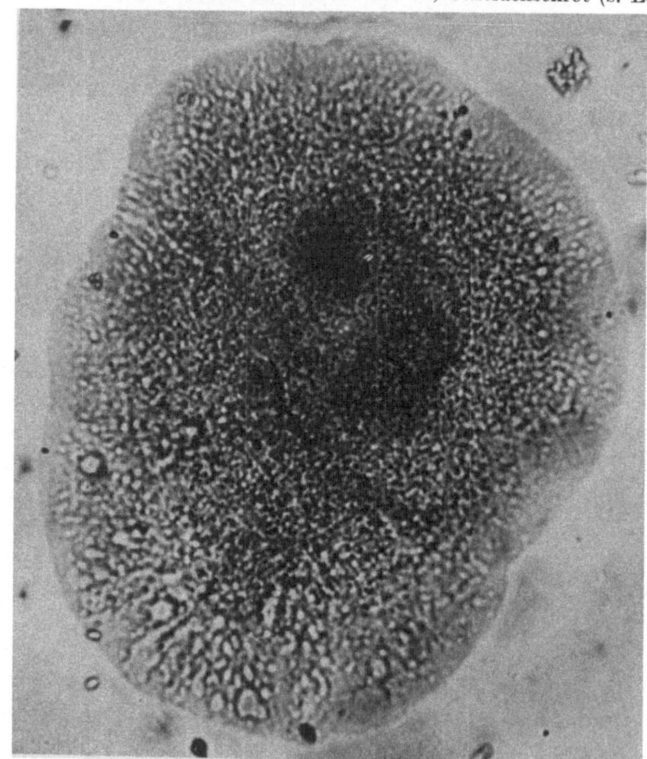

Abb. 2. PPLO-Kultur, glatte Form, Urinsediment, direkte Agarmikroskopie (s. Legende S. 93)

Brustwarze oder einem Spiegelei verglichen worden ist (Abb. 1). Dieser Aufbau läßt sich durch Dezentrierung der Beleuchtung besonders plastisch demonstrieren außerdem an Kolonieschnitten (Abb. 7, 8) oder an Abklatschpräparaten, wenn bei diesen artefiziell die periphere Zone gegen das massivere Zentrum verschoben wird (Abb. 6).

Es kann eine glatt- und eine rauh-granuläre Form unterschieden werden (Abb. 2, 3). Gewisse Variationen dieser Grundformen, vor allem auch Größenunterschiede oder das Verhältnis von Zentrum und Peripherie sind speciesabhängig und finden sich vor allem bei Erstisolierungen oder bei unterschiedlichen, z.B. auch aeroben oder anaeroben Kulturbedingungen. Bei Erstisolierungen kann das Koloniebild durch Bestandteile des Ausgangsmaterials merklich verändert sein. Aus Detritus oder Metazoenzellen wachsen die Kolonien dann halbkreisförmig oder auch polycyclisch begrenzt heraus (Abb. 10—13). Es bedarf einiger Erfahrung zu ihrer Identifizierung. Kontrolle durch gefärbte Abklatschpräparate und vor allem durch Subkulturen, in welchen dann die charakteristische Kolonieform sich entwickeln kann.

Zusammenstellung und Beschreibung der Kultivierung von PPLO auf Formvar-Filmen, der direkten Agarmikroskopie, der Untersuchungen mittels Phasenkontrast oder im Dunkelfeld sowie die Vielzahl tinktorieller Methoden finden sich bei E. Klieneberger-Nobel [69]. Die Entwicklung von kleinen Wuchseinheiten bis zur ausgereiften PPLO-Kolonie ist von K. Bartmann u. W. Höpken [12] in sehr instruktiven Bildserien phasenoptisch dokumentiert worden.

Die distinkte und formgerechte Darstellung der mycoplasmatischen Lebenseinheiten stößt auf erhebliche präparationstechnische und auch optische Schwierigkeiten. Da eine Zellwand fehlt, sind die PPLO-Zellen leicht verletzlich; phasenoptisch zeigen sie nur geringen Kontrast; wegen des geringen RNS-Gehaltes nur schwache Anfärbbarkeit.

Übereinstimmend wurden von vielen Autoren kugelige und ovoide Granula (Abb. 4, 9), ferner kokkoide oder fadenförmige Bildungen beschrieben, diese mit dichotomen Verzweigungen; weiter ringförmige und sehr unregelmäßig geformte zellartige Figurationen, die Erythrocytengröße erreichen können. Diese stellen eine rundliche, ovaläre oder auch unregelmäßig umgrenzte Phase dar, in welcher feinste granuläre Elemente dargestellt werden können, die sich oft an der Grenze des l.-optischen Auflösungsvermögens finden (Abb. 3, 5). Entsprechend diesem Polymorphismus sind verschiedene Vorstellungen der Vermehrung entwickelt worden. Die kleinste biologische Einheit wird als Elementarkörper („primary elementary bodies") bezeichnet. Diese stehen der Größenordnung nach zwischen Viren und Bakterien. Wie Viren passieren sie gewisse bakteriendichte Filter (z.B. Gradokolmembranen mit einer mittleren Porenweite bis 0,3 μ). Nach E. Klieneberger-Nobel haben die kleinsten Formeinheiten von Mycoplasma agalactiae einen Durchmesser von 120—180 mμ. Elektronenoptisch konnte ein solcher von 100 mμ bestimmt werden. Einen wesentlich genaueren Einblick über Form und Detailstrukturen der einzelnen Wuchselemente haben die insgesamt wenig zahlreichen aber verdienstvollen e.-optischen Untersuchungen geliefert, welche bis in das Jahr 1947 zurückreichen [41, 98, 103]. Hier sollen nur neuere Befunde referiert werden, die mit Hilfe des Negativkontrastverfahrens den ganzen Organismus zur Darstellung bringen [22] oder an Ultradünnschnitten das Studium der Binnenstrukturen gestatten [1—4, 43, 45, 48, 110]. D. R. Anderson u. M. F.

Barile (1965) untersuchten mit den genannten Methoden einen Mycoplasma orale-Stamm [3] sowie einen Stamm Mycoplasma hominis, Typ I, der aus einer Zellgewebekultur isoliert worden war. Es fanden sich recht unterschiedliche und polymorphe Wuchsformen (Abb. 21). Die kleinste Einheit ist rund mit einem Durchmesser von 80—100 mμ, sehr elektronendicht, mit einer helleren Zone zwischen den beiden Phasen der Cytoplasmamembran (Abb. 21, A).

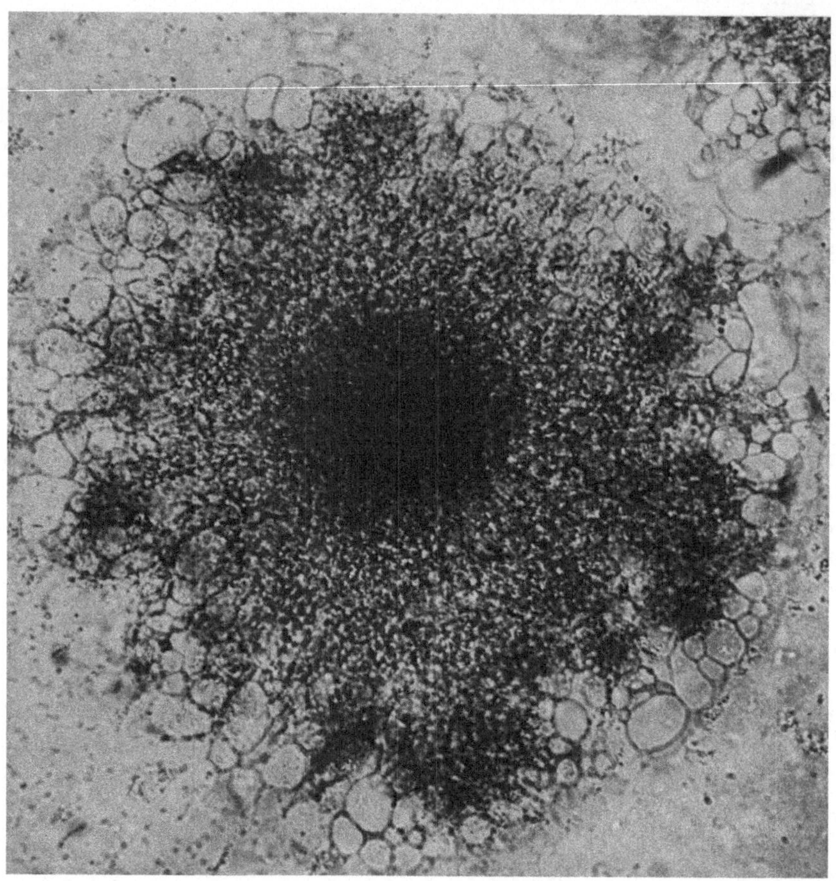

Abb. 3. PPLO-Kultur, rauh-granuläre Form, Bronchialsekret von einer chronischen „abakteriellen" Pneumonie. Direkte Agarmikroskopie (s. Legende S. 93)

Größere Formen mit einem Durchmesser von 400—1000 mμ lassen Binnenstrukturen erkennen. Die Autoren unterscheiden drei Typen. Einmal handelt es sich um Zellen mit einer gleichmäßig feingranulären Matrix, in welcher sich sehr viel dichtere Abschnitte finden (Abb. 21, B). Der zweite Typ besitzt im Zentrum eine helle, rundliche bis ovoide Zone mit feinnetzigen Strukturen, welche große Ähnlichkeit hat mit bakteriellen Kernbereichen und entsprechend gedeutet wird (Abb. 21, C). Auch hier findet sich keine Kernmembran als Begrenzung gegen das periphere Cytoplasma, welches sich als eine ribosomenartige Granulation in einem transparenteren Grundsubstrat darstellt. Diese Granula haben einen Durchmesser von etwa 100 Å. Eine dritte Gruppe zeigt den gleichen Bau, aber ohne Kernbereich (Abb. 21, C). Endlich finden sich Formen, welche gleichsam Kombinationen der vorgenannten Typen darstellen und auch sog. „Geisterzellen", also leere Cytoplasmamembranen (Abb. 21, D). Alle Zellformen besitzen einheitlich eine einfache Cytoplasmamembran, die aus einer äußeren und inneren Lamelle mit einer transparenteren Zwischenschicht besteht (75 Å). Eine formbestimmende Zellwand ist nicht nachzuweisen.

Als weitere Zelldifferenzierungen zeigen sich sehr elektronendichte kugelige Binnenkörper, welche eine wechselnd große Ähnlichkeit mit den Elementarkörpern haben. Teils liegen sie im Cytoplasma der Begrenzungsmembran an, teils in Vacuolen (Abb. 22). Vacuolen kommen in größeren Zellen vor, meist in exzentrischer Lage, sie haben eine eigene lamelläre Begrenzung (Abb. 22, 23).

Die filamentösen Formen zeigen ebenfalls Varianten und finden besonders in negativ gefärbten Präparaten eine kontrastreiche Darstellung. Von einem kugeligen Organismus, und zwar von der Oberfläche gehen mehrere Filamente aus (Mycoplasma orale) mit einer Breite von 50—100 mμ und bis zu mehreren μ lang, manchmal verzweigt (Abb. 24, 25, 26, 27).

Diskussion um Vorkommen und Bedeutung dieser pleomorphen Wuchsformen ist immer wieder verknüpft worden mit der Möglichkeit von Präparationsartefakten, was aber heute von der Mehrzahl der Autoren abgelehnt wird. Ungeklärt ist der Vermehrungsmodus der Mycoplasmen. Verschiedene Deutungen werden vertreten. D. R. ANDERSON u. M. F. BARILE z. B. glauben, daß es für diesen Organismus verschiedene Formen der Vermehrung gibt, und zwar in Abhängigkeit von der Zusammensetzung des Nährsubstrates, dem Grad der Anpassung und dem Alter des Kollektivs.

Wie mehrfach erwähnt, besitzen die gramnegativen Mycoplasmen keine schützende, feste Zellwand. Sie teilen diese Eigenschaft mit bakteriellen L-Formen, Protoplasten und Sphäroplasten. Eine erschöpfende Darstellung neuester Erkenntnisse hierzu findet sich in der Übersicht von H. STOLP u. M. P. STARR [107]. Alle diese transformierten Organismen teilen mit den Mycoplasmen einige sehr ähnliche Probleme, welche hier wenigstens andeutungsweise erwähnt werden müssen. Definitionsgemäß werden grampositive Bakterien in Protoplasten überführt, wenn sie der Zellwand völlig verlustig gehen. Bei Sphäroplasten kommt es lediglich zu einer Veränderung der Wandstruktur und ihrer Festigkeit; die Zellwand geht aber nicht völlig verloren [79]. L-Formen entstehen aus Bakterien mit ebenfalls völligem Verlust der Zellwand (stabilisierte Form) oder teilweisem Verlust (instabile Form). In letzterem Fall erfolgt Rückverwandlung in die charakterisierte bakterielle Ausgangsform. Mit dem Verlust der Zellwand und ihrer Funktionen wird die Gestalt des nur noch durch die Cytoplasmamembran begrenzten Protoplasten allein durch osmotische Kräfte bestimmt. In isotoner Umgebung rundet sich dieser ab, die Zelle nimmt Kugelgestalt an, wird somit verformungsfähig und verletzlich. Näheren Einblick in Form und Feinbau der L-Zelle haben e.-optische Untersuchungen an Ultradünnschnitten geliefert. Es wird zur weiteren Orientierung auf die Arbeit von DOROTHY C. DANNIES u. J. H. MARTON (1965) verwiesen [40]. Außer durch den Verlust pathogener Eigenschaften der bakteriellen Mutterzelle kann die L-Form sich von dieser dadurch unterscheiden, daß sie im Wachstum nicht durch Penicillin und Sulfonamide gehemmt wird; dagegen bleibt eine enge antigenetische Verwandtschaft und die Übereinstimmung biochemischer Reaktionen erhalten. L-Formen und Mycoplasmen können im Kolonietyp ununterscheidbar übereinstimmen. Beide zeigen auf festen Nährböden das dichtere Zentrum und die transparentere periphere Zone. Am bemerkenswertesten ist aber bei dem gegenwärtigen Stand unseres

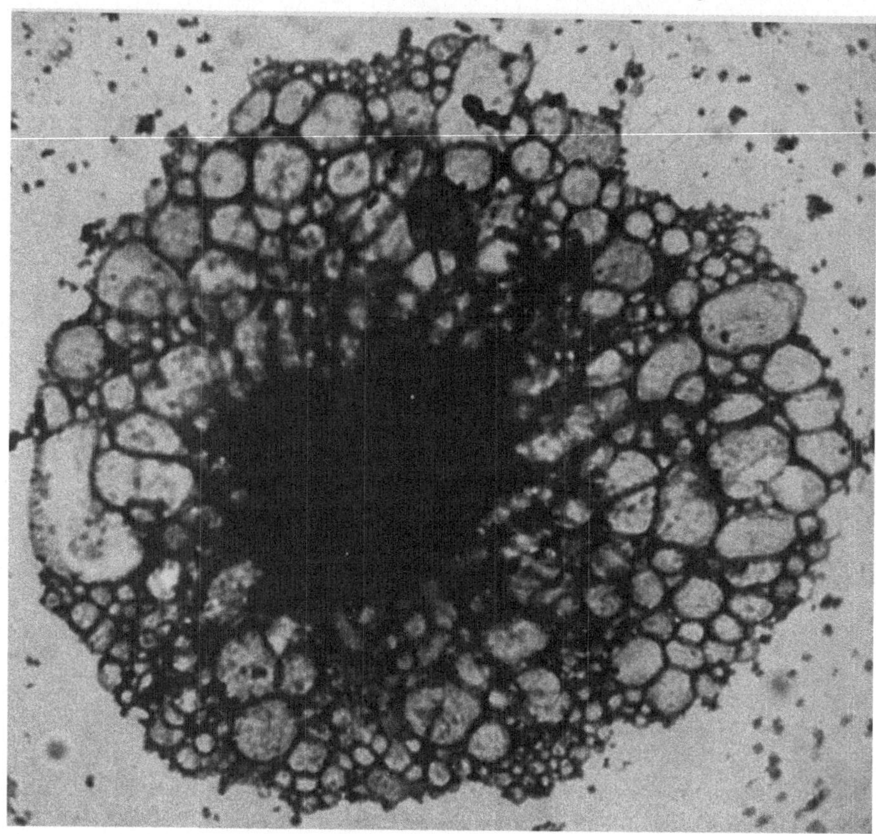

Abb. 5. PPLO-Kultur, Scheidensekret. Verl. Giemsa-Färbung, Darstellung feinkörniger Elementarkörperchen (s. Legende S. 93)

Wissens nach E. Klieneberger-Nobel [69] der Sachverhalt, daß „Mycoplasmen in der Natur weit verbreitet sind. Einige sind Saprophyten, aber viel mehr sind parasitäre und pathogene Organismen. Im Gegensatz hierzu sind stabile L-Formen ausschließlich ein Laboratoriumsprodukt". Stabilisierte Protoplasten unterscheiden sich in ihren genetischen Anlagen und Stoffwechseleigenschaften wenig von denjenigen der normalen Zelle. Sie synthetisieren ebenfalls Proteine, Nucleinsäuren, Lipoide und Polysaccharide. Sphäroplasten vermögen zu wachsen und sich zu teilen, Protoplasten grampositiver Bakterien zeigen keine Zellteilung.

Sphäroplasten und Protoplasten können spontan auftreten, aber auch z.B. durch enzymatische Degradation der Zellwand erzeugt werden, und zwar durch Lysozym [111]. A. Fleming hat 1922 eine Substanz in der Nasenschleimhaut entdeckt, welche sehr schnell Bakteriolyse von Micrococcus lysodeicticus verursachte und welche er „Lysozym" nannte [46]. Das Enzym ist in verschiedenen menschlichen und tierischen Geweben, Organen und Sekreten, in einigen höheren Pflanzen, aber auch in Bakterien, vor allem im Hühnereiweiß (3%) enthalten. Nach M. R. Salton u. J. M. Ghuysen (1960) löst es hydrolytisch die β-1,4-Bindungen zwischen der n-Acetylmuraminsäure und n-Acetylglucosamin [99]. Entsprechend wird das Lysozym auch als Muramidase bezeichnet. Bei Erhitzen auf 56 °C wird

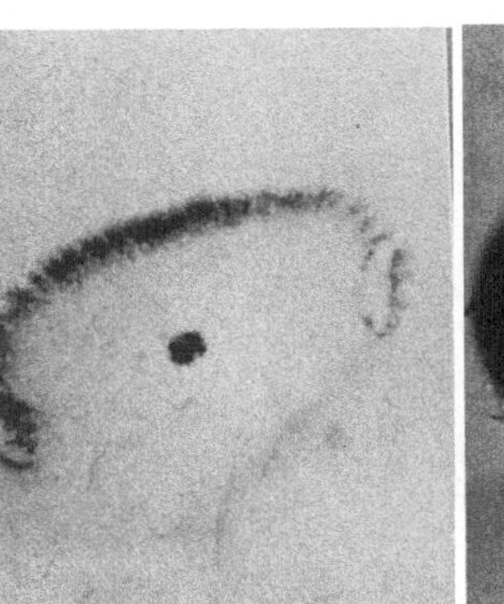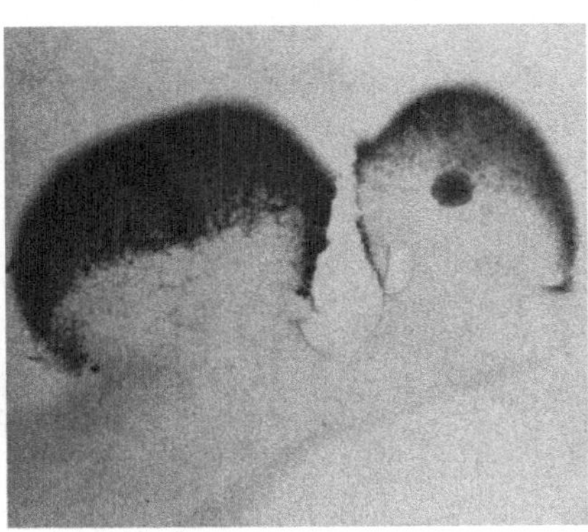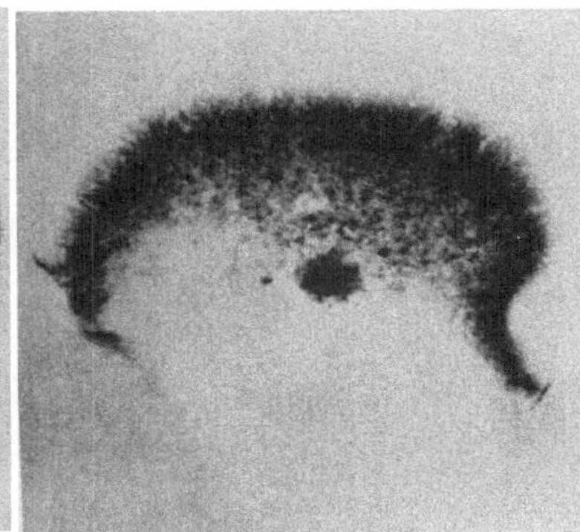

Abb. 7. PPLO-Kolonien, Schrägschnitte. Dichtes in den Nährboden versenktes Zentrum. Hämatoxylin-Eosin-Färbung (s. Legende S. 93)

es völlig zerstört [80]. Hier soll nur auf die Möglichkeit hingewiesen werden, daß auch Mycobakterien (H 37 Ra) mit Hilfe von Lysozym in osmotisch fragile Protoplasten (Sphäroplasten) umgewandelt werden können [109]. Hier sind noch wichtige Fragen unbearbeitet, deren Lösung auch für die Tuberkuloseforschung Bedeutung haben könnte.

Besonderes Aufsehen erregten die PPLO durch den Nachweis, daß zahlreiche Zellgewebekulturen sowie Rickettsien- und Virusstämme in Forschungslaboratorien sich als mit Mycoplasmen verunreinigt erwiesen haben [25, 37, 59, 95]. Da diese Mikroorganismen eigene cytopathogene Effekte entfalten, interferieren sie z. B. mit der Wirkung von Viren und cytostatischen Stoffen und sind somit zu einer unvermuteten Fehlerquelle für entsprechende Versuchsansätze geworden.

Wachstum und Vermehrung der PPLO erfolgen in Gewebekulturen nur bei Anwesenheit lebender Zellen [25], nicht aber in den üblichen Nährmedien allein. Neuerdings (1965) konnten aber J. Fogh u. Helle Fogh [50] zeigen, daß es unter Einhaltung bestimmter Bedingungen dennoch möglich ist. Trotzdem stimmen die Autoren mit T. R. Carski u. C. C. Shepard darin überein, daß die Anwesenheit von lebenden Zellen die PPLO mit gewissen Nährstoffen, die im Medium fehlen, versorgen oder daß die kultivierten Zellen Substanzen inaktivieren, welche das Wachstum der Mycoplasmen hemmen oder verhindern [25].

Frisch isolierte Zell-, Virus- und Rickettsienstämme und solche, die lediglich zu kurzfristigen physiologischen oder metabolischen Untersuchungen dienen, sind nur sehr selten (1,3%) [9, 54, 97], solche nach wiederholten präparativen Manipulationen sind häufig kontaminiert (52%) [9, 25].

Die Ursachen der Infektion sind vorerst ungeklärt [59]. Möglich wäre eine zufällige Infektion mit gewöhnlichen Bakterien und ihre Transformation durch langzeitige Penicillinwirkung in eine stabile L-Form [62, 95]. Diese bakterielle L-Form ist nur biochemisch und nicht morphologisch von Mycoplasmen zu unterscheiden. Ein Beweis ist nur möglich, wenn die L-Transformation des Bakterientyps beobachtet oder Kreuzreaktion der Antigene bewiesen ist [9, 74, 97]. Das ist aber äußerst schwierig, da in der Bakterienzelle die wichtigsten Antigene in der Zellwand lokalisiert sind, die L-Form-Variante aber u. a. eben durch das Fehlen einer formgebenden und gestaltbestimmenden Zellwand charakterisiert ist. Auch Ver-

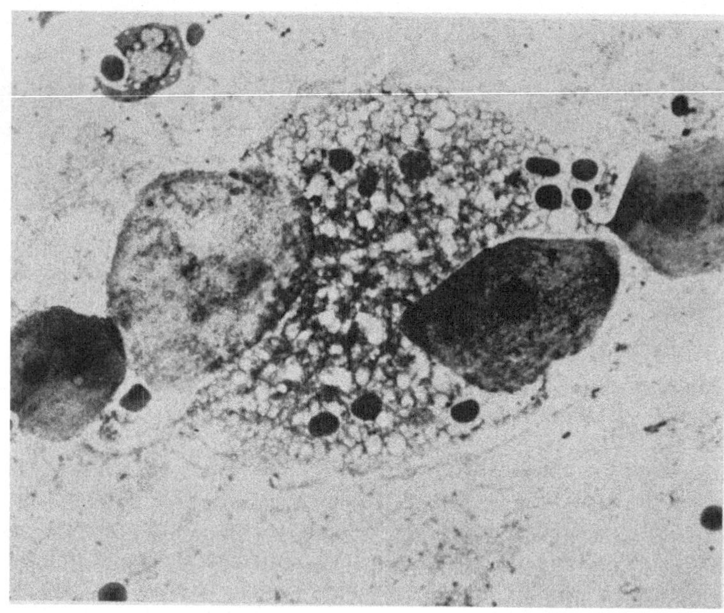

Abb. 10. Vakuolär-granuläre PPLO-Kolonie, Tonsillenexprimat, Entwicklung zwischen zwei Epithelzellen (s. Legende S. 93)

unreinigung mit Speichel beim Pipettieren ist erwogen worden. Das für Gewebekulturen verwendete gepoolte Serum erwies sich als steril [25, 63]. E. Klieneberger-Nobel vermutet unter anderen Möglichkeiten, daß die PPLO bereits im Gewebe derjenigen Tiere latent vorhanden waren, von denen die Kulturen abstammen.

Die Typisierung der kontaminierenden Stämme ergab bisher bereits bekannte menschliche Species. Es zeigte sich ferner, daß PPLO-Stämme, isoliert aus menschlichen und murinen Zellgewebekulturen, keine Antigenverwandtschaft zu menschlichen und murinen PPLO-Stämmen erkennen ließen. Sie reagierten aber miteinander und ließen diejenige Antigenspezifität vermissen, wie sie üblicherweise PPLO-Stämme zeigen, die menschlicher und muriner Herkunft sind [9]. Hierin und aus anderen Gründen sehen M. F. Barile u. Mitarb. (1962) eine weitere Stütze für ihre Annahme, daß es sich bei den kontaminierenden PPLO in Gewebekulturen um stabilisierte bakterielle L-Formen handelt [9, 74, 97].

Nachweis der hospitierenden Mycoplasmen in Zellgewebekulturen kann färberisch, mittels fluorescierender Antikörper, chemisch und kulturell erfolgen.

Nach J. Fogh u. Helle Fogh (1964) ist die direkte mikroskopische Darstellung von Mycoplasmen durch Vorbehandlung der einschichtigen Zellfilme in

einem hypotonen Medium, Fixierung nach CARNOY und Orcin-Färbung in kurzer
Zeit möglich [49]. Bei starker Vergrößerung sind die Organismen als runde, scharf
begrenzte Körper erkennbar, welche zur Hauptsache sich in den Intercellular-

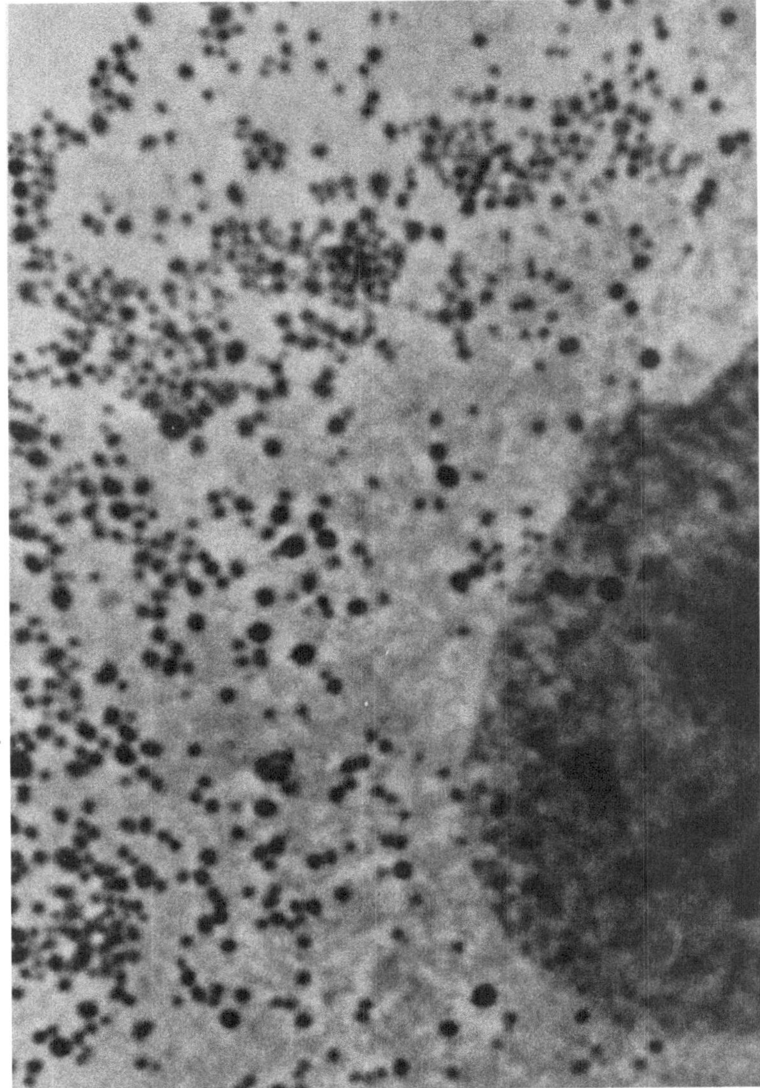

Abb. 15. Teilausschnitt einer menschlichen Amnion-FL-Zelle mit zahlreichen Mycoplasmen
(s. Legende S. 93)

räumen, an der Zelloberfläche und in den ektoplasmatischen Zellabschnitten
finden (Abb. 15, 16), nach M. F. BARILE u. Mitarb. (1962) auch an der Zellwand
(Abb. 20), nicht aber in sterilen Kulturen.

Eine ganz gleiche Lokalisation kann mit anderen tinktoriellen Methoden sowie
mittels Nachweis von PPLO-Antigenen demonstriert werden, welche mit den

6*

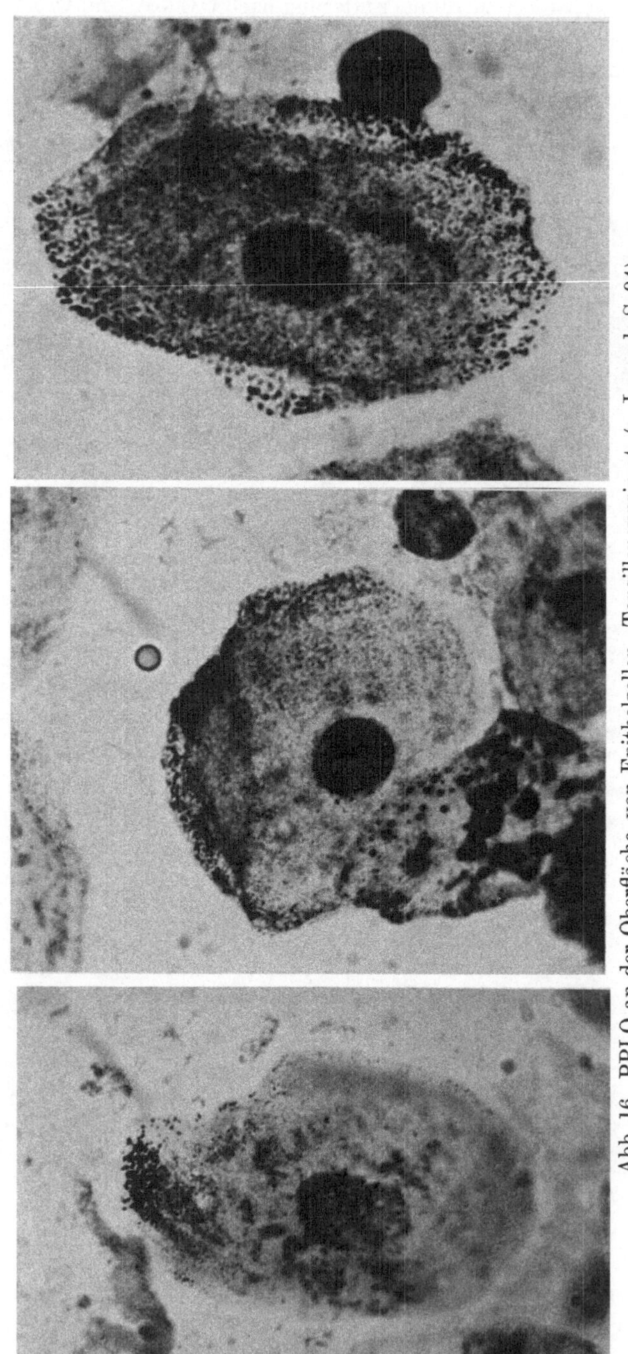

Abb. 16. PPLO an der Oberfläche von Epithelzellen, Tonsillenexprimat (s. Legende S. 94)

Antikörpern sensibilisierter Kaninchen nach Isothiocyanat-Fluorescinbindung an die Globuline reagieren [9, 25]. Die Methode ist spezifisch [9, 25, 82] und zeigt eine mit dem Zellwachstum korrespondierende Zunahme der Antigenkonzentration (Abb. 17).

Die wichtigste Nachweismöglichkeit ist schließlich die Isolierung der Mycoplasmen aus den infizierten Zellgewebekulturen und ihre Vermehrung auf unbelebten und künstlichen Nährböden.

R. T. Schimke u. M. F. Barile (1963) haben eine chemische Methode zum Nachweis von PPLO in Zellgewebekulturen ausgearbeitet, die eine große Treffsicherheit und den Vorteil schneller Ergebnisse verbindet [10, 100, 101]. Diese beruht auf der Beobachtung, daß eine umfangreiche Umwandlung der Aminosäure Arginin in Ornithin enzymatisch durch Argininhydrolase erfolgt, und zwar über drei Stufen mittels Arginin-Deiminase, Ornithin-Transcarbamylase und Carbamylphosphokinase. Das Enzym kommt in normalem tierischem Gewebe nicht vor und wird nach P. M. Kraemer (1964) nur von cytotoxisch wirkenden Mycoplasmen produziert [74]. M. F. Barile, R. T. Schimke u. D. B. Riggs [11] haben neuerdings (1966) zeigen können, daß pathogene Stämme wie Mycoplasma pneumoniae, M. neurolyticum, M. hyorhinis, M. gallisepticum keine Arginin-Deiminase Aktivität entwickeln.

Die Beseitigung der PPLO-Infektion aus Gewebekulturen gelingt am schnellsten und sichersten durch Antibiotica, insbesondere durch Tetracycline, Chloramphenicol, Kanamycin, Karbomycin und Novobiocin [25, 54, 73, 94]. Empfohlen wird andererseits die Haltung der Zellgewebekulturen unter Beachtung der früher erforderlichen strengst aseptischen Kautelen ohne Penicillin- oder Streptomycin-Zusatz zu den Medien [9].

Der cytopathologische Effekt, welchen Mycoplasmen in Zellgewebekulturen hervorrufen, ist l.- und e.-optisch untersucht worden. Die Ansichten über Art und Umfang der provozierten Wirkungen und über den Einfluß auf das Zellwachstum sind anfänglich sehr unterschiedlich gewesen [52].

A. J. Girardi u. Mitarb. (1965) untersuchten den cytopathogenen Effekt von drei PPLO-Stämmen, welche aus menschlichen und tierischen Zellgewebekulturen isoliert worden waren [52]. In Primärkulturen von embryonalem Nierengewebe lösten sich die Zellen sehr schnell von der Unterlage, sie zeigten eine granuläre Entmischung des Cytoplasmas, schrumpften und erwiesen sich als äußerst verletzlich. Es entwickelten sich Plaques; schließlich resultierte eine völlige Zerstörung der Zellschicht. In diploiden Zellstämmen menschlicher Herkunft entwickelte sich der cytopathogene Effekt langsamer, führte aber schließlich ebenfalls zu einer völligen Zerstörung der Zellen. Auffallend war auch hier besonders eine tropfenförmige Chromatinverklumpung. Das PPLO-Wachstum ist mit Säurebildung verbunden. J. Fogh, E. Hahn u. Helle Fogh (1965) untersuchten die Wirkung eines anderen Mycoplasmastammes [51]. Es zeigte sich auch bei diesen Versuchen, daß Art und Umfang der provozierten cytopathogenen Effekte abhängig sind von der Infektionsdosis, Art der Wirtszellen und den Kulturbedingungen.

Eine kleine Anzahl von Zellen überlebte aber, zeigte sich als resistent gegen die PPLO-Infektion und ließ sich in frischen Medien fortzüchten. Die Zellgröße wies zwar eine merkliche Variation auf und es traten auch Riesenzellen auf, aber es konnten solche PPLO-resistente Kulturen länger als 1 Jahr trotz massiver Infektion offenbar gesund gehalten werden.

Elektronenoptisch fanden sich die mycoplasmatischen Elementarkörper fixiert an den Wirtszellen (Abb. 20), die mit vermehrter Bildung von Microvilli, Schwellung des endoplasmatischen Reticulums, Verformung der Mitochondrien. Vacuolenbildung, granulärer Entmischung des Cytoplasmas und Zerstörung der Membransysteme reagierten [51]. Recht ähnliche Effekte konnten G. Negroni u. Mitarb. (1964) an Kulturen von menschlichem Nierengewebe beobachten. welches mit dem Kulturmedium von menschlichem leukämischem Knochenmark beimpft worden war [88]. In ultradünnen Schnitten zeigten sich 48 Std nach der Infektion neben offenbar unverändert aussehenden Zellen solche mit Abrundung. Isolierung, Verlust des Kernchromatins, Entstehung „leerer" Kerne und degenerativen Strukturveränderungen des Cytoplasmas [64].

Die hier aufgezeigten übertragbaren cytopathogenen Effekte haben eine große Ähnlichkeit mit der Wirkung mancher Viren. Eine weitere übereinstimmende Eigenschaft konnten J. Fogh u. Helle Fogh (1965) experimentell nachweisen. PPLO erzeugten in menschlichen FL-Amnion-Zellen Chromosomenveränderungen [50]. Beobachtet wurden eine Verringerung der Chromosomenzahl, Zunahme von Chromosomen-Aberrationen und Auftreten neuer Chromosomenvarietäten (Abb. 18). Nichtinfizierte FL-Zellen weisen eine Chromosomenzahl von 70—76 auf. Die PPLO-infizierten Kulturen dagegen nach mehreren Monaten nur noch 63—68 in einem mit der Zeit steigenden Hundertsatz. Mehr als 10% der Colchicinblockierten Metaphase-Zellen zeigten 318 Tage nach der Infektion Endoreduplikation. Weiter wurden beobachtet dizentrische Chromosomen, azentrische Fragmente, kleine Chromosomen, Translokalisationen, Riesenchromosomen, sekundäre Chromosomen, Chromatidenbruchstücke und Chromosomenzerstörungen. Drei Typen neuer Chromosomenvarietäten wurden in vier unabhängigen Untersuchungsreihen von den Autoren gefunden, die unter etwa 2000 Metaphasen nicht-infizierter hypertriploider FL-Zellen niemals beobachtet worden sind (Abb. 19): Ein sehr großes teleozentrisches Chromosom, ein großes metazentrisches und ein ebenfalls großes subteleozentrisches Chromosom, welches in 20% der Metaphasen nach 2 Monaten zu finden war.

Die Wirkung von PPLO auf Metazoenzellen kann somit bestehen in der Entwicklung cytopathogener Effekte, Chromosomenveränderungen und dem Auftreten von PPLO-resistenten Zellpopulationen mit Änderungen der Zellmorphologie und der Teilungsrate.

Bei der Infektion von Gewebekulturen mit nichtlytischen PPLO-Stämmen können diese durch mehrere Passagen mitgeführt werden, ohne eine sichtbare Zellschädigung zu bewirken. Es wurde aber in den lebenden und sich vermehrenden Gastzellen dennoch eine teilweise Zerstörung der DNS beobachtet [93]. Dieser kann eine morphologische Abwandlung der chromosomalen Grundstruktur entsprechen [50]. Eine sehr getarnte Infektion von Zellgewebekulturen mit PPLO erfolgt bei der Beimpfung mit zellfreien Virus- und Rickettsiensuspensionen, wenn diese ihrerseits mit PPLO verunreinigt sind [72, 93].

Auf die Bedeutung des Vorkommens von PPLO bei Rindern, Schafen, Ziegen. Hühnern, Ratten, Mäusen, Schweinen, Hunden und anderen Tieren kann nicht näher eingegangen werden (s. hierzu [69]). Beim Menschen können Mycoplasmen unterschiedlich häufig aus dem Intestinal-, Atem- und vor allem Urogenitaltrakt isoliert werden. Sie wurden außerdem in verschiedenen Körpersubstraten und Sekreten nachgewiesen. Bisher sind beim Menschen sechs antigendifferente Species bekannt: Mycoplasma hominis I und II, M. orale (Syn. pharyngis), fermentans, salivarium und Mycoplasma pneumoniae, welches allein gesicherte

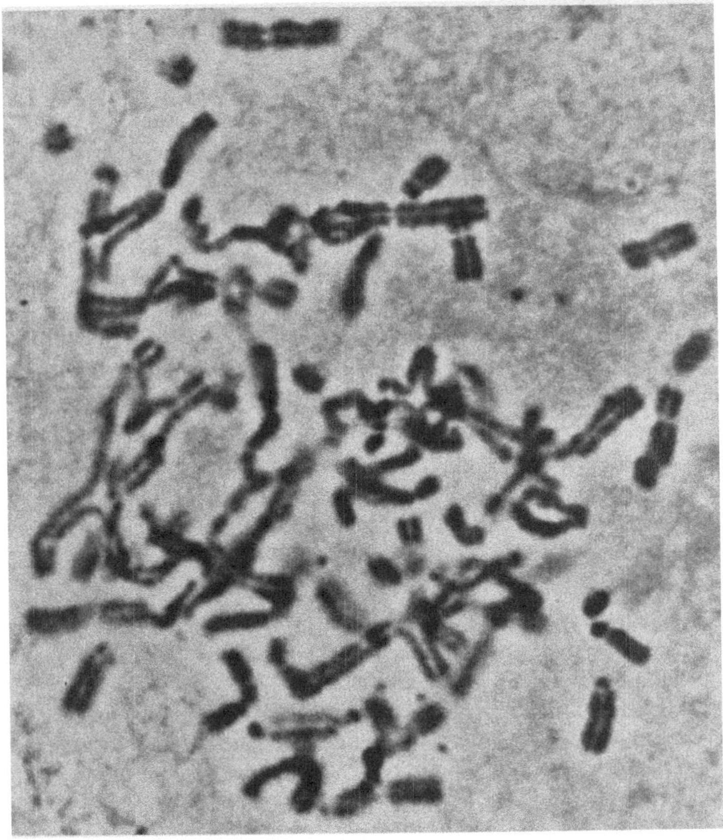

Abb. 18. Ausgedehnt komplexe Chromosomenveränderungen in der Metaphase einer PPLO-infizierten menschlichen Amnion-FL-Zelle (s. Legende S. 94)

pathogenetische Bedeutung hat, während die übrigen vorläufig als Saprophyten oder Kommensalen angesprochen werden müssen. Dabei ist es offen, ob bei Schwächung der organismischen Resistenz oder in Verbindung mit der Wirkung anderer Mikroorganismen nicht doch sekundär eine pathogenetische Wirkung entfaltet werden kann.

Mycoplasma pneumoniae verursacht beim Menschen katarrhalische Erkrankungen des Atemtraktes und insbesondere bestimmte Formen der sog. primär atypischen Pneumonie. 1944 konnten M. D. EATON u. Mitarb. [44] ein Agens isolieren, welches wegen seiner Filtrierbarkeit durch bakteriendichte Filter zunächst als Virus angesprochen und als „Eaton atypial pneumonia agent" benannt, dann aber als ein pleuropneumonie-ähnlicher Organismus erkannt und nach einem

Vorschlag von R. M. CHANOCK (1963) als „Mycoplasma pneumoniae" bezeichnet wurde [28].

Es ist naheliegend, das bei manchen pathogenetisch noch ungeklärten oder noch umstrittenen Krankheiten oder Krankheitssyndromen die Möglichkeit einer mycoplasmatischen Ätiologie diskutiert wird.

Mycoplasmen können mit wechselnder Häufigkeit aus Cervicalabstrichen, bei der unspezifischen Urethritis, Prostatitis, Cystitis und Salpingitis [96] nachgewiesen werden. Bei Komplikationen mit arthritischen Symptomen gelang Züchtung aus den Exsudaten rheumatisch erkrankter Gelenke, der Synovia sowie der Bindehaut des Auges. Somit ist es naheliegend, da Mycoplasmen bei Rindern, Schafen, Ziegen (M. mycoides, M. agalactiae); Schweinen; Hühnern, Puten (M. gallisepticum); Ratten und Mäusen (M. arthritidis) Gelenkentzündungen erwiesenermaßen hervorrufen, daß die primär chronische Polyarthritis und andere mit Ergüssen einhergehende Gelenkerkrankungen sowie die Reitersche Erkrankung mit ihren Kardinalsymptomen Urethritis, Conjunctivitis und Arthritis sowie verwandte Syndrome; der Lupus erythematodes und endlich die Bechterewsche Erkrankung gleichfalls als Mycoplasmosen vermutet worden sind [77]. Hinzu kommt der Umstand, daß Mycoplasmen Zustände verursachen können, die durch autoimmune serologische Reaktionen charakterisiert sind.

Seit 1958 ist wiederholt e.-optisch über den Nachweis virusartiger Partikel aus sehr unterschiedlichen Geweben an Myelo- und Erythroblastosen erkrankter Küken und an Leukämie erkrankter Mäuse sowie seit 1959 in Knochenmark, Lymphknoten, Blut, Plasma bei menschlichen Leukämien berichtet worden [88]. Inzwischen sind die von W. H. MURPHY u. Mitarb. [86] und von G. NEGRONI [64, 88] aus dem Knochenmark von Leukämikern isolierten virusartigen Organismen als Mycoplasmen erkannt worden [53, 56].

G. NEGRONI hatte Kulturen von Nierenzellen menschlicher Embryonen mit dem Kulturmedium menschlichen leukämischen Knochenmarks infiziert. Nach 48 h zeigten die Zellen im Cytoplasma und Kernbereich degenerative Veränderungen, vor allem mit Zerstörung des Kernchromatins. Ferner konnten virusartige Strukturen nachgewiesen werden, die aus einem elektronendichteren Kern mit einem mittleren Durchmesser von 420 Å und einer Begrenzungsmembran bestanden. Ein äußeres Substrat war inkonstant. Es ließ eine radiäre Anordnung dichterer und transparenterer Strukturen in geeigneten Querschnitten erkennen. Diese sind ihrerseits gelegentlich noch durch eine weitere Membran abschließend begrenzt. Derartige Partikel besitzen einen Durchmesser bis 730 Å.

Besonders innerhalb der Kerne wurde dann eine kleinere Partikelpopulation mit einem Durchmesser von nur etwa 400 Å gefunden. Es waren also zwei unterschiedlich große Strukturelemente nachzuweisen, die keine Beziehung zu bekannten zelleigenen Zelldifferenzierungen erkennen ließen. Inzwischen konnten bei akuten myeloischen und lymphatischen Leukämien von L. HAYFLICK u. Mitarb. (1965) sowie von M. F. BARILE u. Mitarb. (1966) in frischen und unbehandelten, noch nicht durch bakterielle Infektionen komplizierten Fällen, aus dem Knochenmark, seltener aus dem Blut, Mycoplasmen isoliert werden, während die Kontrollen mit gesundem Knochenmark negativ verliefen [7, 53, 58, 102].

Die Typisierung der Stämme (N. 1, resp. 249, 274, 278) ergab, daß es sich um Mycoplasma orale handelte, einem gewöhnlichen Kommensalen der menschlichen Mundhöhle, der ursprünglich von den Tonsillen zweier Scharlach-Patienten isoliert worden ist [60, 108]. Serologisch zeigten die Stämme ebenfalls enge Beziehung oder Identität mit Mycoplasma orale (Syn. M. pharyngis [68]; PATT-Stamm [36]). Der Nachweis pathologisch hoher Titer von Kälteagglutininen mit Anti-I-Spezifität sowohl bei Leukämien als auch bei der primär atypischen Pneumonie, einer häufig durch M. pneumoniae verursachten menschlichen Erkrankung, ist ein weiteres Glied in der Beziehung zwischen Mycoplasmen und akuten Leukämien [39]).

Anfang der vierziger Jahre begann man eine Gruppe von Pneumonieformen von der klassischen durch Pneumokokken, Typ I und II verursachten kruppös-lobären oder Lappenpneumonie und den mehr lobulären oder herdförmigen Bronchopneumonien, verursacht durch Pneumokokken, Typ III und X, Haemophilus influenzae, Streptokokken und Staphylokokken, Escherichia coli, Pyocyaneus und Friedländer-Bacillen abzugrenzen. Es handelte sich dabei um zunehmend häufig auftretende Pneumonieformen, die offenbar nicht bakteriellen Ursprungs waren und daher unter dem Sammelbegriff der „primär atypischen Pneumonie" zusammengefaßt wurden. Mit den großen Fortschritten der virologischen Forschung in den letzten 20 Jahren konnten immer mehr Pneumonien als durch Rickettsien, große und kleine Viren verursacht identifiziert werden. Heute sind weit mehr als 80 antigendifferente Virustypen bekannt, welche katarrhalische Erkrankungen des Respirationstraktes auslösen können [14, 17], teilweise einhergehend mit sehr unterschiedlich ausgedehnten entzündlichen pneumonischen Infiltrationen. Es muß das Ziel sein, jeweils zu einer pathogenetischen Diagnose zu kommen, z. B. eine Q-Fieber-, Ornithose-, Influenza-, Parainfluenza- oder Adeno-Viruspneumonie zu identifizieren, was aber bisher selbst von sehr erfahrenen Sachkennern und in enger Zusammenarbeit mit einem virologisch-serologisch arbeitenden Institut in höchstens 50% der Fälle gelingt.

Es wurde bereits darauf hingewiesen, daß das Eaton-Agens als ein pleuropneumonie-ähnlicher Organismus und schließlich als der bisher einzige beim Menschen sicher pathogene Mycoplasmastamm (M. pneumoniae) erkannt worden ist. Eine serologische Reaktion auf das Eaton-Agens erfolgte etwa in 90% derjenigen PAP, bei denen in der Rekonvaleszenz Kälteagglutinine entwickelt werden, aber auch in einem wechselnden, signifikant gesicherten Hundertsatz von Kälteagglutinin-negativen Pneumonien [29, 31, 38]. Schließlich konnte die Pathogenität des Eaton-Agens weiter begründet werden durch den Nachweis, daß Freiwillige mit dem in Gewebekulturen gezüchteten Agens zu infizieren waren und daß natürlich erworbene Antikörper einen Infektionsschutz bilden [33]. Die Größe des Eaton-Agens (180—250 mμ) und seine Empfindlichkeit gegen Streptomycin und verschiedene Tetracycline, der färberische Nachweis von mikrobiellen Elementen in der Schleimschicht des Bronchialepithels von mit dem Eaton-Agens infizierten Hühnerembryonen, die außerdem mit der Antikörper-Fluorescenztechnik markiert werden konnten [34], verstärkten schließlich den Verdacht, daß es sich bei dem Eaton-Agens nicht um ein Virus handeln könne [33, 30].

Mycoplasma pneumoniae ruft bei Kindern, weniger häufig bei Erwachsenen, eine akute Bronchitis und Bronchiolitis ebenso selbständig hervor wie die Rhino-, Echo-, Influenza-, Parainfluenza- und RS-Viren [14, 17]. Am wichtigsten aber ist der Umstand, daß M. pneumoniae etwa in 50% der Fälle allein Ursache der PAP ist und noch bei primären Virusinfektionen an der begleitenden Pneumonie komplizierend beteiligt sein kann.

Die PAP ist eine Sammelbezeichnung für ein akutes, fieberhaftes, mit Husten und Kopfschmerzen, Muskelschmerzen, Reizerscheinungen in den oberen Atemwegen und selbst Lymphknotenschwellungen einhergehendes Syndrom, welches durch eine entzündliche Infiltration des Lungenparenchyms, aber ohne Pleura-

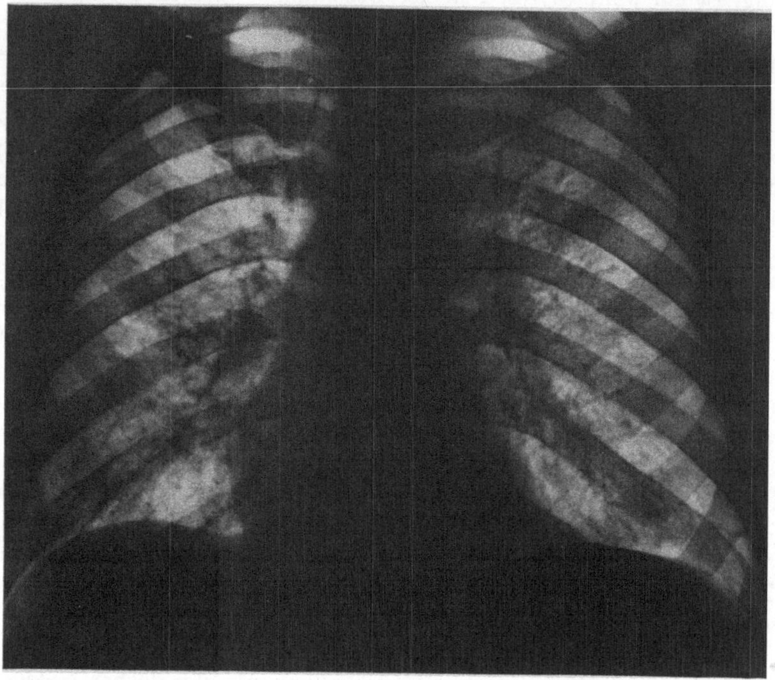

Abb. 33. Mycoplasma-Pneumonie li. Oberlappen bei einem 46jähr. Mann (s. Legende S. 95)

beteiligung charakterisiert ist. Aus dem klinischen Bild kann kaum auf den ätiologischen Faktor geschlossen werden, sicher aber nicht aus dem Röntgenbild. da die Äquivalente ein- oder doppelseitig, in allen Lungenabschnitten als umschriebene Infiltrate, als größere konfluierende Komplexe imponieren können und mit Bildern übereinstimmen, wie sie ebenso durch Rickettsien (Abb. 28), große oder kleine Viren (Abb. 29—32), Bakterien oder selbst Pilze provoziert werden können (Abb. 28—33).

Die Erkrankung ist ziemlich kontagiös. Neben sporadischen Einzelfällen kommt es jedoch nur zu kleineren Gruppenerkrankungen, so innerhalb von Familien [76, 65, 67], in Kinderheimen [105] oder eng belegten Rekruteneinheiten [32, 42]. Es kann jedes Alter befallen werden, aber 75% aller Infektionen erfolgen vor dem 30. Lebensjahr [75, 76]. Vorkommen in jeder Jahreszeit, Häufungen im Herbst und Winter. Die klinisch manifesten Infektionen betragen 3—10% [75], der Rest verläuft inapparent. Die Inkubationszeit beträgt etwa 14 Tage.

Der Antigennachweis mittels Fluorescenzmethode ist sehr empfindlich und spezifisch. Heute werden für Reihenuntersuchungen aber die Hämagglutinationshemmung mit vorbehandelten Blutkörperchen und die Komplementbindungsreaktion bevorzugt angewendet [75]. Die Agglutination mit Mycoplasmen ist wenig empfindlich [75]. Durch Kreuzabsorption wurde nachgewiesen, daß zwischen M. pneumoniae und den Streptokokkenantigenen sowie den Streptokokken-L-Formen keine Antigenbeziehungen bestehen. Vorkommen und Häufigkeit von komplementbindenden Antikörpern gegen M. pneumoniae sind besonders in Amerika [90] und zunehmend häufig in Europa [75, 76, 106, 112] untersucht worden. U. KRECH (1965/66) fand z.B. in der Schweiz bei etwa 20% KBR-positiven Reaktionen Übereinstimmung mit dem klinischen Bild [75, 76]. Die Fallzahlen wechseln mit dem zu untersuchenden Krankengut. M. SPRÖSSIG u. Mitarb. (1965) konnten etwa 10% positive Reaktionen unter 185 Patienten mit Erkrankungen des Respirationstraktes [112], G. STERNER u. Mitarb. (1965) in Schweden bei 73 Patienten in 37% einen vierfachen Titeranstieg gegen Eaton-Agens und in weiteren 19% einen hohen Titer von ≥ 256 ohne Anstieg nachweisen [106]. Da die Inkubationszeit rund 14 Tage beträgt, findet sich schon mit Auftreten der Krankheitszeichen oft ein hoher Antikörpertiter der KBR mit anschließendem Titerabfall, oder es zeigt ein niedriger Anfangstiter einen Anstieg oder niedere Anfangstiter bleiben ohne Titerbewegung [75, 76, 106, 112]. Nur in den beiden erstgenannten Alternativen ist eine diagnostische Verwertung möglich. Der Titerabfall erfolgt rasch mit der Genesung [75], aber vereinzelt können auch hohe Antigentiter über Monate scheinbar unverändert persistieren [75].

Die Kälteagglutination ist ein unspezifisches Symptom, aber ein wichtiger Hinweis auf eine mögliche Mycoplasma-Infektion. Hierzu liegt eine große Zahl Untersuchungen vor. Positiv wird die Reaktion gewertet, wenn der Titer 1:40 oder höher ist [75]. U. KRECH fand von 57 Seren mit positiver Kälteagglutination nur bei 38 Patienten M. pneumoniae-Antikörper, während von 38 Patienten mit M. pneumoniae-Antikörpern 35 eine erhöhte Kälteagglutination aufwiesen. Über ein ähnliches Verhältnis berichtet G. STERNER [106].

Da vermutlich primär atypische Pneumonien überhaupt pseudoluetische Wassermann-positive Reaktionen hervorrufen können, ist es nicht verwunderlich, wenn z.B. U. KRECH u. H. MODDE [76] bei 86 Mycoplasma-positiven Patienten 21mal in einer oder mehreren Serumproben eine positive Wassermann-Reaktion fanden.

Von Interesse ist die Beobachtung der gleichen Autoren [76], daß in drei Fällen eines Stevens-Johnson-Syndroms, welches manchmal mit Bronchitis und atypisch verlaufender Pneumonie einhergehen kann und über welches uns heute noch Herr K. SIMON berichten wird, hohe Antikörpertiter gegen Mycoplasma pneumoniae nachgewiesen werden konnten, ebenso in einem Fall von Guillain-Barré-Syndrom.

Behandlung der Mycoplasma-Pneumonie ist erfolgreich mit Tetracyclinen oder Chloramphenicol möglich. K. E. JENSEN u. Mitarb. (1965) haben inzwischen auch eine inaktivierte Mycoplasma-Vaccine entwickelt [87], von welcher die Autoren auf Grund ihrer Versuche annehmen, daß sie einen hinreichenden Impfschutz gegen Infektionen mit Mycoplasma pneumoniae erzeugt.

Die Methoden des Nachweises von Mycoplasmen und von Antikörpern sind jetzt soweit entwickelt, daß es möglich ist, in umfassenderen klinischen Untersuchungen zu klären, wie häufig und mit welchen Typen manifeste oder latente

Infektionen erfolgen, welche Krankheitssyndrome sie primär auslösen oder sekundär modulieren, wann sie nur Kommensalen oder Saprophyten sind. Gerade die Pathologie der menschlichen bronchopulmonalen Erkrankungen kennt eine Reihe von Zuständen, welche ätiologisch und pathogenetisch bisher nicht geklärt sind oder für deren Entstehung verschiedene Ursachen in Anspruch genommen werden.

Eigene Untersuchungen in den letzten 2 Jahren beschränkten sich zur Hauptsache auf die Isolierung von Mycoplasmen aus sehr unterschiedlichen Körpersubstraten sowie auf Studien zur Morphologie dieser Mikroorganismen.

Das untersuchte Material stammte von Kranken mit sehr unterschiedlichen, wenn auch meist lungentuberkulösen Veränderungen (s. Tabelle).

Tabelle. *Von 185 Versuchen konnten 170 ausgewertet werden*

Material:	Fallzahl:	PPLO-negativ	PPLO-gewachsen:
1. Sputum	40	35	5
2. Tonsillenexprimat	44	38	6
3. Bronchialsekret	2	2	—
4. Bronchialschleimhaut	17	16	1
5. Lungengewebe	2	2	—
6. Pleurapunktat	27	25	2
7. Ascites	1	1	—
8. Gelenkpunktat	1	1	—
9. Ohrsekret (Chron. Otitis)	1	1	—
10. Nasensekret (Ozaena)	1	1	—
11. Urin	26	24	2
12. Blut (Lymphat. Leukämie)	1	1	—
13. Scheidensekret	7	4	3
Gesamt:	170	151	19 = 11,18%

Nur in fünf Fällen von aktiven Lungentuberkulosen konnten Mycoplasmen isoliert werden, überraschenderweise in keinem Fall aus dem Auswurf, sondern aus den Tonsillenexprimaten, aus der Bronchialschleimhaut und aus Pleurapunktaten. In einem Fall konnten gleichzeitig im Urin und Pleurapunktat Mycoplasmen regelmäßig nachgewiesen werden. Der Patient war seit seiner Kindheit Bettnässer und litt an einer abakteriellen chronischen Cystitis, die nach Behandlung mit Tetracyclinen bleibend schwand. Wenn diese Ergebnisse durch weitere Untersuchungen bestätigt werden können, darf gefolgert werden, daß die Atemwege bei der aktiven Lungentuberkulose offenbar keine begünstigenden Voraussetzungen für die Ansiedlung von Mycoplasmen bieten. In zwei klinisch und röntgenologisch charakterisierten Fällen von einer fortgeschrittenen höhlenbildenden Sarkoidose konnten wiederholt Mycoplasmen gezüchtet werden. Die KBR-Titer gegen 16 antigendifferente Viren, die bakteriologischen und mykologischen Untersuchungen waren jeweils negativ. Mycoplasmen wurden auch wiederholt mit zahlreichen typischen Kolonien in Fällen von katarrhalischen abakteriellen Tonsillitiden und Pharyngitiden und bei Lungenveränderungen unterschiedlicher Genese gefunden. Leider standen Antigen und Antiseren noch nicht zur Verfügung, um die isolierten Mycoplasma-Stämme typisieren zu können.

Legenden zu den im Vortrag gezeigten Abbildungen 1—33

Abb. 1. PPLO-Kulturen; Agar-Humanserum-DNS. Typische Brustwarzenform. Scheidensekret. Direkte Agarmikroskopie. Schrägbeleuchtung. Obj. 10/0.25; Photookul. 5×, Gelbgrün-Filter. Aufn. nachvergrößert. Protokoll-Nr. 106/2-(124)

Abb. 2. PPLO-Kultur, glatte Form. Nährboden: Herzextrakt-Rinderserum-Agar. Urinsediment. Unspezifische, abakterielle Cystitis. Direkte Agarmikroskopie. Ölimmersion, Obj. 40/1.0; Photookul. 5×, Gelbgrün-Filter. Abb. nachvergrößert. Protokoll-Nr. 100/22-(40).

Abb. 3. PPLO-Kultur, rauh-granuläre Form. Humanserum-Agar, 8. Tag, 3. Subkultur. Bronchialsekret bei einer chronischen „abakteriellen" Pneumonie. Direkte Agarmikroskopie. Ölimmersion, Obj. 40/1.0; Photookul. 5×, Gelbgrün-Filter. Abb. nachvergrößert. Protokoll-Nr. 104/35-(108)

Abb. 4. Schweine-Mycoplasmen, Stamm E 8, aus der Milz gezüchtet. Unterschiedlich große Kolonien gleichen Alters, aber verschiedener Entfernung vom Ausstrich der bakteriellen Amme. Abklatsch-Präparat. Verl. Giemsa-Färbung. Ölimmersion, Obj. 40/1.0, Photookul. 5×, Gelbgrün-Filter. Abb. nachvergrößert. Protokoll-Nr. 108, 59, 55, 61-(126)

Abb. 5. PPLO-Kultur; Agar-Humanserum. Scheidensekret. Abklatschpräparat. Verl. Giemsa-Färbung. Dichtes Zentrum, zur Peripherie sich vergrößernde blasige Zellen mit sehr feinkörnigen Formationen (Elementarkörperchen). Ölimmersion, Obj. 100/1.30, Photookul. 12×. Gelbgrün-Filter. Aufn. nachvergrößert. Protokoll-Nr. 105/10-(124)

Abb. 6. PPLO-Kolonien. Agar-Humanserum. 6. Tag. Abklatschpräparat. Verl. Giemsa-Färbung. Verlagerung von dichterem Zentrum und transparenter Peripherie als Artefakt durch scherendes Abheben des Deckgläschens. Scheidensekret. Ölimmersion. Obj. 40/1.0; Photookul. 5×, Gelbgrün-Filter. Protokoll-Nr. 105/36-(124)

Abb. 7. PPLO-Kolonien; Schrägschnitte. Dichtes Zentrum in den Nährboden gesenkt. Hämatoxylin-Eosin-Färbung. [Vgl. Legende zu Abb. 8. Obj. 10/0.25; Photookul. 5×, Gelbgrün-Filter. Protokoll-Nr. 108/10, 12, 5-(108).]

Abb. 8. PPLO-Kulturen; Vertikalschnitte. Im Zentrum granuläres Einwachsen in den Nährboden; peripherer Kolonieabschnitt ist flach ausgebreitet. Hämatoxylin-Eosin-Färbung. Vaginalabstrich. Ölimmersion. Obj. 40/1.0; Photookul. 5×, Gelbgrün-Färbung. Abb. nachvergrößert. Protokoll-Nr. 107/44, 46-(108)

Abb. 9. PPLO. Chronisches thorakales Stauungsexsudat. Fleischwasser-Agar-Ascites. 2. Subkultur. Von einem Leukocytenhaufen ausgehende mikroskopisch kleine Kultur mit sehr feinen granulären Einheiten und größeren PPLO-Zellen mit granulären Inhaltkörpern (Elementarkörperchen). Direkte Agarmikroskopie, Ölimmersion. Obj. 40/1.0; Photookul. 5×. Gelbgrün-Filter. Abb. nachvergrößert. Protokoll-Nr. 99/28-(15)

Abb. 10. Vacuolär-granuläre PPLO-Kolonie, Entwicklung zwischen zwei Epithelzellen und Erythrocyten. Ausstrich Tonsillenexprimat. Bouillon-Humanserum-Agar. Abklatschpräparat. Verl. Giemsa-Färbung. Ölimmersion, Obj. 100/1.30, Photookul. 12×, Gelbgrün-Filter. Abb. nachvergrößert. Protokoll-Nr. 107/1-(133).

Abb. 11. Atypisch geformte PPLO-Kultur zwischen Mundepithelien, Erythrocyten und Detritus. Ausstrich Tonsillenexprimat bei akuter katarrhalischer Angina und Pharyngitis. 12 Tage alte Fleischwasser-Humanserum-Agar-Kultur. Abklatschpräparat. Verl. Giemsa-Färbung. Obj. 10/0.25, Photookul. 5×, Gelbgrün-Filter. Abb. nachvergrößert. Protokoll-Nr. 106/64-(133)

Abb. 12. Atypisch geformte PPLO-Kultur; vgl. Abb. 10 und 11

Abb. 13. PPLO-Kolonien. 5 Tage alte Kultur, Scheidensekret. Bouillon-Human-Serum-Agar. Kleine freiliegende Kulturen mit breitem und dichtem Zentrum und nur sehr schmalem Saum, sowie völlig atypisch geformte, aus Detritus auswachsende Kolonien. Abklatschpräparat. Ölimmersion. Obj. 40/1.0, Photookul. 5×, Gelbgrün-Filter. Abb. nachvergrößert. Protokoll-Nr. 107/58-(125)

Abb. 14. Menschlicher Amnion-FL-Zellstamm. infiziert mit PPLO, Orcin-Färbung. L-optisch. Nach J. FOGH u. HELLE FOGH: Proc. exp. Biol. Med. 117, 899—901 (1964)

Abb. 15. Menschliche Amnion-FL-Zelle aus einer 24 h zuvor PPLO-infizierten Kultur. Darstellung von Mycoplasmen nach Vorbehandlung in hypotoner Lösung, Lufttrocknung und

Orcin-Färbung. Die zellgebundenen, dunkelgefärbten, unterschiedlich großen Mycoplasmen haben einen mittleren Durchmesser von 308 mµ. Nach J. Fogh, E. Hahn, III u. Helle Fogh: Exp. Cell Research **39**, 554—566 (1965)

Abb. 16. PPLO an der Oberfläche von Epithelzellen. Tonsillenexprimat. Abklatschpräparat von Bouillon-Humanserum-Agar-Kultur. Fixierung nach Carnoy, verl. Giemsa-Färbung, Entwässerung über Alkoholreihe. Ölimmersion. Obj. 100/1.30, Photookul. 5×, Gelbgrün-Filter. Protokoll-Nr. 108/20, 18, 22-(168)

Abb. 17. Positive Fluorescenz-Antikörper-Reaktion. Zellgewebekultur, Kaninchen-Niere, infiziert mit einem PPLO-Stamm. Lokalisation der fluorescierenden Granula entlang der Cytoplasmamembran, im Cytoplasma und an der Kernmembran. Nach M. F. Barile, W. F. Malizia und D. B. Riggs: J. Bacteriol. **84**, 130—136 (1962)

Abb. 18. Ausgedehnt-komplexe Chromosomenveränderungen mit Wiedervereinigung von Bruchstücken und struktureller Rückordnung in der Metaphase einer PPLO-infizierten menschlichen Amnion-FL-Zelle, 47 Tage nach Infektion des Zellstammes. Nach J. Fogh u. Helle Fogh: Proc. Soc. exp. Biol. Med. **119**, 233—238 (1965)

Abb. 19. Chromosomenvarietäten in einem PPLO-infizierten Amnion-FL-Zellstamm; s. Legende Abb. 18.

3: Neue Chromosomenvarietät (Pfeil) in Form eines sehr langen teleozentrischen Chromosoms;
4: Neue Varietät in Form eines ungewöhnlich großen metazentrischen Chromosoms;
5: Langes subteleozentrisches Chromosom (Pfeil).

Der Zellstamm wurde seit 9 Jahren fortgezüchtet und wiederholt in der Zahl und Form der Chromosomen eingehend überprüft. Niemals wurden Chromosomenabweichungen nachgewiesen. Nach J. Fogh u. Helle Fogh: Proc. Soc. exp. Biol. Med. **119**, 233—238 (1965)

Abb. 20. Mycoplasma-Einheiten in engem Kontakt mit der Cytoplasmamembran einer Metazoen-Zelle, teilweise von Microvilli umgriffen. Ultradünnschnitt; e.-optisch. Nach M. F. Barile u. Mitarb.; aus: Methodological approaches to the study of leukemias. Edited by V. Defendi. Philadelphia, Penn.: The Wistar Institute Press 1965

Abb. 21. Mycoplasma hominis, Typ I. Große Formvariabilität. A: Kleine dichte Körper („Elementarkörper"), B: Große Form mit feiner cytoplasmatischer Granulation und dichteren und transparenteren Abschnitten, C: Große Form mit zentralem netzförmigem Kernbereich und peripherem Cytoplasma mit Ribosomen, D: Leere Cytoplasmamembran („Geisterzelle"), E: Zelle mit membranbegrenzter Vacuole. Ultradünnschnitt. E.-optisch 53 000 : 1. Nach D. R. Anderson u. M. F. Barile: J. Bacteriol. **90**, 180—192 (1965)

Abb. 22. Mycoplasma hominis, Typ I. Zelle mit strukturarmem Cytoplasma (C), einer großen Vacuole (V) und dichten runden Binnenkörpern (S), „Elementarkörpern" entsprechend. Kontaktfläche von Cytoplasmamembran und Vacuole läßt dreilamelläre Schichtung erkennen. Ultradünnschnitt, E.-optisch 110 000 : 1. Nach A. R. Anderson u. M. F. Barile: J. Bacteriol. **90**, 180—192 (1965)

Abb. 23. Mycoplasma hominis, Typ I. Verschiedene Formen. In dem Organismus A ist eine Vacuole (V$_1$), in welcher sich ein zweiter vacuolärer, membranbegrenzter Körper befindet (V$_2$). Die Zelle B zeigt ein lockeres, granuläres Gefüge. Die Körper C und D haben dieses „degenerierte" Aussehen nicht. N = Kernbereich. Ultradünnschnitt. E.-optisch 60 000 : 1. Nach D. R. Anderson u. M. F. Barile: J. Bacteriol. **90**, 180—192 (1965)

Abb. 24. Mycoplasma hominis, Typ I.

15: Organismus mit einem filamentären Segment gleicher Struktur wie die Mutterzelle, Ultradünnschnitt. E.-optisch 45 000 : 1.
16: Organismus, ebenfalls mit einem Filament, aber unterschiedlicher Struktur. E.-optisch 70 000 : 1.
17: Organismus mit Filament dreilamellärer Membran. E.-optisch 70 000 : 1.

Nach D. R. Anderson u. M. F. Barile: J. Bacteriol. **90**, 180—192 (1965)

Abb. 25. Mycoplasma hominis, Typ I. Filamentöse Formen. Bei C unregelmäßig gestalteter großer Körper mit Kernbereich (N) und Cytoplasma (C). Im Kernbereich kolbige Stränge (S) und zwei kleinere Körper. Negativ-Kontrastierung. E.-optisch 100 000 : 1. Nach D. R. Anderson u. M. F. Barile: J. Bacteriol. **90**, 180—192 (1965)

Abb. 26. Mycoplasma orale. Zellen mit nuklearem Binnenkörper und filamentösen Ausläufern. Negativ-Kontrastierung. E.-optisch 20000 : 1. Nach D. R. ANDERSON u. M. F. BARILE: J. Nat. Cancer Inst. **36**, 161—164 (1965)

Abb. 27. Mycoplasma orale. Filamentöse Form mit knospenartigen Ausstülpungen. Negativ-Kontrastierung. E.-optisch 45000 : 1. Nach D. R. ANDERSON u. M. F. BARILE: J. Nat. Cancer Inst. **36**, 161—164 (1965)

Abb. 28. Q-Fieber-Pneumonie

Abb. 29. Ornithose-Pneumonie

Abb. 30. Influenza-Virus B-Pneumonie

Abb. 31. Adeno-Virus-Pneumonie

Abb. 32. Infarktpneumonie

Abb. 33: Mycoplasma-Pneumonie. 46jähriger Mann. Akut erkrankt mit Kopfschmerzen, Muskelschmerzen, Fieber, Frösteln und erheblich beeinträchtigtem Allgemeinbefinden. Am 5. Tag stärker werdende Atembeschwerden, Hustenreiz, Heiserkeit, wenig Auswurf. Bis 60 Zigaretten täglich. BKS stark beschleunigt, ausgeprägte Dysproteinämie. KBR gegen 16 antigendifferente Viren negativ, ebenso Untersuchungen auf Pilze. Kulturen auf Mycoplasmen wiederholt positiv. Behandlung mit Tetracyclinen. Rasche Besserung aller Beschwerden, Schwinden der Mycoplasmen aus dem Auswurf, Schwinden der Lungenveränderungen erst nach 3 Wochen. Mycoplasma-Antigene und Seren standen für weitere Klärung noch nicht zur Verfügung

Literatur

1. ANDERSON, D. L.: Electron microscopic observations of the structure of Mycoplasma laidlawii. Electron Microscopic Proc. European regional Conf., 3rd, Prague, 1964, 539—540.
2. ANDERSON, D. R., and M. F. BARILE: Ultrastructure of Mycoplasma hominis. J. Bacteriol. **90**, 180—192 (1965).
3. — — Ultrastructure of Mycoplasma orale isolated from patients with leucaemia. J. Nat. Cancer Inst. 1965, 161—167.
4. — H. E. HOPPS, M. F. BARILE, and BARBARA C. BERNHEIM: Comparison of the ultrastructure of several Rickettsiae, Ornithosis virus and Mycoplasma in tissue culture. J. Bacteriol. **90**, 1387—1404 (1965).
5. BAERNSTEIN jr., H. D., E. TREVISANI, SHIRLEY AXTELL, and J. J. QUILLIGAN, jr.: Mycoplasma pneumoniae (Eaton atypical pneumonia agent) in children's respiratory infections. J. Pediatrics **66**, 829—837 (1965).
6. BAKOS, K., A. BANE und E. THAL: Mycoplasmen (PPLO) in Beziehung zur Fruchtbarkeit bei Bullen. Zbl. Vet. Med. **9**, 397—410 (1962).
7. BARILE, M. F., G. P. BODEY, J. SNYDER, D. B. RIGGS, and MARION W. GRABOWSKI: Isolation of Mycoplasma orale from leucaemic bone marrow and blood by direct culture. J. Nat. Cancer Inst. **1966**, 155.
8. — W. F. MALIZIA, and D. B. RIGGS: Immunofluorescence of PPLO in tissue cultures. Bacteriol. Proc. **1961**, 83.
9. — — — Incidence and detection of pleuropneumonia-like organisms in cell cultural procedures. J. Bacteriol. **84**, 130—136 (1962).
10. —, and R. T. SCHIMKE: A rapid chemical method for detecting PPLO contamination of tissue cell cultures. Proc. Soc. exp. Biol. Med. **114**, 676—679 (1963).
11. — —, and D. B. RIGGS: Presence of the arginine Dihydrolase pathway in Mycoplasma. J. Bacteriol. **91**, 189—192 (1966).
12. BARTMANN, K., u. W. HÖPKEN: Zur Heteromorphie der Bakterien. Bildatlas pathogener Mikroorganismen. G. HENNEBERG. Stuttgart: Gustav Fischer 1963.
13. BASSERMANN, FR. J.: Die L-Form des Tuberkuloseerregers in elektronenoptischer Darstellung. Beitr. Klin. Tuberk. **113**, 134—145 (1955).
14. — Die nachgehende diagnostische Klärung flüchtiger Lungeninfiltrate. Tuberk.-Arzt **16**, 424—434 (1962).

15. Bassermann, Fr. J.: Flüchtige unspezifische Lungeninfiltrate; Viruspneumonien. Beitr. Klin. Tuberk. **132**, 165—177 (1965).
16. — Vorkommen und Bedeutung von Mycoplasmataceen (PPLO) im menschlichen Atemtrakt. Prax. Pneumol. **20**, 317—324 (1966).
17. — Virogene Infektionen der Atemwege. Dtsch. med. Wschr. **91**, 1887—1889 (1966).
18. Beller, K.: Infektiöse Agalaktie der Ziegen und der Schafe. In: Hdb. d. Viruskrankheiten, 2. Bd. Jena: Gustav Fischer 1939.
19. Bergey's Manual of Determinative Bacteriology. Edited by Breed, R. S., E. G. D. Murray, and N. R. Smith: Baltimore: The Williams and Wilkins Co. 1957.
20. Bögel, K., M. Berchthold, M. A. Brunner u. L. Klinger: Die Eignung der Gewebekulturtechnik zur Isolierung und Charakterisierung eines zytopathogenen Mycoplasmastammes von Bullen. Zbl. Bakteriol. I. Orig. **185**, 423—439 (1952).
21. Borgno, M.: Unspezifische Urethriden. Münch. med. Wschr. **107**, 2645—2648 (1965).
22. Brenner, S., and R. Horne: A negative staining method for high resolution electron microscopy of viruses. Biochem. Biophys. Acta **34**, 103—110 (1959).
23. Bridé, J., et A. Donatien: Le microbe de l'agalaxie contagieuse des chèvres et sa culture in vitro. C. r. Acad. Sci. **177**, 841 (1923).
24. — — Le microbe l'agalaxie contagieuse du mouton et de la chèvre. Ann. Inst. Pasteur **39**, 925 (1925).
25. Carski, R. C., and Ch. C. Shepard: Pleuropneumonia-like (Mycoplasma) infections of tissue culture. J. Bacteriol. **81**, 626—635 (1961).
26. Chalquest, R. R.: Cultivation of the infectious synovitis-type pleuropneumonia-like organisms. Avian Dis. **6**, 36—43 (1962).
27. —, and J. Fabricant: Pleuropneumonia-like organisms associated with synovitis in fowls. Avian Dis. **4**, 515—539 (1960).
28. Chanock, R. M.: Mycoplasma pneumoniae. Proposed nomenclature for atypical Pneumonia organisms (Eaton agent). Science **140**, 662 (1963).
29. — M. K. Cook, H. H. Fox. R. H. Parrott and R. J. Huebner: Serologic evidence of infection with Eaton agent in lower respiratory illness in childhood. New Engl. J. Med. **262**, 648—654 (1960).
30. — L. Hayflick, and M. F. Barile: Growth on artificial medium of an agent associated with atypical pneumonia and its identification as a PPLO. Proc. Nat. Acad. Sci. **48**, 41—49 (1962).
31. — M. A. Mufson, H. H. Bloom, W. D. James, H. H. Fox, and J. R. Kingston: Eaton agent pneumonia, I. Ecology of infection in an military recruit population. J. Amer. med. Ass. **175**, 213—220 (1961).
32. — — N. L. Somerson, and R. B. Cough: Role of mycoplasma (PPLO) in human respiratory disease. Amer. Rev. resp. Dis. **88**, 218 (1962).
33. — D. Rifkind, H. M. Kravetz, V. Knight, and K. M. Johnson: Respiratory disease in volunteers infected with Eaton agent. Prod. Nat. Acad. Sci. **47**, 887—890 (1961).
34. Clyde, W. A.: Demonstration of Eaton's agent in tissue culture. Proc. Soc. exp. Biol. Med. **107**, 715—718 (1961).
35. — Hemolysis in identifying Eaton's pleuropneumonialike organisms. Science **139**, 55 (1963).
36. — Mycoplasma species identification based upon growth inhibition by specific antisera. J. Immunol. **92**, 958—965 (1964).
37. Collier, L. H.: Contamination of stock lines of human carcinoma cells by pleuropneumonia-like organisms. Nature **180**, 757—758 (1957).
38. Cook, M. K., R. M. Chanock, H. H. Fox, E. L. Buescher, R. T. Johnson, and R. J. Huebner: Studies on the role of Eaton agent in lower respiratory tract illness. Evidence for infection in adults. Brit. med. J. **1**, 905—911 (1960).
39. Dacie, J. V.: The hemolytic anaemias, 2rd. Ed. New York: Grune & Stratton 1962, p. 342—494.
40. Dannis, C. Dorothy, and J. H. Marston: Fine structure of staphylococcal L-forms. Texas Rep. Biol. Med. **23**, 729—736 (1965).
41. Dienes, L.: Electron micrographs made from L-forms of Proteus and two human strains of Pleuropneumonia-like Organisms. J. Bacteriol. **66**, 280—283 (1953).

42. DJKMAN, J. H.: Onderzoek over het voorkomen en de oorzaken van logafurigkingen biy militairen met akute luchtweginfekties. Proefschrift Nijmegen 1963.

43. DOMERMUTH, C. H., M. H. NIELSEN, E. A. FREUNDT, and A. BIRCH-ANDERSON: Ultrastructure of mycoplasma species. J. Bacteriol. 88, 727—744 (1964).

44. EATON, M. D., G. MEIKLEJOHN, and W. VAN HERICK: Studies on etiology of primary atypical pneumonia: I. Filtrable agent transmissable to cotton rats, hamsters, and chick embryos. J. exp. Med. 79, 649—668 (1944).

45. EDWARDS, G. A., and J. FOGH: Fine structure of pleuropneumonia-like organisms in pure culture and in infected tissue culture cells. J. Bacteriol. 79, 267—276 (1960).

46. FLEMING, A.: On an remarkable bacteriolytic element found in tissues and secretions. Proc. Roy. Soc. 93, 306 (1922).

47. FREUNDT, E. A.: The classification of the pleuropneumonia group of organisms Boreliomycetales. Intern. Bull. Bact. Nomencl. Taxon. 15, 67 (1955).

48. — Morphology and classification of PPLO. Ann. N. Y. Acad. Sci. 79, 312—325 (1960).

49. FOGH, J., and HELLE FOGH: A method for direct demonstration of pleuropneumonia-like organisms in cultured cells. Proc. Soc. Exper. Biol. Med. 117, 899—901 (1964).

50. — — Chromosome changes in PPLO-infected FL-human amnion cell. Proc. Soc. exp. Biol. Med. 119, 233—238 (1965).

51. — E. HAHN, III, and HELLE FOGH: Effects of pleuropneumonia-like organisms on cultured cells. Exp. Cell Research 39, 554—566 (1965).

52. GIRARDI, A. J., V. V. HAMPARIAN, N. L. SOMERSON, and L. HAYFLICK: Mycoplasma isolates from primary cell cultures and human diploid cell strains. Proc. Soc. exp. Biol. Med. 120, 760—771 (1965).

53. — L. HAYFLICK, A. M. LEWIS, and N. L. SOMERSON: Recovery of mycoplasmas in the study of human leucaemia and other malignancies. Nature 205, 188—189 (1965).

54. GORI, G. B., and DOO YOUNG LEE: A method for eradication of mycoplasma infections in cell cultures. Proc. Soc. exp. Biol. Med. 117, 918—921 (1964).

55. GRIFFIN, J. P., and J. E. CRAWFORD: Mycoplasma pneumoniae in primary atypical pneumonia. J. Amer. med. Ass. 193, 1011—1016 (1965).

56. GRIST, N. R., and R. F. FALLON: Isolation of viruses from leukaemic patients. Brit. med. J. 2, 1263 (1964).

57. HARTWICH, J., u. U. MÜLLER: Zur Isolierung von Schweinemycoplasmen mit Hilfe des Eitestes und der Plattenkultur. Zbl. Bakter. I. Orig. 197, 532—543 (1965).

58. HAYFLICK, L., and H. KOPROWSKI: Direct agar isolation of mycoplasmas from human leukaemic bone marrow. Nature 205, 713—714 (1965).

59. HEARN, H. J., Jr., J. E. OFFICER, VIRGINIA ELSNER, and A. BROWN: Detection, elimination and prevention of contamination of cell cultures with pleuropneumonia-like organisms. J. Bacteriol. 78, 575—582 (1959).

60. HERDERSCHEE, D., A. C. RUYS, and G. R. VAN RHIJN: A new oral mycoplasma isolated from the tonsils of two patients suffering from scarlatina. Antonie Leeuwenhoek 29, 157—162 (1963).

61. HERZBERG, K., u. W. GROSS: Untersuchungen über Influenza. III. Mitt. Darstellung des filtrierbaren Pneumonieerregers durch den Mäuseversuch. Zbl. Bakter., I. Orig. 146, 129—139 (1941).

62. HOLMGREN, N. B., and W. E. CAMPBELL, Jr.: Tissue cell culture contamination in relation to bacterial pleuropneumonia-like organisms-L form conversion. J. Bacteriol. 79, 869—874 (1960).

63. —, and N. H. SMITH: The effect of ultraviolett irradiation on PPLO in experimentally infected serum and on the imunitional quality of serum. Bacteriol. Proc. 1959, 58.

64. INMAN, R., D. A. WOODS, and G. NEGRONI: Electron microscopy of virus particles in cell cultures inoculated with passage fluid from human leukaemic bone marrow. Brit. med. J. 1, 927—929 (1964).

65. JANSSON, E. O., O. WAGER, R. STENSTRÖM, E. KLEMOLA, and P. FORSELL: Studies on Eaton PPLO pneumonia. Brit. med. J. 1, 142—145 (1964).

66. JENSEN, K. E., L. B. SENTERFIT, R. M. CHANOCK, C. B. SMITH, and R. H. PURCELL: An inactivated mycoplasma pneumoniae Vaccine. J. Amer. med. Ass. 194, 248—252 (1965).

67. Johnson, R. T., M. K. Cook, R. M. Chanock, and E. L. Buescher: Family outbreak of primary atypical pneumonia associated with Eaton agent. New Engl. J. Med. **262**, 817—819 (1960).
68. Kim, K. S., W. R. Bibb, W. A. Clyde, Jr., and F. W. Denny: A new mycoplasma species from the human pharynx: Physical properties. Bacteriol. Proc., 1965, 56.
69. Klieneberger-Nobel, E.: Pleuropneumonia-like organisms (PPLO)-Mycoplasmataceae. London and New York: Acedemic Press 1962.
70. Klinge, K.: Über einen vom Chamäleon isolierten pleuropneumonieähnlichen Mikroorganismus (PPLO). Arch. Hyg. Bakteriol. **138**, 332—344 (1954).
71. Köhler, W.: Die pleuropneumonie-ähnlichen Mikroorganismen (PPLO). Zbl. Bakter., II Ref. **175**, 305—320 (1960).
72. — Das Verhalten eines aviären und eines humanen PPLO-Stammes in virusinfizierten und ascitestumortragenden Mäusen. Z. Bakter., I. Orig. **185**, 243—251 (1962).
73. — Antibiotikaempfindlichkeit humaner PPLO-Stämme. Zbl. Bakter., I. Orig. **185**, 355 bis 366 (1962).
74. Kraemer, P. M.: Mycoplasma (PPLO) from covertly contaminated tissue cultures: Differences in Arginine degradation between strains. Proc. Soc. exp. Biol. Med. **117**, 910—918 (1964).
75. Krech, U.: Die Bedeutung der Mykoplasmen in der Humanmedizin. Schweiz. med. Wschr. **95**, 1635—1640 (1965).
76. —, u. H. Modde: Untersuchungen über Häufigkeit und Bedeutung von Infektionen mit Mycoplasma pneumoniae. Dtsch. med. Wschr. **91**, 1013—1015 (1966).
77. Krücken, H., u. H. Fabry: Pleuropneumonia-like organisms bei Morbus Reiter und verwandten Syndromen. Ärztl. Wschr. **10**, 294 (1955).
78. Lecce, J. G.: Porcine polyserositis with arthritis isolation of a fastidious pleuropneumonia-like organisms and Haemophilus influenzae-suis. Ann. N. Y. Acad. Sci. **79**, 670—676 (1960).
79. Lederberg, J., and St. Clair, J.: Protoplasts and L-Type growth. of E. Coli. J. Bacteriol. **75**, 143—147 (1958).
80. Lundblad, G., and E. Hultin: Human serum lysozyme (Muramidase). Scand. J. Clin. Laborat. Invest. **18**, 201—208 (1966).
81. Lwoff, A., and M. Lwoff: Studies on codehydrogenases: nature of growth factor „V". Proc. Roy. Soc. (London) **122**, 253—259 (1937).
82. Maliza, W. F., M. F. Barile, and D. B. Riggs: Immunofluorescence of pleuropneumonia-like organisms isolated from tissue cell culture. Nature **191**, 190—191 (1961).
83. Mooser, H.: Über die Mischinfektion der weißen Maus mit einem Stamm klassischen Fleckfiebers und dem Virus der infektiösen Ektromelie. Schweiz. Z. Path. Bakter. **6**, 463—473 (1943).
84. —, u. N. Joos: Die Infektion der Maus mit menschlichen PPLO-Stämmen. Schweiz. Z. Path. Bakter. **15**, 735—740 (1952).
85. Morton, H. E., P. F. Smith, and P. R. Lebermann: Symbiotic growth of pleuropneumonia-like organisms with bacterial colonies. Proc. Soc. exp. Biol. Med. **72**, 328—330 (1949).
86. Murphy, W. H., D. Furtado, and E. Plata: Possible association between leukaemia in children and virus-like agents. J. Amer. med. Assoc. **191**, 110—115 (1965).
87. Nasemann, Th., H. Röckl u. O. Huber: Die pleuropneumonie-ähnlichen Organismen. Verhalten in der Eikultur und im Resistenzversuch. Klin. Wschr. **32**, 717—721 (1954).
88. Negroni, G.: Isolations of viruses from leukaemic patients. Brit. med. J. 1, 927—929 (1964).
89. Nocard, E., et E. R. Roux, avec la collaboration de Mm. Borrel, Salimbeniet et Dujardin-Beometz: Le microbe de la péripneumonie. Ann. Inst. Pasteur **12**, 240 (1898).
90. Nowak, J.: Morphologie, nature et cycle evolutiv du microbe de la péripneumonie des bovidés. Ann. Inst. Pasteur **43**, 1330 (1929).
91. Porter, G. H., A. J. Dalton, J. B. Moloney, and E. Z. Mitchell: Association of electron-dense particles with human acute leukaemia. J. Nat. Cancer Inst. **33**, 547—556 (1964).

92. Prittwitz u. Gaffron, Jutta von: Fehlerquellen bei der Begutachtung von Kulturen und mikroskopischen Präparaten pleuropneumonieähnlicher Organismen. Naturwiss. **42**, 113—115 (1955).

93. Randall, Ch. C., Lanelle G. Gafford, G. A. Gentry, and L. A. Lwason: Lability of host-cell-DNA in growing cell cultures due to mycoplasma. Science **149**, 1098—1099 (1965).

94. Robinson, L. B., R. H. Wichelhausen, and T. Mc P. Brown: Sensitivity studies on human pleuropneumonia-like organisms. J. Lab. clin. Med. **39**, 290—302 (1952).

95. — —, and B. Roizman: Contamination of human cell cultures by pleuropneumonia-like organisms. Science **124**, 1147—1148 (1956).

96. Röckl, H., Th. Nasemann u. E. Stettwieser: Untersuchungen zur Pathogenität der Pleuropneumonieähnlichen Organismen im Urogenitaltrakt des Menschen mit besonderer Berücksichtigung der unspezifischen Urethritis. Hautarzt **5**, 340—348 (1954).

97. Rothblat, G. H., and H. E. Morton: Detection and possible source of contaminatly pleuropneumonia-like organisms (PPLO) in culture of tissue cells. Proc. Soc. Expl. Biol. Med. **100**, 87—90 (1959).

98. Ruska, H., u. K. Poppe: Elektronenmikroskopische Untersuchungen zur Morphologie der Seiffertschen Mikroorganismen und des Erregers der Lungenseuche des Rindes. Z. Hyg. **127**, 201—215 (1947).

99. Salton, M. R. J., and J. M. Ghuysen: Acetylhexosamine compounds anzymically released from Micrococcus lysodeicticus cell walls. Biochem. biophys. Acta. **45**, 355 (1960).

100. Schimke, R. T., and M. F. Barile: Arginine metabolism in pleuropneumonia-like organisms isolated from mammalian cell culture. J. Bacteriol. **86**, 195—206 (1963).

101. — — Arginine breakdown in mammalian cell culture contaminated with pleuropneumonia-like organisms (PPLO). Exper. Cell Research **30**, 593—596 (1963).

102. Schmidt, P. J., M. F. Barile, and Mary H. McGinniss: Mycoplasma (Pleuropneumonia-like organisms) and blood group I; associations with neoplastic disease. Nature **205**, 371—372 (1965).

103. Smith, W. E., J. Hillier, and St. Mudd: Electron micrograph studies of two strains of pleuropneumonia-like (L) organisms of human derivation. J. Bacteriol. **56**, 589 bis 601 (1948).

104. Speck, J.: Vorkommen und Bedeutung von Mycoplasma laidlawi und Mycoplasma bovigenitalium im Genitaltrakt des Rindes. Monatsh. Tierhk. **14**, 244—256 (1962).

105. Sterner, G., G. de Heves, G. Tunevall, and S. Wolontis: An outbreak of mycoplasma pneumoniae in a home for children. Acta paed. (Uppsala), zit. nach 106.

106. — A. Svedmyr, G. Tunevall, and S. Wolontis: Infections with Eaton Agent in pneumonia. Acta Med. Scand. **178**, 751—757 (1965).

107. Stolp, H., and M. P. Starr: Bacteriolysis. Ann. Rev. Microbiol. **19**, 79—104 (1965).

108. Taylor-Robinson, D., J. Canchola, H. Fox, and R. M. Chanock: A newly identified oral Mycoplasma (M. orale) and its relationship to other human mycoplasmas. Amer. J. Hyg. **80**, 135—148 (1964).

109. Thacore, H., and Hilda P. Willett: Formation of spheroplasts of Mycobacterium tuberculosis by lysozyme treatment. Proc. Soc. exp. Biol. Med. **114**, 43—47 (1963).

110. Iterson, W. van, and A. C. Ruys: On the nature of PPLO. II. Electron mycroscopy. Antonie van Leeuwenhoek. J. Microbiol. Serol. **26**, 9—22 (1960b).

111. Welshimer, H. J.: The action of lysozyme on the cell wall and capsule of bacillus megaterium. J. Bacteriol. **66**, 112—117 (1953).

112 Witzleb, W., M. Sprössig, G. Anger u. S. Heidler: Erkrankungen des Respirationstraktes durch Mycoplasma pneumoniae. Dtsch. med. Wschr. **91**, 429—433 (1966).

113. Zwick, W. in E. Gildemeister, E. Haagen, O. Waldmann: Lungenseuche des Rindes, Pleuropneumonia bovum contagiosa. Hdb. d. Viruskrankheiten. 2. Bd. Jena: Gustav Fischer 1939.

Über Bakteriophagen
Einführendes Referat

Dietrich Pfeifer, Köln-Lindenthal *

Wenn wir heute recht gut über Vererbungsvorgänge orientiert sind, wissen, wie es zu Erbänderungen kommen kann, wie diese sich auswirken können, d. h. wie ein Gen arbeitet, wie die Lebensvorgänge eines Organismus gesteuert werden, dann verdanken wir das grundlegend den Ergebnissen der Forschung an Bakterien, Viren und niederen Pilzen, wobei an erster Stelle jene Viren genannt werden müssen, die auf Bakterien als Wirtszellen spezialisiert sind: Bakteriophagen oder kurz Phagen genannt.

Diese Phagen, die heute in der modernen Biologie, der Mikrobiologie, eine so wichtige Rolle spielen, schienen ursprünglich bei ihrer Entdeckung dazu ausersehen, ganz andere Probleme zu lösen: die Bekämpfung bakterieller Erkrankungen aller Art.

Fast gleichzeitig wurden die Phagen von zwei Medizinern unabhängig voneinander in den Jahren 1910—1915 entdeckt, von dem Engländer Frederick Twort und dem Kanadier Félix d'Hérelle.

Erlauben Sie mir mit wenigen Worten zu erzählen, auf welch seltsame Weise d'Hérelle die Phagen entdeckte:

1910 befand sich d'Hérelle in Mexiko auf Yucatán, wo gerade eine große Heuschreckenplage wütete. An einigen Stellen zeigten ihm die Indianer zahlreiche verendende Heuschrecken, die, wie d'Hérelle erkannte, an einer Diarrhoe litten, die durch Bakterien verursacht wurde. Er züchtete diese Bakterien und startete mit ihnen eine biologische Bekämpfung gegen die Heuschrecken mit großem Erfolg.

Während er sich dem Studium dieses Heuschreckenbacillus widmete, kam es häufig vor, daß auf den Agarnährböden, auf denen Millionen dieser Bakterien einen dichten Bakterienrasen bildeten, 2—3 mm große kreisrunde, völlig klare Bezirke auftraten. Abstriche dieser Flecken auf Objektträger ließen nichts unter dem Mikroskop erkennen.

1915 wurde d'Hérelle vom Direktor des Pasteur-Institutes in Paris gebeten, eine Dysenterie-Epidemie zu untersuchen, die unter einer Kavalleriekompanie wütete. d'Hérelle machte Aufschwemmungen von Faeces der kranken Männer und übersprühte mit dem Filtrat Kulturen der Dysenteriebacillen und fand nach Inkubation wiederum verschiedentlich klare Flecken in dem Bakterienrasen. Nicht alle dieser Faeces-Filtrate führten zu diesem Ergebnis. So beschloß d'Hérelle, eine sorgfältige Versuchsreihe mit Faeces-Filtraten eines einzelnen Kranken während des gesamten Ablaufes seiner Krankheit anzulegen. Filtrate vom ersten, zweiten und dritten Tag führten zu negativen Ergebnissen: Keinerlei Flecken im Dysenterie-Bakterienrasen. Filtrat vom Faeces des vierten Tages wurde wie die Tage zuvor auf Bakterien aufgetropft und einer flüssigen Bakterienkultur zugesetzt und über Nacht bei 37 °C inkubiert. Am anderen Morgen fand er, daß die noch am Abend völlig trübe Bakterienkultur restlos klar geworden war und

* Dr. rer. nat. D. Pfeifer, 5000 Köln-Lindenthal, Institut für Genetik der Universität Köln, Weyertal 121.

auf der Petrischale keine Dysenteriebakterien mehr gewachsen waren. D'HÉRELLE sagte sich, daß die klaren Flecken im Bakterienrasen, die völlige Zerstörung der Bakterien in der flüssigen Kultur durch eine Mikrobe, ein Virus verursacht worden sein müßte, ein Virus, das parasitisch von Bakterien lebte. Wenn das zutraf, dann sollte sich derselbe Vorgang wie in der flüssigen Kultur auch in dem kranken Manne abgespielt haben, und er eilte ins Hospital, um sich nach dem Befinden des Kranken zu erkundigen, das noch am Vortage äußerst kritisch gewesen war. Tatsächlich hatte sich das Befinden des Mannes während der Nacht erheblich verbessert und Rekonvaleszenz schritt von nun an voran.

Nach zahlreichen Experimenten mit dieser „Mikrobe" veröffentlichte D'HÉRELLE 1917 seinen ersten Bericht, in dem er auch diesem Virus den Namen „Bakteriophage" gab.

Bald danach begann eine fieberhafte Suche nach ähnlichen Viren dieser Art, d.h. nach Bakteriophagen, die aktiv waren gegen bakterielle Krankheitserreger. Nicht nur, daß man hoffte, erkrankte Menschen mit diesen Phagen zu heilen, sondern auch in prophylaktischen Impfungen mit Phagen sah man eine Methode zur Befreiung der Menschheit von vielen schweren Krankheiten.

Und tatsächlich fand man schnell Bakteriophagen gegen alle Arten von Bakterien und konnte sie leicht in großen Mengen im Labor züchten. Aber der Traum einer universellen Therapie durch Phagen erfüllte sich nicht. So wirksam auch diese Phagen die Bakterien in den Laborkulturen zerstörten, so gering war der therapeutische Erfolg mit ihnen.

Drei Faktoren mögen im wesentlichen Ursache dieses Mißerfolges gewesen sein: Die sofortige Bildung von Antikörpern gegen artfremdes Protein im Blut der Patienten — hier gegen das Phagenprotein — die die Phagen inaktivieren, zweitens inaktivierende Wirkung der Verdauungssäfte, wenn Phagen oral verabreicht wurden, und die Fähigkeit der Bakterien, Immunität oder Resistenz gegen Phagen zu erlangen.

So viel zur Entdeckung der Phagen und den Hoffnungen, die die Medizin an sie geknüpft hatte. Von der möglichen Nutzanwendung der Phagen bis zur systematischen Erforschung: was sind sie eigentlich, wie sind sie gebaut, wie vermehren sie sich, verging noch etliche Zeit.

Die moderne Phagenforschung setzt in den dreißiger Jahren ein mit Arbeiten des australischen Mikrobiologen F. M. BURNET und des ungarischen Chemikers M. SCHLESINGER. Doch darf wohl ohne Übertreibung der Deutschamerikaner MAX DELBRÜCK als eigentlicher Vater der modernen Phagenforschung genannt werden, der seit 1938 am California Institute of Technology (Caltech) in Pasadena (USA) tätig ist.

Sehen wir uns nun die Phagen, ihren Vermehrungscyclus genauer an und einige ihrer Eigentümlichkeiten, die an diesem Ort gewiß von besonderem Interesse sind.

Wie alle Viren besteht der Bakteriophage aus einer Proteinhülle, in der seine spezifische Erbsubstanz, eine Nucleinsäure, DNS oder RNS eingeschlossen ist. Unter dem Elektronenmikroskop läßt sich erkennen, daß die Gestalt der Proteinhülle für verschiedene Phagentypen unterschiedlich ist: in Kopf- und Schwanzteil gegliedert (oder kugelförmig), wobei Größe des Kopfes und Länge des Schwanzes von Typ zu Typ stark variieren können.

Die am besten erforschten Phagen sind die der sog. T-Serie, T_1 bis T_7 (T für Type), sowie der Phage Lambda (λ), alles E. coli-Phagen, d.h., ihr normaler Wirt ist ein Coli-Bacterium.

Während die Gesamtlänge über Kopf und Schwanz bei T_3 und T_7 nur 600 Å beträgt, ist T_5 mit 2350 Å der längste der T-Serie. Die Breite des Kopfes dieser Phagen liegt zwischen 500 und 650 Å und die Breite des Schwanzes zwischen 100 und 200 Å. Im Vergleich dazu ist ein Coli-Bacterium etwa 1000mal größer in bezug auf das Volumen der Phagen.

Der wichtigste Teil des Bakteriophagen ist die Stelle, mit der er sich an ein Bacterium anheften kann und wie ein Schlüssel zu einem Schloß auf sog. Receptoren eines Bacteriums passen muß. Die Adsorption des Phagen ist also ein stereospezifischer Vorgang, der durch komplementäre Strukturen auf der Bakterienzelle und dem Phagen wie bei Antigenen und Antikörpern erklärt werden kann.

Damit wären wir beim ersten Schritt des Phagen-Vermehrungscyclus: Der Adsorption.

Bei den schwanztragenden Phagen ist es immer der Schwanz, der sich an eine Receptorstelle auf dem Bacterium anheftet. Das heißt, paßt die spezifische Schwanzstruktur nicht zum Receptor des Bacteriums, kann keine Adsorption und somit keine Infektion stattfinden. Diese Spezifität ist außerordentlich groß und die genannten Coli-Phagen können bei weitem nicht an allen Coli-Stämmen adsorbieren. Hat die Adsorption stattgefunden, kommt es zum zweiten Schritt, der Injektion, so genannt, weil nur die Nucleinsäure, die Erbsubstanz, die sich im Kopfteil des Phagen befindet, durch den Schwanz hindurch in die Bakterienzelle eindringt, injiziert wird. Das gesamte Hüllprotein des Phagen bleibt außerhalb der Bakterienzelle. Nach Injektion der Phagen-DNS in die Bakterienzelle lassen sich für längere Zeit keine infektiösen Phagenpartikel mehr nachweisen. Bricht man z.B. mit T_4 infizierte Coli-Zellen bis zur 20. Minute nach Adsorption künstlich auf, so ist kein einziger infektiöser T_4-Phage in ihr enthalten. Die Zeitdauer, während der in der Zelle keine infektiösen Phagen enthalten sind, ist für verschiedene Phagen und unter verschiedenen Kulturbedingungen verschieden lang und wurde als Eclipse bezeichnet. In dieser Periode findet die Vermehrung der Phagen-DNS und Bildung der Phagen-Hüllen statt. Gegen Ende dieser vegetativen Phase beginnt die Reifungsperiode mit Kontraktion der Phagen-DNS und Verpackung derselben in die vorfabrizierten Proteinhüllen. Etwa nach 30 min, vom Zeitpunkt der Adsorption an gerechnet, lysiert eine T_4-infizierte Coli-Zelle unter Freisetzung von ca. 100 infektiösen Phagenpartikeln.

Fassen wir noch einmal die Stationen der Phagenvermehrung zusammen:

Adsorption des ganzen Phagen,
Injektion   der Phagen-DNS (RNS),
Eclipse   (vegetativer Phage, Vermehrung der DNS und der Phagen-Hüllen, kein infektiöser Phage nachweisbar),
Reifung   (Einbau der DNS in die Phagenhüllen),
Lyse   (Freisetzung infektiöser Phagen).

Wenn auch leider die zu dieser Einführung zur Verfügung stehende Zeit nicht ausreicht, auf spezielle experimentelle Techniken einzugehen, so soll hier doch wenigstens über die Bestimmung der Zahl infektiöser Phagen und der Lysatgewinnung ein paar Worte gesagt werden, um Ihnen, soweit Sie nicht informiert sind, eine Vorstellung von der Handhabung der Phagen im Labor zu geben.

Analog zu einer Keimzahlbestimmung einer Bakterienkultur, deren Technik Sie alle kennen, läßt sich eine Titerbestimmung eines Bakteriophagen-Lysates durchführen. Ein Phagen-Lysat wird ebenfalls in verschiedenen Verdünnungen auf Nährböden ausgestrichen, aber zusammen mit geeigneten Wirtszellen, wobei die Konzentration der Wirtszellen gleichbleibt und so hoch gewählt sein muß, daß ohne Bakteriophagen ein dichter Bakterienrasen auf der Petrischale entstehen würde. Überall da, wo ein infektiöser Phage ein Bacterium infizierte, wird dieses nach einer gewissen Zeit lysieren und die freiwerdenden Phagen-Nachkommen werden die benachbarten Bakterien infizieren und später lysieren.

War die Verdünnung des Lysates groß genug, werden nach Inkubation am nächsten Tag oder schon nach Stunden die von D'HÉRELLE bereits beobachteten kreisrunden, klaren Flecken gut zählbar im Bakterienrasen auftreten. Die Zahl der klaren Flecken ist linear abhängig vom Faktor der Verdünnung des Lysates, was beweist, daß jeder Fleck (oder plaque in der Sprache der Phagenforscher) die Nachkommenschaft eines einzelnen Phagenpartikels darstellt, also eine Phagen-Kolonie ist. Wurde die Verdünnung des Lysates zu gering gewählt, kann es zur vollständigen Lyse des gesamten Bakterienrasens kommen.

Um nun einen reinen Bakteriophagenstamm zu züchten, wird ein einzelner plaque, eine Phagenkolonie, steril in eine wachsende Bakterienkultur in flüssigem Medium überimpft und diese Kultur unter Belüftung so lange inkubiert, bis die Trübung der Bakterienkultur durch Lyse aller Zellen verschwunden ist. Dieses Rohlysat wird durch Zentrifugation von Bakterientrümmern befreit und hat einen Phagentiter von 10^9 bis 10^{12} Phagen/ml je nach Typ und Kulturbedingungen. Bei dieser gewaltigen Nachkommenschaft eines ursprünglich einzelnen Phagen werden auch einige, sehr wenige sein, die nicht mehr dem Originaltyp entsprechen: Mutierte Partikel.

Der hier geschilderte lytische Vermehrungscyclus wird stets von den Phagen ausgeführt, die man als virulente Phagen bezeichnet, im Gegensatz zu den sog. temperenten Phagen, die nach Infektion einer Bakterienzelle nicht in jedem Falle in den vegetativen Zustand übergehen, sondern als sog. Prophage in einer Symbiose mit dem Wirtsbacterium existieren kann. Ob ein temperenter Phage eine Zelle lysiert oder in ihr als Prophage verbleibt, hängt von physiologischen und genetischen Faktoren ab, die hier im einzelnen nicht erörtert werden sollen. Wichtig ist, daß es Phagen gibt, die als Prophage im Bacterium verbleiben können und in diesem Zustand auf die Tochterzellen des Bacterium vererbt werden, d.h., das genetische Phagenmaterial wird, wie wir heute wissen, zusammen mit dem Wirtschromosom bei jeder Teilung der Zelle verdoppelt und an die Nachkommenschaft weitergegeben. Ein solcher Bakterienstamm, der einen Prophagen trägt, wird als lysogen bezeichnet.

Und von den für die Phagenforscher wohl fruchtbarsten und interessantesten Phagen, den temperenten Phagen, soll nun abschließend ausführlicher die Rede sein.

Ich erwähnte am Anfang den Fehlschlag, den die Medizin erlebte, eine allgemeine Phagentherapie aufzubauen und daß sicherlich zwei von anderen Faktoren bei diesem Mißlingen eine Rolle spielten: nämlich das Resistent- und Immunwerden von Bakterien gegen Phagen. Nach den bisherigen Ausführungen kann diese Resistenz und Immunität nun leicht erläutert werden: Genauso wie beim Resistentwerden von Bakterien gegen Antibiotica liegt bei der Phagenresistenz eines bisher sensiblen Bakterienstammes eine Erbänderung, eine Mutation dieses Stammes vor. Im Falle der Phagen betrifft diese Änderung die Receptoren auf der Zellwand, d.h. das Schloß auf dem Bacterium wurde verändert und der Schlüssel = Phage paßt nicht mehr. Aber nicht der Einfluß, das Vorhandensein von Phagen in der Bakterienkultur, hat diese resistent werden lassen gegen den Phagen, sondern diese Bakterienmutation ist unabhängig vom Phagen, spontan entstanden. Das heißt, die Bakterien haben sich nicht an die Phagen oder im Falle von Antibiotica an die Antibiotica angepaßt. Die spezielle Mutante befand sich bereits in der Bakterienkultur, bevor diese überhaupt mit Phagen oder Antibiotica in Berührung kam.

Im Falle der Phagenimmunität jedoch ist es der Phage selbst, der in der Zelle als Prophage existierend, diese immun gegen weitere Infektion homologer Phagen macht — wobei die Betonung auf „Immunität gegen homologe Phagen" liegt.

Eine lysogene Zelle ist stets immun gegen weitere Infektion durch Phagen des Prophagentyps in ihr. Im Gegensatz zur Resistenz können jedoch homologe Phagen an einer lysogenen Zelle adsorbieren, d.h. die Receptoren für Phagen desselben Typs werden nicht unter Einfluß des Prophagen geändert. Auch kann der homologe Phage seine DNS injizieren, aber eine Vermehrung dieser DNS ist nicht möglich; die Immunität hindert den homologen Phagen, in den vegetativen Zustand überzugehen. Alle anderen Phagen, die nicht zum Typ des Prophagen in der lysogenen Zelle gehören, können in der lysogenen Zelle ihren Vermehrungscyclus ausführen und diese Zelle lysieren oder im Falle eines anderen temperenten Phagen manchmal zu einer doppelt oder sogar mehrfach lysogenen Zelle machen, sofern der normale, nicht lysogene Zelltyp sensibel gegen die anderen Phagen ist. Der Prophage ist also für die spezifische Immunität verantwortlich.

Seit den fünfziger Jahren, in denen man das Wesen der temperenten Phagen und der Lysogenie zu verstehen begann, ist durch diese bis heute eine Fülle von Erkenntnissen für die Mikrobiologie gewonnen worden. Mit Arbeiten an diesem Bakterien-Phagensystem mögen von vielen Forschern die Namen der Nobelpreisträger A. Lwoff, F. Jacob und J. Lederberg genannt werden.

Der in bezug auf Lysogenie am besten erforschte temperente Phage ist der Phage λ, der den E. coli-Stamm K 12 zu lysogenisieren vermag. Man kennt heute eine Reihe von Gen-Funktionen des λ-Phagen und eine große Zahl von Gen-Funktionen seines Wirtes K 12.

Wird eine K 12-Zelle durch λ lysogen, so heftet sich das Phagengenom an einer ganz bestimmten Stelle an das Wirtsgenom an und wird nach neuesten Befunden sehr wahrscheinlich durch Rekombination in das Bakteriengenom integriert. Das sog. c-Gen des Phagen λ produziert eine Hemmsubstanz, die verhindert, daß die ersten Funktionen, Enzyme, die die vegetative Vermehrung von λ in Gang bringen, gebildet werden. Diese Repressorsubstanz kann durch UV-Licht oder verschiedene Peroxyde in ihrer Wirkung aufgehoben werden, was zur Folge hat, daß der Prophage λ vegetativ wird. Das heißt, eine K 12 λ-lysogene Bakterienkultur kann zur Phagenproduktion z.B. durch UV induziert werden.

Die Ursache der Resistenz ist also die Mutation einer Stelle im Bakterienchromosom, die für die Bildung von Receptoren in der Zellwand verantwortlich ist — es wird ein nicht mehr für den spezifischen Phagen passender Receptor gebildet.

Immunität ist ebenfalls eine Änderung im genetischen Material der Bakterienzelle, sie wird aber durch Hinzufügen des Phagenchromosoms bewirkt, dessen Gen-Funktionen in bezug auf Lysogenie in zweifacher Weise die Eigenschaften der Zelle verändert haben:

1. Potentieller Letal-Faktor (falls Phage vegetativ wird, und dies kann und geschieht spontan immer in einigen Zellen einer lysogenen Kultur. Der lysogene Zustand ist bei temperenten Phagen verschieden stabil. Es gibt temperente Phagen, deren Prophage in jeder hundertsten lysogenen Zelle pro Generation vegetativ wird und im Falle des Phagen λ nur in jeder 100000. Zelle.)

2. Bildung einer Immunitätssubstanz gegen lytische Infektion homologer Phagen.

Eine solche Änderung der Eigenschaften einer Bakterienzelle durch Wirksamwerden phagenspezifischer Gene nennt man lysogene Konversion. Zur Verdeutlichung des Konversions-Begriffes seien noch zwei weitere Beispiele erwähnt:

Bei der Salmonella-Gruppe E gibt es drei Untergruppen E_1, E_2, E_3, die sich in ihren somatischen Antigenen unterscheiden. Die erste Gruppe trägt die Antigene 3 und 10, die zweite 3 und 15 und die dritte Antigen 34. Diese Antigene können durch Lysogenisierung mit temperenten Phagen geändert werden. Zum Beispiel kann man durch temperente Phagen vom Stamm E_2 die erste Gruppe, die die Antigene 3 und 10 bildet, phänotypisch in die zweite Gruppe umwandeln, die die Antigene 3 und 15 macht. Gruppe E_1, mit diesen Phagen infiziert, bildet wenige Minuten danach Antigen 15 und nicht mehr Antigen 10, gleichgültig ob lytische Infektion oder Lysogenie eintritt. Mit Antiserum gegen Antigen 15 können lysogene E_1-Zellen, die phänotypisch E_2 geworden sind, nach Verlust des Prophagen als E_1-Zellen mit den Antigenen 3 und 10 selektiert werden.

Und das bekannteste Beispiel aus der Medizin: Das Diphtherie-Toxin (FREEMAN, 1951) wird nur in Gegenwart eines temperenten Phagen im Corynebacterium diphtheriae gebildet.

Eine andere Eigentümlichkeit temperenter Phagen ist ihre Fähigkeit, genetische Information von einer Wirtszelle auf eine andere zu übertragen, ein Vorgang, der als Transduktion bezeichnet wird. Das Wirksamwerden der übertragenen Information vom Donorbacterium zum Rezipientenbacterium kann natürlich nur dann beobachtet werden, wenn es nicht zu einer lytischen Infektion gekommen ist.

Die Transduktion ist also auch eine Konversion. Im Begriffsgebrauch der Phagenforscher wird lysogene Konversion als Änderung spezifischer Bakterieneigenschaften durch Phagen-Gene und Transduktion als Änderung spezifischer Bakterieneigenschaften durch Bakterien-Gene eines anderen Bacterium definiert. Zwei Formen der Transduktion werden unterschieden:

Die generalisierte Transduktion und
die spezialisierte Transduktion.

Bei der generalisierten Transduktion können praktisch alle Gene von einem temperenten Phagen übertragen werden, jedoch immer nur einige wenige von einem einzelnen Phagen als Transporteur. Versuche mit dem temperenten Phagen P 1, der die generalisierte Transduktion z. B. bei K 12 ausführen kann, haben ergeben, daß maximal jeweils nur ein Hundertstel des Bakterienchromosoms übertragen werden kann. Schon aus räumlichen Gründen würde nicht viel mehr vom Bakterienchromosom in den Kopf des Phagen hineinpassen. Bei der spezialisierten Transduktion wird immer nur ein und derselbe genetische Informationsteil des Bakterienchromosoms übertragen.

Als Beispiel für den Vorgang der spezialisierten Transduktion sei der bereits erwähnte Phage λ genommen. In einer λ-lysogenen Zelle befindet sich der Prophage λ immer neben der Stelle des Bakterienchromosoms, das die Gene trägt, die für die Bildung der Enzyme zum Abbau der Galaktose verantwortlich sind.

Bei der Induktion einer λ-lysogenen Bakterienkultur kommt es in sehr seltenen Fällen vor, daß der Prophage beim Übergang in die vegetative Phagenform die ganze oder Teile der Galaktoseregion des Bacteriums mitnimmt und dafür selbst einige seiner Phagengene einbüßt. Dieser so entstandene Phage ist in bezug auf seine Phagengene defekt und trägt statt ihrer bakterielle gal-Gene. Man nennt ihn daher λ dg (= λ defect-galactose). Unter 10^5 normalen λ-Phagen, die bei der Induktion λ-lysogener Zellen gebildet werden, befindet sich ein λ dg-Phage. Nur dieser ist zur Transduktion befähigt, zur Transduktion der gal-Gene. Ein solches Lysat besitzt also nur wenige zur Transduktion befähigte Partikel.

Infiziert man mit diesem Lysat eine nicht-lysogene gal$^-$-Mutante, d. h. einen Bakterienstamm, der Galaktose als Energiequelle nicht verwenden kann, so erhält man einige wenige Transduktanten-Kolonien, die auf einem geeigneten Indicator-Agar, der Galaktose enthält, durch Rotfärbung als gal-positive Kolonien isoliert werden können. Induktion einer Bakterienkultur von einer isolierten Transduktanten-Kolonie liefert ein Lysat, das zu 50% aus λ und 50% λ dg-Phagen besteht und somit hohe transduzierende Fähigkeit besitzt. Das heißt, die lysogene Transduktanten-Kolonie enthielt neben dem λ dg auch noch den normalen λ. Untersuchungen ergaben, daß nach Induktion einer nur durch λ dg lysogenisierten Zelle infektiöse λ dg-Phagen nicht gebildet werden können, sondern es der gleichzeitigen Gegenwart eines intakten λ-Phagengenoms bedarf, um infektiöse λ dg-Partikel zu produzieren.

Bei temperenten Phagen, die zur generalisierten Transduktion befähigt sind, ist eine spezifische Anheftungsstelle am Bakterienchromosom nicht feststellbar. Offenbar wird lediglich ein Segment des Donor-Chromosoms mit in den Phagenkopf verpackt. Je nachdem wie groß dabei der Verlust resp. der Defekt vom Phagengenom wird, ist bei der generalisierten Transduktion der transduzierende Phage in der Lage, die Rezipientenzelle zu lysogenisieren und zu transduzieren oder nur noch zu transduzieren, wobei es zur Rekombination des homologen Chromosomstücks des Donors mit dem des Rezipienten kommt, ohne den Rest des Phagengenoms.

Es gibt hier also Transduktanten — und in der Mehrzahl aller Fälle ist es so, wenn Vorkehrungen getroffen werden, daß es zu keiner Mehrfachinfektion durch nicht-transduzierende Phagen kommt —, die nicht lysogen sind, im Gegensatz zur spezialisierten Transduktion. In einem Lysat dieser Phagen befinden sich unter 10^5 bis 10^7 Phagen ein transduzierender Phage für jeden beliebigen genetischen Marker.

Die für die Einführung zu den folgenden Referaten zur Verfügung gestellte Zeit ist abgelaufen, und ich möchte meine Ausführungen schließen mit der Feststellung, daß durch die heutige Kenntnis über das Wesen der temperenten Phagen das Interesse an den Phagen, das von der Medizin ausging, wiederum in das Interesse der Medizin gerückt ist, weil wir Grund genug zur Annahme haben, daß wir Bakterien für Krankheiten verantwortlich machen, an denen sie wahrscheinlich in einigen Fällen nur in Kombination mit Bakteriophagen schuld sind.

Literatur

Hayes, William: The genetics of bacteria and their viruses. Oxford: Blackwell Scientific Publications 1965.

Zur Morphologie der Mycobakteriophagen*

H. Kölbel, Borstel**

Mycobakteriophagen sind in zwei morphologische Gruppen teilbar, die sich durch die Form des Phagenkopfes voneinander unterscheiden. Die weitaus am häufigsten vorkommenden sind solche mit einem hexagonal begrenzten Kopf gleicher Kantenlänge. Die der anderen Gruppe zugehörigen besitzen einen Kopf, dessen Abmessungen sich wie 1:2,5 verhalten. Innerhalb der Gruppen ist die Schwanzlänge ein charakteristisches Maß.

Schwanz und Kopf sind aus cylindrischen „Kapsomeren" aufgebaut, welche als schützende Proteinhülle die Nucleinsäure umschließen.

Der Schwanz aller bisher untersuchten Mycobakteriophagen ist nicht kontraktionsfähig. Daraus ergibt sich zwangsläufig ein anderer Infektionsmechanismus, als er fälschlicherweise verallgemeinernd häufig beschrieben wird. Dagegen besteht kein Zweifel, daß auch Mycobakteriophagen mit ihrem Schwanzende adsorbieren, welches hierfür spezifisch ausgerüstet ist. Adsorption und auch Infektion sind elektronenmikroskopisch gut darstellbar. Der aufgenommene oder eingedrungene Nucleinsäurefaden kann gelegentlich bis in den Kernbereich der Zelle verfolgt werden. Mit Hilfe chemischer, auch physikalischer Methoden gelingt es, die Nucleinsäure künstlich in Freiheit zu setzen und dadurch sichtbar zu machen.

Mycobakteriophagen gehören zu denjenigen, deren Vermehrung vom intakten Stoffwechsel des Wirtes abhängig sind. Die im allgemeinen längere Generationsdauer bei Mycobakterien hat auch eine längere Reproduktionszeit ihrer Phagen zur Folge. Möglicherweise bestehen im Verhalten von Mycobakterien zu ihren Phagen insofern Unterschiede zu bisher bekannten Reaktionsweisen vergleichbarer Partner, als Mycobakterien in der Lage zu sein scheinen, eine Infektion durch Extrusion von bereits produziertem Phagenmaterial zu überstehen. Das Ausschleusen phagenspezifischer Substanzen geschieht offenbar in Form bläschenartiger Gebilde, von denen vermutet wird, daß diese mit den „Pools" identifiziert werden können, welche von genetischer Seite postuliert werden.

---

* Ausführliche Wiedergabe des Vortrages mit Abb. erscheint an anderer Stelle.

** Dr.-Ing. H. Kölbel, 2061 Borstel über Bad Oldesloe, Forschungsinstitut, Abt. für Elektronenmikroskopie.

Lysogenie und lysogene Konversion bei Mycobakterien

R. Bönicke, Borstel*

Unsere derzeitigen Kenntnisse über Bakterien-Bakteriophagen-Systeme, über die Herr Pfeifer in seinem einführenden, informativen Referat vorgetragen hat, basieren im wesentlichen auf Untersuchungen, die an Enterobakterien, vornehmlich E. coli und den T-Phagen durchgeführt worden sind. Der überwiegende Teil der an diesen Systemen gewonnenen Erkenntnisse hat auch für die auf diesem Kongreß im Vordergrund des Interesses stehenden Mycobakterien-Mycobakteriophagen-Systeme Gültigkeit. Nur für einige wenige trifft dies infolge abweichender Besonderheiten nicht zu. Sie bedürfen daher einer entsprechenden Modifikation.

Eine dieser Besonderheiten ist z.B. der bei Mycobakterien im Gegensatz zu anderen Bakteriengattungen bisher so selten gelungene Nachweis natürlicher Lysogenie. Meines Wissens liegen hierüber im Schrifttum nur fünf Mitteilungen vor, so von Hnatko (1953), Bowman u. Redmond (1959), Segawa u. Mitarb. (1960), Russell u. Mitarb. (1964) und Juhasz u. Bönicke (1965). Bemerkenswert ist, daß sich unter den festgestellten natürlich lysogenen Mycobakterien kein langsam wachsender Stamm befindet, also kein Angehöriger der Species M. tuberculosis, M. bovis, M. avium, M. kansasii usw., sondern lediglich Angehörige der Species M. smegmatis und M. fortuitum.

Bei der Durchmusterung der Bakterienstammsammlung des Forschungsinstituts Borstel mit über 1000 Stämmen der verschiedenen Mycobacterium-Arten konnten zwei Stämme mit defekter Lysogenie nachgewiesen werden, und zwar ein alter Laboratoriumsstamm der Species M. smegmatis mit der Sammlungsnummer SN 38 und ein weiterer Stamm dieser Species mit der Sammlungsnummer SN 46, bei dem als zusätzliche Besonderheit zu vermerken ist, daß er zu wiederholten Malen aus dem Sputum einer Patientin mit Kardiospasmus isoliert wurde. Über diesen Krankheitsfall ist in einer Inaugural-Dissertation der Universität Freiburg von Goeze (1963) berichtet worden. Aus dem Inhalt der Dissertation scheint mir erwähnenswert zu sein, daß bei der Sektion der verstorbenen Patientin ein Megaoesophagus und in der Lunge ausgedehnte verkäsende Herde gefunden wurden. Auch die Hiluslymphknoten waren von käsigen Massen durchsetzt. Echte Tuberkulosebakterien wurden bei der Patientin nicht isoliert, lediglich der erwähnte Smegmatis-Stamm. Die Diagnose „Mycobacterium smegmatis" wurde in Borstel auf Grund des Ausfalls verschiedener Eigenschaftsprüfungen wie Amidase-Spektrum, Zuckervergärungsvermögen, Nachweis bestimmter ringspaltender Enzyme usw. gestellt. Es wurde leider seinerzeit versäumt, den Stamm aus dem Sektionsmaterial zu kultivieren, so daß eine exakte Aussage über seine Erregernatur nicht gemacht werden kann. Es wurden aus ihm zwei Phagen isoliert, und zwar einer mit der Sammlungsnummer B_6 unter Verwendung des natürlich lysogenen Smegmatis-Stammes SN 38 als Wirtsstamm und ein weiterer mit der Sammlungsnummer B_{24}. Hier diente als Wirtsstamm eine phagensensible Variante des defektiv-lysogenen Stammes SN 46 selbst, die auf einem festen Agar-Nährboden mit einem Zusatz von 20% Rinderserum gewonnen wurde. Sie war an ihrem R-förmigen Wachstum im Gegensatz zum S-förmigen Wachstum des Ausgangs-

---

* Priv.-Doz. Dr. rer. nat. R. Bönicke, 2061 Borstel über Bad Oldesloe, Forschungsinstitut.

stammes leicht erkennbar. Um die Wirksamkeit der beiden zunächst defekten Phagen zu steigern, waren einige Passagen auf dem Wirtsstamm erforderlich.

Beide Phagen B_6 wie B_{24} greifen einige wenige Stämme der Species M. smegmatis an, jedoch keine Stämme anderer Mycobacterium-Species, was neben den bereits erwähnten Eigenschaften für die Zugehörigkeit des lysogenen Patienten-Stammes SN 46 zur Species Mycobacterium smegmatis spricht.

Daneben besitzt er aber auch Eigenschaften, die in der Regel bei Angehörigen dieser Species nicht angetroffen werden, so u. a. Resistenz gegenüber Streptomycin, Bildung von Histaminase und Induzierung von vornehmlich Nierentuberkulosen im Versuchstier nach intravenöser Infektion mit Bildung von Granulomen, Riesenzellen und auch Nekrosen. Seine Streptomycin-Resistenz ist mit großer Wahrscheinlichkeit eine Folge der Behandlung der Patientin mit Streptomycin. Das Vorkommen von Histaminase ist eine interessante Besonderheit, da dieses Enzym bisher noch bei keinem Mycobacterium nachgewiesen werden konnte. Inwieweit in dieser Hinsicht ein ursächlicher Zusammenhang mit der Lysogenie des Stammes besteht, kann heute noch nicht endgültig beantwortet werden. Versuche, durch Infektion oder artifizielle Lysogenisierung sensibler Smegmatis-Stämme mit den Phagen B_6 oder B_{24} die Histaminase auf diese Stämme zu übertragen, hatten ein negatives Ergebnis. Es war außerdem nicht möglich, durch Behandlung mit Antiserum aus dem defekt-lysogenen Stamm SN 46 Varianten mit fehlender Histaminase-Aktivität zu gewinnen. Die bereits erwähnte phagensensible, also „nichtimmune" Variante, die mit SN 46 AR_1 bezeichnet worden ist, besitzt die gleiche histaminabbauende Aktivität wie der Ausgangsstamm SN 46. Diese Befunde sprechen gegen die Annahme, daß ein ursächlicher Zusammenhang zwischen der Histaminase und der Lysogenie des Stammes besteht. Eine weitere Besonderheit des Stammes SN 46 ist, wie bereits kurz erwähnt, seine Fähigkeit, in der weißen Maus und im Kaninchen Nierentuberkulosen zu induzieren, was Smegmatis-Stämme in der Regel nicht vermögen. Für Fortuitum-Stämme ist dies häufiger beschrieben worden. In dieser Beziehung ähnelt somit der defekt-lysogene Smegmatis-Stamm SN 46 Angehörigen der Species M. fortuitum. Seine Virulenz für die weiße Maus nach intravenöser Infektion belege ich durch einige Photogramme gefärbter histologischer Schnitte. Die Infektionsdosis betrug ca. 2 mg Bakterien (Feuchtgewicht) pro Maus. Die Sektion der Tiere erfolgte 10 Tage (Abb. 1) bzw. 15 Tage (Abb. 2 und 3) nach der Infektion. Abb. 1 (Z.N.-Färbung) zeigt ein Granulom in der Niere mit intracellulär liegendem säurefestem Stäbchen und extracellulär, im Zentrum des Granuloms liegenden nicht säurefesten Bakterienmassen, Abb. 2 (Z.N.-Färbung) einen Granulomausschnitt in der Leber mit zentraler Nekrose ohne sichtbare Bakterien und Abb. 3 (Z.N.-Färbung) ein Granulom in der Leber mit Riesenzelle.

Über einen weiteren Fall von Kardiospasmus mit nahezu gleichem Krankheitsverlauf, wie er für die Patientin aus Freiburg beschrieben worden ist, hat K. A. JENSEN (1959) in Kopenhagen berichtet. Auch hier konnte ein schnellwachsendes Mycobacterium isoliert werden, das von mir als zur Species Mycobacterium smegmatis gehörig klassifiziert wurde. Der Stamm ist auffallend phagenresistent, und zwar gegen alle uns zur Verfügung stehenden Mycobakteriophagen. Vermutlich ist er ebenfalls defektiv lysogen, wobei der Defekt noch ausgeprägter ist als beim Stamm SN 46 des Freiburger Falles. In der Bakterienstammsammlung

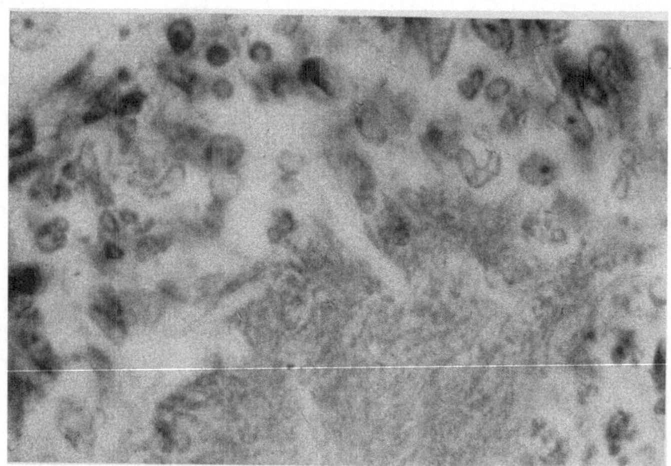

Abb. 1. Granulom der Mäuseniere; intracellulär liegendes säurefestes Stäbchen und extracellulär im Zentrum des Granuloms liegende nicht säurefeste Bakterienmassen. (Z. N.-Färbung)

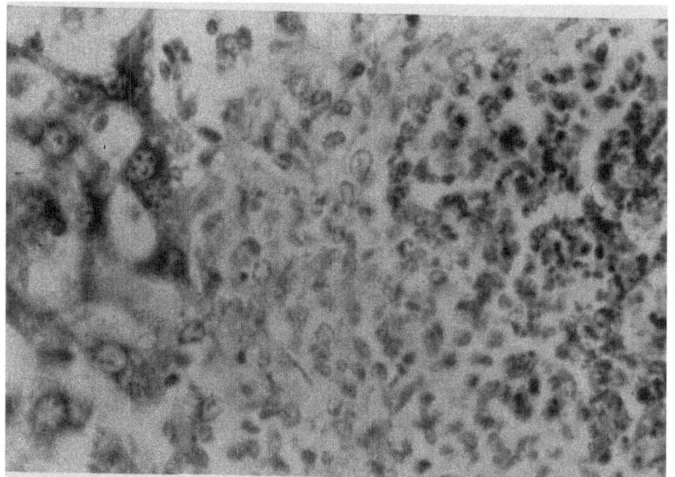

Abb. 2. Granulomausschnitt der Mäuseleber mit zentraler Nekrose ohne sichtbare Bakterien. (Z. N.-Färbung)

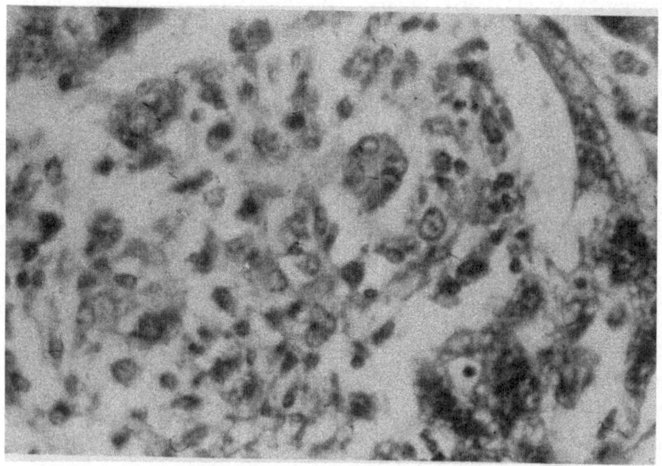

Abb. 3. Granulom der Mäuseleber mit Riesenzelle. (Z. N.-Färbung)

des Forschungsinstituts Borstel befinden sich weitere ähnliche Stämme, bei denen auf Grund verschiedener Befunde defektive Lysogenie vermutet werden kann, ohne daß es bisher gelungen ist, aus ihnen aktive Phagen zu isolieren, auch bei Anwendung von physikalischen und chemischen Agentien, die in der Literatur als Phageninduktoren beschrieben worden sind. Es stehen uns zur Zeit leider noch nicht die Methoden zur Verfügung, mit denen in jedem Fall das Vorliegen natürlicher Lysogenie, insbesondere stark defekter Lysogenie, exakt, eindeutig und reproduzierbar nachweisbar ist. Es ist durchaus möglich, daß die Zahl natürlich lysogener Mycobakterien größer ist, als bisher auf Grund des gelungenen Nachweises angenommen werden kann. Auch wenn man diese Möglichkeit berücksichtigt, bleibt doch als Faktum bestehen, daß natürliche Lysogenie bei Mycobakterien im Gegensatz zu anderen Bakteriengattungen relativ selten ist.

Dieser Tatbestand ist insofern schwer erklärbar, weil es doch verhältnismäßig einfach ist, aus Erde, insbesondere aus Komposterde, mit Hilfe der von Gardner u. Weiser (1947) inaugurierten Anreicherungsmethode Mycobakteriophagen zu isolieren, die nicht nur gegen schnellwachsende Saprophyten wirksam sind, sondern zum Teil auch gegen langsam wachsende virulente Stämme der Species M. tuberculosis und M. bovis. So fand Hnatko (1953), daß die Anreicherung der Erdproben mit virulenten humanen und bovinen Stämmen zur Isolierung von Phagen führte, die nur gegen saprophytische Stämme aktiv waren. Froman u. Mitarb. (1954) sowie Takeya u. Mitarb. (1959, 1960) machten die interessante Entdeckung, daß eine Anreicherung der Erdproben mit saprophytären Mycobakterien Phagen erbrachte, die nicht nur gegen schnellwachsende Saprophyten wirksam waren, sondern auch gegen virulente Tuberkulosebakterien.

Bisher sind nur wenige Versuche angestellt worden, Mycobakteriophagen auch aus anderen Untersuchungsmaterialien als Erde zu isolieren. Hnatko (1953) prüfte 42 positive Sputen und 17 Stuhlproben von tuberkulösen Patienten ohne Erfolg. Mankiewicz (1963) berichtete demgegenüber über erfolgreiche Isolierungen von Mycobakteriophagen aus Untersuchungsmaterial von Patienten mit Tuberkulose und Sarkoidose. Die Ausbeute an Phagen war besonders bei Sarkoidose-Kranken sehr hoch. Unsere eigenen diesbezüglichen Untersuchungen, in denen wir uns vornehmlich um den Nachweis von Mycobakteriophagen in Lymphknoten von Sarkoidose-Patienten bemühten, hatten ein negatives Ergebnis.

Es ist sicherlich nicht abwegig, wenn man annimmt, daß die aus den Erdproben isolierten Mycobakteriophagen originär aus in den Erdproben befindlichen lysogenen Mycobakterien stammen. Hierfür sprechen Versuchsergebnisse von Hauduroy u. Rosset (1948), die auch ohne Anreicherung mit Mycobakterien aus Erdproben Phagen isolieren konnten, ebenfalls Versuchsergebnisse von Penso u. Ortali (1949), die aus dem wäßrigen Extrakt einer Erdprobe fünf Phagen isolierten, die hinsichtlich ihres Wirtsspektrums, ihrer Plaques-Morphologie und ihrer Antigenität unterschieden werden konnten. Leider ist in diesen Arbeiten versäumt worden, die Erdproben auch auf das Vorkommen von Mycobakterien, speziell von lysogenen Mycobakterien zu untersuchen. Versuche von Takeya u. Mitarb. (1959) lassen allerdings auch die Deutung zu, daß die Phagen oder zumindest Teile der Phagen-DNS möglicherweise auch aus den für die Anreicherung verwendeten Mycobakterien stammen können. Die genannte japanische

Forschergruppe konnte nämlich zeigen, daß verschiedene Anreicherungsstämme in der gleichen Erdprobe verschiedene Phagen erbrachten, daß aber von vier verschiedenen Erdproben, die mit dem gleichen Stamm angereichert wurden, serologisch identische Phagen isoliert wurden. Die so einfach erscheinende Frage nach der Herkunft und dem Ursprung der unter Verwendung des Anreicherungsverfahrens gewonnenen Mycobakteriophagen ist also noch nicht geklärt. Es bedarf einer weiteren intensiven, experimentell fundierten Forschungsarbeit, um diese wichtige Frage einer eindeutigen Klärung zuzuführen.

Es ist verhältnismäßig einfach, phagensensible Mycobakterienstämme durch Infektion mit wirksamen Mycobakteriophagen künstlich zu lysogenisieren. Hierüber haben Takeya u. Mitarb. (1959) sowie Russell u. Mitarb. (1960) ausführlich berichtet. Letzteren gelang es, von 35 Stämmen 14 zu lysogenisieren, wobei sie 7 verschiedene Mycobakteriophagen verwendeten. Die Häufigkeit des Erfolgs war von Stamm zu Stamm verschieden. Wir selbst haben im Forschungsinstitut Borstel eine größere Zahl von Stämmen der verschiedenen Mycobacterium-Arten — langsam wachsende und schnell wachsende Arten — artifiziell lysogenisiert, wobei sich die Lysogenie als erblich fixiert erwies. Die hierfür verwendeten Bakterienkulturen waren entweder durch drei wiederholte Einzelkolonie-Isolierungen gewonnene Einzelkoloniekulturen oder mikromanipulierte Einzelkulturen. Auch die verwendeten Mycobakteriophagenstämme waren durch wiederholte Isolierungen aus Einzelplaques gewonnene Phagenreinkulturen. Interessant, aber nur schwer erklärbar ist der Befund, daß auch virulente Tuberkulosebakterienstämme, bei denen natürliche Lysogenie bisher nicht gefunden werden konnte, ohne Schwierigkeiten artifiziell lysogenisierbar sind. Die künstlich erzeugten lysogenen Stämme besaßen die Fähigkeit zur spontanen Bildung von Phagen und waren außerdem immun gegen die homologen Phagen. Außer diesen für lysogene Stämme charakteristischen Eigenschaften zeigten sie in der Mehrzahl der Fälle im Vergleich zu den Ausgangsstämmen keine weiteren erkennbaren Veränderungen der Eigenschaften. Es war dies aber nicht die Regel. Bei einigen lysogenisierten Stämmen waren mehr oder weniger ausgeprägte Eigenschaftsveränderungen feststellbar, worüber noch im einzelnen zu berichten sein wird. Russell u. Mitarb. (1960) überprüften die Virulenz und einige biochemische Eigenschaften von fünf nichtlysogenen Stämmen und den zugehörigen lysogenen Varianten. Unterschiede konnten sie nicht feststellen. Auch Vandra (1965) fand keinen Unterschied zwischen nichtlysogenen Stämmen und den zugehörigen lysogenisierten Varianten. Über extrem andere Ergebnisse hat Mankiewicz (1964) berichtet. Nach ihr können die als Folge der Lysogenie auftretenden Eigenschaftsänderungen so umfassend und tiefgreifend sein, daß die Grenzen der Species, zum Teil auch die der Gattung durchbrochen werden. Penso (1963) hat sich mit ihren Ergebnissen kritisch auseinandergesetzt und äußert die Vermutung, daß möglicherweise nicht mit Reinkulturen experimentiert worden ist, erklärt also ihre sog. „Konversionen" mit der Selektion von originär in ihren Kulturen vorhandenen Fremdinfektionen durch die Phagen.

Bevor ich über unsere eigenen Untersuchungen bezüglich der lysogenen Konversion bei Mycobakterien berichte, möchte ich ganz kurz auf zwei Modellfälle von lysogener Konversion bei anderen Bakteriengattungen eingehen, und zwar deswegen, weil es sich, unter medizinischen Aspekten gesehen, um sehr bedeutungsvolle Konversionen handelt und weil sie wahrscheinlich wegen dieser Bedeutung auf die Forschungsarbeit außerordentlich befruchtend gewirkt haben.

Sie lassen außerdem erkennen, wie außerordentlich geringfügig im Verhältnis zum zahlenmäßigen Gesamtbestand der Eigenschaften eines Bacteriums das Ausmaß der Konversionen ist.

1951 entdeckte FREEMAN, daß nichttoxinbildende Corynebakterienstämme zur Toxinbildung angeregt werden können, wenn man sie mit dem virulenten Corynebakteriophagen B infiziert. Wie weitere Arbeiten über dieses so interessante und bedeutungsvolle Phänomen (BARKSDALE u. PAPPENHEIMER 1953, 1954; GROMAN 1955 u. a.) gezeigt haben, erfolgt die Konversion von Nichttoxinbildung zur Toxinbildung auch dann, wenn atoxische Corynebakterien mit einer temperenten Mutante des Phagen B, dem Phagen β, lysogenisiert werden. Die Toxigenität von lysogenisierten atoxischen Stämmen erweist sich als eine stabile, erblich fixierte Eigenschaft. Die Beziehungen zwischen Toxigenität und Lysogenie möchte ich an Hand eines Schemas (s. Abb. 4) erläutern:

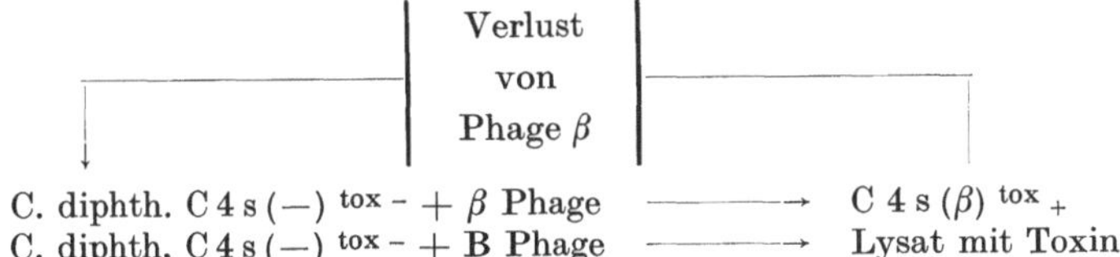

Abb. 4. Schematische Darstellung der Beziehungen zwischen Lysogenie und Toxigenie in Corynebacterium diphtheriae

Der derzeitige Kenntnisstand über das Phänomen der Toxinbildung bei Corynebakterien kann wie folgt kurz zusammengefaßt werden: 1. Nur ganz bestimmte Phagen, so u. a. die β-Phagen sind imstande, die Konversion zur Toxinbildung hervorzurufen. 2. Jedes einzelne Phagen-Partikel hat diese Fähigkeit. Es handelt sich also um lysogene Konversion und nicht um Transduktion. 3. Die toxinbildenden Stämme von Corynebacterium diphtheriae sind lysogen oder defekt-lysogen. 4. Verliert der lysogene Stamm seinen Phagen, was dadurch erreicht werden kann, daß man ihn in Gegenwart von Antiphagen-Antiserum züchtet, so geht auch die Fähigkeit zur Toxinbildung verloren.

Weitere wesentliche Eigenschaftsänderungen durch Lysogenisierung sind bisher bei Corynebakterien nicht festgestellt worden. Es ist jedoch durchaus möglich, daß solche existieren, aber übersehen worden sind. Bei der Phagenkonversion von Nichttoxigenität zur Toxigenität handelt es sich um einen Sachverhalt, dem große epidemiologische Bedeutung zukommt. Das kann leicht dazu verführen, das Ausmaß der durch die Lysogenie bewirkten Veränderung der Diphtheriebacillen zu überschätzen. Geändert hat sich bei den lysogenisierten Stämmen lediglich die Fähigkeit, ein bestimmtes Protein zu bilden, das hoch toxisch ist und als Diphtherietoxin bezeichnet wird. Das Ausmaß der Eigenschaftsveränderungen ist also verglichen mit dem Gesamtbestand an Eigenschaften der Corynebakterien außerordentlich gering.

Das gleiche gilt auch für die Phagen-Konversionen, die bei Salmonellen z. B. der Gruppe E festgestellt worden sind. Diese Gruppe besteht aus drei serologisch verschiedenen Untergruppen, die durch ihre somatischen Antigene unterschieden werden können. Die Subgruppe E_1 ist charakterisierbar durch die somatischen Antigene 3 und 10, die Subgruppe E_2 durch die Antigene 3 und 15 und die Subgruppe E_3 durch das Antigen 34. So konnte vor allem durch Arbeiten japanischer Forscher festgestellt werden, daß Salmonellen der Subgruppe E_2 (S. newington) lysogen sind. Der aus Stämmen dieser Subgruppe isolierte Phage wurde mit ε_{15} bezeichnet. Wie aus nachfolgendem Schema (Abb. 5) erkennbar ist, sind Stämme

A: Prophagen-Konversion   *B:* Phagen-Konversion

A.

$$\text{Verlust von } \varepsilon^{15}$$

$$S.\ anatum\ (-) + \varepsilon^{15} \longrightarrow S.\ anatum\ (\varepsilon^{15})$$
$$3,10 \qquad\qquad\qquad 3,15$$

res.: ε^{34} res.: ε^{15}, C^{341}

sens.: ε^{15}, C^{341} sens.: ε^{34}

B.

$$S.\ anatum + \varepsilon^{15}\ vir \longrightarrow S.\ anatum$$
$$3,10 \qquad\qquad\qquad\qquad 3,10,15$$

Abb. 5. Schematische Darstellung der Konversion von S. anatum 3,10(−) in S. anatum 3,15 (ε^{15}) durch Bakteriophage ε^{15}

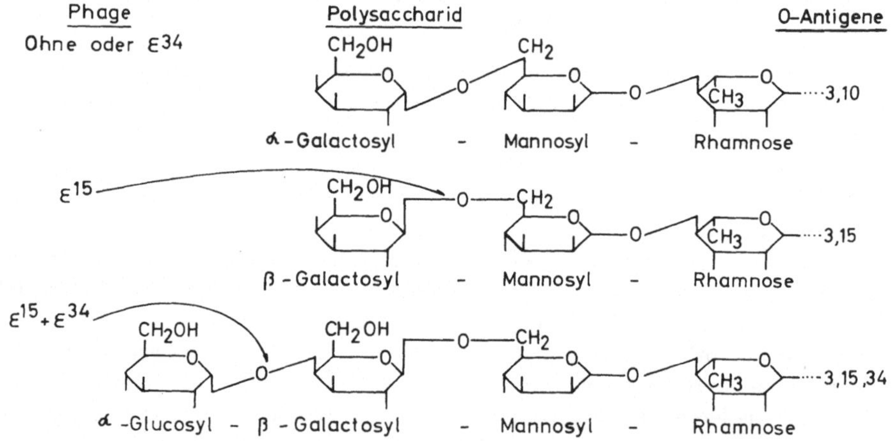

Abb. 6. Schematische Darstellung der durch die Phagen ε^{15} und ε^{34} bewirkten Änderungen der O-Antigene (n. Robbins und Uchida, 1962)

der Subgruppe E_1 (S. anatum) nicht lysogen und gegenüber dem Phagen ε_{15} sensibel. Werden Stämme von S. anatum mit den somatischen Antigenen 3 und 10 unter Verwendung des Phagen ε_{15} lysogenisiert, so zeigt die lysogene Variante eine veränderte Antigenstruktur. Das somatische Antigen 10 geht verloren, stattdessen wird das Antigen 15 gebildet. Es entsteht somit die Antigenstruktur der Subgruppe E_2. Es ist also möglich, durch Lysogenisierung mit dem Phagen ε_{15} Stämme der Subgruppe E_1 in solche der Subgruppe E_2 umzuwandeln. Auch das

Umgekehrte ist möglich. Tritt bei Stämmen der Subgruppe E_2 ein Prophagen-
verlust ein, was durch Züchtung dieser Stämme in Antiserum enthaltenden Nährböden vorkommen kann, so ändert sich die Antigenstruktur von 3, 15 in 3, 10.
Aus Stämmen von S. newington mit der Formel 3, 15, eh, 1, 6 werden auf diese
Weise, also durch Verlust des Prophagen ε_{15}, Stämme von S. anatum mit der
Formel 3, 10 eh 1, 6. Verwendet man anstelle des temperenten Phagen ε_{15} eine
virulente Mutante dieses Phagen zur Infektion von S. anatum, so sind im Lysat
schon 5 min nach erfolgter Infektion die Antigene 10 und 15 nachweisbar. Die
Antigen-Konversion ist also nicht an das Vorhandensein eines Prophagen gebunden, sondern tritt auch nach Infektion der Salmonellen mit einer virulenten
Mutante ein. Das läßt den Schluß zu, daß die Fähigkeit, die Bildung des Antigens
15 zu induzieren, eine Eigenschaft des Phagen ε_{15} selbst ist. Das Gen, das die Synthese des Antigen 15 determiniert, ist somit ein Phagen-Gen.

Wie sieht die Änderung der Antigenstruktur bei einer chemischen Betrach-
tungsweise aus ? Die somatischen Antigene der Salmonellen sind Polysaccharide,
so auch das Antigen 10 in S. anatum, dessen Polysaccharid aus dem sich wieder-
holenden Trisaccharid α-Galaktosyl-Mannosyl-Rhamnose besteht. Durch Lysogenisierung mit dem Phagen ε_{15} wird stattdessen ein chemisch sehr nahe ver-
wandtes Polysaccharid gebildet. Es enthält als Trisaccharid β-Galaktosyl-
Mannosyl-Rhamnose. Wie bei den Corynebakterien, so sehen wir auch bei den
Salmonellen als Folge der Lysogenisierung zwar medizinisch bedeutungsvolle
Konversionen, das Ausmaß dieser Veränderungen ist aber im Verhältnis zur
Gesamtzahl der in den Bakterien vorkommenden Eigenschaften außerordentlich
gering.

Ich möchte abschließend über das Vorkommen lysogener Konversionen im
Genus Mycobacterium berichten. Hierüber liegen im Schrifttum nur verhältnismäßig wenige Veröffentlichungen vor. Ein besonders geeignetes Objekt für derartige Untersuchungen scheint die Species Mycobacterium smegmatis zu sein;
denn die bisherigen Untersuchungen sind vornehmlich an Stämmen dieser
Species durchgeführt worden. Das Tuberkulose-Bacterium scheint demgegenüber
nur wenig geeignet zu sein. Artifizielle Lysogenie ist zwar bei virulenten Stämmen
verhältnismäßig leicht zu erzeugen, die lysogenen Varianten lassen aber irgendwelche Unterschiede außer den beiden für die Lysogenie charakteristischen
Eigenschaftsänderungen im Vergleich zu den nichtlysogenen Ausgangsstämmen
nicht erkennen.

Die ersten Veröffentlichungen über lysogene Konversionen bei Mycobakterien
befassen sich mit der Kolonie-Morphologie. So berichteten WHITE u. KNIGHT
(1958), daß nach Infektion eines in R-Form wachsenden Smegmatis-Stammes mit
einem Bakteriophagen in S-Form wachsende Varianten auftraten. RUSSELL,
JANN u. FROMAN (1960) bestätigten diesen Befund und wiesen darüber hinaus
nach, daß die gezüchteten S-Varianten zum Teil lysogen waren. Die Zahl der
auftretenden S-Varianten war aber bei ihren Versuchen sehr gering. Sie kamen
daher zu der Schlußfolgerung, daß ihre Befunde durch Selektion von bereits
vorhandenen S-Varianten ausreichend erklärt seien. 2 Jahre später haben WHITE,
FOSTER u. LYON (1962) eingehende quantitative Untersuchungen über die Häufigkeit des Auftretens von S-Mutanten nach Phageninfektion durchgeführt und

konnten feststellen, daß bei den von ihnen verwendeten Phagen und in R-Form wachsenden Versuchsstämmen die Zahl der dann kultivierbaren S-Kolonien erheblich größer war, als auf Grund einer bloßen Selektion von bereits vorhandenen S-Mutanten zu erwarten gewesen wäre. Ein großer Teil der S-Kolonien erwies sich als lysogen und behielt sowohl die Lysogenie als auch die S-Morphologie nach wiederholter Kultivierung auf Agar- und Tween-Medium bei.

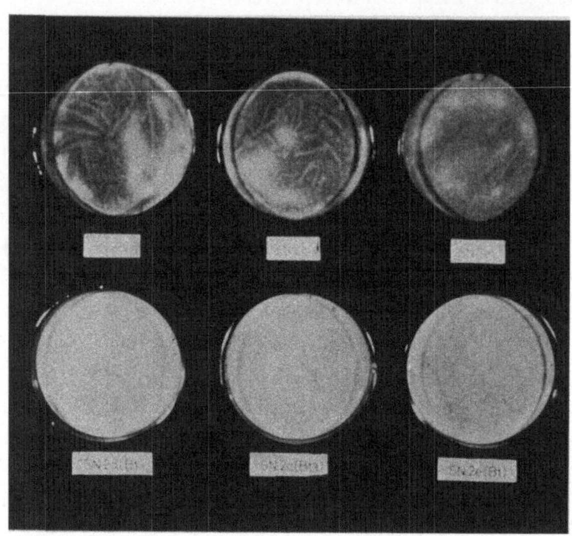

Abb. 7. Nicotinsäureoxydase-Aktivität von 3 Einzelkoloniekulturen des Stammes M. smegmatis SN 2 und den zugehörigen mit den Phagen B_1 bzw. B_{13} lysogenisierten Varianten

Die von Trotnow (1965) in Borstel ebenfalls an einem Smegmatis-Stamm durchgeführten Untersuchungen stimmen im wesentlichen mit denen von White, Foster u. Lyon überein. Lediglich die Zahl der lysogenen S-Varianten war bei ihm kleiner. Er konnte darüber hinaus nachweisen, daß die S-Morphologie auch nach Verlust des Prophagen erhalten bleibt. Er interpretierte daher seine Versuche dahingehend, daß die Umwandlung der R-Form in die S-Form nach Phageninfektion nicht als echte lysogene Konversion angesehen werden darf, daß aber in irgendeiner bisher ungeklärten Weise die Phagen daran mitbeteiligt sein müssen.

Es kommen aber auch echte lysogene Konversionen bei Mycobakterien vor, was ich durch zwei einprägsame Beispiele belegen möchte, die sich mit Veränderungen der enzymatischen Ausrüstung von Mycobakterien, insbesondere Angehörigen der Species Mycobacterium smegmatis nach Lysogenisierung mit dafür geeigneten Phagen beschäftigen. Es handelt sich um die Nicotinsäureoxydase und die Malachitgrünreduktase. Die Nicotinsäureoxydase, die die Oxydation von Nicotinsäure zu 6-Hydroxynicotinsäure katalysiert, ist in der Species M. smegmatis weit verbreitet. Sie kann in sehr einfacher Weise mit Hilfe eines von uns erarbeiteten Differentialnährbodens nachgewiesen werden. Verfärbt sich dieser Nährboden, nachdem die zu prüfenden Stämme auf ihm gewachsen sind, von grün nach blau, so wird damit angezeigt, daß der geprüfte Stamm Nicotinsäure abzubauen vermag. Abb. 7 zeigt den Ausfall eines solchen Testes für drei Einzelkoloniekulturen von M. smegmatis SN 2 und für die zugehörigen mit den Phagen B_1 bzw. B_{13} lysogenisierten Varianten. Aus der Abbildung geht sehr eindrucksvoll hervor, daß sich die Ausgangsstämme von den lysogenisierten Stämmen in dieser enzymatischen Eigenschaft eindeutig unterscheiden. Während die Ausgangsstämme (obere Reihe der Abb. 7) den Nährboden blau verfärben, also Nicotinsäure enzymatisch abbauen, verfärben die lysogenen Varianten den Nährboden nicht nach blau, sind also nicht imstande, Nicotinsäure zu 6-Hydroxynicotinsäure zu oxydieren. In diesem Phagen-Mycobacterium-System ist somit Lysogenie mit dem Verlust einer enzymatischen Eigenschaft verbunden.

Entlysogenisierung der lysogenen Konvertanten hat eine Reversion der enzymatischen Eigenschaft zur Folge. Es dürfte sich daher bei dem Verlust der Nicotinsäure-Oxydase-Aktivität von M. smegmatis SN 2 nach Lysogenisierung mit den Phagen B_1 oder B_{13} um eine echte lysogene Konversion handeln.

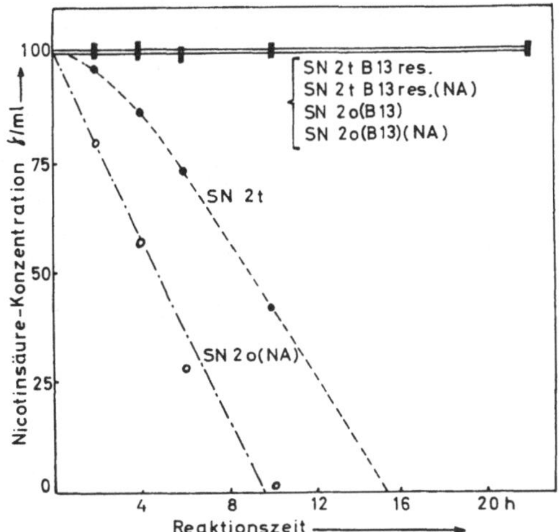

Abb. 8. Nicotinsäureoxydase-Aktivität von M. smegmatis SN 2 t und SN 2 o, der Phage B_{13}-resistenten Variante SN 2 t B_{13} res. und der lysogenen Variante SN 2 o (B_{13})

Abb. 8 zeigt die kurvenmäßige Darstellung von Ergebnissen quantitativer Versuche über den enzymatischen Abbau von Nicotinsäure durch den phagenresistenten, möglicherweise auch lysogenen Stamm SN 2 t B_{13} res., durch den lysogenen Stamm SN 2 o (B_{13}) sowie durch die zugehörigen Ausgangsstämme SN 2 t und SN 2 o. Die Ausgangsstämme bauen Nicotinsäure ab, die lysogenisierten Stämme können es dagegen nicht, auch dann nicht, wenn sie auf einem Nährboden vorgezüchtet worden sind, der Nicotinamid bzw. Nicotinsäure als Induktor der Nicotinsäureoxydase enthält. Bei ihnen ist somit der Nicotinsäureabbau auch nicht induzierbar.

Während bezüglich der Nicotinsäureoxydase-Aktivität von M. smegmatis SN 2 Lysogenie mit Verlust dieser enzymatischen Eigenschaft gekoppelt ist, kann Lysogenie bei M. smegmatis SN 2 auch mit dem Gewinn enzymatischer Eigenschaften gekoppelt sein. Das trifft bei den hier beschriebenen lysogenen

Systemen für die Malachitgrünreduktase zu. Wie Abb. 9 erkennen läßt, vermag der Ausgangsstamm SN 2 e Malachitgrün nicht zu reduzieren. Die lysogene Variante SN 2 e (B_1) ist demgegenüber dazu imstande und entfärbt den Malachitgrün enthaltenden Eiernährboden nach Löwenstein-Jensen von grün nach gelb. Der entlysogenisierte Stamm SN 2 e′ zeigt wieder das Fehlen dieser Eigenschaft, der Nährboden bleibt grün. Er ist in dieser Beziehung mit dem Ausgangsstamm identisch. Eine erneute artifizielle Lysogenisierung dieses entlysogenisierten

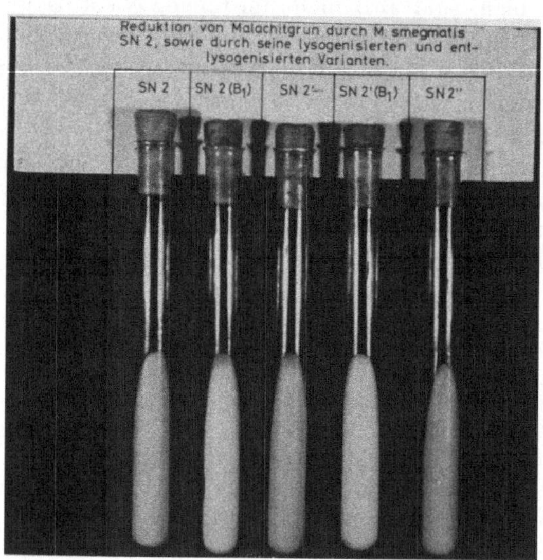

Abb. 9. Reduktion von Malachitgrün durch M. smegmatis SN 2 e sowie durch seine lysogenisierten und entlysogenisierten Varianten

Stammes SN 2 e′ führt zu einer lysogenen Variante SN 2 e′ (B_1), die wiederum die Fähigkeit zur Malachitgrünreduktion besitzt, sich also wie SN 2 e (B_1) verhält. Entlysogenisiert man diese lysogene Variante erneut, so resultiert daraus ein Stamm SN 2 e″, der sich wie SN 2 e′ oder wie der Ausgangsstamm SN 2 e verhält. Dieses Beispiel zeigt, daß die Fähigkeit von M. smegmatis SN 2 (B_1), Malachitgrün zu reduzieren, durch ein Gen determiniert wird, das im Genom des Phagen B_1 lokalisiert ist.

Dieses Beispiel kann als ein Analogon zu den klassischen Modellfällen von lysogener Konversion angesehen werden, nämlich zur phagenabhängigen Toxinbildung bei Corynebacterium diphtheriae und zur phagenabhängigen Antigenbildung bei Salmonellen. Während die letzteren von großer medizinischer Bedeutung sind, kann eine solche Aussage für die bei Mycobakterien festgestellten Konversionen nicht gemacht werden. Sie ermöglichen aber viele neue Einsichten hinsichtlich der mycobakteriellen Variabilität. Das Ausmaß der lysogenen Konversionen ist aber im Verhältnis zur enorm großen Zahl der Eigenschaften eines Bacteriums bei allen drei Gattungen außerordentlich gering. Die Konversionen überschreiten in keiner Weise die Grenzen der Species. Ich betone dies ganz besonders deswegen, weil in Veröffentlichungen gelegentlich gegenteilige Behauptungen anzutreffen sind, die experimentell nicht haltbar sind.

Literatur

Barksdale, W. L., and A. M. Pappenheimer, Jr.: 6. Intern. Congr. Microbiol. Rome **3**, 457 (1953).
— — J. Bact. **67**, 220 (1954).
Bowman, B. U., Jr., and W. B. Redmond: Amer. Rev. resp. Dis. **80**, 232 (1959).
Freeman, V. J.: J. Bact. **61**, 675 (1951).
Froman, S., D. Will, and E. Bogen: Amer. J. publ. Hlth **44**, 1326 (1954).
Gardner, G. M., and R. S. Weiser: Proc. Soc. exp. Biol. (N.Y.) **66**, 205 (1947).
Goeze, E.: Inaug.-Diss. 1964 Freiburg/Br.
Groman, N. B.: J. Bact. **66**, 184 (1955).
Hauduroy, P., and W. Rosset: C. R. Acad. Sci. (Paris) **227**, 917 (1948).
Hnatko, S. I.: Canad. J. med. Sci. **31**, 462 (1953).
Jensen, K. A.: Bull. int. Un. Tuberc. **27**, 147 (1957).
Juhasz, S. E., and R. Bönicke: Canad. J. Microbiol. **11**, 235 (1965).
Mankiewicz, E.: Can. med. Ass. J. **88**, 593 (1963).
—, and M. van Walbeek: Arch. environm. Hlth **5**, 122 (1962).
—, and J. Béland: Amer. Rev. resp. Dis. **89**, 707 (1964).
Penso, G., u. V. Ortali: R. C. Acc. Naz. Lincei (Ser. VIII) **6**, 109 (1949).
— Ann. Ist. Forlanini **23**, 25 (1963).
Robbins, P. W., and T. Uchida: Fed. Proc. **21**, 702 (1962).
Russell, R. L., G. J. Jann, and S. Froman: Amer. Rev. resp. Dis. **82**, 384 (1960).
— W. D. Richards, L. A. Schammon, and S. Froman: Amer. Rev. resp. Dis. **89**, 287 (1964).
Segawa, J., K. Takeya, and M. Sasaki: Amer. Rev. resp. Dis. **81**, 419 (1960).
Takeya, K.: Amer. Rev. resp. Dis. **80**, 543 (1959).
— Y. Zinnaka, K. Yamaura, and T. Toda: Amer. Rev. resp. Dis. **81**, 674 (1960).
Trotnow, S.: Inaug.-Diss. 1965 Kiel.
Vandra, E.: Zbl. Bakter., I. Ref. (im Druck).
White, A., and V. Knight: Amer. Rev. Tuberc. **77**, 134 (1958).
— F. Foster, and L. Lyon: J. Bact. **84**, 815 (1962).

Zur Mycobakteriophagentheorie (E. Mankiewicz) der Sarkoidose

K. W. Kalkoff, Freiburg i. Br. *

Einem Referat, das den derzeitigen Stand unserer Kenntnisse über die etwaige ätiologische Bedeutung lysogener Mycobakterien darstellen soll, müssen die Untersuchungsbefunde von Frau Edith Mankiewicz als meines Wissens bisher noch nicht reproduzierte, aber auch nicht widerlegte Fakten zugrunde gelegt werden. Als Kliniker, der mit diesem Referat von der Grundlagenforschung über Mycobakteriophagen zu einer klinischen Fragestellung überleitet, ist mir eine kritische Stellungnahme zu den mikrobiologischen Befunden von Mankiewicz nicht möglich. Meine Aufgabe kann daher nur sein:

1. Die Befunde von Mankiewicz möglichst kurz und verständlich und damit notgedrungen vereinfachend darzustellen.

2. Zu diskutieren, inwieweit diese Befunde unseren klinischen Erfahrungen widersprechen oder mit ihnen in Einklang zu bringen sind.

3. Über eigene, unter Mithilfe der Herren K. Wurm, W. Schaich und F. Brecke mit den Mitarbeitern meiner Klinik Frau A. Buck, L. v. Mulert, Frl. A. Asmus und Frl. A. Link durchgeführte Untersuchungen und deren vor-

---

* Prof. Dr. K. W. Kalkoff, Direktor der Universitäts-Hautklinik, 7800 Freiburg i. Br., Hauptstraße 7.

läufige Ergebnisse zu berichten, die wir als einen Beitrag zur Theorie von der Entstehung der Sarkoidose durch lysogene Mycobakterien betrachten.

Einleitung

Im Gegensatz zu vielen anderen, darunter auch zu mir, sieht Mankiewicz in der Sarkoidose eine Krankheit, die nicht durch *einen* Erreger, etwa einen unbekannten, oder etwa ausschließlich durch Mycobakterien ausgelöst wird, sondern eine Krankheit, die durch Erreger der verschiedensten Krankheiten, darunter auch durch Mycobakterien, ausgelöst werden kann. Sie erhebt deshalb nicht den Anspruch, mit der Mycobakteriophagentheorie die Ätiologie der Sarkoidose schlechthin einer Klärung nähergebracht zu haben, sondern nach ihrer Auffassung beziehen sich ihre Untersuchungen nur auf einen Teil der Sarkoidosefälle, nämlich auf mycobakterielle Sarkoidosen.

Um Mißverständnisse zu vermeiden, möchte ich Ihnen die verschiedenen Auffassungen vom Wesen der Sarkoidose kurz darstellen:

A. Das *polyätiologische Syndrom* Sarkoidose kann durch zahlreiche belebte (auch Tuberkelbakterien!) oder unbelebte Reizstoffe bei anlagemäßiger sarkoider Reaktionsbereitschaft ausgelöst werden („Reaktionskrankheit"). Unter der Maske Sarkoidose verbergen sich somit Histoplasmosen, Tuberkulosen und andere Krankheiten als „mycobakterielle Sarkoidose", als „Sarkoidose durch Histoplasmen" usw. Im Einzelfall unterscheidet sich somit die ätiologisch unterschiedliche, in der Reaktionsart und deshalb morphologisch aber einheitliche Sarkoidose deutlich von der Krankheit, beispielsweise der Histoplasmose, der sie auf Grund der jeweiligen auslösenden Ursache nosologisch zugehörig ist.

B. Die *Krankheitseinheit* Sarkoidose wird durch *ein* noch unbekanntes spezifisches Agens ausgelöst (genuine Sarkoidose, nach Refvem u. a.). Wesentliches Merkmal ist der systemische („systemic") Charakter der Krankheit mit charakteristischen, wenn auch nicht krankheitsspezifischen, klinischen, histologischen (sarkoiden) und immunologischen Befunden.

Von der genuinen Sarkoidose sind zu unterscheiden als nicht zur Sarkoidose gehörend:

a) lokale sarkoide Reaktionen,

b) sarkoide Verlaufsformen der Tuberkulose (sarkoide Tuberkulose), der Histoplasmose (sarkoide Histoplasmose) u. a. Krankheiten.

C. Die Sarkoidose ist weder eine Krankheitseinheit noch ein polyätiologisches Syndrom, sondern eine durch Tuberkulosebakterien ausgelöste *atypische Tuberkulose*.

Es erscheint mir für dieses Referat aber nicht wesentlich, ob die Mycobakteriophagentheorie für die Sarkoidose schlechthin oder, wie Frau Mankiewicz vermutet, nur für einen Teil der Sarkoidosefälle zutrifft. Unbedingt zu fordern ist allerdings, daß Sarkoidosefälle, die solchen Untersuchungen zugrunde liegen, die Kriterien für die Diagnose Sarkoidose erfüllen.

Zur Definition der Sarkoidose habe ich auf der 27. Tagung der Deutschen Dermatologischen Gesellschaft 1965 in Freiburg i. Br. einen Vorschlag gemacht. Mit ihm wird die Definition der Internationalen Sarkoidosekonferenz 1962 (Washington) um das Kriterium „formale Pathogenese" und den Begriff „isolierte Organsarkoidose" erweitert. Er basiert auf klinischen, histologischen und immunologischen Befunden und vermeidet — im Gegensatz zu Definitionen der Sarkoidose-Konferenzen — eine präjudizierende ätiologische Aussage. Der Vorschlag lautet folgendermaßen:

Die Sarkoidose ist eine Allgemeinkrankheit („systemic"), bei der sich in der Regel zunächst in den mediastinalen Lymphknoten charakteristische, aber nicht pathognomonische sarkoide Granulome bilden. Die Granulomentwicklung kann auf Lungen und Bronchien und auch auf andere Organe übergreifen. Die Kveim-Reaktion, eine fehlende oder abgeschwächte Tuberkulinempfindlichkeit und Befunde, wie Hypercalciurie und Hyperglobulinämie, stellen wesentliche, mehr oder weniger zuverlässige Hilfsmittel für die Diagnose dar. Falls bei der Sarkoidose entsprechende Krankheitsveränderungen nur *eines* Organes vorliegen, ist die Diagnose Sarkoidose nicht zu sichern, und es sollte deshalb einschränkend nur von „isolierter Organsarkoidose" gesprochen werden. Voraussetzung hierfür ist allerdings, daß immunologische oder Laborbefunde die Diagnose Sarkoidose stützen. Andernfalls kann nur eine der Sarkoidose nicht zugehörige lokale Reaktion diagnostiziert werden.

Die Kriterien für die Diagnose (genuine Sarkoidose) sind eindeutig erfüllt, wenn krankheitscharakteristische Granulome in mehr als einem Organ bestehen, ein sarkoidosespezifischer Krankheitsverlauf erkennbar ist und für die Sarkoidose spezifische bzw. charakteristische immunologische und chemische Befunde (Kveim-Reaktion, Tuberkulinreaktion, Laborbefunde) vorliegen.

Zu 1.: Nach dieser Einleitung komme ich zur Darstellung der einzelnen Stationen auf dem Wege der Theorie von MANKIEWICZ:

a) Die lysogene Konversion der Mycobakterien durch Mycobakteriophageninfektion, die mit einem Einschleusen von Nucleinsäuren aus früheren Wirtszellen der Phagen in die Mycobakterien und damit mit einer Transduktion verknüpft sein kann, bewirkt eine Änderung der genetischen Information.

Die durch den Phagenbefall erworbene Eigenschaft der Lysogenie und die damit gekoppelte neuerworbene genetische Information kann Mycobakterien so weitgehend umwandeln, daß sie in ihrem kulturellen, in ihrem mikromorphologischen Verhalten, in ihren Wachstumsbedingungen, ihren biochemischen Aktivitäten und damit in ihrer Antigenität und in ihrer Pathogenität den Ausgangsmycobakterien nicht mehr ähneln.

MANKIEWICZ hat 1961 weitgehende mikromorphologische und kulturelle Veränderungen von Tuberkelbakterien in vitro nach Zusatz von Mycobakteriophagen experimentell erzeugt. Ich möchte an dieser Stelle anmerken, daß Herr BÖNICKE, der der Mycobakteriophagentheorie der Sarkoidose sehr kritisch gegenübersteht, sowohl die Möglichkeit lysogener Konversionen von Mycobakterien als auch mit derartigen Konversionen verknüpfte, offenbar genetisch bedingte enzymatische Änderungen aus eigener Erfahrung bejaht. Einer seiner Einwände besteht aber darin, daß es ihm bisher nie möglich gewesen sei, dermaßen stark veränderte (spontan entstandene) lysogene Varianten zu finden, bei denen die Zugehörigkeit zur ursprünglichen Species oder gar die Zugehörigkeit zur Gattung Mycobacterium in Frage gestellt wäre.

b) Während Mycobakteriophagen bis 1961 nur aus Mycobakterienkulturen und aus Erdproben isoliert worden waren, konnte MANKIEWICZ aus menschlichem Gewebe und aus Faeces Mycobakteriophagen isolieren. Bei etwa 600 untersuchten Proben in etwa 50% der Sarkoidosekranken, in etwa 37% der Tuberkulosekranken und in 1,8% der Gesunden.

c) Es unterscheiden sich somit Sarkoidosekranke und Tuberkulosekranke nur quantitativ in der prozentualen Höhe des Nachweises von Mycobakteriophagen. Ein offenbar qualitativer Unterschied zwischen Tuberkulosekranken und Sarkoidosekranken besteht aber insofern, als Tuberkulosekranke hohe Konzentrationen von neutralisierenden Mycobakteriophagen-Antikörpern zeigten, während Sarkoidosekranke diese Antikörper nicht aufwiesen.

d) Es gelang MANKIEWICZ, Keime aus Gewebe von Sarkoidosekranken zu züchten, die in ihrem mikromorphologischen und kulturellen Verhalten den Keimen entsprachen, die nach In vitro-Infektionen von Mycobakterien mit Mycobakteriophagen entstanden waren. Es gelang ihr, diese Keime, wenn sie auf Kulturen mit Zusatz von Mycobakteriophagen-Antiserum weitergezüchtet wurden, in klassische Mycobakterien umzuwandeln.

e) Wurden Meerschweinchen mit Cortison vorbehandelt, um die Bildung von Mycobakteriophagen-Antikörpern zu unterdrücken, und ihnen optimale Mengen Mycobakteriophagen und Mycobakterien zugesetzt, so konnten experimentell sarkoide Granulome erzeugt werden.

Damit drängt sich folgende Arbeitshypothese der Sarkoidoseätiologie auf: Weil beim Sarkoidosekranken — und da vieles für einen genetischen Faktor der Sarkoidoseentstehung spricht —, genetisch verankert, die Bildung von Mycobakteriophagen-Antikörpern gehemmt ist, haben Mycobakteriophagen in Sarkoidosekranken ungehindert die Möglichkeit, Mycobakterien lysogen zu konvertieren. Die damit verknüpfte Änderung der genetischen Information bedingt weitgehende morphologische und funktionelle Veränderungen der Mycobakterien. Wird auf diese Weise der Erreger der Sarkoidose im Organismus des potentiellen Sarkoidosekranken erzeugt?

Zu 2.: Ein mit unseren bisherigen Erfahrungen zunächst nicht in Einklang zu bringender Befund von Mankiewicz ist das Unvermögen Sarkoidosekranker, neutralisierende und präzipitierende Mycobakteriophagen-Antikörper zu bilden. Alle Autoren, die das Vorkommen von Serumantikörpern — allerdings nicht von Mycobakteriophagen-Antikörpern — bei Sarkoidosekranken untersucht haben, sind zu dem Ergebnis gekommen, daß humorale Antikörper im Gegensatz zu dem an Reaktionen vom Tuberkulintyp gebundenen Antikörperprinzip nicht vermindert sind. Nun ist ein isolierter Defekt in der Produktion humoraler Antikörper nach der Auffassung von Genetikern und Immunologen durchaus möglich. Voraussetzung hierfür ist, daß das Mycobakteriophagenantigen von immunologisch kompetenten Zellen nicht als fremd empfunden wird. Mutationen, wie sie bei einer schnellen Generationsfolge von Bakteriophagen im Laufe eines menschlichen Lebens möglich sind, könnten bewirken, daß die Mycobakteriophagenantigene wieder als fremd empfunden werden und dann die Bildung von Mycobakteriophagen-Antikörpern auszulösen vermögen.

Mit der lysogenen Konversion von Mycobakterien als Folge eines Mycobakteriophagen-Antikörpermangels dürfte das Mycobacterium tuberculosis bzw. bovinus seine ursprünglichen antigenen Eigenschaften verlieren. Dieser Verlust müßte sich in der schwindenden Tuberkulinempfindlichkeit ausdrücken. Umgekehrt läßt sich mit dem Wiedergewinn des Vermögens, das Mycobakteriophagenantigen als fremd zu empfinden, eine gesicherte — wenn auch, wie Herr Wurm betont —, seltene klinische Erfahrung erklären, nämlich der Übergang einer Sarkoidose in eine Tuberkulose mit positiv werdender Tuberkulinreaktion. Es dürfte lohnen zu untersuchen, ob sich beim Sarkoidosekranken anstelle der mangelnden Empfindlichkeit gegen Tuberkulin eine solche gegen ein „Tuberkulin" aus lysogenen Mycobakterien entwickelt hat. Ist etwa das Kveim-Antigen ein solches „Tuberkulin"?

Ich bin jetzt in der Gefahr, mich in Hypothesen zu verlieren. Ich bitte Sie, mir aber im Rahmen dieser sich aus den Untersuchungen von Mankiewicz ergebenden Deutungsmöglichkeiten bisher nicht verständlicher Fakten folgende Bemerkung zu gestatten:

Die auf Grund klinischer Beobachtungen und gemeinsam mit H. J. Mohr durchgeführter Implantationen von Sarkoidosegewebe auf Meerschweinchen von mir vor etwa 20 Jahren vertretene Vorstellung zur Sarkoidoseätiologie entspricht in ihrer Grundkonzeption der auf den Untersuchungen von MANKIEWICZ basierenden, eben vorgetragenen Arbeitshypothese der Sarkoidoseentstehung. Die damalige, erstmals 1947 benutzte, 1954 vor dieser Gesellschaft in meinem Berliner Referat vorgetragene Formulierung lautete, daß der Entstehung der Sarkoidose eine mycobakterielle Infektion vorausgeht und es im Laufe der Auseinandersetzung mit dieser Infektion bei genetisch dazu Prädisponierten zur Umwandlung des Tuberkelbacteriums zum Erreger der Sarkoidose kommt. Ich habe dafür damals den schlechten Ausdruck „Virulenzdrosselung des Tuberkelbacteriums" gebraucht.

Zu 3.: Unser eigener Beitrag zu diesem Thema, über den wir nach Sammlung eines größeren Materials später ausführlicher berichten wollen, erstreckt sich

1. auf Intracutanteste mit einem von MANKIEWICZ zur Verfügung gestellten Mycobakteriophagenantigen (Patterson),

2. auf den fluorescenzoptischen Nachweis von Mycobakteriophagen-Antikörpern in Leukocyten von Sarkoidosekranken und einem Vergleichskollektiv.

Der Intracutantest auf das Mycobakteriophagenantigen Patterson (vgl. später) wurde bei 36 Sarkoidosekranken, 12 tuberkulinnegativen Gesunden und bei 17 tuberkulinpositiven Probanden ohne Tuberkulose durchgeführt (Tab. 1). Er

Tabelle 1. *Spätreaktionen vom Tuberkulintyp auf Mycobakteriophagenantigen* Pa *bei Sarkoidose und Vergleichkollektiven*

Kollektive	Zahl	Pa	
		+	∅
Sarkoidose	36	21	15
Tuberkulinnegative	12	2	10
Tuberkulinpositive ohne Tbc	17	12	5

war bei 21 von 36 Sarkoidosepatienten positiv. Bei den tuberkulinpositiven Gesunden und Kranken ohne Tuberkulose beobachteten wir in 12 von 17 Fällen ein positives Ergebnis, d.h. eine Spätreaktion vom Tuberkulintyp, während von den 12 tuberkulinnegativen Gesunden nur 2 positiv reagierten. Bisher unveröffentlichte Untersuchungen von MANKIEWICZ ergaben bei sämtlichen Sarkoidosepatienten positive Testreaktionen, allerdings bei Verwendung mehrerer Phagenantigene, während die Zahl der positiven Ergebnisse bei Vergleichskollektiven niedrig war. Der Versuch einer Interpretation dieser Ergebnisse erscheint uns verfrüht. Sollten sämtliche positiven Reagenten Kontakt mit Phagen gehabt haben? MANKIEWICZ (persönliche Mitteilung) denkt an weitverbreitete Mycobakterien, wie Mycobacterium stercoides oder Mycobacterium smegmatis, als Träger von Mycobakteriophagen. Ein Schluß scheint aber jetzt schon aus dieser Untersuchungsreihe erlaubt, daß Sarkoidosekranke in einer überraschend großen Zahl, die sich kaum von der beim tuberkulinpositiven Gesunden unterscheidet, auf das Mycobakteriophagenantigen Patterson mit einer Spätreaktion vom Tuberkulintyp reagieren. Unter der Voraussetzung, daß für derartige Spätreaktionen sessile, an Leukocyten gebundene Antikörper (Transferfaktor) notwendig sind und nicht nur eine fakultative Begleiterscheinung darstellen, liegt also beim Sarkoidosekranken kein Mangel in der Bildung dieser Mycobakteriophagen-Antikörper vor.

Für unsere 2. Versuchsserie, die mit dem Ziel durchgeführt wurde, Mycobakteriophagen-Antikörper in Leukocyten nachzuweisen, benutzten wir folgende Methode. Sie wurde von meiner Mitarbeiterin Frau Dr. A. Buck zur Bearbeitung des uns seit vielen Jahren beschäftigenden Problems entwickelt, Antikörper bei der Candidamykose nachzuweisen.

Methode: Lebenden Leukocyten wird auf dem Objektträger eine Mischung des Antigens mit 0,1 Fluoresceinisothiocyanat einer Verdünnung 1 : 1000 auf 1,0 ml Antigen zugesetzt. Eine Fluorescenz an der Kernoberfläche und eine Fluorescenz des Plasmas einschließlich der Granula, wie sie sich jeweils nur an vereinzelten Leukocyten im Präparat nachweisen läßt, wird als positives Ergebnis gewertet.

Wir haben mit dieser Methode Leukocyten

1. von Sarkoidosekranken,
2. von tuberkulinpositiven bzw. nicht tuberkulingetesteten Gesunden und
3. von tuberkulinnegativen Gesunden untersucht.

Als Antigen verwendeten wir zwei, von Mankiewicz freundlicherweise zur Verfügung gestellte, aus Lymphknotengewebe eines Patienten mit Sarkoidose (Baits) und eines Patienten mit Lungencarcinom (Patterson)[1] isolierte Mycobakteriophagenantigene. Die Phagen wurden auf einem Mycobacterium smegmatis kultiviert, der in damit infizierten Meerschweinchen keine Empfindlichkeit gegen Alt-Tuberkulin auslöste.

Das Ergebnis unserer Untersuchungen mit dem Phagen Patterson lautet folgendermaßen (Tabelle 2):

Tabelle 2. *Leukocytenfluorescenz auf markierte Mycobakteriophagenantigene* (PA/Baits) *bei Sarkoidose und Vergleichskollektiven*

Kollektive	Zahl	PA		Baits	
		+	∅	+	∅
Tuberkulinnegative	12	7	5	3	9
Tuberkulinpositive ohne Tbc	22	17	5	8	13
Sarkoidosen	31	3	28	7	22
Lungentuberkulose	11	8	3	5	2
Extrapulmonale Tuberkulose	3	3	0	0	2
Nicht tuberkulingetestete Pers. ohne Tbc bzw. Sarkoidose	35	31	4	4	17

Nur bei 3 von 31 Sarkoidosekranken ließen sich fluorescierende Leukocyten nachweisen. In der tuberkulinpositiven Kontrollgruppe ohne Tuberkulose war der Fluorescenztest bei 17 von 22 Personen, und bei einer entsprechenden — allerdings nicht tuberkulingetesteten — Kontrollgruppe bei 31 von 35 Personen positiv. In der tuberkulinnegativen Gruppe Gesunder war der Fluorescenztest bei 7 von 12 Personen positiv, während von 11 Lungentuberkulösen (Ia- und Ib-Fälle) 8 positiv reagierten.

Die Sarkoidosekranken verhalten sich also auf dieses Phagenantigen in ihren Leukocyten eindeutig anders als die Vergleichskollektive. Mit dem Phagenantigen Baits waren die Ergebnisse nicht eindeutig, da die positiven Resultate in den Kontrollgruppen weniger häufig, bei Sarkoidose dagegen häufiger waren. Trotz dieser Einschränkung und obwohl die positiven und negativen Ergebnisse mit

---

[1] Als uns nach Abschluß dieser Untersuchungen das Antigen ausging, ließen sich mit später hergestellten Chargen des Antigens Patterson entsprechende Ergebnisse nicht erzielen. Das gelang erst wieder mit derselben Charge, von der Herr Wurm die Hälfte bekommen hatte und die er uns zur Verfügung stellen konnte.

beiden Phagenantigenen in den Einzelfällen oft nicht übereinstimmten, ergab sich mit beiden Phagenantigenen ein gleichsinniges Gesamtergebnis.

Auf Grund der Ergebnisse beider Versuchsserien ist es verlockend zu sagen: Die nach Zufuhr von markiertem Mycobakteriophagenantigen bei Sarkoidosekranken im Vergleich zu anderen Kollektiven mangelnde Fluorescenz der Leukocyten stützt die von MANKIEWICZ gemachte Beobachtung, daß Sarkoidosekranke keine oder nur unzureichend Mycobakteriophagen-Antikörper produzieren. Das gilt aber offenbar nicht — wie unsere Intracutanteste Sarkoidosekranker mit dem gleichen Antigen zeigen — für Antikörper, wie sie an Leukocyten gebunden für den Spätreaktionsmechanismus vom Tuberkulintyp von Bedeutung sind. Der Defekt in der Antikörperbildung bezieht sich also offenbar nur auf einzelne Linien des durch Mycobakteriophagenantigene ausgelösten Antikörperspektrums.

BÖNICKE hat gegen die Sarkoidoseentstehung durch lysogene Mycobakterien außer dem eingangs genannten Einwand einen weiteren gemacht, der geeignet ist, die Mycobakteriophagen-Ätiologie der Sarkoidose in Frage zu stellen. Er konnte zwar bei Sarkoidose ebenso wie MANKIEWICZ Mycobakteriophagen-Antikörper nicht nachweisen, es ist ihm aber das im Gegensatz zu MANKIEWICZ auch bei Gesunden und Tuberkulosekranken nicht gelungen. Unter Hinweis auf die außerordentliche Seltenheit des Auffindens lysogener Tuberkelbakterien in den USA und auch in Europa und unter Hinweis auf die Spezifität der Mycobakteriophagen-Antikörper entspricht nach BÖNICKE der fehlende Mycobakteriophagen-Antikörpernachweis bei Sarkoidose den Erwartungen.

Ich führe diesen Einwand von BÖNICKE auf, um nicht etwa den Eindruck zu erwecken, die Bedeutung der Mycobakteriophagen für die Ätiologie der Sarkoidose sei gesichert. Die Ergebnisse unserer ersten Versuchsserie, die wir wegen des Unterschiedes zwischen der Leukocytenfluorescenz bei Sarkoidose und einem vergleichbaren Kollektiv nach Zugabe eines markierten Mycobakteriophagenantigens als mangelnde Fähigkeit Sarkoidosekranker, Mycobakteriophagen-Antikörper zu bilden, interpretieren, scheint mir jedoch eine Stütze der Theorie von der Bedeutung lysogener Mycobakterien für die Entstehung der Sarkoidose zu sein.

Zusammenfassung

1. Nach einer einleitenden Darstellung der Auffassungen vom Wesen der Sarkoidose und einer Definition der Sarkoidose werden *die* Befunde von E. MANKIEWICZ zitiert, auf denen sich die Theorie von der Bedeutung lysogener Mycobakterien für die Ätiologie der Sarkoidose aufbaut.

2. Nach einer Analyse, inwieweit die Befunde von E. MANKIEWICZ den bisherigen klinischen Erfahrungen entsprechen, wird die Meinung vertreten, daß die bisherigen zum Teil nicht erklärbaren Befunde und Erfahrungen der Sarkoidoseforschung mit der Mycobakteriophagentheorie vereinbar sind.

3. Eigene Untersuchungen zu diesem Fragenkomplex mit zwei verschiedenen Mycobakteriophagenantigenen bei Sarkoidosekranken und Vergleichskollektiven führten zu folgenden Ergebnissen:

a) Intracutanteste mit dem Antigen Patterson ergaben bei 21 von 36 Sarkoidosekranken Reaktionen vom Tuberkulintyp und damit ähnliche Ergebnisse wie bei tuberkulinpositiven Gesunden (12 von 17), aber unterschiedliche (2 von 12) bei tuberkulinnegativen Gesunden.

b) Wurde dieses Antigen gemischt mit Fluorescein-Isothiocyanat den Leukocyten Sarkoidosekranker und anderer Probanden zugesetzt, so ergab sich bei Sarkoidosekranken insofern ein stark abweichender Befund, als bei ihnen nur ausnahmsweise (3 von 31) Fluorescenzerscheinungen in Leukocyten nachweisbar waren. Die Ergebnisse mit dem Phagenantigen Baits waren nicht eindeutig, da mit diesem Antigen auch bei den anderen Kollektiven negative Befunde häufig waren.

4. Die Ergebnisse des Freiburger Arbeitskreises werden in Ergänzung zu denen von Mankiewicz so gedeutet, daß bei Sarkoidosekranken ein Defekt in der Bildung von Mycobakteriophagen-Antikörpern besteht, der sich allerdings nur auf einzelne Linien des durch das Phagenantigen ausgelösten Antikörperspektrums erstreckt und offenbar nicht bei jedem Antigen deutlich wird. Zusammenfassend werden die eigenen Ergebnisse als Stütze der Theorie von der Entstehung der Sarkoidose durch lysogene Mycobakterien interpretiert.

Literatur

Bönicke, R.: Die Bedeutung lysogener Mycobakterien für die Sarkoidose (Korreferat zu E. Mankiewicz). Arch. klin. exp. Dermat. **227**, 77 (1966).

Jörgensen, G.: Untersuchung zur Genetik der Sarkoidose. Heidelberg: Dr. Alfred Hüthig 1965.

Kalkoff, K. W.: Monosymptomatische Sarkoidose. Arch. klin. exp. Dermat. **213**, 879 (1961). (Verhandlg. Deutsche Dermat. Gesellsch. Hamburg 1960, Diskussionsbemerkung.)

— Zur Problematik der Sarkoidose. Derm. Wschr. **147**, 594 (1963).

— Definition der Sarkoidose. Arch. klin. exp. Dermat. **227**, 10 (1966).

— Zur Ätiologie der Boeckschen Krankheit. Dermat. Wschr. **119**, 554 (1947/48).

— Zur Ätiologie des Morbus Boeck. Beitr. Klin. Tuberk. **114**, 3 (1955).

—, u. H. J. Mohr: Zum Erregernachweis der Boeckschen Krankheit (Morbus Besnier-Boeck-Schaumann). Arch. Dermat. Syph. **188**, 202 (1949).

Mankiewicz, E.: Mycobacteriophages isolated from persons with tuberculous and non-tuberculous conditions. Nature (Lond.) **191**, 1416 (1961).

— On the etiology of sarcoidosis. Canad. med. Ass. J. **88**, 593 (1963).

— Die Bedeutung lysogener Mycobakterien für die Ätiologie der Sarkoidose. Arch. klin. exp. Dermat. **227**, 63 (1966).

—, and J. Béland: The role of mycobacteriophages and of cortisone in experimental tuberculosis and sarcoidosis. Amer. Rev. resp. Dis. **89**, 707 (1964).

—, and M. van Walbeek: Mycobacteriophages. Their role in tuberculosis and sarcoidosis. Arch. environm. Hlth **5**, 122 (1962).

Refvem, O.: The pathogenesis of Boeck's diasease (Sarcoidosis). Acta med scand. Suppl. 294 (1954)

Schiessle, W., K. Wurm u. H. Reindell: Ergebnisse und Bedeutung bronchologischer Untersuchungen bei der Lungensarkoidose (Morbus Boeck). Münchn. med. Wschr. **103**, 726 (1961).

Wurm, K.: Die Bedeutung der Stadieneinteilung der Sarkoidose (Morbus Boeck). Dtsch. med. Wschr. **85**, 1541 u. 1547 (1960).

—, H. Reindell u. H. Fick: Zur Frage der Beziehungen zwischen Sarkoidose und Tuberkulose. Med. thorac. (Basel) **20**, suppl. 99 (1963).

12th Internat. Congress of Dermatol. Washington Sept. 1962. Proceedings of the 12th International Congress of Dermatology, Excerpta Medica, Internat. Congress Series 55, Amsterdam.

Aussprache

Dietrich Pfeifer, Köln:

Die von Mankiewicz isolierten, lysogenen Mycobakterien aus Geweben Sarkoidosekranker sowie die von ihr experimentell erzeugten lysogenen Mycobakterien zeigten Veränderungen, die so weitgehend sind, daß sie mit genetischen Änderungen an Bakterien durch temperente Phagen — sei es durch Wirksamwerden spezifischer Phagengene in lysogenen Zellen oder/und spezifischen Bakteriengenen, die vielleicht transduziert wurden — nicht erklärt werden können.

In Mankiewicz' Ausführungen über „Die Bedeutung lysogener Mycobakterien für die Ätiologie der Sarkoidose", die mir freundlicherweise von Herrn Prof. Kalkoff zur Information zur Verfügung gestellt wurden, befindet sich eine mikroskopische Abbildung lysogener Mycobakterien. Mankiewicz erklärt hierzu, daß das Bild atypische morphologische Formen zeige: „L-bodies", Protoplasten und nur relativ säurefeste Bacillen.

Ein derartiges mikroskopisches Bild erhält man auch, wenn man eine Bakterienkultur mit Hilfe von Lysozym oder mit Penicillin protoplastiert. Hierbei wird die Zellwand, die dem Bacterium seine morphologische Gestalt gibt, entweder enzymatisch zerstört oder ihr Aufbau bei der Zellteilung verhindert. Allerdings muß die Protoplastierung in einem hypertonischen Medium (z. B. 20%iger Zuckerlösung) erfolgen, da sonst der osmotische Innendruck den Protoplasten zerreißen würde.

Ich möchte daher für eine mögliche Erklärung der Befunde von Mankiewicz von der Annahme ausgehen, daß dieses mikroskopische Bild von Zellen in einem Medium mit hypertonischen Eigenschaften entstanden ist, da keine näheren Angaben darüber in der Arbeit von Mankiewicz zu finden sind.

Einen ähnlichen Vorgang einer teilweisen Protoplastierung finden wir bei der sogenannten Pseudo-Lysogenie, resp. bei „Carrier-Stämmen" (Trägerstämmen von Bakteriophagen).

Die Pseudo-Lysogenie unterscheidet sich von der echten Lysogenie dadurch, daß es vorkommt, daß ein Bacterium eine Infektion durch einen virulenten Phagen überlebt, d. h., daß dieser nicht sofort in den vegetativen Zustand übergeht. Die Zelle teilt sich, ohne eine Kopie des genetischen Phagenmaterials auf beide Tochterzellen zu übertragen, wie im Falle der echten Lysogenie. Es können viele Teilungen ablaufen, bis das eine Phagengenom in der einen Zelle vegetativ wird und diese lysiert. Die freiwerdenden Phagen werden nun einen Teil der phagenfreien Tochterzellen infizieren und diese in den meisten Fällen lysieren. Aber in wenigen Fällen wird abermals ein Phagengenom nicht vegetativ werden und erlauben, daß weitere, phagengenomfreie Tochterzellen gebildet werden.

Die Lyse wird durch ein Enzym, Endolysin, bewirkt, das, sobald sehr viele Zellen lysiert sind, im Kulturmedium eine Konzentration erreicht, die die noch nicht infizierten Zellen angreift und wie das erwähnte Lysozym den Abbau der Zellwände bewirkt und dadurch die Phagenreceptoren in den Zellwänden zerstört. Das heißt, noch nicht infizierte Zellen einer solchenKultur werden durch enzymatische Wirkung phänotypisch resistent gegen den Phagen. Das bedeutet, daß man niemals bei der Pseudo-Lysogenie eine totale Lyse der Kultur erreichen kann. Es kommt zu einem Gleichgewichtszustand von Phagen und (phänotypisch) resistenten Bakterien. Diese phänotypisch resistenten Bakterien ähneln mikroskopisch kaum noch denen des Ausgangsstammes, sondern viel eher den L-bodies und Protoplasten, da ihnen entweder ganz oder meistens teilweise die Zellwände fehlen. Damit aber ändern sich auch ihre antigenen Eigenschaften völlig, da die Zellwand die spezifischen Antigene trägt. Ebenso ist die Säurefestigkeit von der Zellwandbeschaffenheit abhängig.

Plattiert man eine derartige Kultur nach starker Verdünnung, so wird man immer phagenenthaltende und auch phagenfreie Kolonien finden. Die phagenfreien Kolonien bestehen wieder aus den normalen Ausgangsbakterien und die phagenenthaltenden aus stark morphologisch (sphäroiden) veränderten Bakterien. Phagenenthaltende Kolonien können z. B. be-Shigella dadurch direkt auf einer Agarplatte erkannt werden, daß sie durch Rotfärbung auf einem Indicatoragar, der Mannose, Galaktose oder Maltose enthält, anzeigen, daß sie diese Zucker abbauen können. Shigella ist normalerweise nicht in der Lage, diese Zucker zu verwenden. Offenbar ist nach teilweisem Abbau der Zellwände durch Endolysin der Weg zur Aufnahme von Mannose, Maltose oder Galaktose freigegeben worden. Man weiß heute, daß bestimmte Enzyme, Permeasen genannt, hier eine wichtige Rolle spielen. Es ist daher denkbar, daß auch

erhebliche Wachstumsänderungen auftreten können, wenn die Zellen in ihrer Aufnahme-
fähigkeit für Stoffe aus dem Medium durch Phagen-Endolysin verändert wurden.

Literatur

KOIBONG LI et al.: Phenotypic alterations associated with the bacteriophage carrier state
of Shigella dysenteriae. J. gen. Microbiol. 24, 355 (1961).

Schlußwort

K. W. KALKOFF, Freiburg i. Br.:

Die Ausführungen von PFEIFER über die Pseudolysogenie dürften ebenso wie der Hinweis,
daß mit diesem Phänomen die heute umstrittenen morphologischen Befunde von MANKIEWICZ
vereinbar seien, für die Mycobakteriophagentheorie der Sarkoidose von besonderem Interesse
sein. Ich danke für diesen Hinweis, den ich mit der Bitte um eine Stellungnahme MANKIEWICZ
umgehend übermitteln werde.

Haut und Lungen

HERBERT FISCHER, Tübingen *

Das Studium von Beziehungen zwischen Lungen und Hautorgan beschränkte
sich lange Jahre auf die Sammlung von Hautstigmen bei bestimmten Lungen-
krankheiten, die aber in ihrem diagnostischen Aussagewert, da in keiner Weise
signifikant, zweifelhaft waren. Das Auftreten einer Pityriasis versicolor galt als
Hinweis auf eine Lungentuberkulose, Sahlischer Venenkranz, Prager Kissen oder
Angiome des freien Lippenrandes als Zeichen eines Lungenemphysems oder
Palmarerythem und Trommelschlegelfinger als Symptome eitrig-infektiöser
Lungenaffektionen, ganz abgesehen von der vielfältigen Ätio-Pathogenese einer
Cyanose, so bedeutsam dieses Symptom als solches klinisch auch ist. Daneben
liefen dann noch theoretische Bemühungen zum Nachweis cuti-visceraler Wechsel-
wirkungen als Begründung der therapeutischen Wirksamkeit an sich bewährter
physikalischer Maßnahmen bei Lungen- und Pleuraaffektionen (siehe u. a. PUDER,
STURM, KORTING).

Mit der verbesserten Röntgentechnik wurden solche unsicheren Hilfsmittel
der klinischen Empirie aber immer mehr entbehrlich, und es sah sehr bald so aus,
als ob unter den cuti-visceralen Wechselbeziehungen das Lungenorgan die geringste,
wenn überhaupt eine Bedeutung hätte, ungeachtet der Rolle, die die Haut als
Testorgan und auch bei der künstlichen Immunisierung gegen bestimmte Infektionskrankheiten und so auch bei der Tuberkulose spielte.

Aber gerade die weiteren Fortschritte der Röntgendiagnostik waren es dann
wiederum, die die Beachtung cutaner Manifestationen bei bestimmten System-
krankheiten als Spiegel der Vorgänge im Körperinneren zwingend erforderten,
gelang doch bei bestimmten Lungenveränderungen eine vollständige spezifische
Krankheitsdiagnose oft erst dann, wenn ein kennzeichnender Krankheitsherd
an der Haut vorlag. Umgekehrt trug die Röntgenologie aber auch zur Erfassung
bestimmter visceraler Manifestationen von Krankheiten bei, welche bislang als

---

* Dr. med. HERBERT FISCHER, Wissenschaftlicher Assistent der Univ.-Hautklinik (Dir.
Prof. Dr. W. SCHNEIDER), 7400 Tübingen.

ausschließlich hautbeschränkt gegolten hatten, sind es doch gerade die Lungen, die von allen inneren Organen der klinischen Untersuchung noch am leichtesten zugänglich sind. Beispielhaft für diese Außenbild-Innenbild-Betrachtung im Sinne von GOTTRON sei hier nur an die Geschichte der Sarkoidose-Forschung erinnert, bei der SCHAUMANN und KUZNITZKY u. BITTORF die Beteiligung der Lungen nachwiesen, LÖFGREN (1946) die spezifischen Beziehungen zwischen bilateraler Hilusschwellung und Erythema nodosum herstellte und schließlich der Dermatologe KALKOFF den bevorzugten Befall der rechten Lungenseite als Besonderheit des Boeckschen Sarkoids erkannte, ein Symptom, das sogar noch im Abheilungsstadium der Sarkoidose weitgehende differentialdiagnostische Bedeutung besitzt.

Suchen wir nach weiteren Verbindungen zwischen Haut und Lungen, so sollen zunächst übergeordnete Regulations- und Steuerungsmechanismen der Atmung, des Wasser- und Wärmehaushaltes und vor allem der Kreislaufregulation beiseite gelassen werden, insbesondere auch im sog. Niederdrucksystem des Kreislaufs, welches Haut und Lungen funktionell besonders eng miteinander verknüpft. Die Mucoviscidosis mit ihren Sekretionsstörungen der Bronchialschleimhäute und der Schweißdrüsen (HODSON u. FRANCE; STUR; TUCKER u. Mitarb.) soll ebenfalls nur kurz erwähnt werden, desgleichen auf generalisierende bakterielle und mykotische Infektionskrankheiten und solche durch Viren verursachte, welche die beiden Organe gleichläufig oder nacheinander befallen können, vorerst noch nicht eingegangen werden, so wichtig beispielsweise auch Hautbefall für die Diagnose einer pulmonalen Mykose sein kann.

Ganz analoge Bindungen zwischen Haut und Lungen ergeben sich sodann aber auch bei systematisierten und generalisierenden Allgemeinkrankheiten wie systematisierten Gefäß- und Bindegewebskrankheiten, Granulomatosen und Speicherkrankheiten, wobei organspezifisch bedingte Abweichungen die jeweiligen Besonderheiten der beiden Organe besonders gut erkennen lassen.

Ein weiterer Weg zur Erschließung von Wechselbeziehungen zwischen zwei Organen führt über die Mißbildungssyndrome, gleich welcher Ursache, wenn sich eine gewisse Häufung bestimmter aneinandergekoppelter Symptome nachweisen läßt. Nun findet sich aber bei epidermidalen Dysplasien das Lungenorgan in der Regel nicht beteiligt (vgl. H. FISCHER; JOSENHANS). Oligodontie mit Ozaena und Wabenlunge beschreibt HENKEL. Cystenlungen, Lappenüber- oder -unterzahl kombinieren sich dagegen mit Hautatrophie im Formenkreis der cranio-mandibulofacialen bzw. rhino-facialen Dysmorphie beim Cornelia de Lange- und beim Potter-Syndrom, cystische Veränderungen und reduzierte Lappenzahl beim Marfan-, Lappenüberzahl beim Madelung-Syndrom. Bei Cutis laxa kann eine progressive pulmonale Insuffizienz in den ersten zwei Lebensjahren zum Tode führen (WISE u. Mitarb.), später finden sich häufiger Lungenemphysem und Bronchiektasen (Fall SIEMENS-EINDHOVEN, ferner BAKKER), daneben — wie an der Haut — Blutungen, die möglicherweise auch die Ursache von Verschattungen in den Lungen darstellen, wie sie z. B. KORTING mit E. GOTTRON und nachfolgend mit BREHM beschrieben hat. LANGHOF u. KUNZ beobachteten die Kombination von „Dermatochalasis" mit granulomatöser Panarteriitis, symptomatischer Ichthyosis und hochgradiger Rarefizierung der Alveolarsepten in den Lungen mit Elastica-Zerfall.

Degenerationserscheinungen der elastischen Fasern in den Lungen werden (wie in der Haut) ferner beim Pseudoxanthoma elasticum beschrieben, welches — abgesehen von den Veränderungen am Augenhintergrund — an der Haut zu eigenartig gelblichen Einlagerungen führt und besonders auch an der Lippenschleimhaut, was immer noch zu wenig beachtet wird. Doch stehen auch hier wieder Blutungen mehr im Vordergrund, worauf GOTTRON u. SCHUERMANN immer wieder hingewiesen haben.

In diesem Zusammenhang soll aber auch nicht verschwiegen werden, daß Kombinationen von Lungendysplasien mit Skelet-, Herz- oder Augenmißbildungen wesentlich häufiger vorzukommen scheinen, wie bei den Syndromen von REESE-BLOODI, KLIPPEL-FEIL bzw. STILLING, TÜRCK, DUANE, bei der Turpin- oder Ivemarkschen Embryopathie oder bei den primär kongenitalen Strukturdefekten des Kartagener- oder Mounier-Kuhn-Syndroms. Symptomkoppelung findet sich also nicht an den Epithelien der beiden Organe, welche von zwei verschiedenen Keimblättern abstammen, sondern vorwiegend an den bindegewebigen Anteilen (von denen die elastischen Fasern am spätesten differenziert werden).

Die Bedeutung des Mesoderms wird auch bei den „Phakomatosen" im Formenkreis der neurocutanen Syndrome deutlich. Hier ist es vorwiegend die Bourneville-Pringlesche Krankheit mit ihrer besonderen Neigung zu bindegewebigen Wucherungen an der Haut und in den parenchymatösen Organen, über die die Herren BERGER u. ODY ausführlicher noch berichten werden, bei der Wabenlungen oder auch Lungenangiome auftreten können (Übersicht s. ferner bei RANDAZZO; WAGNER u. SCHAAF). Bei den Fällen von Morbus Recklinghausen mit Lungencysten soll es sich nach BORBERG ebenfalls um „Übergangsfälle" handeln, was bei einem eigenen Beobachtungsfall aber nicht voll bestätigt werden kann. Die sehr seltenen Lungentumoren beim Morbus Recklinghausen gehören dagegen meist zu der vasculären Neurofibromatose (RATZENHÖFER u. FEYRTER).

Finden sich neben den cerebellaren Erscheinungen gelegentlich noch Teleangiektasien bei der Louis Barschen Phakomatose mit Bronchiektasen kombiniert, so ist andererseits Lungenbeteiligung bei systematisierter Hämangiomatose (RICE u. FISHER, NEHRKORN u. WOLFERT), beim Hippel-Lindau- oder beim Sturge-Weber-Syndrom mit ihren cutanen Gefäßmißbildungen nur gelegentlich beobachtet worden (GIVNER; ROIZINI, BERNAU u. GOLD). Eine Kombination von Naevus flammeus medialis mit Lungenhypoplasie kommt nur noch bei der Wiedemannschen Dysmelie vor.

Haben wir auf die Bedeutung der Gefäßbrüchigkeit bei Cutis laxa und beim Pseudoxanthoma elasticum schon hingewiesen, so tritt das Gefäßsystem bei der Oslerschen Teleangiectasia haemorrhagica hereditaria als gemeinsames pathisches Substrat ganz in den Vordergrund. Entsprechende Hautveränderungen, die nicht mit Naevi aranei oder Eppinger-Sternchen verwechselt werden dürfen, vermögen das Wesen pulmonaler arteriovenöser Aneurysmen sehr rasch zu klären (wie übrigens auch die Ursache von Blutungen der verschiedenen Hohlorgane). GOTTRON hat gerade am Beispiel dieser Erbkrankheit überzeugend darlegen können, daß das eigentlich Erbliche in einer gestörten Reaktionsweise der arteriovenösen Verbindungen besteht, welche an die Person gebunden ist und erst sekundär zur Ausbildung der gestaltlichen Abweichungen führt, was NÖDL auch histologisch unterbaut hat. Die allgemeine Bedeutung dieser Erkenntnis wird

immer noch zu wenig beachtet. An der Haut erlangen die Oslerschen Teleangiektasien häufig nur Glasstecknadelkopfgröße, in den Lungen ob der größeren Aus-
dehnungsmöglichkeit und -fähigkeit aber oft bis Kindskopfgröße, wobei die Verbindung zum Hilus als wichtiges diagnostisches Kennzeichen immer gewahrt
bleibt (s. auch HUBER u. HEINRICH).

Die bisherige Aufstellung soll keine Sammlung von Raritäten oder Kuriositäten
darstellen, sondern darlegen, daß bei zahlreichen Entwicklungsstörungen Gefäße
und Bindegewebe die hauptsächlichsten Träger der pulmo-cutanen Verknüpfungen
darstellen.

Diese Feststellungen würden wesentlich an Gewicht gewinnen, wenn es ge-
länge zu zeigen, daß es sich dabei um eine allgemeine Regel handelt, welche auch
für später erworbene Krankheiten zutrifft. Nun kennen wir tatsächlich eine Gruppe
von Krankheiten, welche als systematisierte Gefäß- und Bindegewebskrankheiten
aufzufassen sind: Es handelt sich dabei um den Lupus erythematodes acutus und
subacutus sive visceralis, die Dermatomyositis und die circumscripte Sklerodermie
(zum Kollagenose-Begriff soll später noch Stellung genommen werden). Die Beteiligung der Viscera und so auch die der Lungen neben den altbekannten Hauterscheinungen findet dabei immer stärkere Beachtung.

Das gemeinsame dieser Krankheiten besteht darin, daß sich in jeweils wechselndem Ausmaße Veränderungen an den Gefäßen mit solchen des Bindegewebes
und der serösen Häute, also ebenfalls Geweben mesothelialer Abstammung,
kombinieren, welche, ausgehend von einer Dyshorie, über vasculitisch-exsudative
bzw. degenerativ-entzündliche Reaktionen in narbig-fibrotische und sklerotische
Zustände ausgehen. Auf die Bedeutung des Gefäßsystems bei der Dermatomyositis
hat GOTTRON auf dem internationalen Dermatologen-Kongreß in Kopenhagen
1930 besonders hingewiesen, als er diese von WAGNER, HEPP u. UNVERRICHT
erstmals beschriebene Krankheit wieder bekannt machte, und GROSS hat den
Lupus erythematodes schon vor KLEMPERER, POLLACK und BAEHR als eine
Systemerkrankung des Endothels der Gefäße aufgefaßt. Gerade der Lupus
erythematodes mit seinen vielfältigen Gefäßläsionen einschließlich der parietalen
Endocarditis lehrt uns aber auch, daß wir dabei nicht nur zwischen Endothel-
bzw. Intima-Veränderungen und fokalen fibrinoid-nekrotischen Arteriitiden der
Gefäßwände zu unterscheiden haben, welche sich den bindegeweblichen Altera-
tionen wesensmäßig an die Seite stellen lassen, sondern daß es in den Arteriolen
neben diffusen Verdickungen der Basalmembran wie bei den Drahtschlingen-
arterien (ähnlich der Masugi- oder anderen autoimmunisatorischen Nephritiden)
auch zu scholligen Ablagerungen eines optisch dichten Immunkomplexes zwischen
der Basalmembran und beispielsweise den Epithelzellen der Glomeruli kommen
kann (ähnlich der chronischen Serumkrankheit; FARQUAHR u. Mitarb.; MIESCHER).
Derartige Niederschläge von Immunkomplexen aus γ-Globulin, Komplement und
eventuell Fibrin (jedoch ohne Antigen) konnten übrigens auch an der Basalmembran der Haut nachgewiesen werden (KALSBEEK u. CORMANE).

Sind die röntgenologischen Veränderungen der pleuritischen, interstitiellen
und alveolären Ausschwitzungen hinreichend bekannt, so dürfte das Verständnis
der vasculitischen Veränderungen durch die Vorgänge in der Haut noch weiter
gefördert werden. Nach SCHNEIDER liegen bei der oberflächlichen Vasculitis, die
am Histion LETTERERS abläuft, symmetrische, meist kleinfleckig-polymorphe Ver-

änderungen vor, bei der Periarteriitis nodosa cutanea weiter grobnetzig-flächen-
hafte (die dem Erscheinungsbild der Livido reticularis entsprechen und gelegentlich nekrotisieren können: „Apoplexia cutanea"), und bei der tiefen Vasculitis,
deren gewebliches Substrat das Trophon von BREDT darstellt, sodann großknotig-
monomorphe Erscheinungen, bei denen SCHNEIDER u. UNDEUTSCH erstmals eine
initiale Insudation der Gefäßintima mit sauren Mucopolysacchariden nachweisen
konnten, ohne jede Entzündung im Bereich der Media und Adventitia, was für
die Folge ebenfalls zu beachten ist.

An den Lungen — die Bilder hat mir Herr VOGEL vom Medizinischen Strahlen-
institut freundlicherweise überlassen — lassen sich nun bei Periarteriitis nodosa
ebenfalls retikuläre Zeichnungsvermehrung, gröberstreifige und runde Ver-
dichtungszonen feststellen, welche rückbildungsfähig sind oder einschmelzen
können, und schließlich großflächige Verschattungen mit zentraler Sequestrierung,
Spiegelbildung und Hilusschwellung (s. auch O'DUFFY u. Mitarb.; POSTELL u.
LASS; VOGEL).

Der *Lupus erythematodes acutus sive visceralis* geht vorwiegend mit exsudativ-
entzündlichen Veränderungen an der Haut und den serösen Häuten einher, und
so stehen auch von Seiten der Brustorgane Pleuritiden und Perikarditiden, zum
Teil schon in der prämorbiden subklinischen Phase, ganz im Vordergrund. Bei
entsprechender Untersuchung können mindestens bei der Hälfte aller Kranken
Pleuritiden oder deren Restzustände gefunden werden, und selbst bei 20% unserer
Kranken mit chronischem Lupus erythematodes sahen wir noch vorwiegend inter-
lobäre Pleuraschwarten.

Den Ablagerungen von Fibrinoid in den Gefäßen scheinen solche auf den
serösen Häuten zu entsprechen.

An der Haut können die hochentzündlichen, oft ausgesprochen ödematösen
akuten maculo-papulo-erythematösen Eruptionen, die oft auch als „Butterfly
eruptions" bezeichnet werden, narbenlos wieder abheilen, oder sie gehen in ein
chronisches Stadium über, dessen Bild sich immer mehr dem des Lupus erythematodes chronicus discoides annähert, welches gekennzeichnet ist durch persistie-
rende Erytheme mit festsitzenden, follikulären Hyperkeratosen und schließlich
narbiger Atrophie.

Histologisch wird die akute Phase — entsprechend dem allgemeinen exsuda-
tiven Charakter derselben — von einer ödematösen und großenteils auch hämor-
rhagischen Entzündungsreaktion mit Exocytose in der oberen Cutis beherrscht,
welche sogar zur Ausbildung subepidermidaler Blasen führen kann. Fibrinoide
Verquellung des Kollagens und die außerordentlich kennzeichnenden — seit Einführung der Corticoidtherapie aber offensichtlich selteneren — „coalescent
eosinophilic bodies" bzw. die Hämatoxylin-Körperchen von GROSS scheinen als
Ausdruck der Komplexbildung von Antikörpern mit mesothelialen Kernen und
freiem Kernmaterial entsprechend den Einschlüssen der sog. L-E-Zellen erst nachfolgende Bildungen darzustellen.

Dasselbe gilt für die fibrinoiden Ablagerungen, welche durchaus auch als Begleiterscheinungen von immunologischen Ablagerungsvorgängen aufgefaßt werden können (wie auch
Gerinnungsvorgänge selbst durch Immunkomplexe auszulösen sind). Jedenfalls liegen vorläufig keine Beweise für primär cytotoxische Vorgänge in den Geweben vor, und so kann auch
das Auftreten cellulärer Infiltrate in Abwandlung der „Forbidden clones"-Theorie von BURCH
u. ROWELL vielleicht sogar als Minimalform eines Booster-Effektes angesehen werden.

Diese rundzelligen lympho-retikulären Zellinfiltrate um die Gefäße und die mittleren Abschnitte der Follikel sind kennzeichnend für die weniger akuten, älteren und chronischen Krankheitsphasen. Als Rest der vorausgegangenen Kreislaufstörung und Entzündungsreaktionen kann aber meistens noch Erythrodiapedese nachgewiesen werden. Die Ausheilung führt schließlich zu einer straff atrophischen Narbe ohne überschießende Fibrosklerose.

So werden aber auch die fein- bis mittelfleckigen Lungenverschattungen und retikulären Lungenveränderungen deutbar, die neben häufigeren pleuritischen und — was nicht übergangen werden soll — sehr oft auch unspezifisch-pneumonischen Komplikationen — nach GOULD u. DAVES; HARVEY; ISRAEL irgendwann im Verlaufe eines akuten Lupus erythematodes sehr viel häufiger auftreten, als bisher angenommen wurde; offenbar in mindestens der Hälfte der Fälle.

Bei der Deutung dieser spezifischen lupösen Pneumonitiden sollte daher angestrebt werden, auch klinisch zwischen den „pneumonitisch-exsudativ-retikulären" und disseminiert-vasculären und perivasculären miliaren Herden zu unterscheiden, wie auch die relativ spärlichen pathologisch-anatomischen Befunde vorwiegend von fibrenoiden Capillarverschlüssen (FOLDES; AITCHINSON u. WILLIAMS; YAMAMOTO) und einem mucinösen Ödem der Alveolarsepten berichten (RAKOV u. TAYLOR), welches gelegentlich — wie die Infiltrate der Haut — Erythrocyten, Rundzellen und Reticulocyten enthält. So überblicken beispielsweise PURNELL, BAGGENSTOSS u. OLSEN aus einem Zeitraum von 27 Jahren 54 Autopsien. 29mal fanden sie eine interstitielle Pneumonie (die übrigens klinisch nur zweimal diagnostiziert war), und die 24mal diffus, 5mal umschrieben war, mucinöses Ödem in 9, diffuse Atelektase in 15 Fällen (s. auch SIEGENTHALER u. v. FRICSAY). Damit würden die Angaben von GOULD u. DAVES, von HARVEY und von ISRAEL übereinstimmen, welche neben pleuritischen Erscheinungen und unspezifisch-pneumonischen Komplikationen bei fast der Hälfte ihrer Fälle fein- bis mittelfleckige retikuläre oder auch flächenhafte, asymmetrische, manchmal bis an den Lungenrand reichende, rasch wechselnde Verschattungen ohne gleichzeitige Hilusvergrößerung nachweisen konnten.

Als Folge dieser Veränderungen wird bei atemphysiologischen Untersuchungen überraschend oft — ebenfalls bei etwa der Hälfte der Fälle — eine verminderte Diffusionskapazität im Verein mit restriktiven Ventilationsstörungen und alveolärer Hyperventilation gefunden (HUANG u. Mitarb.; GOLD u. JENNINGS), auch ohne daß schon klinisch oder röntgenologisch nachweisbare Lungenveränderungen vorliegen, so daß angenommen wird, daß diese sehr viel häufiger sind, als klinisch bekannt ist.

Wenn dann im Latenz- oder chronischen Stadium vorwiegend emphysematöse Veränderungen auftreten, so entspricht dieser Vorgang der atrophischen Schwundphase in der Haut.

Bei der *Dermatomyositis* galt Lungenbefall bis 1939 als fast pathognomonisch. Bei keiner anderen Krankheit läßt sich aber eindrucksvoller zeigen, wie schwierig die Deutung eines derartigen Ereignisses sein kann. Es kann sich dabei um eine entzündliche Lungenaffektion handeln, welche in der Rolle einer Vorkrankheit den dermatomyositischen Krankheitsschub auslöste. Im Verlaufe desselben kann aber auch die Lunge spezifisch miterkranken, und schließlich können sich nachfolgende Lungenkomplikationen einstellen, wobei es sich ebenso gut um eine

Aspirationspneumonie infolge einer Schlucklähmung handeln kann wie um eine hypostatische Pneumonie infolge Myokard-Befall oder Kreislaufversagen, um einen Lungeninfarkt oder um eine bakterielle Sekundärinfektion einschließlich einer Tuberkulose, so wie alle konsumierenden Hautkrankheiten schließlich in eine terminale Lungentuberkulose ausgehen können, welche mit dem Wesen der Grundkrankheit nichts mehr zu tun hat (s. bei GOTTRON u. KORTING). Hinzu kommen schließlich noch Lungenmetastasen, findet sich bei Dermatomyositis doch besonders häufig ein inneres Carcinom.

An der Haut zeichnet sich die Dermatomyositis mehr durch ein flächenhaftes, wein- bis violett-rotes „heliotroplike" Erythem aus, das sehr oft peri-orbital lokalisiert ist und sich von oben her über Gesicht und Hals ausbreitet, um sich dann pelerinenartig auf die Schultern weiter auszudehnen. Neben den Punktblutungen, die auch der Lupus erythematodes aufweist, sind hier immer wieder lichenoide Papeln eingestreut, und bei der Rückbildung treten Atrophie und Teleangiektasien auf, so daß ein ausgesprochen buntscheckiges, poikilodermisches Bild entstehen kann (PETGES u. CLEJAT; GOTTRON).

Pathognomonisch sind die herdförmigen Muskelveränderungen mit interstitiellen rundzelligen Infiltraten und Ausgang in eine ausgesprochene Muskelnarbe.

Die feingeweblichen Veränderungen an der Haut stehen gewissermaßen zwischen denen des akuten Lupus erythematodes und der progressiven Sklerodermie, besonders bei frischen Fällen. Die mukoiden Insudationen des Kollagens sind sehr viel deutlicher, was GOTTRON schon bei seinen ersten Fällen besonders aufgefallen war, und die entzündlichen Krankheitserscheinungen reichen viel tiefer bis ins subcutane Fettgewebe hinab, welches oft überraschend schnell einschmelzen und so zu plötzlichem Gewichtssturz Anlaß geben kann. Besonders bemerkenswert ist die Neigung zur interstitiellen Verkalkung, wie sie auch beim Teutschländer-Syndrom gegeben ist.

Die spezifischen dermatomyositischen Lungenveränderungen, deren flüchtiger und stark wechselnder Charakter immer wieder festgestellt wird (GOLDFISCHER u. RUBIN; MILLS u. MATHEWS), sind meist grobfleckiger als bei Lupus erythematodes, entsprechend den initialen dyshorisch-exsudativen Krankheitsvorgängen in der Haut und dem sehr viel stärker ausgeprägten „cyclischen" Verlauf der Erkrankung, besonders im Kindesalter, doch überwiegen auch hierbei pleuritische Ergüsse.

Soweit anatomische Lungenbefunde vorliegen (BEICKERT u. KÜHNE; CALDWELL u. AITCHINSON; KUZMA), wird immer wieder die Hyperämie der Gefäße hervorgehoben, welche mit einem perivasculären interstitiellen Ödem und herdförmigen Infiltraten aus Lymphocyten und histioretikulären Zellen einhergeht. Bei einem eigenen Beobachtungsfalle ergab sich ein minimaler, möglicherweise aber doch damit zu vereinbarender Befund. Der Übergang in Lungenfibrose ist dementsprechend ebenfalls nicht die Regel, falls er überhaupt erlebt wird.

Die *progressive Sklerodermie* stellt nun, wie KORTING mit HOLZMANN erst jüngst wieder ausgeführt hat, eine ausgesprochen systemische Erkrankung des Gefäßbindegewebsapparates dar mit Verdickung und Verhärtung von Haut und Unterhaut und schließlicher Sklerosierung und Atrophie mit besonders ausgeprägter Verkalkungstendenz (Thibierge-Weissenbach-Syndrom).

Auch histologisch treten cellulär-entzündliche Vorgänge ganz zurück gegenüber exsudativ-homogenisierenden mit fibrosierend-sklerosierender Umwandlung.

Die Neubildung von Kollagen durch Veränderung der Grundsubstanz, die gerade der Mainzer Arbeitskreis um KORTING weiter aufzuklären bemüht ist, erfolgt vorwiegend an der Cutis-Subcutis-Grenze, so daß die Schweißdrüsen in die Mitte der Lederhaut verlagert erscheinen. Neben der Capillarverarmung sind es vor allem die tiefen Gefäße und die großen Arterien, welche rarefizieren und obliterieren, besonders auch im Zusammenhang mit dem hierbei geradezu pathognomonischen Raynaud-Syndrom. Die von der Haut bekannte Neigung zur Generalisation erstreckt sich auch auf den Magen-Darmkanal, insbesondere den Oesophagus, und die Lungen.

Die Lungenveränderungen, die nach den Angaben von KORTING erstmals FINLEY u. WOLTERS bemerkt haben dürften, können ebenfalls mit flüchtigen pleuro-pulmonalen Episoden einsetzen, die häufig sogar nur als eine „trockene Pleuritis" gedeutet und nicht als krankheitszugehörig erkannt werden. Kombination mit Gelenkbeschwerden fanden wir bei 11 von 15 Kranken unseres Beobachtungsgutes von insgesamt 41 Krankheitsfällen, eine Kombination, die nach HEITE u. a. auch prognostisch ungünstiger ist als die rein acrale, weniger entzündlich-exsudative Form. Die Neigung zur überschießenden Kollagenbildung, welche für die Haut, wie wir gesehen haben, so besonders kennzeichnend ist, bewirkt an den Lungen besonders ausgeprägte interstitielle Fibrosen im Sinne der Pulmo-Sclerosis compacta von GETZOWA. In etwa fühlen wir uns an die fibroiden Knoten in Lunge und Haut beim Rheumatismus erinnert (HARTL; LOCKE), jedoch sind die Lungenveränderungen bei der Sklerodermie diffus und nicht circumscript (s. auch FOGEL u. URAI). Im Verein mit der Einengung des Strombettes, die auch an den Extremitätenarterien nachweisbar ist, führt diese sklerodermische Lungenfibrose aber auch zu einer sehr schweren Atemfunktionsstörung, welche gekennzeichnet ist durch die Triade „Restriktion, Erstarrung und Diffusionsstörung". Die Vitalkapazität ist stark reduziert, der Atemgrenzwert vielleicht noch stärker beeinträchtigt, während beim Tiffeneau-Test fast normale Werte erreicht werden. Schon frühzeitig ist die Sauerstoffaufnahme gestört, während eine Hyperkapnie durch Hyperventilation noch ausgeglichen wird, falls nicht weitere Komplikationen etwa im Sinne von Bronchiektasen, Lungenemphysem oder von seiten des Herzens bestehen (siehe u. a. BÜHLMANN u. Mitarb.).

Subjektiv ist es für die Kranken äußerst verhängnisvoll, daß die Einengung der Atmung und damit auch der körperlichen Leistungsbreite so wenig „augenfällig" ist, daß der wahre Zustand nicht nur von der Umgebung, sondern oftmals auch vom Arzt selbst nicht richtig erkannt wird. Abgesehen von dem mangelnden Verständnis, auf das der chronisch Kranke immer schmerzlicher stößt, kann dies für ihn geradezu lebensgefährlich werden, wenn er durch eine unsachgemäße Sauerstoffbehandlung (ohne gleichzeitige artifizielle Hyperventilation) in eine dekompensierte respiratorische Acidose mit Koma und Atemlähmung gerät.

So ausgeprägt eine Lungenfibrose in den Endstadien auch sein kann — FALCK fand bei 25 von 96 Sklerodermie-Kranken Lungenfibrosen, PIPER u. HELWIG auf dem Sektionstisch in 90% aller Fälle — so schwierig kann sie in den Anfangsstadien zu erkennen sein. Sie ist hier, wie unsere eigenen Beobachtungen wiederholt zeigten, oftmals nur mit der Methode der Atemfunktionsprüfung erfaßbar, oft bevor röntgenologische Veränderungen zu erkennen sind (GOLDGRABER u. KIRSNER; RODNAN u. FENELL). Wieweit das Auftreten von Teleangiektasien im Gesicht als Hinweis für eine Lungenbeteiligung gelten kann, bedarf noch weiterer Beobachtung.

Fassen wir zusammen, so finden sich bei den genannten Krankheiten doch deutlich Parallelen zwischen dem Ablauf der Krankheitserscheinungen an Haut und Lungen; indem beim Lupus erythematodes mehr die akut-entzündlich-exsudativen und zum Teil flüchtigen Krankheitsveränderungen mit Übergang in Atrophie im Vordergrund stehen, beherrschen bei der progressiven Sklerodermie die schleichend verlaufenden Sklerosen mit Neubildung von Bindegewebe und Rarefizierung der größeren Gefäße das Bild. Im akuten Stadium finden sich beim Lupus erythematodes neben pleuritischen und perikarditischen Exsudaten mehr miliare und retikuläre Verschattungen, bei der Dermatomyositis stärker fleckförmige, mehr infarkt-ähnliche Veränderungen, und bei der Sklerodermie viel eher Residuen einer „trockenen" Pleuritis mit Neigung zur Schwartenbildung und Übergang in ausgesprochen interstitielle Fibrose.

Da das Bindegewebe der Lunge andererseits aber nur eine beschränkte Möglichkeit zur Reaktionsantwort auf verschiedene Noxen besitzt, müssen sich narbige Endzustände immer mehr uniformieren, und dies noch stärker, wenn sich Folgeerscheinungen wie kompensatorisches Lungenemphysem, Ektasien, Abknickungen und Verschlüsse von Bronchialästen oder Perforationen in den Pleuraraum einstellen, begleitet von Kreislaufstörungen infolge Gefäßverschluß, pulmonalem Hochdruck oder Linksversagen des Herzens infolge Myokardbeteiligung.

Dem Dermatologen bieten sich auf dem Höhepunkt der Erkrankung demnach ganz verschiedene Aspekte, während der Internist, wie SCHNEIDER es ausgedrückt hat, ob seiner Beachtung visceraler Manifestationen fast nur „Übergangsfälle" zu sehen meint, und der Pathologe im Endstadium das mehr einheitliche Bild der Muskel-, Lungen- und Herz-Fibrose vorfindet. Und deshalb kann die Dermatologie in ihrem Bemühen um scharfe morphologische Erfassung und Unterscheidung dieser heterogenen Krankheitsbilder einer Pauschalierung der „Kollagenosen" nicht zustimmen.

Nun stellt aber die Faserbildung nur eine Teilfunktion des reticulo-histiocytären Systems dar. Deshalb können auch bei *systematisierten retikulären Hyperplasien* gleichlaufende Lungenmanifestationen auftreten, wie das in ähnlicher Weise bei den systembezogenen retikulären Wucherungen der Fall ist, welche sehr häufig zuerst als tuberkulös verkannt werden (s. z.B. BREDNOW; HÖFER; GRIEDER). An der Haut hat GOTTRON den dabei immer wieder erkennbaren multizentrischen Beginn aus der Umgebung der Follikel und Schweißdrüsen heraus betont, welche besonders reichlich reticulo-histiocytäres Gewebe besitzt, während an der Lunge nach den Angaben von FRESEN die adventitielle reticulo-histiocytäre Wucherung aus den Septen heraus erkennbar wird, von wo aus sogar noch die Alveolen mit syncytial zusammenhängenden Zellen angefüllt werden.

Gleichlaufende Veränderungen an Haut, Conjunctiven und Lungen bei plasmacellulärer Retikulose hat KINDLER in 4,8% seiner Fälle nachgewiesen (s. auch KREIBIG; WUHRMANN; MÄRKI); eine mastocytäre Retikulose mit Lungenveränderungen zeigt die folgende Beobachtung.

Dem ist bis zu einem gewissen Grade die diffuse Infiltration bei *Leukämie* der Haut gegenüberzustellen, auf deren pulmonale Manifestationen u. a. FRESEN und

HARTWEG und neuerdings EHRENSTEIN und BODEY sowie KLATTE u. Mitarb. aufmerksam gemacht haben.

Kehren wir zu den retikulären Wucherungen zurück, so wären hier noch die „Speicherretikulosen" zu erwähnen, in erster Linie die *Hand-Schüller-Christiansche Krankheit*, deren Beginn von einem besonderen peristatischen Kreislaufzustand gerade auch an den Lungen besonders gut erkennbar ist. Es finden sich stark erweiterte Gefäße, zuweilen sogar mit Erythrodiapedese, um welche sich miliare Knötchen von reticulo-histiocytären Zellen bilden, welche in den interalveolären Septen und im Bereich der größeren Gefäße und Bronchien weiterwuchern. Die durch die interstitielle Wucherung hervorgerufene emphysematöse Erweiterung der Alveolen verursacht schließlich eine Wabenlunge. Fehlen Begleitsymptome, insbesondere von seiten der Knochen, so kann unter Umständen ein Hautherd die richtige Diagnose ermöglichen. Die pathologisch-anatomischen Bilder und den Sektionssitus verdanke ich Herrn Prof. LETTERER. Besonders hingewiesen sei auf einen weiteren eigenen Beobachtungsfall eines 37 Jahre alten Studienrats, der wiederholte Attacken eines Spontanpneumothorax durchgemacht hatte, bis eine Hauteffloreszenz die wahre Natur seiner Wabenlungen geklärt hatte, welche zeitweise sogar als Morbus Boeck gedeutet worden war (s. auch Fall DAVID-CHAUSSÉ u. LENG-LEVY). Lungenfibrose wurde von WETZEL beobachtet. Ausschließliche Lungenmanifestation, zum Teil Jahre vor dem Auftreten anderer Krankheitssymptome, erwähnt u. a. auch KARCK.

Ganz ähnlich aussehende Lungenveränderungen wurden auch bei Niemann-Pickscher Krankheit und Morbus Gaucher beschrieben. Letztere verläuft an der Haut meist symptomlos, sieht man von der geradezu kennzeichnenden pinguecula-artigen bräunlichen Verdickung der Conjunctiva bulbi ab, wie wir sie erst kürzlich selbst beobachten konnten.

Unter den Speicherkrankheiten mit Lungen- und Hautbeteiligung darf auch die *Amyloidose* nicht unerwähnt bleiben (FISCHER u. MÜLLER), ferner das *Angiokeratoma corporis diffusum* FABRY, bei welchem sich ebenfalls Lungenangiome ausbilden können (WISE u. Mitarb.).

Diese Krankheitszustände leiten über zu weiteren reticulo-histiocytären Granulomatosen, die nicht mehr zu den eigentlichen Retikulosen gerechnet werden können, auch wenn in den späteren Krankheitsphasen die retikuläre Wucherung das Bild zuweilen vollständig beherrscht.

Neben der *Lymphogranulomatose*, welche neben unspezifischen Hautveränderungen ohne und mit anatomischem Substrat auch spezifische Krankheitsherde in Haut und Lungen entwickeln kann (mit einer primären Alveolitis, welche nach CASTOLBI u. NICOD sowie HELBIG u. NICOD dem produktiven Stadium vorausgeht), ist es hier vor allem die *Mycosis fungoides* mit ihren kennzeichnenden erythematösen, psoriasiformen u. knotigen Hautveränderungen, welche — wahrscheinlich allerdings erst präterminal — auch die Lungen ergreift (PALTAUF; KUZNITZKY; WERTH; BERGGREN; STÜTTGEN u. MEISTERERNST). Mit DINKEL konnten wir auch hierbei eine feinmiliare, der Silikose nicht unähnliche Granulierung der Lungen als Früherscheinung beschreiben, welche, ohne daß die Hili beteiligt wären, beim Größerwerden unregelmäßige Ausläufer zu benachbarten tintenklecksartigen Herdchen bilden und von den knotenförmigen Wucherungen unbedingt zu unterscheiden sind, welche bei Sektionen überraschend oft angetroffen werden.

Es wäre nun sehr reizvoll, von hier aus Analogien zwischen Haut- und Lungenerscheinungen beispielsweise bei den cyclischen und exanthematischen Infektionskrankheiten aufzusuchen, etwa im Sinne eines entsprechenden unspezifischen Haut- und Schleimhautkatarrhs infolge aktiver Hyperämie und Exsudation im Initialstadium (eventuell bis zum Bilde der sog. Purpura variolosa), welchem eine spezifisch-celluläre perivasale bzw. peribronchioläre und interlobuläre Reaktion folgt, an welche sich dann erst die bakteriellen Superinfektionen und sonstigen Komplikationen anschließen, wie wir das in unserem Beitrag zum Handbuch der Dermatologie und Venerologie von GOTTRON u. SCHÖNFELD versucht haben.

Bei der Durchsicht der histologischen Präparate von verschiedenen Formen der Hauttuberkulose fiel in diesem Zusammenhang auf, daß die perivasculären banal-entzündlichen Begleitreaktionen am Rande der spezifischen Krankheitsveränderungen in ihrer Intensität außerordentlich verschieden waren. Es handelt sich also dabei um eine unspezifische Entzündungsbereitschaft, welche HEILMEYER in anderem Zusammenhang als Phlogistie bezeichnet hat. Setzte man nun die durchschnittliche Reaktionsstärke mit der vorliegenden Form der Hauttuberkulose in Beziehung, so ergab sich, daß der Lupus miliaris disseminatus faciei, der trotz negativer Tuberkulinallergie von allen Formen der Hauttuberkulose das vollkommenste tuberkulöse Granulom ausbildet, mit Abstand die geringste Phlogistie aufwies, und auch die Entzündungsbereitschaft des Lupus vulgaris und des Skrophuloderms im Durchschnitt immer noch geringer war als diejenige beim tuberkulösen Primäraffekt der Haut. Eine demgegenüber gesteigerte Entzündungsbereitschaft ergab sich bei der Tuberculosis verrucosa cutis und den papulo-nekrotischen Tuberkuliden. Bestand gleichzeitig eine aktive Organtuberkulose und insbesondere eine exsudative Lungentuberkulose, so schien die banal-entzündliche Reaktionsbereitschaft der Haut gesteigert, nach Überwindung der Organtuberkulose aber herabgesetzt, wie es die folgenden beiden Diapositive eines Lupus vulgaris zeigen mögen. Über einen Antagonismus zwischen Haut- und Lungentuberkulose, den KALKOFF so überzeugend widerlegte, ist damit nichts ausgesagt.

Diese Ergebnisse schließen sich den neueren Erkenntnissen über das Wesen der „-id-Reaktionen" an, welche ebenfalls nicht mehr als streng spezifisch angesehen, sondern vielmehr als ein polysymptomatisches Syndrom im Sinne einer allgemeinen vasculitischen „réaction cutanée" gedeutet werden (SCHNEIDER; FISCHER). Als Musterbeispiel hierfür kann das Erythema nodosum dienen, welches nicht nur durch eine Reihe weiterer belebter Krankheitserreger von den Viren bis zu den Dermatophyten ausgelöst werden kann, sondern sogar von Arzneimitteln, so daß der Tuberkulose allenfalls noch im Kindesalter eine gewisse ominöse Bedeutung zuerkannt werden kann, soweit es sich nicht auch dabei um ein Boecksches Sarkoid handelt, wie ein Vergleich der früheren und späteren Zahlen von LÖFGREN anzunehmen nur allzu nahe legt.

In gleicher Weise kann aber auch das Sarkoid Darier-Roussy und das Erythema induratum Bazin, deren mangelhafte geweblich-tuberkulöse Spezifität GOTTRON schon immer aufgefallen war, mit SCHNEIDER in den größeren Rahmen der hyperergischen Vasculitiden eingeordnet werden. Die Tuberkulide erscheinen somit lediglich noch als besondere Formen der Nodularvasculitis bei tuberkulöser

Belastung mit den schon von GOTTRON betonten etagenmäßig bedingten Unterscheidungsmerkmalen.

Haben wir die Gefäße und das reticulo-histiocytäre System als allgemeines organisches und funktionelles Substrat geweblicher Reaktionen erkannt, so lassen sich in diesem Rahmen auch zwanglos die Lungenerscheinungen einordnen, welche im Verlaufe einer *verstärkten Reaktionsbereitschaft* auftreten. Bei den Lungen kommt hierbei allerdings auch noch die Mitwirkung des vegetativen Nervensystems hinzu, und so treffen wir hierbei nicht nur exsudative Veränderungen an, sondern auch bronchospastische und bronchosekretorische, wozu sich bis zu einem gewissen Grade vielleicht auch noch die „Plattenatelektasen" gesellen lassen.

So besteht bei verstärkter Reaktionsbereitschaft zwischen Bronchialasthma und Urticaria sicher ein innerer Zusammenhang, wenn auch keine unbedingte Koppelung. Die Möglichkeit, durch Inhalation eine positive Prausnitz-Küstnersche Reaktion an der Haut auszulösen (SCHLEINZER) oder mit STORCK und WALTHER eine ekzematöse Exacerbation, ohne daß es zur Auslösung eines Asthmaanfalles kommt, zeigt die Mannigfaltigkeit der hier gegebenen Reaktionsweisen deutlich genug. Voraussetzung für eine gleichzeitige Reaktion ist offenbar auch hier die voneinander unabhängige Sensibilisierung der beiden Epithelorgane, wie es beispielsweise bei der Allergie gegen Askaris oder gegen Ursol der Fall ist, wozu sich neuerdings sehr häufig noch die gegen Penicillin gesellt, wie sehr eindrucksvolle Beobachtungsfälle eines ausschließlich inhalativ bedingten Penicillinasthmas oder einer Tierhaarallergie von SCHNEIDER zeigen. Bei verstärkter Reaktionsbereitschaft kommt es an der Haut zu einer Kontaktdermatitis, bei Inhalation des betreffenden Stoffes zu einer asthmatischen Reaktion der Bronchien im Sinne der Endurticaria von CURSCHMANN, STRÜMPELL und TRAUBE.

Diese Kombination ist aber unbedingt zu unterscheiden von den Verhältnissen beim *endogenen Ekzem*. Wohl treffen wir auch hier sowohl beim einzelnen Kranken als auch bei seiner Sippe auf die Symptome „Ekzem, Asthma und vasomotorische Rhinopathie". Es handelt sich hierbei aber, wie KORTING im Anschluß an GOTTRON nachweisen konnte, nicht um eine „*konditionell*" bedingte verstärkte Reaktionsbereitschaft, als vielmehr um „*konstitutionell*" geprägte Regulationsstörungen von seiten des Zwischenhirns und der Peripherie, welche das endogene Ekzem im Sinne eines funktionellen, dysregulativen Naevus — wie KORTING es nannte — grundsätzlich vom vulgären unterscheiden. Dem entsprechend konnten KORTING u. LUTZ beim endogenen Ekzematiker mittels Spirographie auch in der anfallsfreien Zeit in 60% eine latente Asthmabereitschaft im Sinne einer „pulmonalen spastischen Dystonie" nachweisen gegenüber nur 5% in der Vergleichsgruppe.

Vielleicht könnte die Beachtung einer solchen Differenzierung den Atopie-Begriff ergänzen, der in seiner bisherigen Auffassung nicht haltbar war. An der Haut ist jedenfalls die wesensmäßige Verschiedenheit der beiden Reaktionen unübersehbar: Der relativ monomorphen und bis zu einem gewissen Grade urticariell-exsudativen Reaktionsweise auf einen spezifischen Reiz des sensibilisierten vulgären Ekzematikers mit gegebenenfalls primär bronchosekretorischem Asthma steht die Vielheit der Reaktionen bei abwegiger dysregulativer Grundstruktur ohne bestimmte Spezifität eines ekzematogenen Stoffes beim endogenen Ekzem gegenüber mit gegebenenfalls primär bronchospastischem Asthma. Hinsichtlich der Syntropie mit Asthma ist aber noch auf den individuellen Faktor Lebensalter hinzuweisen und die Wandlung der Merkmalsausprägung auf der Haut zur Prurigo, welcher der Begriff der Asthmaprurigo von SABOURAUD Rechnung trägt.

Zu der Kombination von flüchtigem Lungeninfiltrat mit ekzematösen Hautveränderungen, die wir in unserem seinerzeitigen Krankengut immerhin zwölfmal beobachten konnten, wurde an anderer Stelle ausführlich Stellung genommen. Hier anzuschließen sind dann wohl auch die bei Erythema exsudativum multiforme und Stevens-Johnson-Syndrom auftretenden Lungenerscheinungen (GREITHER, HORNSTEIN und SCHUERMANN), wobei wiederum unterschieden werden muß zwischen vorausgehend-auslösenden, spezifisch-begleitenden und schließlich nachfolgend-komplizierenden, wie das weiter oben schon ausgeführt wurde, was die Vielfalt der Beziehungsmöglichkeiten nur noch einmal kurz beleuchten soll. Über Erythema exsudativum multiforme bei primär atypischer Pneumonie durch Mycoplasma pneumoniae berichtete kürzlich REINHART. Asthmatische Erscheinungen bei Dermatitis herpetiformis Duhring beobachtete HARNACK.

Zum Schluß verweise ich deshalb kurz noch auf weitere Hautreaktionen, welche als mittelbare Folge einer Lungenkrankheit entstehen können, denn es hat sich in unserem Krankengut mit zwei verschiedenen Methoden statistisch sichern lassen, daß bei Kranken mit seborrhoischem Ekzem chronische Bronchitis, Lungenemphysem und Bronchiektasen, die hier als bakterieller Focus bedeutsam werden können, signifikant häufiger vorkommen als im übrigen Krankengut der Klinik. Der Kampf gegen die „Volkskrankheit Bronchitis", den Sie, meine Damen und Herren, aufgenommen haben, ist also auch von der Dermatologie in mehrfacher Hinsicht zu unterstützen.

Das Thema ist mit diesen ausgewählten Beispielen noch keineswegs vollständig erschöpft. Ich hoffe aber, gezeigt zu haben, welch vielfältige und zum Teil unerwartete Beziehungen zwischen Haut und Lungen bestehen, deren eingehenderes Studium nicht nur das Spezialwissen vermehrt, sondern auch grundsätzliche allgemeine Einsichten und Erkenntnisse zu vermitteln vermag.

Literatur

ALARCON-SEGOVIA, D., u. P. I. OSMUNDSON: Ann. intern. Med. **62**, 907 (1965).
BODEY, G. P.: Cancer (Philad.) **19**, 781 (1966).
BREDNOW, N.: Internist **3**, 339 (1962).
DAVID-CHAUSSÉ, I., u. I. LENG-LEVY: Bull. Soc. franç. Derm. Syph. **70**, 847 (1963).
EHRENSTEIN, I.: J. thorac. cardiovasc. Surg. **52**, 31 (1966).
ELLMAN, P., u. L. CUDKOWICS: Thorax **9**, 46 (1954).
FALCK, I., u. R. ZABEL: Dermat. Wschr. **152**, 593 (1966).
FISCHER, F., u. H. A. MÜLLER: Münch. med. Wschr. **107**, 617 (1965).
FISCHER, H.: M.-kurse ärztl. Fortbild. **1965**, 636.
—, u. L. DINKEL: Med. Klin. **60**, 1984 (1965).
FOGEL, M., u. L. URAI: Fortschr. Röntgenstr. **96**, 742 (1962).
GOLD, W. M., u. D. B. JENNINGS: Amer. Rev. resp. Dis. **93**, 556 (1966).
GOLDFISCHER, J., u. E. H. RUBIN: Ann. intern. Med. **50**, 194 (1959).
GOLDGRABER, M. B., u. J. B. KIRSNER: Arch. Pathol. **64**, 255 (1957).
HARTL, W.: Fortschr. Röntgenstr. **96**, 729 (1962).
HARNACK, K.: Dermat. Wschr. **151**, 553 (1965).
HELBIG, W., u. G. THOMAS: Dtsch. Gesundh.-Wes. **20**, 1077 (1965).
HODSON, C. J., u. N. E. FRANIC: Radiol. clin. (Basel) **13**, 54 (1962); ref. Fortschr. Röntgenstr. **97**, 230 (1962).
HÖFER, G.: Dermat. Wschr. **151**, 345 (1966).
HUANG, CH.-T., G. R. HENNIGER, and H. A. LYONS: New Engl. J. Med. **272**, 288 (1965).

HUBER, H., u. K. HEINRICH: Dtsch. med. Wschr. 88, 1438 (1963).

HUFNAGEL, W.: Fortschr. Med. 12, 468 (1966).

KALKOFF, K. W.: Tuberk.-Arzt 6, 575 (1952); 7, 580 (1953).

— Hautarzt 7, 348 (1956).

KALSBEEK, G. L., u. R. H. CORMANE: Lancet 1964, Nr. 7252.

KARCK, G.: Fortschr.-Röntgenstr. 99, 48 (1963).

KINDLER, U.: Dtsch. med. Wschr. 90, 1043 (1965).

KLATTE, E. C., I. YARDLEY, E. B. SMITH, R. ROHN, and I. A. CAMPBELL: Amer. J. Roentgenol. 89, 398 (1963).

KREIBIG, W.: Arch. Augenheilk. 131, 281 (1934).

LOCKE, G. B.: Radiol. clin. (Basel) 14, 43 (1963); ref. Fortschr. Röntgenstr. 99, 426 (1963).

McCLUSKEY, R. T.: New Engl. J. Med. 274, 695 (1964).

McCREIGHT, W. G., and H. MONTGOMERY: Arch. Derm. Syph. (Chicago) 61, 1 (1950).

NEHRKORN, O., u. E. WOLFERT: Fortschr. Röntgenstr. 104, 107 (1966).

NICE, CH. M., A. N. K. MENON, and L. G. RIGLER: Amer. J. Roentgenol. 81, 264 (1959).

O'DUFFY, J. D., A. L. SCHERBEL, H. E. REIDBORD, and L. J. McCORMACK: Clevel. clin. Anat. Quart. 32, 87 (1965).

ODY, R., u. H. BERGER: Dtsch. med. Wschr. 91, 188 (1966).

REINHART, U.: Schweiz. med. Wschr. 96, 1027 (1966).

RICE, J. S., and D. S. FISHER: Arch. Derm. (Chicago) 86, 527 (1962).

RODNAN, G. P., and R. H. FENELL: J. Amer. med. Assoc. 180, 665 (1962).

SCHNEIDER, W., R. COPPENRATH u. H. RUTHER: Berufsdermatosen 8, 1 (1960).

—, u. H. FISCHER: Med. Welt (im Druck).

—, u. W. UNDEUTSCH: Arch. klin. exp. Dermat. 221, 600 (1965).

STUR, O.: Fortschr. Röntgenstr. 99, 625 (1963).

THOMSON, W. N.: Radiol. clin. (Basel) 14, 451 (1963); ref. Fortschr. Röntgenstr. 101, 441 (1964).

TUCKER, A. S., L. W. MATTHEWS, and C. F. DOERSHUK: Amer. J. Roentgenol. 89, 1048 (1963).

UEHLINGER, E., u. G. SCHOCH: In: SCHINZ-GLAUNER, UEHLINGER: Röntgendiagnostische Ergebnisse 1952—1956. Stuttgart: Georg Thieme 1957.

VOGEL, K. H.: Medizinische 1961, 2328; 2392; 2504.

WAGNER, A., u. J. SCHAAF: Fortschr. Röntgenstr. 96, 508 (1962).

WETZEL, R.: Med. Welt 1963, 2368.

WINKLER, H.: Z. Haut- u. Geschl.-Kr. 39, 23 (1965).

WISE, D., H. J. WALLACE, and E. H. JELLINKEK: Quart. J. Med. 31, 177 (1962).

Weitere Literaturangaben in folgenden zusammenfassenden Arbeiten:

FISCHER, H.: Klinische Beziehungen zwischen Haut und Lungen. In: GOTTRON-SCHÖNFELD: Dermatologie und Venerologie Bd. V/1, S. 247 ff. Stuttgart: Georg Thieme 1963.

GOTTRON, H. A., u. G. W. KORTING: Dermatologische Letalitätsprobleme. In: GOTTRON-SCHÖNFELD: Dermatologie u. Venerologie, Bd. V/1, S. 669 ff. Stuttgart: Georg Thieme 1963.

KORTING, G. W.: Fehlbildungen der Haut und Hautveränderungen bei Fehlbildungssyndromen. In: JADASSOHN: Handbuch der Haut- und Geschlechtskrankheiten, Erg.-Werk, Bd. III/1, S. 375 ff. Berlin-Göttingen-Heidelberg: Springer 1963.

—, u. H. HOLZMANN: Entwicklungslinien der Sklerodermieforschung in der Gegenwart. Erg. inn. Med. Kinderheilk. 24, 1 (1966).

MIESCHER, P. A., R. T. McCLUSKEY, N. F. ROTHFIELD u. A. MIESCHER: Der viscerale Lupus erythematodes. In: JADASSOHN: Handbuch der Haut- und Geschlechtskrankheiten, Erg.-Werk, Bd. II/2, S. 474 ff. Berlin-Heidelberg-New York: Springer 1965.

PASCHER, F.: Dermatomyositis. In: JADASSOHN: Handbuch der Haut- und Geschlechtskrankheiten, Erg.-Werk, Bd. II/2, S. 623 ff. Berlin-Heidelberg-New York: Springer 1965.

PFISTER, R., u. E. NÄGELE: Die progressive Sklerodermie. Erg. inn. Med. Kinderheilk. 7, 244 (1956).

SCHUPPLI, R.: Periarteriitis nodosa. In: JADASSOHN: Handbuch der Haut- und Geschlechtskrankheiten, Erg.-Werk, Bd. II/2, S. 105. Berlin-Heidelberg-New York: Springer 1965.

SCHUERMANN, H.: Dermatomyositis. Erg. inn. Med. Kinderheilk. 10, 427 (1958).

SIEGENTHALER, W., u. H. HEGGLIN: Der viscerale Lupus erythematodes. Erg. inn. Med. Kinderheilk. 7, 273 (1956).

Lungenveränderungen bei Sklerodermie und Lupus erythematodes

F. Morawetz, Wien *

A. Sklerodermie

Bei Kranken mit diffuser progressiver Sklerodermie können folgende Lungenveränderungen auftreten:

1. Pneumonien viraler oder bakterieller Genese infolge verminderter Resistenz gegenüber Infekten;

2. Aspirationspneumonien, falls schwere Veränderungen im Oesophagus vorhanden sind;

3. diffuse interstitielle Lungenfibrosen.

Eine besondere Beachtung verdienen die interstitiellen Lungenfibrosen, da es sich bei diesen um *krankheitsspezifische* Prozesse handelt.

Die interstitielle Lungenfibrose bei Sklerodermie wurde erstmalig 1891 von FINLAY beobachtet. Spätere Publikationen stammen von MURPHY, KRAININ u. GERSON (1941), DOSTROWSKY (1942), GETZOWA (1945), WACHTLER u. GRABENWÖGER (1952), HAYMAN u. HUNT (1952), SHUFORD, SEAMAN u. GOLDMAN (1953), OPIE (1955), RUBIN (1956), BONARD (1958), TRANQUADA, SIMMONS u. MILLER (1961), LEMÉNAGER u. Mitarb. (1965), NICE (1965) u. a.

Die Klinik. Die hauptsächlichsten Beschwerden bestehen in Kurzatmigkeit bei körperlicher Belastung, in trockenem, unproduktivem Husten und Brustschmerzen. Bei fortschreitender Fibrose kommt es zu Ruhedyspnoe, zu Cyanose und sekundären bronchialen Infekten. Der weitere Krankheitsverlauf ist durch die Symptomatologie eines chronischen Cor pulmonale mit sekundärer pulmonaler Hypertension, reaktiver Polyglobulie und chronischer kardiorespiratorischer Insuffizienz nahezu schicksalsmäßig vorgezeichnet.

Das Lungenröntgenbild. Die ersten Hinweise für eine interstitielle Fibrose ergeben sich aus außerordentlich zarten, netzartigen Strukturvergröberungen im Bereiche der basalen Lungenabschnitte. Im weiteren Krankheitsverlauf kommt es zu einer Zunahme fibröser, streifiger Veränderungen und zu einer Ausdehnung des Prozesses auf die Mittel- und Obergeschosse. Stets sind diese Strukturveränderungen der Lunge *symmetrisch* ausgebildet. Auch kann man innerhalb der fibrotischen Areale kleinere bronchiektasien- oder cystenähnliche Aufhellungen nachweisen, die als „cystische Fibrose" (GETZOWA) oder „fibrocystische Lungenerkrankung" (HEPPLESTON) imponieren. Diese Cysten betragen ca. 5—10 mm im Durchmesser und finden sich hauptsächlich in den mittleren und unteren Lungenabschnitten (NICE). Die Pleura wird gelegentlich in Form von ein- oder beiderseitigen pleuralen Ergüssen mitergriffen. Die Folgeerscheinungen davon bestehen in pleuralen Adhäsionen, kleineren calcifizierten Knötchen oder in größeren, verkalkten pleuralen *Plâques* (PEABODY u. PEABODY; NICE).

Die Lungenfunktion. Die interstitielle Lungenfibrose bei Sklerodermie verursacht erhebliche Störungen der Atemfunktion. In den vergangenen Jahren erschienen zahlreiche Publikationen, die sich mit dieser speziellen Problematik beschäftigen.

---

* Dr. med. F. MORAWETZ, Oberarzt der 2. Internen Abteilung des Wilhelminenspitals (Vorstand Prof. Dr. F. MECZOCH) der Stadt Wien, A 1160 Wien, Montleartstraße 37.

Charakteristisch ist eine Diffusionsstörung der Atemgase („alveolocapillärer Block"), die durch eine Verdickung der alveolocapillären Membran hervorgerufen wird (AUSTRIAN, McCLEMENT, RENZETTI, RILEY u. GOURNAND; MARKS; GUGELL u. Mitarb.; OGILVIE, FORSTER u. BLAKMORE; MILLER; ADHIKARI u. Mitarb.; WITEK). Durch diese Gasaustauschstörung wird eine *arterielle Hypoxie* hervorgerufen, die durch Sauerstoffbeatmung korrigierbar ist (ADHIKARI u. Mitarb.). Eine weitere Ursache für die verminderte Sauerstoffsättigung des arteriellen Blutes liegt in der Perfusion von hypoventilierten Alveolen, wodurch ein physiologischer veno-arterieller Shunt zustande kommt.

RITCHIE, CATTARALL u. ROWELL konnten bei Sklerodermiekranken eine Verminderung der Vitalkapazität nachweisen, während ADHIKARI, BIANCI u. Mitarb. sowie HUGHES u. LEE ein normales Residualvolumen feststellen konnten.

Die pathologisch-anatomischen Veränderungen

a) Makroskopischer Befund. Die Lungen sind in ein dichtes Binde- und Narbengewebe umgewandelt, sie sind außerordentlich derb, steif, gelegentlich von fleischartiger Konsistenz. An den Schnittflächen sieht man stark vermehrte bindegewebige Züge. Im Bereiche der Unter- und Mittellappen finden sich zahlreiche, zum Teil auch subpleural gelegene Cystenbildungen verschiedener Größe.

b) Mikroskopischer Befund. Im histologischen Präparat zeigt sich eine dichte Fibrose der Alveolarsepten und fibrinös-hyaline Einlagerungen in den Interstitien. An verschiedenen Stellen kann man Schwund der Alveolarsepten und Capillaren sowie endarteriitische Veränderungen der Pulmonalgefäße nachweisen (GETZOWA; TURIAF u. BASSET); auch findet sich eine starke Vermehrung des kollagenen und elastischen Gewebes mit Anhäufung mononucleärer Zellen (TURIAF u. BASSET). Charakteristisch für die fortgeschrittene Fibrose sind die verschieden großen Cystenbildungen innerhalb der Narbenareale, die aber nie die Größe von echten Luftcysten erreichen. Diese Cysten sind von einem teilweise hochcylindrischen, teilweise metaplastisch veränderten Epithel ausgekleidet. Die Arterien lassen eine hochgradige, zwiebelschalenartige Verdickung der Intima erkennen (D'EPINAY). Durch Wucherung des subendothelialen Gewebes kann es zu Gefäßverschlüssen kommen (WAGENVOORT).

Durch die Fibrosierung der Alveolarsepten kommt es zu Stoffwechselstörungen des Alveolarepithels. Diese äußern sich in Schwellung und Vergrößerung der einzelnen Alveolarzellen, ferner in Bildung von adenomähnlichen epithelialen Formationen, wodurch ein drüsenähnliches, an Lungenadenomatose erinnerndes morphologisches Bild entstehen kann. Vereinzelt wird aber auch in der Literatur auf Übergänge in eine maligne Lungenadenomatose bzw. Alveolarzellcarcinom hingewiesen (ZATUCHNY; CAMPBELL u. ZARAFONETIS; HOLOSZI u. SZÁM).

Es besteht jedoch kein Zweifel, daß die diffuse interstitielle Lungenfibrose bei Sklerodermie nichts anderes als ein Narben- und Endstadium darstellt, während die frühesten Veränderungen der klinischen und morphologischen Diagnostik verborgen bleiben. Für die Pathogenese entscheidend ist nach unserer Meinung ein durch eine Antigen-Antikörper-Reaktion ausgelöste *Permeabilitätsstörung* der Lungencapillaren. In weiterer Folge dürfte es zu einem interstitiellen mucoiden Ödem, zur vermehrten Bildung von Kollagen und schließlich zur Narbenbildung — zur interstitiellen Fibrose — kommen.

Eigene Beobachtungen. Bei fünf Kranken mit diffuser progressiver Sklerodermie fanden sich dreimal charakteristische Lungenveränderungen unter dem Bilde einer interstitiellen Fibrose.

Fall 1:

L. L., ♀ geb. 1903. Im Ruhestand. *Anamnese:* 1944 erstmalig Schmerzen und Schwellung der kleinen Handgelenke. 1946 traten typische skerodermatische Veränderungen der Hände und des Gesichtes auf. In den darauffolgenden Jahren wiederholte Klinik- und Krankenhausaufenthalte wegen generalisierter Sklerodermie mit intestinalen Veränderungen. 1959 begann die Patientin erstmalig unter Atemnot bei Anstrengung zu leiden, 1960 Zunahme der Kurzatmigkeit, verbunden mit trockenem Husten. 1963 machten sich stärkere Schluckbeschwerden bemerkbar. Im Frühjahr 1965 Steigerung der Atemnot, diese war auch in Ruhe ausgeprägt; Auftreten von peripheren Ödemen.

Untersuchungsbefunde: Beträchtliche Ruhedyspnoe und periphere Cyanose. Maskenhafter Gesichtsausdruck. Ausgedehnte Teleangiektasien im Bereich der Wangen und der oberen Extremitäten. Hände atrophisch, Haut gespannt, livid-cyanotisch verfärbt. Herz nach beiden Seiten vergrößert mit tachykarder Herzaktion. Die Lungen zeigten verkürzten Klopfschall und basales Knisterrasseln. An den unteren Extremitäten Ödeme.

Laborbefunde: Rotes Blutbild: Erythrocyten 3,52 Mill., Hb: 73%, F. I.: 1,0. Leukocyten 12500. Senkung 19 mm (Poindecker). Serumlabilitätsproben sowie Serumelektrolyte und Bluteiweißwerte im Bereich der Norm. Harnbefund: Albumen stark positiv, im Sediment spärlich Erythrocyten und Leukocyten.

Lungenröntgenbilder (Verlauf):

22. 11. 1960 Außerordentlich zarte, netzartige Strukturvergröberungen oberhalb der Zwerchfelle. Herz uncharakteristisch geformt.

23. 2. 1965 Eindeutige Änderung des Befundes: In beiden Ober- und Mittelgeschossen annähernd keilförmig begrenzte, flaue milchglasähnliche Verschattungen. Das Herz beträchtlich nach beiden Seiten vergrößert.

25. 3. 1965 Erneute Änderung im Röntgenbild: Die infiltrativen Veränderungen sind verschwunden.

13. 5. 1965 Wiederauftreten von parenchymatös-infiltrativen Veränderungen, diesmal an anderer Stelle (linkes Mittelgeschoß)! Deutliche basale Fibrose.

Klinische Diagnose: Diffuse, progressive Sklerodermie. Interstitielle Lungenfibrose. Dekompensiertes Cor pulmonale.

Beurteilung der röntgenologischen Lungenveränderungen: 1960 finden sich im Röntgenbild die ersten diskreten Hinweise für eine basale beiderseitige Lungenfibrose. Auch bestand damals schon Kurzatmigkeit und Hustenreiz. Zwischen 1960—1965 läßt sich zunächst nur eine geringe Zunahme der basalen Fibrose feststellen. Im Februar 1965 kam es zu einer wesentlichen Änderung des Befundes, indem beiderseitige, milchglasähnliche Verschattungen aufscheinen, neben einer beträchtlichen Verbreiterung der Herzsilhouette nach beiden Seiten. Bei einer Kontrolluntersuchung vier Wochen später hatten sich diese Verschattungen weitgehend zurückgebildet, eine abermalige Röntgenaufnahme der Lunge im Mai 1965 zeigte ähnliche, aber dichtere infiltrative Verschattungen im linken Mittelgeschoß neben der jetzt stärker ausgeprägten Fibrose.

Als morphologisches Substrat dieser flüchtigen und wandernden pulmonalen Verschattungen kommt folgendes in Betracht: a) ein Lungenödem; b) Lungeninfarkte infolge lokaler, autochthoner Thrombosen der Pulmonalarterien; c) eine sog. allergische Pneumonitis. — Letztere Möglichkeit erscheint uns noch die wahrscheinlichste zu sein, da sie am besten der Sklerodermie als Autoimmunerkrankung entspricht.

Fall 2:

Sp. R., geb. ♀ 1904. Angestellte. *Anamnese:* 1958 lokalisierte, 1959 generalisierte Sklerodermie. 1961 allmählich einsetzende Atemnot bei Stiegensteigen und anderen körperlichen Tätigkeiten.

Untersuchungsbefunde: Ruhedyspnoe und periphere Cyanose. Typische Hautveränderungen einer diffusen Sklerodermie. Herz: Nicht wesentlich verbreitert, Tachykardie um 120/min, akzentuierter P_2. Lungen: Mäßig verkürzter Klopfschall, Knisterrasseln beiderseits basal. Abdomen und untere Extremitäten unauffällig.

Laborbefunde: Rotes Blutbild: Erythrocyten: 4 Mill., Hb: 80%, F. I.: 1,0. Leukocyten 9600. Senkung nach Poindecker: 21 mm. Serumlabilitätsproben, Serumelektrolyte im Bereiche der Norm. Harnbefund: Albumen schwach positiv, im Sediment einzelne Plattenepithelien und Leukocyten.

Lungenröntgenbilder:
1962: Diffuse, symmetrische Fibrose;
1964: Zunahme der interstitiellen Lungenverdichtungen.

Klinische Diagnose: Diffuse progressive Sklerodermie; interstitielle Lungenfibrose.

Fall 3:
P. W., ♀ geb. 1913. Haushalt. *Anamnese:* 1933 erstmalig Auftreten von Kältegefühl und blauroter Verfärbung der Finger. 1950 Hospitalisierung wegen Sklerodaktylie und Sklerodermie. 1963 mäßiggradige Atemnot bei körperlicher Anstrengung, gelegentlich Hustenreiz und Brustschmerzen.

Untersuchungsbefunde: Haut derb, straff gespannt, gelblich bräunlich mit zahlreichen Teleangiektasien und kleinfleckigen Pigmentierungen. Mund verengt mit schmalen Lippen. Finger beider Hände steif, in leichter Beugestellung fixiert. (Befund der Dermatologischen Abteilung des Wilhelminenspitals der Stadt Wien, Vorstand Prof. Dr. W. LINDEMAYR.)

Interner Befund: Herz perkutorisch nicht vergrößert, Herzfrequenz 90/min, Akzentuierung des P_2. Lungen: beiderseits basal vereinzelte feuchte, mittelblasige Rg. Keine pathologische Dämpfung. Keine peripheren Ödeme.

Laborbefunde: Rotes Blutbild: Erythrocyten 3,58 Mill., Hb: 77%, F. I.: 1,08. Leukocyten: 4800, Senkung: 21 mm nach Poindecker. Serumlabilitätsproben und Elektrolyte im wesentlichen unauffällig.

Lungenfunktionsbefund: Erschwerte Diffusion der Atemgase (Syndrom des alveolocapillären Blockes). EKG: Sinusrhythmus, Cor pulmonale chronicum. Blutdruck: 120/80.

Lungenröntgenbilder:
7. 7. 1965 Zwerchfelle glatt begrenzt, gut verschieblich. In beiden Unterlappen zarte netzigstreifige Strukturvermehrung. Herz nicht verbreitert. Kalkeinlagerungen in den Hili.
2. 8. 1966 Deutlicher ausgeprägte interstitielle Lungenfibrose; Verbreiterung des Herzschattens nach beiden Seiten.

Klinische Diagnose: Diffuse progressive Sklerodermie; interstitielle Lungenfibrose.

Zusammenfassung. Bericht über drei Fälle von diffuser progressiver Sklerodermie mit charakteristischen interstitiellen Lungenveränderungen. Bei zwei Fällen (1 und 3) waren die röntgenologischen Lungenveränderungen bei der ersten Untersuchung nur gering ausgeprägt und bestanden in sehr zarten netzigen Strukturvergröberungen in beiden Unterlappen. Bei einer Patientin (Fall 3) konnte auf Grund atemphysiologischer Untersuchungen eine Diffusionsstörung der Atemgase festgestellt werden, die in auffallendem Gegensatz zu einem noch geringen Röntgenbefund stand. In allen drei Fällen konnte jedoch eine eindeutige Progredienz der interstitiellen Fibrose beobachtet werden, so daß der Ausdruck „progressiv" mit Recht auch für die Lungenveränderungen der Sklerodermie angewandt werden kann.

B. Lupus erythematodes

Der Lupus erythematodes visceralis oder laut amerikanischer Nomenklatur der „systemisierte Lupus erythematosus" ist ein nicht infektiöses, entzündliches Krankheitsbild unbekannter Ätiologie, in dessen Verlauf sämtliche Organsysteme in unberechenbarer Folge in Mitleidenschaft gezogen werden.

Hinsichtlich der Ätiologie herrscht heute die Meinung vor, daß es sich um eine *Autoaggressionskrankheit* handelt. DAMESHEK hat erst kürzlich den prägnanten Satz ausgesprochen, daß beim L.e. der Organismus auf seine eigene Zerstörung erpicht zu sein scheint. Dieser „Selbstvernichtung" liegt nun eine tiefgreifende Störung von immunologischen Vorgängen zugrunde, indem Autoantikörper gebildet werden, die gegen das Endothel der Gefäßwände, gegen Blutzellen, Nucleoproteide, ja sogar gegen Medikamente gerichtet sind. Einer dieser Antikörper, es handelt sich um ein pathologisches γ-Globulin, der sog. *L.e.-Faktor* ist als Autoantikörper spezifisch gegen Zellkernsubstanzen gerichtet und reagiert mit dem Nucleoprotein geschädigter oder untergegangener weißer Blutzellen. Durch den L.e.-Faktor, der mit dem Anti-Humanglobulin-Konsumptionstest nachweisbar ist, kommt es zur Bildung des L.e.-Zellphänomens (Dubois, Miescher, Schnetz, Seligmann). Die Entdeckung des L.e.-Zellphänomens durch Hargrave 1948 ermöglichte erstmalig einen besseren Einblick in die immunologischen Vorgänge des Lupus erythematodes. Sie führte aber auch zu einer Verbesserung der diagnostischen Möglichkeiten und so manches früher unklare und verwaschene Krankheitsbild kann heute auf Grund von morphologischen und immunbiologischen Untersuchungen als Lupus erythematodes entschleiert werden.

Die eigentliche Schädigung trifft vor allem das Gefäßendothel und das Bindegewebe in den verschiedenen Organen. Demnach werden auch die klinischen Manifestationen vom jeweiligen Organbefall abhängen. Einer statistischen Untersuchung von Dubois zufolge, die sich auf insgesamt 520 Krankheitsfälle von L.e. bezieht, werden am häufigsten, in 91,6%, die Gelenke in Form von Arthritis und Arthralgien ergriffen, gefolgt von Hautveränderungen (71,5%), Dysproteinämie (53%), Nierenveränderungen (46,1%) und Pleuritis (45%).

Innerhalb der letzten Jahre konnten wir insgesamt 31 Patienten mit Lupus erythematodes visceralis beobachten; von diesen waren 19 weiblichen und 12 männlichen Geschlechtes.

Es konnten folgende Veränderungen im Bereiche des Respirationstraktes nachgewiesen werden:

Pleurale Prozesse (Pleuritis exsudativa, Polyserositis) 23mal (74%).
Pulmonale Prozesse (Atelektasen, interstitielle Fibrosen) 26mal (82%).

Im Vergleich mit anderen Untersuchern ergibt sich folgendes:

Organ	Dubois u. Mitarb. 207 Fälle %	Gould u. Daves 100 Fälle %	Israel 22 Fälle %	Moersch u. Mitarb. 52 Fälle %	Morawetz u. Schnetz 31 Fälle %
Pleura	35,3	74	9,0	19,2	74
Lungen	12,6	50	68,1	34,6	82
Herz	37,1	53	—	5,7	12
Keine Veränderungen	46,5	—	9,0	34,6	12

Für die Diagnose eines Lupus erythematodes waren maßgebend:

a) Die Klinik.
b) Immunologische Untersuchungen:
   Nachweis des L.e.-Zellphänomens nach der Methode von Marmont u. Mitarb.;
   positiver Latex-Nucleoproteintest;

positiver Antikonsumptionstest mit Thymuskernen;
positiver Anti-DNS-Test;
positiver Antikonsumptionstest gegen Lungengewebe.

Die immunologischen Untersuchungen wurden von Prof. Dr. C. STEFFEN (Zentrallaboratorium des Hanuschkrankenhauses, Wien) durchgeführt.

Die pleuralen Veränderungen: Die L.e.-Pleuritis. Die Pleuritis ist eine der häufigsten klinischen Manifestationen des L.e. Sie tritt nach DUBOIS in 45%, nach HARVEY in 56% der Krankheitsfälle auf, basierend auf eigenen Untersuchungen sogar in 74%. Die Pleuritis ist häufiger trocken als exsudativ, ebenso häufiger beidseitig als einseitig (GOULD u. DAVES). Eine Pleuritis kann das erste Krankheitszeichen des L.e. sein, wie dies auch aus den Beobachtungen von DUBOIS; RADENBACH; MORAWETZ u. SCHNETZ u. a. hervorgeht. Die Pleuraveränderungen können isoliert oder in Form einer Polyserositis mit Perikarditis auftreten, wie wir dies bei einer Patientin beobachten konnten. Auch neigt die Pleuritis bei L.e. zu rascher Remission, aber auch zu Rezidiven. Der pleurale Erguß ist gewöhnlich nicht so ausgeprägt wie z.B. bei der Tuberkulose oder bei Malignomen; der Röntgenologe findet nicht selten nur minimale pleurale Ergüsse oder nur kleine Adhäsionen im Sinusbereich.

Das Pleurapunktat hat Exsudatcharakter, es enthält in wechselnder Menge polymorphkernige Leukocyten und bei entsprechender Suche L.e.-Zellen. Der Nachweis eines L.e.-Zellphänomens im Pleurapunktat wird von zahlreichen Autoren als spezifisch angesehen.

Der pathologisch-anatomische Befund der L.e.-Pleuritis ist nicht selten gering. Es werden uncharakteristische Verdickungen und Verklebungen der Pleurablätter gefunden; manchmal zeigen sich fibrinoide Degenerationen des kollagenen Bindegewebes in der submesothelialen Bindegewebsschicht. Manchmal können die sog. *Hämatoxylin-Körperchen* nachgewiesen werden. Es handelt sich um amorphe Massen, die aus zugrunde gegangenen Zellen stammen und histochemisch aus depolymerisierter Desoxyribonucleinsäure bestehen.

Beispiel. Fall 1:
M. H., ♀ geb. 1927, Angestellte. *Anamnese:* 1960 Schmerzen und Schwellungen der kleinen Handgelenke, subfebrile Temperaturen. 1964 Rippenfellentzündung rechts. Gleichzeitig polyarthritischer Schub sowie Herdnephritis. 1956 und 1966 Pleuritis-Rezidiv mit zunehmender Atemnot.

Untersuchungsbefunde: Livid-rötliche Veränderungen der Haut im Bereich der Nase und der Wangen. Ruhedyspnoe und periphere Cyanose. Finger beider Hände livid-bläulich verfärbt und geschwollen. Herz: mäßig verbreitert, Galopprhythmus, Frequenz 100/min. Lungen: links handbreithohe Dämpfung mit abgeschwächtem Atemgeräusch. Untere Extremitäten: Narbenbildungen nach oberflächlicher Phlebitis, leichte Knöchelödeme.

Laborbefunde: Rotes Blutbild: Erythrocyten 3,6 Mill., Hb: 66%, F. I.: 0,9; Leukocyten: 5200, Weltmann 2 R. Thymol 1,0 E., BKS: 15 mm nach Poindecker. Harnstoff im Serum 52 mg-%, Harnbefund: Albumen positiv (Eßbach 1⁰/₀₀). Sediment: Leukocyten, Erythrocyten, granulierte Cylinder.

Kreislauf- und Lungenfunktionsuntersuchungen: EKG: Sinusrhythmus, pathologische Linkskurve. Blutdruck: 180/100.

Lungenfunktionsbefund: hochgradige Restriktion der Atemoberfläche mit beträchtlicher Sauerstoffarmut bei Luftatmung

Klinische Diagnose: generalisierter Lupus erythematodes. Rezidivierende L.e.-Pleuritis.

Epikrise. Bei einer 39jährigen Frau kommt es zunächst zum Auftreten von Schmerzen und Schwellungen im Bereich der Handgelenke, später zu rezidivierender Pleuritis, verbunden mit starker Atemnot und Cyanose. Gleichzeitig treten Symptome seitens der Nieren mit Restharnstofferhöhung in Erscheinung. Eine Nierenbiopsie zeigt histologisch das Bild einer proliferierenden Glomerulonephritis mit örtlichen Veränderungen, im wesentlichen dem Krankheitsbild entsprechend.

Die pulmonalen Veränderungen bestehen in:

a) Pneumonischen Infiltrationen. Homogene, manchmal milchglasartige, zum Teil unscharf begrenzte, ein- oder beidseitige Trübungen, häufig flüchtigen Charakters. Sie können mit Viruspneumonien verwechselt werden und können auch als sog. „Wanderpneumonie" auftreten (MOERSCH; ISRAEL; TUMULTY; ALARCON-SEGOVIA). DUBOIS bezweifelt allerdings die Existenz einer sog. *Lupus-Pneumonitis*; er fand nämlich bei der Durchsicht von insgesamt 207 Krankheitsfällen nur bei 3 Patienten Lungenveränderungen, die sich als Lupus-Pneumonitis interpretieren ließen.

b) Horizontale Streifenatelektasen wurden u. a. von THORELL; ALARCON-SEGOVIA; ELLMANN und MYHRE sowie bei den meisten der von uns beobachteten Fälle nachgewiesen. Es sind dies oberhalb der Zwerchfelle zumeist in den unteren Lungenabschnitten gelegene, horizontale streifenförmige Verschattungen, ähnlich den von HAUDECK u. POHL (1932) und PAPE (1933) erstmalig beschriebenen plattenförmigen Atelektasen. LODGE verwendet für diese Veränderungen den Ausdruck „atelectasing pneumonitis". Ihr Auftreten wird von zahlreichen Autoren als charakteristisch für Lupus erythematodes angesehen (ALARCON-SEGOVIA; NICE; MORAWETZ u. SCHNETZ).

Das entsprechende morphologische Substrat ist nicht ganz abgeklärt. So hält ALARCON die Streifenverschattungen für intersegmentäre Ergüsse, während UEHLINGER, ferner FRICSAY-TELBICZ und AITCHINSON diese für kleine, abgelaufene Lungeninfarkte ansehen. Letzteres ist insofern einleuchtend, weil im Verlaufe eines L. e. nekrotisierende Arteriitiden der Lungengefäße mit entzündlichen Veränderungen der Intima auftreten, wodurch lokale Thrombosen entstehen, die die Ursache für die Ausbildung von kleineren Lungeninfarkten sein können.

Beispiel. Fall 2:

St.H., ♀ geb. 1927. Haushalt. *Anamnese:* Im August 1964 plötzlicher Krankheitsbeginn mit stechenden Schmerzen in der rechten Brusthälfte und hohem Fieber. In den nächsten Tagen zunehmende Atemnot; am 18. 9. 1964 Aufnahme an die Abteilung.

Untersuchungsbefunde: Zentrale Gesichtspartien livid gerötet mit Teleangiektasien. Dyspnoe und Cyanose. Herz: Nach beiden Seiten vergrößert, lautes perikarditisches Reiben. Lungen: Schallverkürzung beiderseits basal. Keine peripheren Ödeme.

Laborbefunde: Rotes Blutbild: Erythrocyten 3,34 Mill., Hb: 62%, F.I: 0,8. Leukocyten: 4.800, BKS: 32 mm nach Poindecker, Weltmann 6 R, Thymol 3,4 E. Harnbefund: Albumen positiv, Sediment: zahlreiche Leukocyten, Plattenepithelien.

Lungenröntgenbilder (Verlauf):

12. 10. 1964 beiderseitige pleurale Ergüsse und Perikarderguß;
24. 10. 1964 nach Cortisontherapie und Entwässerungen Rückbildung der Ergüsse;
5. 11. 1964 über der rechten Basis Ausbildung einer dorsal liegenden bandförmigen Verschattung;
12. 1. 1965 deutliche horizontale Atelektasestreifen rechts basal

Klinische Diagnose: Generalisierter Lupus erythematodes, L.-e.-Polyserositis.

Epikrise. Bei einer 39jährigen Frau beginnt die Erkrankung akut mit pleuralen Schmerzen, hochgradiger Atemnot und Fieber. In weiterer Folge kommt es zu dem klinischen Bilde der Polyserositis. Auf Grund morphologischer und immunologischer Untersuchungen kann die Diagnose eines L. e. gestellt werden. Nach Cortisontherapie und Entwässerungen kommt es zu einer dramatischen Besserung des Krankheitsbildes. Im Lungenröntgenbild läßt sich eine Rückbildung der pleuro-perikardialen Ergüsse feststellen. Gleichzeitig treten aber horizontale streifige Verschattungen oberhalb des rechten Zwerchfelles auf.

c) Interstitielle Lungenfibrosen sind beim L. e. verhältnismäßig selten und zeigen auch nicht eine gleichmäßige Ausdehnung auf sämtliche Lungenabschnitte wie etwa die progressive interstitielle Lungenfibrose (Hamman-Rich-Syndrom). Die deutlichsten Veränderungen finden sich, ähnlich wie bei der Sklerodermie-Fibrose, in den Unter- und Mittellappen beider Lungen.

Pathologisch-anatomisch zeigen sich Capillarthrombosen, Alveolarfibrosen, herdförmige fibrinoide Nekrosen und Hämatoxylinkörperchen (FRICSAY-TELBICZ; UEHLINGER). Bemerkenswert sind die sog. *hyalinen Membranen*, ungefähr 50 μ breite homogene, rötliche Gebilde, die tapetenähnlich die Alveoleninnenflächen auskleiden. Bei diesen handelt es sich jedoch nicht um krankheitsspezifische Produkte, da sie auch bei anderen interstitiellen Lungenfibrosen, vor allem beim Hamman-Rich-Syndrom, bei der rheumatischen Fibrose und bei Viruspneumonie gefunden werden. Diese Veränderungen sind allerdings für die Atemfunktion von Bedeutung, da dadurch beträchtliche Störungen des Gasaustausches hervorgerufen werden können.

Beispiel. Fall 3:

D. A., ♂ geb. 1901. Maschinenmeister. *Anamnese:* Im Herbst 1960 Krankheitsbeginn mit subfebrilen Temperaturen, Gelenkschmerzen, Atemnot und quälendem Husten; am 16.12.1960 erfolgte die Aufnahme an unsere Abteilung.

Untersuchungsbefunde: Ruhedyspnoe, mäßige periphere Cyanose. Herz: gering nach links verbreitert. Unreiner erster Herzton. Lungen: Schallverkürzung beiderseits basal. Ausgeprägtes Knisterrasseln über beiden Unterlappen.

Laborbefunde: BKS: 15 mm nach Poindecker. Weltmann 6 R., Thymol 0,6 E., Serumbilirubin 1,0 mg-%. Serumcalcium, -Phosphor und Elektrolyte normal. Temperaturen: subfebril. EKG: Sinusrhythmus, Linksablenkung, Zeichen eines abgelaufenen Hinterwandinfarktes. Blutdruck: 160/80, Kreislaufzeit: 12 sec (Arm-Zunge).

Lungenröntgenbilder: Beiderseitige, ausgedehnte fibrös-cystische Veränderungen in beiden Mittel- und Untergeschossen. *Schichtaufnahmen:* Cystisch-wabige Bildungen im Bereich der Unterlappensegmente mit stärkeren peribronchialen Infiltrationen.

Klinische Diagnose: Lupus erythematodes visceralis, interstitielle Lungenfibrose.

Epikrise. Ein 59jähriger Mann wird wegen therapierefraktären Fiebers, verbunden mit Gelenkschmerzen, Atemnot und Husten, an die Abteilung aufgenommen. Das Krankheitsbild wird zunächst als „bilaterale Bronchiektasien mit Peribronchitis" interpretiert. Durch morphologische und immunologische Untersuchungen war es jedoch möglich, die klinische Diagnose eines Lupus erythematodes mit fibrocystischen Lungenveränderungen zu stellen. Nach Behandlung mit Corticosteroiden Besserung des Allgemeinbefindens und Normalisierung der Temperaturen.

Zusammenfassung. Der Lupus erythematodes ist auch heute noch eine rätselhafte Erkrankung mit unberechenbarem Verlauf. Den Lungenveränderungen wurde früher verhältnismäßig wenig Beachtung geschenkt, da man sie für unspezifische Begleitprozesse hielt. Auf Grund eigener Erfahrung muß jedoch dieser Standpunkt revidiert werden, da in einem hohen Prozentsatz der Fälle eindeutig pleurale und parenchymatöse Lungenveränderungen nachgewiesen werden können. Die röntgenologischen Lungenveränderungen bei Lupus erythematodes sind zwar nicht typisch, aber charakteristisch. Sie bestehen in rezidivierenden pleuralen Ergüssen, in flüchtigen ein- oder beidseitigen pneumonischen Verschattungen und in horizontalen, streifenförmigen basalen Lungenveränderungen. — Eigene Beobachtungen haben gezeigt, daß die Lungen sozusagen das Fenster bilden, durch welches diese Krankheit sowohl entdeckt als auch in ihrem Verlaufe beobachtet werden kann.

Literatur beim Verfasser.

Das Stevens-Johnson-Syndrom mit Atelektase der linken Lunge

K. Simon, Aprath *

Namengeber waren die beiden amerikanischen Pädiater Stevens und Johnson, die 1922 das Syndrom veröffentlichten. Greither glaubt, daß die Autoren nur in Unkenntnis der deutschen Literatur Namengeber dieses Syndroms wurden, da die Schilderungen sich mit denen von Fuchs überschneiden würden, es sei denn, man wolle die foudroyante Verlaufsform eines Erythema exsudativum multiforme betonen.

Das Stevens-Johnson-Syndrom gehört in die Gruppe des Erythema exsudativum multiforme majus und rangiert in der schweren Verlaufsform unter dem Namen „Ectodermosis erosiva Fiessinger-Rendu", das von letzteren Autoren 1917 beschrieben wurde. Proppe spricht 1949 vom „Fuchs-Syndrom" oder dem „Syndroma muco-cutaneao-oculare". Als weitere Synonyma führt Greither das „Erythema multiforme bullosum" und die „Dermato-stomatitis Bader" auf.

Die Symptome des Krankheitsbildes, das hauptsächlich junge Männer befällt, sind Mattigkeit, Appetitlosigkeit, Kopfschmerz und Fieber, vom 4. bis 5. Krankheitstag an Conjunctivitis, Pseudomembrane, Hornhautgeschwüre mit Perforationsneigung, Stomatitiden, Otitiden, Vulvovaginitiden und Balanitiden.

Das maculo-vesiculöse oder bullöse Exanthem bevorzugt als Sitz Unterarm und Unterschenkel, auch Oberschenkel, Symphyse, Penis, Scrotum, Gesäß, Gesicht und Nacken. Rumpf, Hände und Füße bleiben im allgemeinen frei. Fuchs beschrieb Schluckbeschwerden, Rhinitiden, ein blaurot gedunsenes Gesicht, eine landkartenförmige, mit pseudomembranöser Veränderung versehene Zunge. Bronchitiden und Bronchopneumonien wurden beobachtet und als Sekundärinfektion aufgefaßt. Nach den Angaben von Greither mußte wegen Kehldeckelbefalls zweimal eine Tracheotomie durchgeführt werden.

Bronchitiden und Bronchopneumonien werden von Proppe, Bohnstedt und auch von Ulbrich beschrieben. Sie wurden im allgemeinen als sekundäre Infektionen aufgefaßt, sollen aber einen Übergang zu atypischen Pneumonien bilden.

---

* Chefarzt Dr. Kurt Simon, Leiter der Klinik Aprath, 5603 Aprath/Wülfrath.

Bei der folgenden Beobachtung, die wir zusammen mit HARZHEIM, Solingen, machen konnten, kam es nach einem anfänglichen foudroyanten Verlauf (und daher auch die Namenswahl) in einem zweiten Schub zu einer kompletten linksseitigen Atelektase. Die erste Röntgenaufnahme zeigt das Bild vom 14. 9. 1965. Außer einem etwas betonten linken Hilus ist ein pathologischer Befund nicht zu sehen. Zu diesem Zeitpunkt hatte bereits das Krankheitsbild bei dem 11jährigen Jungen anfänglich hoch fieberhaft mit membranösen Veränderungen im Bereich des Mundes, einer Conjunctivitis, sowie Hornhautulcera begonnen. Die Lippen waren pseudomembranös belegt, ebenso der gesamte Rachen, die Tonsillen und auch die Zunge. Die blaurötliche Verfärbung des Gesichtes war gleichermaßen zu beobachten. Der Befund besserte sich unter antibiotischem Schutz, Corticoiden und symptomatischer Behandlung. Veränderungen an Händen und Beinen, aber auch an den Geschlechtsorganen sahen wir nicht.

Bei diesem schon rückläufigen Befund kam es am 16. 12. 1965 plötzlich zu einer erheblichen Atemnot, die bei Röntgenaufnahme ihre Erklärung in einer halbseitigen Atelektase links fand. Zu dieser Zeit waren die periorifiziellen Veränderungen bereits wesentlich rückläufig, lediglich die Zunge zeigte noch die pseudomembranösen Auflagerungen, die auch zum Teil noch im Rachen zu sehen waren. Auch unter weiterer Cortison-Therapie blieb derBefund zunächst unverändert. Wir versuchten daraufhin eine Rekanalisation der Bronchien links, zum Teil als Bronchustoilette unter dem Bildwandler mittels Metraskatheter, zum Teil bronchoskopisch. Eine große Menge nekrotisch-fetziger Beläge konnten entfernt werden, jedoch war leider eine Rekanalisation und Wiederbelüftung nicht möglich.

Die Bronchographie zeigt, wie tief die Bronchustoilette möglich war; man erkennt die Aufteilung der Segmentbronchien, die rekanalisierten Bronchien, sieht jedoch dann plötzlich einen Übergang von grobem zu völlig dünnem fadenhaftem Bronchuslumen, das den noch befallenen Bronchusabschnitten entsprechen dürfte und technisch bei dieser diffusen Veränderung der Bronchien einfach nicht auszuräumen war.

Eine im weiteren Verlauf der Behandlung aufgetretene Belüftung des linken Oberfeldes, die sich auch in Schichtaufnahmen bestätigte, war nichts anderes als der Effekt einer vorderen Mediastinalhernie, die das Herz und die kollabierte Lunge nach dorsal abgedrängt hatte.

Anfangs haben wir gezögert, uns zu einer *Pneumektomie* zu entschließen, da wir noch auf eine Rückläufigkeit des Befundes hoffen. Superinfektionen konnten antibiotisch in Grenzen gehalten werden, und die Sorge um Rezidive — vielleicht auch auf der anderen Seite — die beim „Fuchs-Syndrom" zwar nicht bekannt sind, beim Erythema exsudativum jedoch vorkommen, dürfte diese abwartende Haltung verständlich machen. Als nach einem Jahr der Befund jedoch konstant geblieben war, wurde sie ausgeführt (C. REIMERS, Wuppertal). Dem Jungen geht es jetzt gut.

Die Ätiologie dieser Veränderungen ist nicht bekannt. Wie beim Erythema nodosum diskutiert man die Möglichkeit einer Auswirkung der Tuberkulose; Viren, Para-Rickettsien, Streptokokken und Mycoplasma wurden genannt. Auch Langzeit-Sulfonamide können wie andere Arzneimittel das Erythema multiforme exsudativum auslösen. Mehrere Gründe sprechen für die Annahme einer Parallergie im Sinne von MORO u. KELLER.

Das Erythema multiforme haben GREITHER und LÖHR auch als mögliche Folge von Eingriffen der Lungen, so bei Carcinom-Operationen, bei Bestrahlungen und auch nach Bronchoskopien gesehen.

Die Histologie ist mit Runzelinfiltraten, diffuser Ödembildung, subepidermalen Blasen und nekrotischem Schorf einer Epidermis degenerativa uncharakteristisch und war es auch bei der Untersuchung des gewonnenen Bronchusmaterials.

Zur Abrundung der in der Literatur diskutierten Differential-Diagnose sind aufzuführen: Varizellen, Pocken, Arzneimittel-Exantheme, Maul- und Klauenseuche, Diphtherie und Lues.

Lungenveränderungen bei Bourneville-Pringlescher Erkrankung

H. BERGER und R. ODY, Freiburg i. Br.*

Die Diagnose der Bourneville-Pringleschen Phakomatose stützt sich im allgemeinen auf die klassischen Merkmale Schwachsinn, Epilepsie durch tuberöse Sklerose bzw. Gliatumoren und das Adenoma sebaceum.

Mit dieser Trias ist die Symptomatik der Erkrankung bei weitem nicht erschöpft. Man sieht darüber hinaus u. a. Pflastersteinnaevi (vorwiegend lumbosacral), periunguale und subunguale Fibrome (Koenen-Tumoren), Rhabdomyome des Herzens, Hamartome der Nieren, Knochencysten und Periostauflagerungen und Lungencysten mit Spontanpneumothorax.

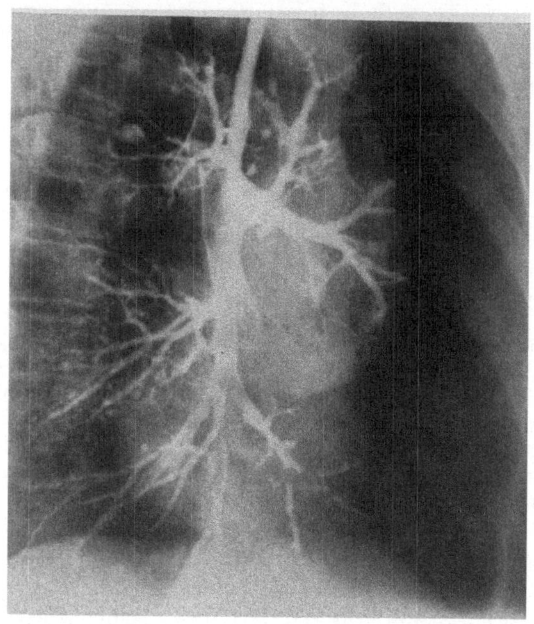

Abb. 1. Lungencysten im posterioren Segment des linken Oberlappens

Nicht nur die Hautveränderungen dürften „Hamartome" mesodermaler Abkunft sein, auch die übrigen Störungen sind vermutlich Ausdruck eines genetischen Schadens, vor allem am Mesoderm.

Wir beobachteten kürzlich eine Patientin mit Bourneville-Pringlescher Phakomatose, bei der eine Vielzahl der genannten Symptome bestand und bei der ein häufig *rezidivierender Spontanpneumothorax* 1945, 1948, 1952, 1959, 1965 immer wieder stationäre Aufnahme notwendig machte. Zuletzt ergaben die Röntgenschichtaufnahmen den Verdacht auf eine Wabenlunge. Man darf annehmen, daß das Platzen subpleural gelegener Blasen Ursache des rezidivierenden Spontanpneumothorax war. Als Besonderheit fand sich ein Situs inversus viscerum totalis.

* Dr. med. H. BERGER, Universitäts-Hautklinik, 7800 Freiburg, Hauptstraße 7. — Dr. med. R. ODY, jetzige Anschrift: Pathologisches Institut der Krankenanstalten „Bergmannsheil", 4630 Bochum, Hunscheidtstraße 1.

Bronchographisch ließen sich im posterioren Segment des linken Oberlappens ein etwa kirschgroßer und zwei weitere kleinere Hohlräume bei totaler Seitenumkehr des Bronchialsystems nachweisen.

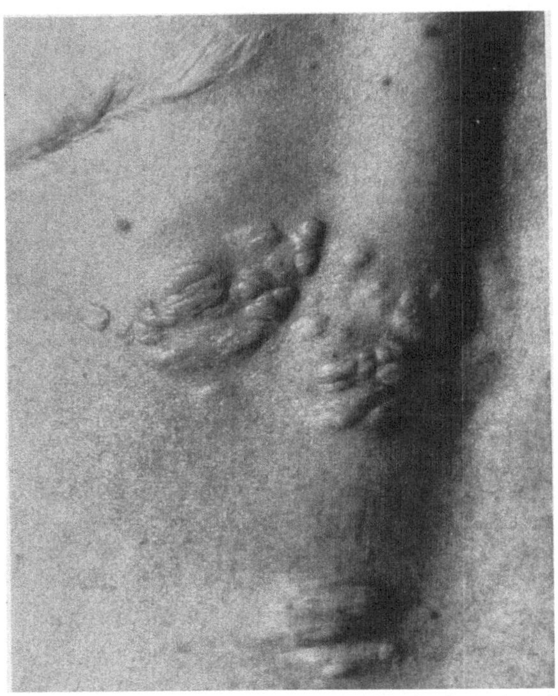

Abb. 2. Bindegewebsnaevus links paravertebral unterhalb Nephrektomienarbe (wegen linksseitiger Doppelniere mit „Sarkom")

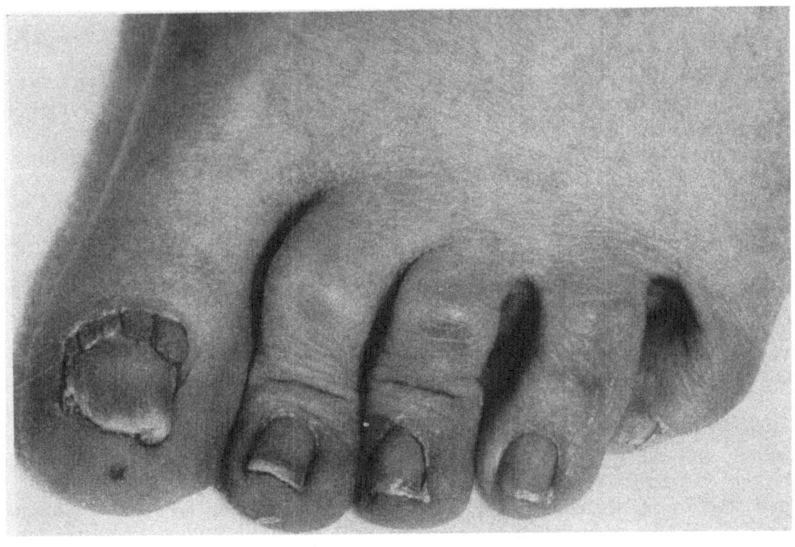

Abb. 3. Koenen-Tumoren

Über Wabenlungen bei Bourneville-Pringlescher Erkrankung hat unseres Wissens als erster BERG berichtet. Bis heute sind erst etwa 20 Fälle dieser Art bekannt (WAGNER u. SCHAAF).

Neben dem sehr selten beschriebenen Situs inversus bestand bei unserer Patientin als Rarität eine beidseitige Doppelniere. Außerdem litten drei von zehn Geschwistern der Patientin an der Bourneville-Pringleschen Erkrankung.

Zweck dieser kurzen Demonstration sollte sein, darauf hinzuweisen, daß bei einem rezidivierenden Spontanpneumothorax eine in ihren Hauterscheinungen abortive Bourneville-Pringlesche Erkrankung vorliegen kann. Manchmal ist z. B. das einzig sichtbare Zeichen an der Haut ein Pflastersteinnaevus in der Lumbosacralregion (WALTHER).

Anmerkung bei der Korrektur: Inzwischen ist die Patientin an den Folgen eines erneut aufgetretenen Spontanpneumothorax verstorben. Bei der Sektion (Pathologisches Institut der Universität Freiburg i. Br., Direktor: Prof. Dr. H. U. ZOLLINGER) fanden sich unter anderem multiple Mischtumoren in Herz, Darm und der noch vorhandenen Niere und beidseitige Wabenlungen (Sektions-Nr. 811/66).

Literatur

BERG, G.: Svenska Läk.-Tidn. **35**, 174 (1938).
ODY, R., u. H. BERGER: Dtsch. med. Wschr. **91**, 488 (1966).
WAGNER, A., u. J. SCHAAF: Fortschr. Röntgenstr. **96**, 508 (1962).
WALTHER, H.: Dermat. Wschr. **124**, 940 (1951).

Aussprache

K. SIMON, Aprath:

Cystische oder kavernenverdächtige Aufhellungen in der Sklerodermielunge legen die Frage einer vorsorglichen INH-Medikation nahe, insbesondere bei Verabreichung von Cortisonderivaten.

G. W. KORTING, Mainz (Universitäts-Hautklinik):

Entgegen dem eben Erwähnten, kann die Cortison-Therapie der progressiven Sklerodermie nicht mehr als derzeitiges Vorgehen der Wahl bezeichnet werden. Wir bevorzugen anstelle dessen Progesteron [HOLZMANN, H., G. W. KORTING u. B. MORSCHES: Hautarzt **16**, 456 (1965)]. Ein Versuch mit Progesteron würde sich m. E. auch bei der interstitiellen Lungenfibrose (Hamman-Rich-Syndrom) empfehlen.

Schlußwort

F. MORAWETZ, Wien:

Ich darf darauf hinweisen, daß es sich bei den vielgestaltigen interstitiellen Lungenfibrosen um End- bzw. Narbenzustände von entzündlichen Prozessen handelt, die in ihren Anfängen klinisch zumeist im Verborgenen bleiben. Dies gilt für die progressive interstitielle Lungenfibrose vom Typus *Hamman-Rich*, für die Fibrosen im Verlaufe eines Rheumatismus und Sklerodermie und für viele andere. Durch die immer häufiger in Anwendung kommende Methode der chirurgischen Lungenbiopsie nach *Klassen*, durch atemmechanische Untersuchungen und durch verfeinerte röntgenologische Maßnahmen, ist es heute häufiger als früher möglich, solche interstitielle Lungenveränderungen noch rechtzeitig zu erkennen und dadurch therapeutisch zu beeinflussen.

Bemerkung

K. W. Kalkoff, Freiburg i. Br.:

Ein Versprechen von Fischer, wonach die in der Regel zu beobachtende Vergrößerung der rechtsseitigen Hiluslymphknoten bei Sarkoidose von mir erstmals beschrieben sei, gibt mir Gelegenheit, zu meiner diesbezüglichen Publikation aus dem Jahre 1953 [Tuberk.-Arzt **7**, 588 (1953)] Stellung zu nehmen.

Es war schon lange bekannt, daß bei doppelseitigem Hiluslymphknotenbefall die rechtsseitigen Hiluslymphknoten in der Regel stärker vergrößert sind. Nicht aufgefallen war aber bis dahin, daß bei der Sarkoidose auch die Lungenveränderungen bei dem üblichen doppelseitigen Befall röntgenologisch in der Regel rechts stärker ausgeprägt sind. Selbst in neueren Darstellungen der Lungenröntgenbefunde bei Sarkoidose ist diese Regel noch nicht erwähnt. Unter den von Diethelm ausgestellten Röntgenbildern findet sich für diese Regel ein schöner Beleg. Nun ist dieser Befund differentialdiagnostisch vielleicht nicht wesentlich, wenn die Sarkoidose noch nicht so lange besteht. Dann erleichtern die entsprechenden Hilusknotenveränderungen die Differentialdiagnose. Im Rückbildungsstadium der Sarkoidose verschwinden aber die Hilusknotenvergrößerungen nicht so selten völlig, während die Lungenveränderungen wegen der Sklerosierungen und Hyalinisierungen auch im Rückbildungsstadium oft röntgenologisch ausgeprägt bleiben und den Unterschied zwischen rechts und links erkennen lassen. Ich möchte hervorheben, worauf ich damals schon hinwies, daß die stärkere Ausprägung der rechtsseitigen Veränderungen über die Differentialdiagnose hinaus vielleicht auch für die Morphopathogenese der Sarkoidose einen interessanten Befund darstellt. Ich werde demnächst — voraussichtlich in der Dtsch. med. Wschr. — auf diesen Befund und seine mögliche Bedeutung für die Morphopathogenese der Sarkoidose ausführlicher eingehen.

Pathologische Anatomie der chronischen Bronchitis *

W. Giese, Münster **

Wenn heute Bronchitis zu den bevorzugten Themen wissenschaftlicher Tagungen und Fortbildungsveranstaltungen gehört, so liegt der Grund dafür weniger in neuen morphologischen Befunden als in der Häufigkeit dieser Krankheit, in ihrer Bedeutung für die Minderung der Arbeitsfähigkeit und in den nachfolgenden Störungen von Funktion und Struktur der Lunge, die zu vorzeitiger Invalidität und schließlich zum Tode führen können.

Chronische Bronchitis erscheint morphologisch unter sehr verschiedenen Bildern. Sekretionsstörungen der Schleimhäute und der Bronchialdrüsen, Nekrosen, Infiltration und Destruktion der Bronchialwand, Mitbeteiligung des Peribronchiums und des angrenzenden Lungengewebes sind die Hauptformen, die man anatomisch unterscheiden, oft auch klinisch erkennen und mitunter in typische ätiologisch definierte Krankheitsbilder einordnen kann (Lit. bei Giese, 1960; Könn, 1966).

Im klinischen Sprachgebrauch hält man sich bei der Diagnose chronische Bronchitis aber kaum an diese anatomischen Veränderungen des Bronchialbaumes, sondern man orientiert sich an den Hauptsymptomen Husten, Auswurf und Atemnot, soweit diese nicht auf andere definierte Lungenkrankheiten bezogen werden können. Da mit der Bronchitis obstruktive Ventilationsstörungen und

---

* Herrn Prof. Andreas Werthemann, Basel, zum 70. Geburtstag am 12. Juli 1967 gewidmet.

** Prof. Dr. Willy Giese, Pathologisches Institut der Universität, 4400 Münster i. W., Westring 17.

Emphysem oft zusammenfallen, spricht man auch von einem bronchitischen Syndrom (Schmidt, Günthner u. Bottke, 1965).

Die Expertenkommission der Weltgesundheitsorganisation (1961) gibt folgende Definition: Chronische Bronchitis ist eine chronische oder rekurrierende Vermehrung der Schleimsekretion mit Auswurf, die nicht mit einer lokalisierten Lungenkrankheit zusammenhängt. Als chronisch oder rezidivierend wird eine Bronchitis dann bezeichnet, wenn die vermehrte Schleimsekretion an den meisten Tagen, mindestens aber an 3 Monaten in jedem von 2 aufeinanderfolgenden Jahren vorhanden war.

Diese Einengung des Problems auf einige wenige vieldeutige Symptome macht die Schwierigkeiten der klinischen Diagnostik deutlich, bleibt aber unbefriedigend und umstritten (Orie u. Sluiter, 1961; Simmonds u. Hunt, 1964; Worth, 1966).

Einen besseren Ansatz bietet der Vorschlag des British Medical Research Council 1965, der auch im deutschen Schrifttum Zustimmung findet (Worth, 1966; Herberg, 1966) mit folgender Unterteilung:
1. Einfache chronische Bronchitis,
2. chronische oder rezidivierende schleimig-eitrige Bronchitis,
3. chronisch-obstruktive Bronchitis.

Bemerkenswert ist an diesen Einteilungen und Definitionsversuchen die Hinwendung zu den Störungen geringeren Grades. Wir wollen versuchen, die anatomische Basis dieser Formen aufzufinden.

Bronchitis als Sekretionsstörung

Im Mittelpunkt der einfachen chronischen Bronchitis steht die vermehrte Schleimbildung, also eine Sekretionsstörung, deren Erscheinungsformen man unter dem Begriff des *Bronchialkatarrhs* zusammenfassen kann. Die krankhaften Veränderungen liegen dabei in den inneren Wandschichten der Bronchien, also in der Schleimhaut, der Tunica propria und in den seromukösen Bronchialwanddrüsen. Das Sekret wird dabei in der Bronchiallichtung sichtbar.

Unter normalen Verhältnissen wird die Hauptmenge des Bronchialsekretes beim Menschen in den *Bronchialdrüsen* gebildet. Maus, Ratte und Kaninchen, die am häufigsten zu Versuchen verwandten Tiere, haben keine Bronchialdrüsen. Deshalb sind die Ergebnisse solcher Tierversuche zur Frage der Bronchitis nur unter Vorbehalt zu verwenden.

Die Drüsen des Tracheobronchialbaumes liegen im lockeren submukösen Bindegewebe zwischen Schleimhaut und Knorpel, teilweise auch außerhalb der Knorpelschicht. Sie sind in der Trachea sowie in den großen und mittleren Bronchien stark entwickelt, nehmen in den kleinen Bronchien an Zahl ab und fehlen in den Bronchiolen.

Die ovalen birnenförmigen, oft langgestreckten bis 1 mm großen Drüsen bestehen aus schmalen Schläuchen mit einem ein- bis zweireihigen Cylinderepithel aus etwa gleich vielen dunklen serösen und hellen mukösen Epithelzellen (Abb. 1). Die serösen Drüsenzellen bilden ein proteinreiches dünnflüssiges Sekret mit opaken Granula, die sich bei der Ausstoßung aus der Zelle lösen. Der schleimige Anteil stammt aus den hellen Becherzellen. Dieses Sekretgemisch wird durch kurze, mit Becherzellen oder Flimmerepithel ausgekleidete Ausführungsgänge in die Bronchien abgegeben (Abb. 2). Die Viscosität des Sekretes hängt von dem

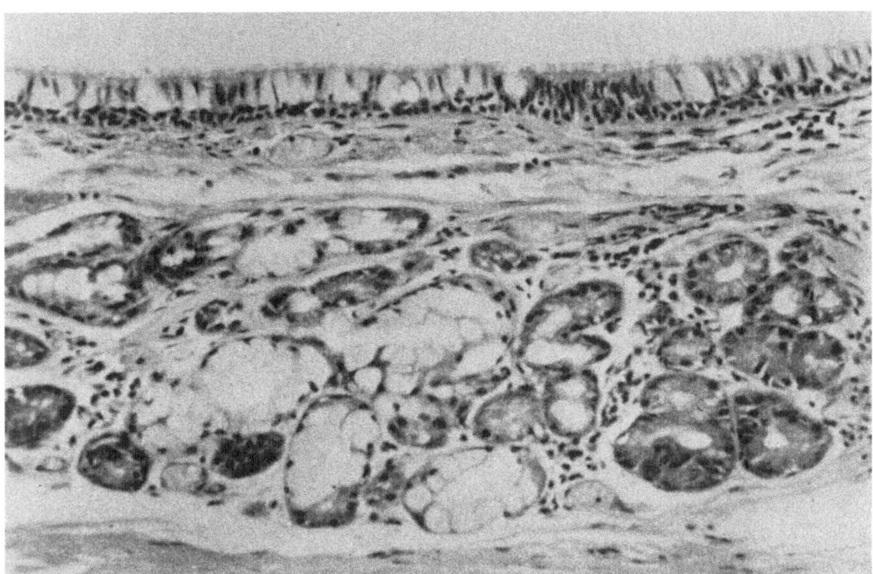

Abb. 1. Bronchialwanddrüse bei chronischer schleimiger Bronchitis. Muköser Anteil mit hellem, seröser Anteil mit dunklem Drüsenepithel. Vermehrung der Schleimzellen im Oberflächenepithel

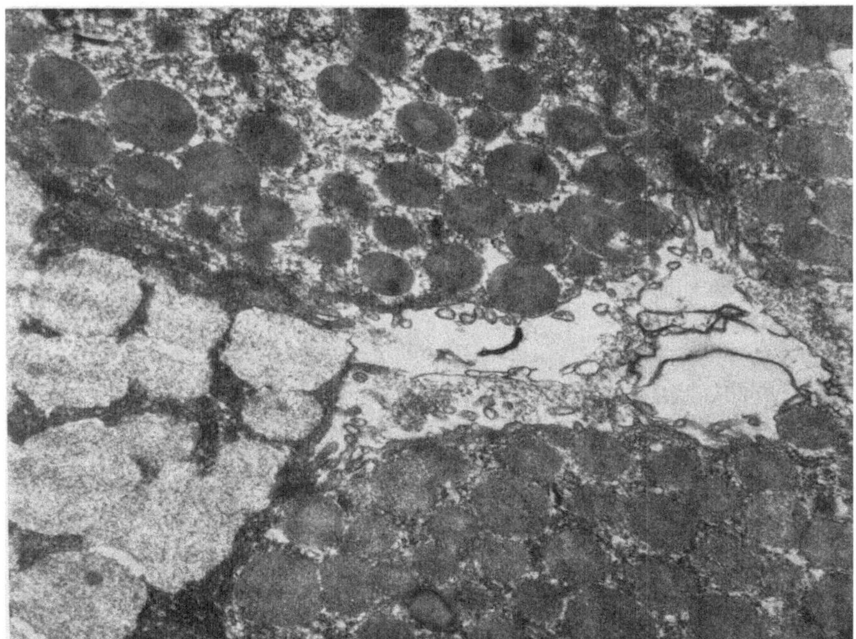

Abb. 2. Bronchialwanddrüse, Querschnitt durch einen Ausführungsgang. Elektronenoptische Aufnahme, Vergrößerung 20000fach. Seröse Zellen mit dunklen Sekretgranula, Schleimzelle mit großen hellen Vacuolen

Mischungsverhältnis beider Anteile ab und ändert sich, wenn eine Zellart vermehrt ist oder ihre Aktivität steigert.

Bei einfacher chronischer Bronchitis mit vermehrter Sekretbildung, dem chronischen schleimigen Bronchialkatarrh, findet man in der Regel eine beträchtliche Vergrößerung der Bronchialdrüsen. Lynne Reid hat in eingehenden systematischen anatomischen Untersuchungen festgestellt, daß der Durchmesser der

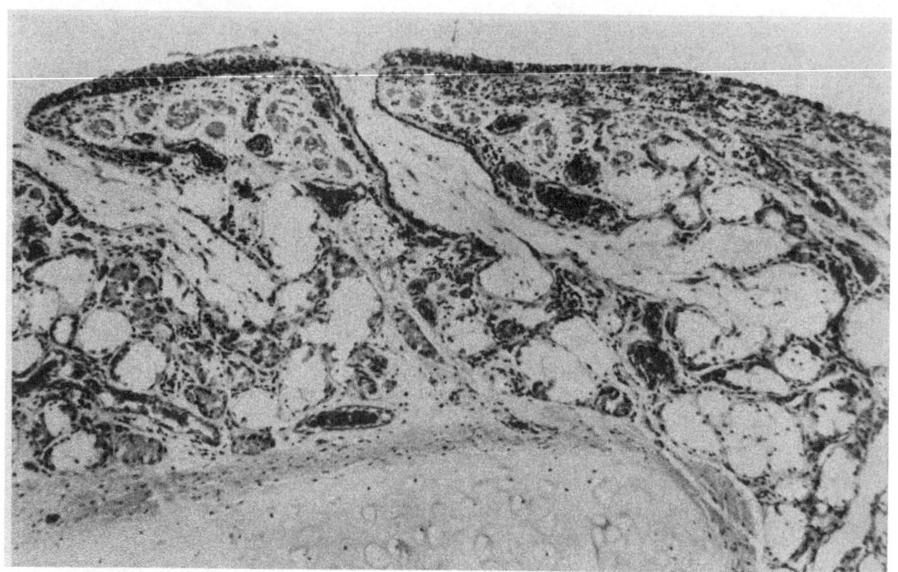

Abb. 3. Chronische Bronchitis. Hypertrophische Bronchialwanddrüse mit Vermehrung der Schleimzellen, starker Schleimsekretion und Erweiterung der Ausführungsgänge

Bronchialdrüsen bei chronischer Bronchitis von 0,2 auf 0,6 mm, also um das Doppelte bis Dreifache zunimmt, daß die Verdickung der Schleimhaut auf einer Vergrößerung der Bronchialdrüsen beruht und daß die Menge des Sputums der Größe der Bronchialdrüsen korreliert ist. Die vergrößerten und mit Schleimmassen gefüllten Drüsen enthalten fast nur Becherzellen (Abb. 3). Ihre erweiterten Ausführungsgänge füllen sich bei der Bronchographie mit Kontrastmittel.

Die Folge dieser schleimigen Metamorphose der Bronchialdrüsen, also der Verschiebung der Relation zwischen serösen Zellen und Schleimzellen, ist eine erhöhte Viscosität des Bronchialsekretes. L. Reid sieht in der Hypertrophie und schleimigen Metamorphose der Bronchialdrüsen das entscheidende Kriterium für die anatomisch-histologische Diagnose der einfachen chronischen Bronchitis. Eine entzündliche Infiltration der Drüsenfelder pflegt dabei zu fehlen.

Ähnlich liegt das anatomische Bild bei der Bronchiektasenkrankheit und nach eigenen Untersuchungen auch beim Asthma bronchiale. Bei der Mucoviscidose, bei der die Menge des Sekretes nicht vermehrt ist, fehlt die Drüsenhypertrophie. Bei der Bronchorrhoe, bei der ein dünnflüssiges Sekret entleert wird, findet man ebenfalls keine Vermehrung der Schleimzellen.

Ob eine Stimulierung der serösen Drüsenanteile durch Sympathicomimetica, die an den Kopfspeicheldrüsen nachgewiesen ist (SEIFERT, 1964), auch an den Bronchialdrüsen erfolgt, ist noch nicht geklärt.

Der zweite Ort, der für die Bildung des vermehrten schleimigen Sekretes in Betracht kommt, ist das *Oberflächenepithel der Bronchialschleimhaut*. Nach neueren elektronenoptischen Untersuchungen (RHODIN u. DALHAMM, 1958), die in den Grundzügen mit den älteren histologischen Befunden übereinstimmen (SCHAFFER, 1927; CLARA, 1937; POLICARD u. GALY, 1945; VON HAYEK, 1953), unterscheiden wir Basalzellen, Flimmerzellen und Becherzellen.

Die Basalzellen, die breitbasig der Basalmembran aufsitzen und die Oberfläche der Schleimhaut nicht erreichen, sind nach den Angaben in der Literatur und nach neueren autoradiographischen Untersuchungen (LESCH, SCHIESSLE u. OEHLERT, 1963; KOBURG, 1960) Stammzellen des Bronchialepithels, aus denen sich die Flimmerzellen und die Becherzellen bilden.

Bei der Schleimproduktion entstehen in den Becherzellen aus den reich entwickelten Golgi-Feldern dichte Prosekretgranula, die in den apicalen Zellpol wandern, zu hellen Vacuolen aufquellen und mit Aufbruch oder Abfaltung der Zellmembran in die Lichtung des Bronchus abgegeben werden. Es findet also eine Exkretion statt.

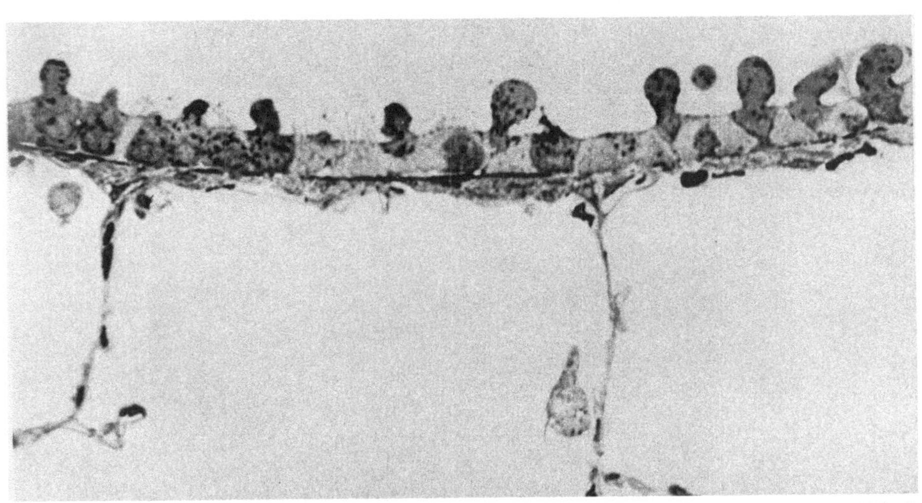

Abb. 4. Bronchiole. Keulenzellen mit apokriner Sekretion (Kaninchen). Vergrößerung 768fach. Dünnschnitt

Eine andere Form der Sekretabgabe findet sich in den Epithelzellen der Bronchiolen. Hier nehmen die sezernierenden Zellen Keulenform an (CLARA, 1937), wobei der apicale Zellpol anschwillt und sich aus dem Niveau der übrigen Zellen heraushebt. Die Sekretgranula im apicalen Zellpol konfluieren und werden zusammen mit dem oberen Teil der Zelle in die Lichtung des Bronchus abgestoßen (Abb. 4). Diese apokrine Sekretion findet sich nur in den Bronchiolen, besonders ausgeprägt bei den kleinen Versuchstieren, z.B. bei Ratte und Maus, weniger beim Menschen.

Die Hauptfunktion der Flimmerzellen (Abb. 5) ist die oralwärts gerichtete rhythmische Cilienbewegung, die ein wesentlicher Faktor für den Sekrettransport auf der Schleimhaut ist. Die Flimmertätigkeit ist eine autonome Zellfunktion.

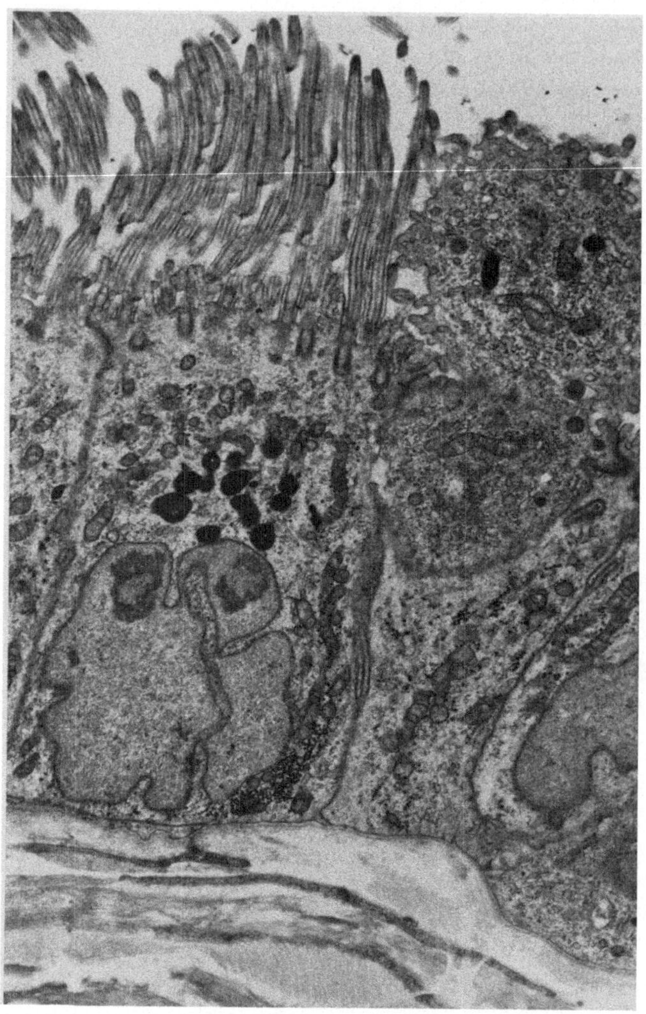

Abb. 5. Flimmerzelle und Keulenzelle bei Stauungsbronchitis. Elektronenoptische Aufnahme, Vergrößerung 16000fach

Geschwindigkeit und Stärke des Flimmerausschlages können neural oder hormonal nicht beeinflußt werden. Dagegen kann die Inhalation toxischer Substanzen, zu denen auch Tabakrauch gerechnet wird, zum Sistieren der Flimmertätigkeit und zur Zellnekrose führen.

An der Schleimsekretion nehmen die Flimmerepithelzellen nicht teil. Ob sie andere Anteile des Bronchialsekretes bilden, ist noch offen. Die starke Entwicklung des endoplasmatischen Retikulums spricht für diese Annahme, ebenso auch die Beobachtung, daß sie durch Catecholamine, im besonderen durch Isoprotorenol aktiviert werden und sich vermehren können (v. HAYEK, 1952). Vermehrte Sekretion der stimulierten serösen Drüsen wirkt wie eine Bronchialspülung. Es ist anzunehmen, daß die günstige Wirkung von Adrenalin-haltigen Medikamenten mit auf diesem Mechanismus beruht. Beim Asthma bronchiale ist in der Phase der Lösung eines Anfalls eine dünnflüssige Sekretschicht zwischen Epithel und intrabronchialem Schleimpfropf nachweisbar (GIESE, 1965).

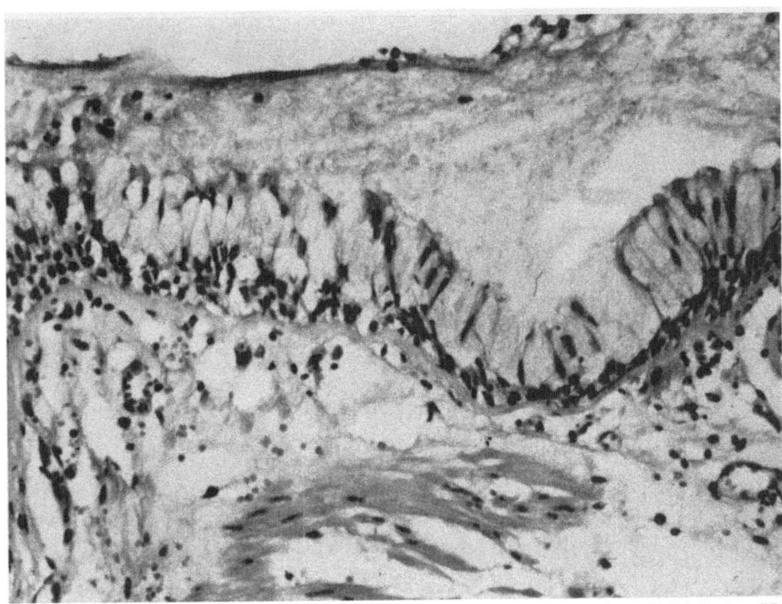

Abb. 6. Chronische Bronchitis. Probeexcision aus dem Hauptbronchus. Schleimige Umwandlung des gesamten Bronchialepithels. Vergrößerung 250fach

Ein bemerkenswertes Phänomen der einfachen chronischen Bronchitis ist die Zunahme der schleimbildenden Zellen im Bronchialepithel (Abb. 6). In den großen und mittleren Bronchien können große Strecken der Schleimhaut fast nur Becherzellen enthalten, während normalerweise nur etwa eine Becherzelle auf vier Flimmerzellen kommt. In ausgeprägten Formen chronisch-schleimiger Bronchitis, so auch beim Asthma bronchiale, kann diese Schleimzellvermehrung auch in den kleinen Bronchien gefunden werden. Histochemisch finden sich in diesen Becherzellen neutrale und saure Mucopolysaccharide in etwa ähnlichem Mengenverhältnis wie in den normalen Zellen. Eine Abnahme saurer Mucopolysaccharide, die HERS (1961) beobachtet hat, haben wir nicht nachweisen können. Die zellige Infiltration der Bronchialwand bleibt gering oder kann auch ganz fehlen.

Die anatomischen Veränderungen haben enge Beziehung zum Asthma bronchiale, bei dem im Intervall die gleichen Schleimhautveränderungen und im Anfall eine hochgradig gesteigerte Schleimsekretion gefunden werden, wie sie in dieser Stärke bei einfacher chronischer Bronchitis nicht vorkommt. Bei dieser Sekretionsstörung wird nicht nur der Inhalt der Becherzellen entleert, sondern die Schleimzellen werden mit ihrem Inhalt nach Art einer holokrinen Sekretion in die Lichtung der Bronchien abgestoßen (GIESE, 1965). Die Aufquellung der Basalmembran, die Infiltration der Bronchialwand mit eosinophilen Leukocyten und die Eosinophilie des Bronchialschleims sind weitere Unterscheidungsmerkmale.

Intramurale Bronchitis

Die zweite Form der klinischen Einteilung ist die *chronische oder rezidivierende schleimig-eitrige Bronchitis*. Sie zeigt im anatomischen Bild eine sehr viel größere Variationsbreite mit infiltrativen, proliferierenden und destruierenden Wand-

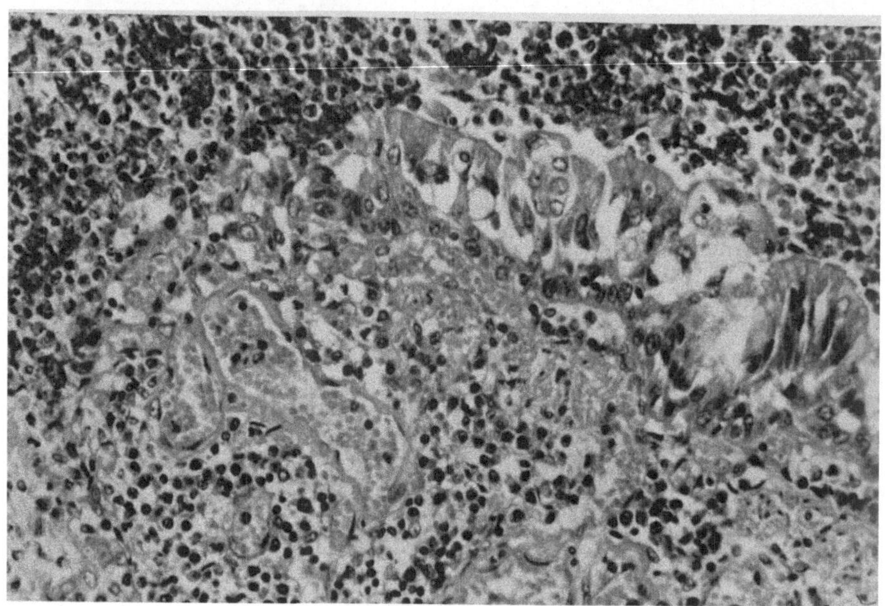

Abb. 7. Chronische eitrige Bronchitis bei Mucoviscidose. Ablösung des Bronchialepithels. Einstrom eines leukocytenreichen Exsudats in die Bronchiallichtung. Vergrößerung 320fach

prozessen. Der wesentliche Unterschied gegenüber der einfachen katarrhalischen Bronchitis ist die Verlagerung der entzündlichen Reaktion in die tieferen Schichten der Bronchialwand. Wir bezeichnen sie deshalb als intramurale Bronchitis.

In der akuten Phase oder im Rezidiv steht die Schleimhautschwellung mit dem mehr oder minder leukocytenreichen Ödem im Vordergrund. Das entzündliche Exsudat erweitert die Intercellularspalten und strömt unter Lösung des Schlußleistennetzes mit Dissoziation und Ablösung einzelner Epithelzellen in die Bronchiallichtung (Abb. 7). Eine schleimige Umwandlung des Bronchialepithels wird dabei oft vermißt. Je stärker die Leukocytenauswanderung in die Bronchiallichtung, umso geringer ist der Schleimgehalt des Bronchialsekretes.

Wir stoßen hier auf eine dritte Quelle des Bronchialsekretes, die meines Erachtens in der Literatur um die Bronchitis nicht ausreichend berücksichtigt wird. nämlich das aus den Blutgefäßen stammende Transsudat bei der Stauungsbronchitis und das Exsudat, dessen Menge bei manchen Formen der Bronchitis größer ist als das Sekret der Epithelzellen.

An die Stelle der Leukocyten treten in der chronisch-entzündlichen Reaktion Lymphocyten, Plasmazellen und Histiocyten sowie eosinophile Leukocyten und

Mastzellen. Die stark wechselnde Zusammensetzung dieser Infiltrate gibt gewisse Hinweise auf die Pathomechanismen. Lymphocyten und Plasmazellen sind Partner im Antigen-Antikörper-Mechanismus. Die Lymphocyten spüren das Antigen auf, die Plasmazellen produzieren die zugehörigen Antikörper. Ebenso besteht wahrscheinlich ein Zusammenhang zwischen Mastzellen als Bildnern von Histamin und Serotonin und den eosinophilen Leukocyten, die in ihren Granula wahrscheinlich

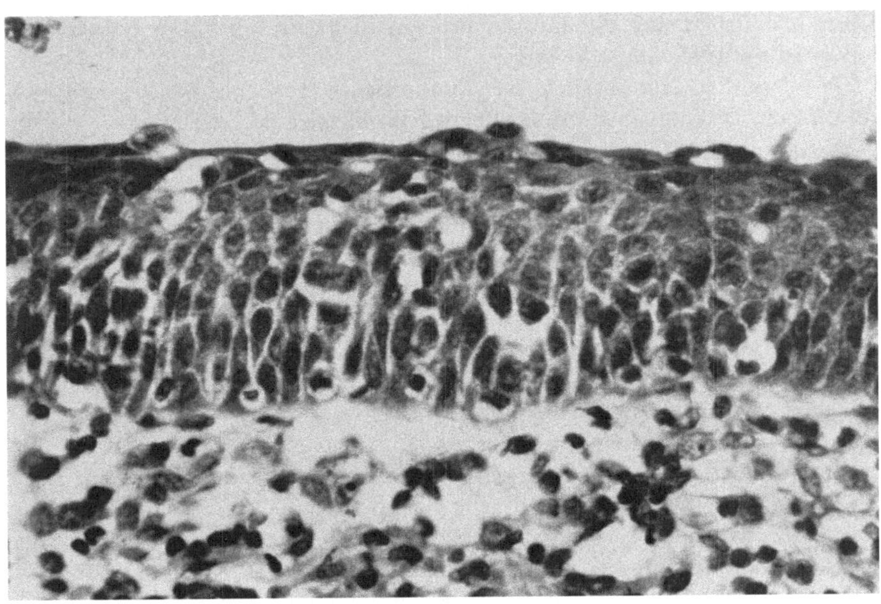

Abb. 8. Plattenepithelmetaplasie der Bronchialschleimhaut bei chronischer Bronchitis. Vergrößerung 640fach

Antihistamine enthalten. Wenn eosinophile Leukocyten in der Bronchialwand in großer Zahl auftreten, halten wir allergische Vorgänge für gesichert. Bei spastischer Bronchitis und Asthma bronchiale tritt die Eosinophilie am stärksten hervor.

Zellinfiltrationen und Ödeme der Bronchialwand führen ebenso wie vermehrte Epithelproliferation zu einer Verdickung und Hypertrophie der Schleimhaut mit nachfolgender Lichtungseinengung der Bronchien und Bildung von Schleimhautfalten. Der vermehrte Zellumsatz in der durch basale Zellvermehrung überhöhten Schleimhaut läuft nicht selten in eine Fehlregeneration mit Ersatz der Cylinderzellen durch geschichtetes Plattenepithel aus (OTTO u. WAGNER, 1956) (Abb. 8). Beziehungen dieser Fehlregeneration zum Bronchialcarcinom sind zwar öfter behauptet, bisher aber nicht wahrscheinlich gemacht worden (KÖNN, 1966; LESCH u. OEHLERT, 1966). Bei lange bestehender chronischer Bronchitis kann diese Plattenepithelmetaplasie beträchtliche Ausdehnung annehmen. HERS (1961) fand in seinen kombinierten bakteriologischen und histologischen Untersuchungen eine ausgedehnte Plattenepithelmetaplasie nur bei Infektion mit anaeroben Bakterien.

Aus der hypertrophischen Bronchitis entwickelt sich mit zunehmender Dauer der Krankheit durch Wucherung von Fibroblasten nicht selten eine Fibrosierung der Submucosa und schließlich eine Schleimhautatrophie mit Schwund der Bronchialdrüsen und verminderter Sekretbildung. Diese nach dem klinischen Bild trockene Form der Bronchitis ist also in der Regel eine Spätform der chronischen Schleimhautentzündung.

Die ulceröse und granulierende Bronchitis tritt als weitere Form der chronischen Entzündungen des Bronchialbaumes in der klinischen Einteilung nicht besonders hervor. Sie hat deshalb große Bedeutung, weil sie fast regelmäßig zu beträchtlichen Stenosen, oft auch zum Verschluß der Bronchiallichtung führt. Die Bronchiolitis obliterans ist dafür ein gutes Beispiel.

Diese kurze Charakterisierung der anatomischen Prozesse möge als Voraussetzung für die Diskussion der funktionellen Probleme genügen.

Ventilationsstörungen bei chronischer Bronchitis

In der eingangs angeführten klinischen Einteilung der Bronchitis ist als dritte Gruppe die chronisch-obstruktive Bronchitis genannt, deren Zeichen die Abschwächung des maximalen Exspirationsstoßes ist. Hauptmerkmal dieser Gruppe ist die Störung der Atemmechanik durch Vermehrung der viscösen Widerstände im Bronchialsystem.

Die Weiterentwicklung histomechanischer Untersuchungsmethoden an der Leichenlunge durch meinen Mitarbeiter Hartung (1966) erlaubt dem Pathologen, auch zu dieser zunächst nur in der Klinik lösbaren Frage Stellung zu nehmen.

Bei rhythmischer Beatmung isolierter Lungen können Atemschleifen geschrieben werden, aus denen die nicht-elastischen Atemwiderstände, vor allem die Strömungswiderstände in den Luftwegen in ähnlicher Weise wie aus klinischen Atemschleifen errechnet werden können (Abb. 9). Die sog. dynamische Volumendehnbarkeit einzelner Lungen liegt dabei mit Mittelwerten um $40-60$ ml/cm H_2O in ähnlicher Größenordnung wie am Lebenden. Bei obstruktiven Ventilationsstörungen sind die Werte niedriger. Außerdem wird eine starke Frequenzabhängigkeit der Meßwerte deutlich (Hartung u. Büttinghaus, 1967).

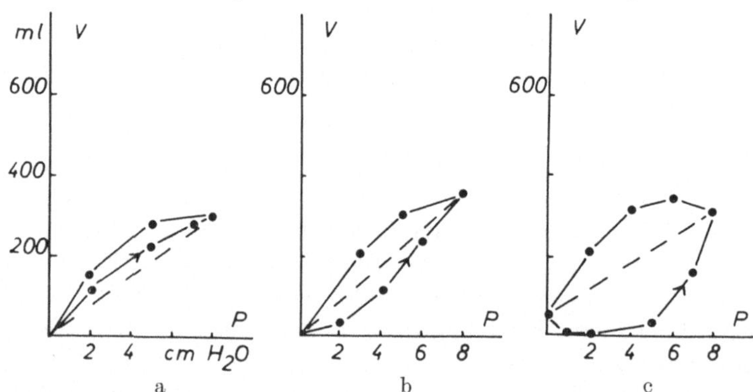

Abb. 9. Atemschleifen rhythmisch beatmeter isolierter Lungen. a Starre Lunge (Stauungsfibrose). b Normale Lunge. c Schleimobstruktion der Bronchien bei Asthma bronchiale

Man kann weiterhin die mit Steigerung des treibenden Pleuradruckes erzielbaren maximalen Strömungsgeschwindigkeiten isolierter Lungen messen. Dabei werden Normalwerte für je eine Lunge von $3-5$ l/sec gefunden. Ähnlich wie bei Messungen am Lebenden ergibt sich eine obere Grenze, von der an eine weitere

Steigerung der Strömungsgeschwindigkeit nicht mehr möglich ist. Diese Grenze liegt bei schlaffen Lungen und besonders für Lungen mit obstruktiven Ventilationsstörungen wesentlich niedriger, d. h. die Resistance ist in diesen Fällen erhöht.

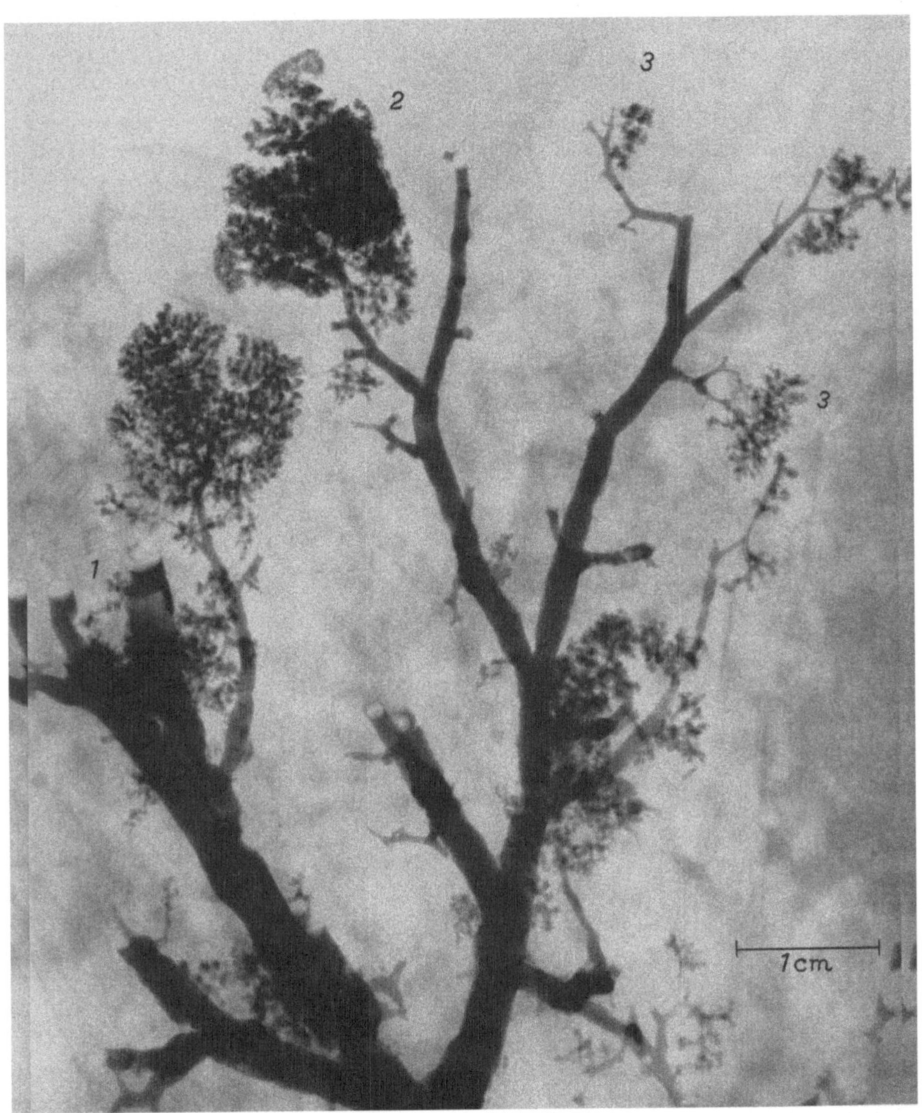

Abb. 10. Selektives Bronchogramm einer Lunge in mittlerer Dehnungslage. *1* Segmentbronchus mit prälobulärem Bronchiolus und einem Lobulus, der bis in die Alveolargänge gefüllt ist. *2* Lobulus mit diffuser Schwärzung durch partielle Alveolarfüllung. *3* Beginnende Füllung des Gangsystems einzelner Acini

Solche Messungen geben in Verbindung mit der Bestimmung der statischen Volumendehnbarkeit Einblick in die funktionelle Bedeutung pathologisch-anatomischer Befunde bei Bronchitis und Emphysem.

Dem klinischen Begriff „obstruktive Bronchitis" ist kein einheitlicher morphologischer Befund zugeordnet. Klinisch wird zwar zwischen obstruktiver und nicht obstruktiver Bronchitis unterschieden. Das kann aber wohl nur ein Mehr oder Weniger an Obstruktion sein, da alle Formen der Bronchitis eine Erhöhung der viscösen Widerstände zur Folge haben. Von Neergaard hat bereits darauf hingewiesen, daß die Auflagerung einer Sekretschicht von nur 0,1 mm den Strömungswiderstand in einem 1 mm weiten Bronchiolus von 1 auf 2,5 steigert (Hamm, 1966). Mit Schleimauflagerungen dieser Dicke haben wir praktisch bei jeder chronischen Bronchitis zu rechnen.

In früheren Untersuchungen haben wir für Ventilationsstörungen aus Einengung der Bronchuslichtung eine Stenoseregel abgeleitet, die, angewandt auf die chronische Bronchitis, besagt, daß entzündliche Veränderungen der großen Bronchien für die Ventilation der gesamten Lunge geringere Auswirkungen haben als die der kleinen Bronchien u. Bronchiolen. Wir wollen uns deshalb für die weitere Diskussion der Ventilationsstörungen bei Bronchitis diesem peripheren Abschnitt des Bronchialbaumes zuwenden, der den 3—5 cm langen Praelobulus mit den Lobuli und Acini als kleineren Einheiten des Lungengewebes umfaßt. Diese lassen sich mit der Bronchographie in der isolierten Lunge darstellen.

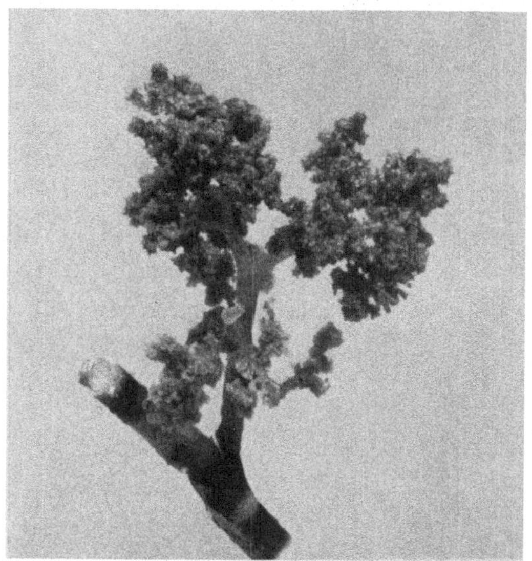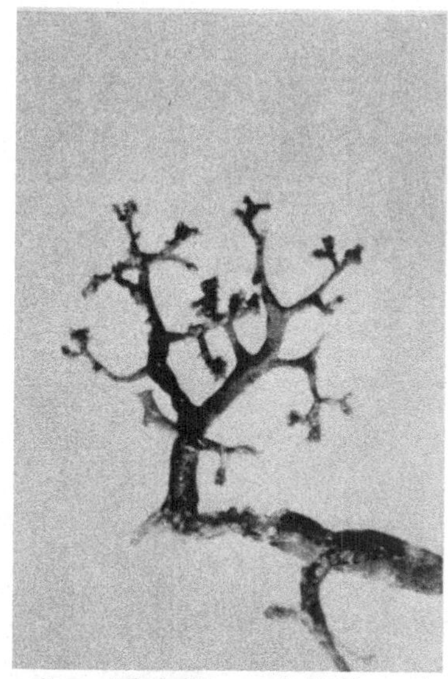

Abb. 11. Plastoidausguß eines Bronchiolus praelobularis mit zwei Lobuli: a mit Füllung der Acini, b Ausguß des lobulären Gangsystems mit seinen Aufzweigungen in die Bronchioli terminales. Vergrößerung 3,6fach

Abb. 10 ist ein Beispiel einer solchen selektiven Füllung des Bronchialbaumes. die einen guten Einblick in die Aufteilung des luftleitenden Gangsystems bis zu den Alveolen gibt. Im Bilde sind zwei unvollständig aufgefüllte 1,5—2 cm große Lobuli mit den zugehörigen prälobulären Bronchiolen dargestellt. Im Lobulus 1 reicht die Füllung bis in die Alveolargänge. Im Lobulus 2 ist im Abschnitt der diffusen Schwärzung bereits eine Alveolarfüllung erreicht. Im Lobulus 3 füllen

sich die eben noch sichtbaren Bronchioli terminales mehrerer Acini. Folgende
Lichtungsweiten werden nach dem Bronchogramm gemessen:

Bronchioli respiratorii   0,25—0,4 mm,
Bronchioli terminales   0,4 mm,
Bronchioli lobulares   0,6 mm,
Bronchioli praelobulares   0,7—1,0 mm.

Entblättert man einen im Ausgußverfahren mit Plastoid gefüllten Doppellobulus
durch Wegnahme der Acini, dann erhält man sein Gangsystem mit den meist
rechtwinklig abgehenden kurzen, stummelförmigen Bronchioli terminales (Abb. 11).

Störungen in der Durchgängigkeit dieses im Mittel 0,25—1 mm weiten und
etwa 3—5 cm langen Röhrensystems sind bereits in der Norm durch Tonus-
änderungen der Wandmuskulatur, durch Verstopfung der Lichtung mit Schleim
und Sekret, durch Deformierung der Wand bei intramuraler Bronchitis und durch
Kompression der Bronchiallichtung möglich.

Die obstruktive Verteilungsstörung

Jede einfache schleimig-katarrhalische Bronchitis muß zu Obstruktions-
erscheinungen führen, wenn sich im Bronchialbaum Schleim ansammelt, der die

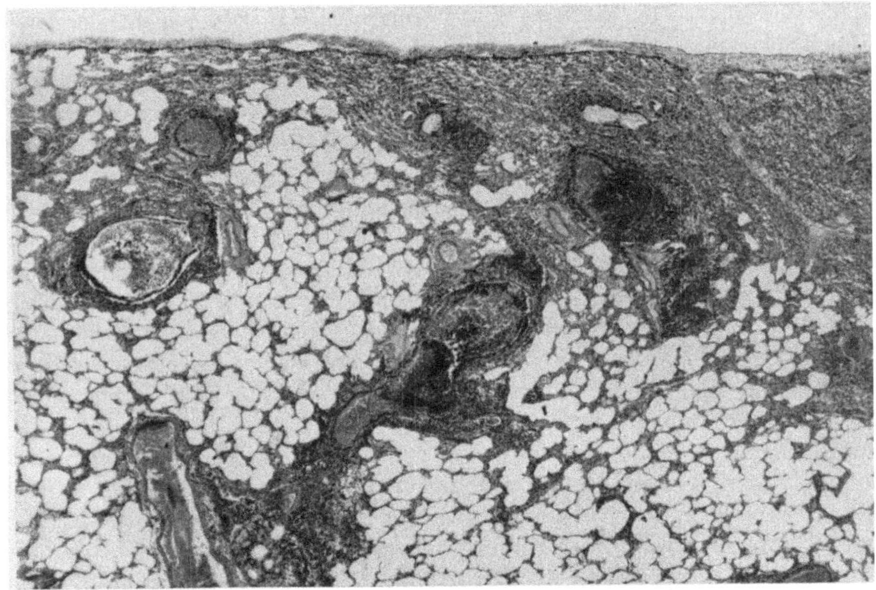

Abb. 12. Belüftungsstörung der Lunge bei katarrhalisch-eitriger Bronchiolitis. Verteilungsstörung. Atelektasen neben überblähten Lungenabschnitten

laminäre Strömung der Luft stört und Turbulenz hervorruft. In mittleren und größeren Bronchien bilden sich dabei eigenartige Wirbelbildungen im Schleim. In den
kleinen Bronchien und Bronchiolen entstehen bei schleimigem Katarrh Ventil-
verschlüsse. Die Folgen sind kleinherdige Belüftungsstörungen der Alveolarräume,
die teils als Atelektasen, teils als Unterbelüftungen (Dystelektasen), bei Ventil-
stenosen aber auch als Überblähungen in Erscheinung treten (Abb. 12). Diese sehr

charakteristischen Verteilungsstörungen finden wir bei jeder nennenswerten schleimigen Hypersekretion, insbesondere bei der spastischen Bronchitis und Bronchiolitis des Kindesalters und beim Asthma bronchiale. Die Schleimpfröpfe schließen dabei die Bronchien so dicht, daß eine herausgenommene Lunge nicht kollabiert, d. h., daß die elastische Retraktionskraft nicht ausreicht, um die Luft durch die Schleimmassen hindurchzupressen. Bei unseren histomechanischen Untersuchungen hat sich gezeigt, daß auch bei erheblichen Drucken weder durch Expansion der Lunge noch durch Einblasen von Luft in den Bronchus eine Belüftung der schleimig-obstruierten Lungenabschnitte gelingt und daß auch durch Spülung des Bronchialbaumes keine wesentliche Besserung der Belüftung erreicht werden kann (Hartung u. Kafarnik, 1966). Ein Luftwechsel ist nur noch über die offen gebliebenen Bronchien möglich.

Bronchitis und Emphysem

Neben die Verteilungsstörungen tritt als häufige Begleiterscheinung der Bronchitis das bronchostenotische Emphysem, das wir allein aus der Morphologie sehr genau von anderen Emphysemformen, unter anderem wegen seiner herdförmigen Zuordnung zu veränderten Bronchien, abtrennen können. Bei akuten Ventilverschlüssen der Bronchiolen durch Sekret sehen wir gelegentlich distal vom Bronchiolus terminalis eine typische Erweiterung des Gangsystems im Bereich der Bronchioli respiratorii, die Loeschcke als Emphysema bronchiolectaticum bezeichnet hat. An der gleichen Stelle beginnt bei permanenter Narbenstenose aus deformierender Bronchiolitis das chronische obstruktive Emphysem, das sich in der weiteren Entwicklung auf den ganzen Acinus ausbreitet und diesen zu einer runden Blase erweitert. Diese geschlossenen Emphysemblasen sind absoluter Totraum. Man kann sie unterscheiden von dem offenen Emphysem, bei dem über Lücken in der überdehnten Acinuswand eine kollaterale Entlüftung in Nachbaracini und damit ein Gasaustausch möglich ist (sukzessive Verteilungsstörung nach Matthes u. Ulmer, 1957, 1960). Beide Formen sind häufige Folgen der entzündlichen Bronchiolusstenose und haben wegen des auslösenden Ventilmechanismus eine starke Neigung zur Progredienz. Sie kommen fast immer nebeneinander vor. Auf den Zusammenhang dieser Emphysemformen mit der vorausgehenden Bronchitis hat schon Ribbert (1916) hingewiesen.

Umstritten in seiner Beziehung zur Bronchiolitis ist das fokale oder zentrolobuläre Emphysem von Gough u. Heppleston, das in der englischen Literatur eine große Rolle spielt. Als pathogenetischer Mechanismus wird für diese Form eine Kompression der Bronchioli in der Exspiration angenommen, die dann eintritt, wenn die Bronchuswand durch Atrophie der Muskelschicht ihre Stabilität einbüßt oder wenn sie durch die in den Emphysemblasen retinierte Luft komprimiert wird. Wir sehen diese Wandatrophie oft in Staublungen mit nur geringer Silikose. Sie kommt aber auch als Folge entzündlicher Wandinfiltrate ohne Verschwielung vor. In noch nicht veröffentlichten Untersuchungen hat mein Mitarbeiter Hartung diesen Ventilmechanismus an der isolierten Lunge nachweisen können. In der Exspiration nimmt die Strömungsgeschwindigkeit plötzlich ab, wenn der Bronchialkollaps eintritt. Mit der forcierten Exspiration wird der Strömungswiderstand nicht überwunden, sondern noch gesteigert, weil mit zunehmendem positivem Pleuradruck auch die Kompression der Bronchiolen stärker wird.

Wir haben bisher die kausalen Zusammenhänge zwischen Bronchitis und nachfolgendem Emphysem diskutiert. Als weitere Möglichkeit ist aber auch die umgekehrte Reihenfolge zu erwägen, nämlich die Bronchitis als Folge eines Emphysems. HARTUNG hat diese Form als häufige Komplikation des atrophischen senilen Emphysems beschrieben. Sie entspricht der Emphysembronchitis der Kliniker und hat ihre Ursachen in mangelhafter Retraktionskraft der senil-atrophischen Lunge, die keine ausreichende Expektoration des Bronchialsekretes aufbringt.

Bronchitis und Cor pulmonale

Über die Beziehungen zwischen Emphysem und Cor pulmonale hat P. H. ROSSIER in seinem Referat auf der Wiesbadener Internistentagung 1956 gesagt:

„Die Krankheit beginnt an der Lunge und endet am Herzen." Er meinte das obstruktive Emphysem als Folge der chronischen Bronchitis, die auch in ihrer symptomarmen Form als Bronchitis inappercepta Obstruktion und Emphysem zur Folge haben kann.

In diesem Jahr ist in Wiesbaden das gleiche Problem unter dem Thema „Cor pulmonale" eingehend behandelt worden. Auch dort kam die große Bedeutung der obstruktiven Ventilationsstörung für die Entwicklung pulmonaler Hypertonie zum Ausdruck. Sie steht in der klinischen Sammelstatistik von MATTHES u. ULMER (1960) mit 39,8% an erster Stelle unter den Ursachen für ein Cor pulmonale. Über die morphologische Seite des Problems habe ich in Wiesbaden ausführlich berichtet (Verh. Ges. inn. Med. 1966, im Druck).

Da Belüftung und Durchblutung in der Lunge aufeinander abgestimmt sind, löst jede Einschränkung der Ventilation auch eine Drosselung der Perfusion aus. Die Engstellung der kleinen Arterien erhöht den Strömungswiderstand in den kleinen Blutgefäßen und vermehrt die Herzarbeit. Dazu kommt die Steigerung des intraalveolären Druckes, der sich ebenfalls als Perfusionshindernis erwiesen hat (HARTUNG u. DELFMANN, 1960). Der Schwund der Capillaren im Emphysembereich hat offenbar geringere Bedeutung, da beim diffusen atrophischen Emphysem ohne Bronchostenose bei weit stärkerem Capillarverlust keine pulmonale Hypertonie gefunden wird.

Diese Beobachtung spricht dafür, daß die pulmonale Hypertonie weniger Folge des emphysematischen Umbaus, sondern mehr Folge der obstruktiven Ventilationsstörung ist.

Pulmonale Hypertonie und bronchostenotisches Emphysem laufen in der Entwicklung nebeneinander her, wobei einmal das Emphysem und ein andermal die pulmonale Hypertonie stärker ausgeprägt sein kann. Schließlich gibt es eine pulmonale Hypertonie bei chronischer Bronchitis auch ohne Emphysem. Die Bronchiektasenkrankheit ist ein gutes Beispiel dafür.

Morphologisch sehen wir als Zeichen der pulmonalen Hypertonie eine oft sehr ausgesprochene Wandhypertrophie und Belastungssklerose der Lungenarterien, besonders in den kleinen Ästen, die ihrerseits den Strömungswiderstand erhöht und vermehrte Herzarbeit erfordert.

Das Herz paßt sich der vermehrten Arbeit in der frühen Phase durch eine konzentrische Hypertrophie, also ohne Erweiterung der Kammer und ohne im Röntgenbild sichtbare Vergrößerung des Herzschattens, an. Bei beginnender Insuffizienz entsteht die Dilatation. Erst in dieser Phase kommt es zu der charakteristischen Umformung des Herzens mit Ausweitung der rechten Kammer und Verlängerung der Herzachse, an die sich die Linksdrehung und die Querlagerung anschließt.

Damit komme ich zum Ende meines Referates. Alle Vorgänge im Organismus laufen an Strukturen ab, die vorgebildet sind oder unter krankhaften Bedingungen neu entstehen. Jede pathogenetische Analyse eines Krankheitsvorgangs mündet letzten Endes in der morphologischen Pathologie, die mit der Ausweitung und Verfeinerung ihrer Methodik auch der praktischen Medizin nützliche Informationen zu geben vermag.

Ich meine, daß auf dem Gebiet der Lungenfunktionsforschung bei Bronchitis wesentliche Schritte getan sind, um klinische Symptomatik mit morphologischen Befunden zu neuen Erkenntnissen zu verbinden. Man kommt aber an der Feststellung nicht vorbei, daß die im Anfang dieses Referates angeführten klinischen Definitionen nur einige wenige Äußerungen dieser Krankheit erfassen und die Vielfalt der ätiologischen und pathogenetischen Faktoren nicht ausreichend in Erscheinung treten lassen.

Literatur

Bürgi, H.: Sputum-Mucopolysaccharide. Ther. Umsch. **22**, 35—36 (1965).

Chronic Cor pulmonale. Report of an Expert Committee. World Health Organization, Geneva 1961.

Clara, M.: Zur Histobiologie des Bronchialepithels. Z. mikr.-anat. Forsch. **41**, 321—347 (1937).

Comroe, J. H., R. E. Forster, A. B. Dubois, W. A. Briscoe u. E. Carlsen: Die Lunge. Klinische Physiologie und Lungenfunktionsprüfungen. Ins Deutsche übertragen von H. A. Gerlach. Stuttgart: F. K. Schattauer 1964.

Dalhamn, T.: Mucous flow and ciliary activity in the trachea of healthy rats and rats exposed to respiratory irritant gases. Acta physiol. scand. (Stockh.) **36**, 1—161, Suppl. 123 (1956).

Dautrebande, L.: Sur l'administration et le dosage de l'aleudrine en aérosols. Paris méd. **41**, 133—141 (1951).

Giese, W.: Die Atemorgane. In: Kaufmann-Staemmler: Lehrbuch der speziellen pathologischen Anatomie, Bd. II/3. Berlin: de Gruyter & Co. 1960.

— Die allgemeine Pathologie der äußeren Atmung. In: Hdb. d. allg. Path., Bd. V/1. Berlin-Göttingen-Heidelberg: Springer 1961.

— Asthma bronchiale aus morphologischer Sicht. Ärztl. Praxis **17**, 661—664 (1965).

— Bronchitis und Emphysem; Diskussionsbemerkungen. Beitr. Klin. Tuberk. **133**, 179, 202, 224, 236 (1966)

Gough, J.: Occupational pulmonary diseases. In: Recent trends in pathology. London: Butterworth & Co. 1958.

Hamm, J.: Die Bedeutung der Spirographie für die Beurteilung der Lungeninsuffizienz, speziell des Emphysems. Ergebn. inn. Med. Kinderheilk. **10**, 299 (1958).

— Die Atemmechanik bei chronischen Lungenerkrankungen. Ther. Umsch. **22**, 38—47 (1965).

Hartung, W.: Untersuchungsmethoden an Lungen und Thorax zur postmortalen Analyse der Atmungsfunktion. Ergebn. allg. Path. path. Anat. **43**, 121 (1963) und: Postmortem correlates of pulmonary function. In: A. A. Liebow: Pathologic physiology and anatomy of the lung. Baltimore: Williams & Wilkins 1967 (im Druck: hier ausführliche Literatur zur Methodik).

— Lungenemphysem; Morphologie, Pathogenese und funktionelle Bedeutung. Berlin-Göttingen-Heidelberg: Springer 1964.

— u. K. Büttinghaus: Messungen der dynamischen Volumendehnbarkeit isolierter normaler menschlicher Lungen. Med. thorac. (Basel) 1967 (im Druck).

HARTUNG, W., u. L. DELFMANN: Perfusionsversuche an Leichenlungen. Beitr. Klin. Tuberk.
123, 41 (1960).
— u. D. KAFARNIK: Ventilationsmechanik rhythmisch beatmeter Leichenlungen. Verh.
dtsch. Ges. Path. 50, 383 (1966).
HAYEK, H. V.: Zur Histophysiologie der Epithelzellen der Bronchuli und Alveolen. Anat.
Anz. 98, Ergh. (Verh. Anat. Ges. 49), 134—140 (1951).
— Anatomisches zur Frage des Asthma bronchiale. Klin. Wschr. 30, 625—627 (1952).
— Über flimmertragendes und sezernierendes Bronchialepithel und die Einwirkung von
Aludrin. Naunyn-Schmiedebergs Arch. exper. Path. 214, 269—271 (1952).
HEPPLESTON, A. G.: The essential lesion of pneumoconiosis in Welsh coal workers. J. Path.
Bact. 59, 453—460, pl. LXV—LXVII (1947).
HERBERG, D.: Seniles und obstruktives Emphysem; Diagnose, Ätiologie und Begutachtung.
Beitr. Klin. Tuberk. 133, 75—91 (1966).
HERS, J. F. PH.: The pathology of chronic relapsing mucopurulent bronchitis with and
without bronchiectasis. In: Bronchitis. Assen 1961.
KARTAGENER, M.: Die Bronchitiden, Die Bronchiektasen. In: Hdb. d. inn. Med., Bd. IV/2.
Berlin-Göttingen-Heidelberg: Springer 1956.
KLUGE, A.: Die Oberflächenspannung in der Lunge. Ergebn. ges. Tuberk.- u. Lungenforsch.
(Stuttgart) 1967 (im Druck).
KNIPPING, H. W., u. W. BOLT: Pathologische Physiologie der Atmung. In: Hdb. d. allg.
Pathologie, Bd. V/1. Berlin-Göttingen-Heidelberg: Springer 1961.
KOBURG, E.: Autoradiographische Untersuchungen zum Nukleinsäurestoffwechsel einzelner
Zellarten der Lunge. Verh. d. Dtsch. Ges. Path. 44, 160—166 (1960).
KÖNN, G.: Die pathologische Morphologie der Lungengefäßerkrankungen und ihre Beziehun-
gen zur chronischen pulmonalen Hypertonie. Ergebn. ges. Tuberk.- u. Lungenforsch.
(Stuttgart) 14, 101 (1958).
— Pathologische Anatomie der Bronchitis. Beitr. Klin. Tuberk. 133, 217—224 (1966).
LESCH, R., W. SCHIESSLE u. W. OEHLERT: Autoradiographische Untersuchungen der DNS-
Synthese an menschlichem Excisionsmaterial aus dem Bronchialbaum. Beitr. path. Anat.
129, 295 (1963/64).
LOESCHCKE, H.: Störungen des Luftgehaltes der Lunge. In: Hdb. d. spez. path. Anat. u.
Histol. (Henke-Lubarsch), Bd. III/1. Berlin: Springer 1928.
MARX, H. H.: Lungenemphysem und Bronchitis. Pathophysiologie, Klinik, Therapie. Stutt-
gart: Thieme 1963.
MATTHES, K., W. ULMER u. D. WITTEKIND: Cor pulmonale. In: Hdb. d. inn. Med. Bd. IX/4.
Berlin-Göttingen-Heidelberg: Springer 1960.
NICOLAS, R.: Sputumbefunde bei chronischer Bronchitis. Therap. Umschau 22, 48—57 (1965).
ORIE, N. G. M., u. H. J. SLUITER: Bronchitis. Assen 1961.
OTIS, A. B.: The work of breathing. In: Handbook of Physiology, Sect. 3, vol. I, p. 463.
Washington: Amer. Physiol. Soc. 1964.
REID, L.: The pathology of chronic bronchitis. In: Bronchitis. Assen 1961.
RHODIN, J., and T. DALHAM: Electron microscopy of the tracheal ciliated mucosa in rat. Z.
Zellforsch. 44, 345—412 (1956).
ROSSIER, P. H., A. BÜHLMANN u. K. WIESINGER: Physiologie und Pathophysiologie der At-
mung. 2. Aufl. Berlin-Göttingen-Heidelberg: Springer 1958.
SCHERRER, M.: Die Störungen des Gasaustausches in der Lunge. Bern: Huber 1961.
SCHILLER, E.: Histobiologie des Bronchialepithels. Anat. Anz. (Jena) 104, Erg.-Heft (Verh.
Anat. Ges. 54, 1957), 265—274, Ausspr. S. 274 (1957).
SCHMIDT, O. P., W. GÜNTHNER u. H. BOTTKE: Das bronchitische Syndrom. München: J. F.
Lehmann 1965.
SCHOEDEL, W., H. SLAMA u. P. UTER: Zur Physiologie des Bronchialsystems. Ther. Umsch.
22, 2—6 (1965).
SIMMONDS, F. A. H., and L. B. HUNT: Some aspects of chronic Bronchitis. Edinburgh and
London: E. & S. Livingstone Ltd. 1964.
SPENCER, H., and R. G. SHORTER: Cell turnover in pulmonary tissues. Nature (Lond.) 194,
880 (1962).

Ulmer, W. T., u. E. Reif: Epidemiologische Untersuchungen zur klinischen Bedeutung des chronisch-obstruktiven Lungenemphysems. Beitr. Klin. Tuberk. **133**, 180—202 (1966).

Venrath, H.: Zur Pathophysiologie der chronischen Bronchitis und des Lungenemphysems. Beitr. Klin. Tuberk. **133**, 203—216 (1966).

Weibel, E. R.: Morphometry of the human lung. Berlin-Göttingen-Heidelberg: Springer 1963.

Worth, G.: Bronchitis und Emphysem. Beitr. Klin. Tuberk. **133**, 173—180 (1966).

Der Vortrag H. Herzog (Medizinische Universitätsklinik, Abt. f. Atmungskrankheiten, Basel): „Ätiologie, Pathophysiologie und allgemeine Therapie der chronischen Bronchitis" lag bei Redaktionsschluß noch nicht im Manuskript vor.

Die beiden folgenden Vorträge,

W. T. Ulmer (Med. Abt. des Silikoseforschungsinstituts, Bochum): „Spezielle Therapie der chronischen Bronchitis — interne Behandlung"

und

G. Hegemann (Chir. Klinik der Univ. Erlangen-Nürnberg): „Spezielle Therapie der chronischen Bronchitis — chirurgische Behandlung"

gelangen auf Wunsch der Vortragenden nicht zum Abdruck, da sie zu diesen Themen schon andernorts Arbeiten publiziert haben. Es sei verwiesen auf: W. T. Ulmer: Therap.-Woche 1966, Dtsch. med. Wschr. **91**, 1861 (1966), Ärztl. Prax. **18**, 2582 (1966), sowie auf G. Hegemann: Ärztl. Prax. **18**, 2839 (1966).

Gesichtspunkte zur Begutachtung der primär oder sekundär unspezifischen Lungenkrankheiten

H. H. Marx, Stuttgart *

Erfahrungen in der gutachterlichen Praxis zeigen, daß gerade auf dem Gebiet der chronisch obstruktiven Lungenerkrankungen und auch der Folgezustände nach Tuberkulose außerordentlich widersprüchliche Ansichten und Urteile vertreten werden. Besonders zur Nomenklatur dieser Krankheiten, zur funktionellen Prüfung wie auch zur Beurteilung eines ursächlichen Zusammenhangs begegnet man immer wieder Formulierungen, denen ganz offensichtlich weniger eine anerkannte wissenschaftliche Erfahrung als die persönliche Ansicht des Gutachters zugrunde liegt. Deshalb soll im folgenden versucht werden, einige Hinweise zu einer einheitlichen und objektiven Beurteilung auf diesem Gebiet der Lungenerkrankungen zu geben.

1. Zur Nomenklatur

a) Der allmählich überhandnehmende Brauch, die „Chronische Bronchitis" als eine Art Sammeltopf all derjenigen Krankheiten zu benutzen, die irgendwie mit Luftnot einhergehen, scheint mir nicht begrüßens-, sondern beklagenswert. Wenn man sich hier nicht mehr der Mühe unterzieht, nach klinischen und funktionellen Gesichtspunkten näher zu differenzieren, so verführt dies zu einer gewissen Oberflächlichkeit, unter der vor allem die Differentialdiagnose (Bronchialcarcinom, aktive Tuberkulose!) und schließlich auch die Therapie Schaden nehmen müssen.

* Prof. Dr. H. H. Marx, Paulinenhospital, 7000 Stuttgart-W, Rosenbergstraße 38.

Die Übersichten zur Pathogenese und Pathophysiologie der sog. chronischen Bronchitis haben in den vorangegangenen Referaten deutlich werden lassen, daß es sich bei den obstruktiven Lungenerkrankungen fast niemals um ein einheitlich ablaufendes, sondern stets um ein schubweise fortschreitendes, vielfältigen Einflußfaktoren ausgesetztes Krankheitsgeschehen handelt. Oft bleibt das Krankheitsbild über Jahre hinaus verhältnismäßig eng umgrenzt auf Bronchien und Lungenparenchym; nicht selten aber kommt es auch schon frühzeitig zur Ausbildung eines sekundären, stets irreversiblen, destruktiven *Emphysems*, früher oder später auch zur Entwicklung eines Cor pulmonale. Es ist dann heute nach dem in Deutschland noch üblichen Sprachgebrauch widersinnig, die Feststellung zu treffen, daß ein Patient an chronischer Bronchitis verstorben sei. Insofern sind auch alle Statistiken zu diesem Gebiet praktisch unbrauchbar, weil der eine Untersucher die Todesursache auf pulmonalem Gebiet, ein anderer sie aber auf dem Gebiet der kardialen Erkrankungen suchen wird. Wenn jemand eine fortgeschrittene chronische Bronchitis hat, so entsteht mit gewisser Wahrscheinlichkeit daraus ein obstruktives Lungenemphysem, eine Lebensgefährdung besteht dann durch das chronische Cor pulmonale. Da es mit den heute zugänglichen klinischen, zum Teil ganz einfachen apparativen Methoden durchaus möglich ist, den Übergang einer banalen Bronchitis in ein obstruktives Emphysem und auch die Weiterentwicklung zum Cor pulmonale festzulegen, sollte man stets eine exakte und umfassende Definition anwenden, vor allem aber in gutachterlicher Fragestellung jede Art von oberflächlicher Kennzeichnung vermeiden.

b) Von einer Reihe Autoren, vor allem von ORIE in Groningen [7], aber auch von Schweizer Autoren und einigen in Deutschland, wird zunehmend die Ansicht vertreten, daß ein echtes *Bronchialasthma* als eigenständige Krankheit aus dem Gebiet der Allergosen *nicht* mit genügender Sicherheit abgegrenzt werden könne. Diese Autoren argumentieren mit Befunden, wonach bei einem verhältnismäßig großen Prozentsatz der Bevölkerung, nach ORIE sogar bei einem Drittel bereits der Jugendlichen, unter geeigneten Testmethoden (mit Acetylcholin) eine abnorme Hyperreagibilität der Bronchialschleimhaut gegenüber solchen Noxen nachweisbar sei. Daraus wurde die Frage abgeleitet, ob nicht ein allergisches Geschehen sehr viel häufiger auch bei den chronisch obstruktiven Lungenerkrankungen wirksam werde als etwa nur beim echten „Bronchialasthma".

Trotz dieser durchaus beachtenswerten Argumente dürfte kaum zu leugnen sein, daß es vor allem bei Jugendlichen und Kranken mittleren Lebensalters zu Krankheitsbildern kommt, die einen ausgesprochenen Anfallscharakter haben und die mutmaßlich oder erwiesen allergisch verursacht sind. Wenn es durch geeignete Medikation (Alupent®, Aludrin o. ä.) gelingt, bei funktioneller Prüfung nachzuweisen, daß die bestehende Funktionsstörung mit Bronchospastik medikamentös mindestens teilweise eindeutig reversibel ist, so sollte man die bisherige Krankheitsbezeichnung als „Bronchialasthma" auch beibehalten. Das scheint vor allem bei Fragen der Zusammenhangsbeurteilung, z. B. bei dem beruflichen Bäckerasthma und auch für solche Fälle zweckmäßig, bei denen im Rahmen einer Kriegsschadensfolge Zusammenhänge zwischen einer Verletzung oder akuten Erkrankung während des Krieges und einem nachfolgenden, nachweislich allergisch bedingten Anfallsleiden untersucht werden müssen.

c) Auch auf dem Gebiet der sekundär unspezifischen Lungenerkrankungen, also den eigentlichen *Tuberkulosefolgen*, wird die Krankheitsbezeichnung zum Teil mißverständlich gehandhabt. Hier fällt vor allem auf, daß manchmal eine Bezeichnung einer „inaktiven Lungentuberkulose" viele Jahre, also über die Mindestspanne von 3 oder 5 Jahre hinaus, beibehalten wird, obwohl in solchen Fällen lediglich noch eine mehr oder minder ausgedehnte Pleuraverschwielung oder auch Kalkschatten in den Lungenspitzen o. ä. nachweisbar sind. Nun besteht erfahrungsgemäß die Schwierigkeit, daß man es selten oder niemals nachweisen kann, wann und ob eine Tuberkulose tatsächlich „biologisch ausgeheilt" ist. Trotzdem scheint mir die Praxis, in solchen Fällen aus Gründen der Vorsicht den Krankheitsbegriff der Lungentuberkulose beizubehalten, ihn aber zusätzlich als inaktiv zu bezeichnen, wenig überzeugend, wenn dabei nämlich die funktionellen Folgen, die dem Kranken jetzt wichtiger sein müssen als ein 5 oder 10 oder noch mehr Jahre zurückliegendes akutes Krankheitsgeschehen, übersehen oder unterschätzt werden. In solchen Fällen wäre deshalb vorzuschlagen, die Krankheitsbezeichnung mehr auf den tatsächlichen Restbefund auszurichten, z.B. als „zirkuläre Pleuraverschwielung nach Lungentuberkulose mit deutlicher Einschränkung der Atemleistungen" o. ä.

Sollte in einem ungünstigen Fall die Tuberkulose nach langer Latenz noch reaktivieren, so müssen ohnehin alle weiteren Folgen in der gleichen Weise wie die Ersterkrankung anerkannt und behandelt werden; im Intervall ist jedoch für den Kranken die *Funktion* der Lunge entscheidend; nur ihre Berücksichtigung läßt eine quantitative Beurteilung der noch bestehenden Minderung der Erwerbsfähigkeit zu.

2. Zur Prüfung der Lungenfunktion

Die Lungenfunktion kann nur von einem ausführlichen klinischen Befund ausgehend beurteilt werden. Natürlich ist dies eine Binsenwahrheit, gegen deren Erfordernisse jedoch nicht gar so selten verstoßen wird. Zu solchen Verstößen oder Ungenauigkeiten führen vor allem gewisse Formulargutachten, bei denen der Allgemeinzustand und die Besonderheiten der Thorax- oder Atmungsfunktionen nicht genügend berücksichtigt werden. Immer muß der Allgemeineindruck ausführlich geschildert, eine Cyanose und die Form einer Dyspnoe aufgeführt werden; der Thoraxumfang in In- und Exspirationsstellung ist ebenso zu vermerken wie die Stärke des 10 cm vor dem weit geöffneten Mund zu prüfenden Atemstoßes.

Das Röntgenbild der Lungen erlaubt niemals eine quantitative, in gewissem Umfang lediglich eine differentialdiagnostische Aussage über die Erkrankung und Funktionseinbuße der Lungen. Aus diesem a.p.-Bild des Thorax allein kann man niemals die Diagnose „Lungenemphysem" oder „chronische Bronchitis" ableiten. Bei der Thoraxdurchleuchtung lassen sich jedoch durch Beobachtung des Zwerchfellstandes, der Zwerchfellverschieblichkeit, vor allem unter Beachtung des Zwerchfellwinkels, oder auch nach Anfertigung eines speziellen Kymogramms wichtige Anhaltspunkte über die verbliebenen Atemreserven gewinnen. Unter Umständen läßt sich die Verschieblichkeit des Zwerchfells auch leicht durch eine doppelt belichtete Thoraxaufnahme objektivieren [4].

Zur quantitativen Abschätzung der Funktionsleistungen der Lungen ist das alte Trockenspirometer weitgehend ungeeignet. Es ist stets außerordentlich mißlich, wenn man eine Nachuntersuchung und Begutachtung in den Fällen durchführen muß, in denen vor einigen Jahren als einzige Funktionsprüfung lediglich ein oder mehrere Meßwerte eines Trockenspirometers fixiert wurden. Bei der später nachfolgenden spirographischen Funktionsprüfung sind diese Meßwerte dann meist deutlich verbessert, so daß in einem solchen Fall nicht ein Fortschreiten des Krankheitsprozesses, sondern eine objektive Verbesserung zu konstatieren wäre. In solchen Fällen büßt der Kranke unter Umständen für das Unvermögen oder auch seine Unlust, mit der er zu dem früheren Untersuchungszeitpunkt seine Vitalkapazität hat messen lassen. Heute ist es undenkbar, daß eine quantitative Aussage gemacht wird, wenn nicht wenigstens durch einfache *spirographische Prüfung* maximales Atemvolumen, Atemstoß und Atemgrenzwert geprüft werden. Zur Differentialdiagnose ist das Residualvolumen zu bestimmen. In vielen Fällen sind auch diese Meßwerte noch nicht ausreichend, sondern es muß sich eine atemmechanische und vor allem eine *ergometrische* Untersuchung unter stufenweise ansteigender Belastung bis zur Grenze der Dauerleistungsfähigkeit anschließen. Ob dabei die Sauerstoffaufnahme, die Atemvolumina oder ob lediglich die Pulsfrequenz, oder ob schließlich nur noch mittels gasanalytischer Untersuchungen ohrcapillar die Sauerstoffspannung verfolgt und welche Funktionsgrößen daraus bestimmt werden, hängt von der Einstellung und Erfahrung des Untersuchers und den apparativen Möglichkeiten ab. In allen Untersuchungsstellen oder auch in jeder Praxis aber, wo solche apparativen Voraussetzungen nicht gegeben sind, kann heute eine quantitative Beurteilung nicht mehr durchgeführt werden. Es wird Sache insbesondere der Versicherungsträger sein, hieraus für ihre Untersuchungsstellen endlich die Konsequenzen zu ziehen.

3. Zur Beurteilung des ursächlichen Zusammenhangs

Es gilt als allgemein anerkannt, daß sich chronische Bronchitis und Folgeerscheinungen, also vor allem auch das chronisch obstruktive Lungenemphysem, multifaktoriell entwickeln.

Über diese ursächlichen Faktoren gaben die pathologischen und pathophysiologischen Referate des Vormittags näheren Aufschluß. Einige der erwähnten Kausalfaktoren werden aber unterschiedlich beurteilt, weshalb hierauf noch einmal eingegangen werden soll.

a) *Der Alterungsfaktor.* Immer wieder muß man in Gutachtenbeurteilungen lesen, daß eine vorliegende chronische Bronchitis einzig als „Alterserscheinung" aufgefaßt wird. Dem ist entgegenzuhalten, daß zwar die allgemeine Alterung aller Gewebe für die Krankheitsentwicklung von Bedeutung ist, daß sich aber

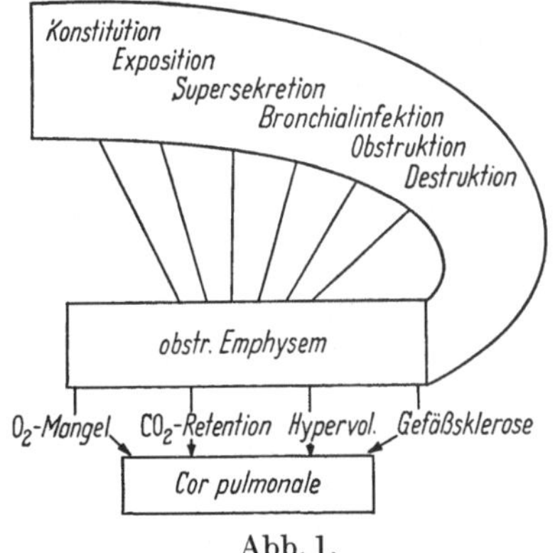

Abb. 1.
Ätiologie und Pathogenese bei chronischer Bronchitis und obstruktivem Emphysem [6]

nach übereinstimmenden statistischen Ergebnissen [5, 7, 9] der Erkrankungsgipfel eindeutig in der Mitte bzw. in der zweiten Hälfte des 5. Lebensjahrzehntes befindet, womit er also zweifelsfrei *vor* der heute statistisch wahrscheinlichen mittleren Lebenserwartung liegt. Das primäre, senil-atrophische Altersemphysem, mit dem diese Krankheitserscheinungen noch so häufig verwechselt werden, hat aber überhaupt keinen wesentlichen Krankheitswert, es führt nicht zu mehr als allgemeinen Altersbeschwerden, niemals ohne Komplikation zum Cor pulmonale, weshalb es für sich allein auch keine Todesursache sein kann. Es ist deshalb in einer gutachterlichen Beurteilung wenig überzeugend, wenn der Gutachter mit dem normalen Altersgeschehen in Fällen argumentiert, in denen ein Schädigungsereignis, z. B. eine Thoraxverletzung oder eine chronische Bronchitis, als Kriegsfolge bereits anerkannt ist. Die Annahme nämlich, daß es auch in solchen Fällen ohne Kriegseinwirkung zur Entwicklung einer Bronchitis oder eines Lungenemphysems gekommen wäre, ist unbeweisbar und zu wenig wahrscheinlich, um glaubhaft zu wirken. Es geht auch nicht an, in solchen Fällen willkürlich von einem bestimmten Zeitraum oder einer funktionellen Entwicklungsstufe an die Kriegsereignisse nicht mehr, die natürliche Alterung jedoch als einzig wesentlichen Kausalfaktor anzusehen.

Allerdings bleibt für die Anerkennung solcher Zusammenhänge stets Voraussetzung, daß während des Krieges oder in unmittelbarem zeitlichem Zusammenhang damit erwiesenermaßen eine Schädigung der Lungen oder des Lungengerüstes eingetreten ist. Wenn dagegen erst 10 oder 15 Jahre nach Kriegsende Ansprüche erhoben werden, ohne daß mehr als nur diffuse Angaben über allgemeine Witterungseinflüsse, häufige Erkältungen oder dergleichen vorliegen, so ist es wahrscheinlicher, daß eine chronisch obstruktive Lungenerkrankung im 5. oder 6. Lebensjahrzehnt auf dem sonst allgemein üblichen, also multifaktoriell begründeten Weg entstanden ist. Dabei sollte vor allem auch die Rolle des chronischen Nicotinabusus nicht übersehen werden.

b) Wenn man sich über die *Rauchergewohnheiten* orientieren will, so genügt es selbstredend nicht, den Patienten zu befragen, ob und wieviel er jetzt raucht, sondern man muß genauer erfragen, wieviel und wie lange er geraucht *hat*. Bei solchen Erhebungen haben wir an 50 Emphysemkranken der Marburger Klinik gelegentlich festgestellt, daß diese zu 94% früher stark geraucht hatten, und zwar im Mittel 28,4 Jahre lang! Es muß heute als gesichert angesehen werden, daß dieser fortgesetzte Nicotinabusus mit Zigaretten neben anderen auch ein ätiologisch bedeutsamer Faktor ist [7, 8, 9]. Etwas weniger einheitlich sind noch die Auffassungen über die berufliche *Staubbelastung*, denn bis heute werden ja zum Beispiel den Bergleuten unter Tage chronische Bronchitis und Emphysem noch nicht als Berufserkrankung anerkannt. Es ist zwar wahrscheinlich, daß eine solche Anerkennung folgen wird, immerhin sprechen aber manche statistische Ergebnisse noch keine so eindeutige Sprache, daß ein Überwiegen gerade dieser Berufsgruppe unter dem Krankengut des Emphysems und der Bronchitis nachzuweisen gewesen wäre [3]. Wenn im Einzelfall aber eine ausgesprochene Staubbelastung durch den Beruf feststeht (bei Bergleuten, in Steinbrüchen, Zementwerken usw.), so sollte man diese Einflüsse doch heute wenigstens als Verschlimmerungsfaktor auf die Entwicklung einer chronischen Bronchitis anrechnen. Besonderer Überlegung und Beachtung der Spezialliteratur bedürfen alle diejenigen Fälle, bei denen die Berufstätigkeit zur Berührung mit bestimmten Chemikalien, reizbaren Gasen usw. führt, die als Kausalfaktoren wichtig sind und unter Umständen als Ursache einer Berufskrankheit anerkannt werden müssen [1, 3].

Belastung, wozu heute bestimmte apparative Bedingungen erfüllt sein müssen. Nur so werden auch auf dem großen Gebiet der chronisch obstruktiven Lungenkrankheiten sachkundige, ausgewogene und gerechte Urteile zu garantieren sein.

Literatur

1. Baader, E. W.: Berufskrankheiten. München: Urban & Schwarzenberg 1960.
2. Fruhmann, G., u. H. Löblich: Münch. med. Wschr. **103**, 1868 (1961).
3. Humperdinck, K.: Med. Klin. **57**, 413 (1962).
4. Marx, H. H.: Ärztl. Wschr. **14** 695 (1959).
5. — Lungenemphysem und Bronchitis. Stuttgart: G. Thieme 1963.
6. — Hefte z. Unfallheilk., Nr. 87, 45 (1965).
7. Orie, N. G., and H. J. Sluiter: Bronchitis-Symposion. Assen: Royal Van Gorcum 1961.
8. Phillips, A. M., and R. W. Phillips: Ann. intern. Med. **45** 216 (1956).
9. Stuart-Harris, C. H., and P. Hanley: Chronic bronchitis, emphysema and Cor pulmonale. Bristol: John Wright & Sons 1957.

Die chronische Bronchitis als Operationsgefahr

H. Schneider und E. Rügheimer, Erlangen*

Noch vor 30 Jahren warnte Clairmont wegen zu hoher postoperativer Letalität, Patienten jenseits des 55. Lebensjahres zu operieren. Heute ist ein Großteil unseres Patientengutes älter als 60 und 70 Jahre, und wir scheuen uns nicht, auch 80- und 90jährige einem lebenserhaltenden Eingriff zuzuführen (Abb. 1).

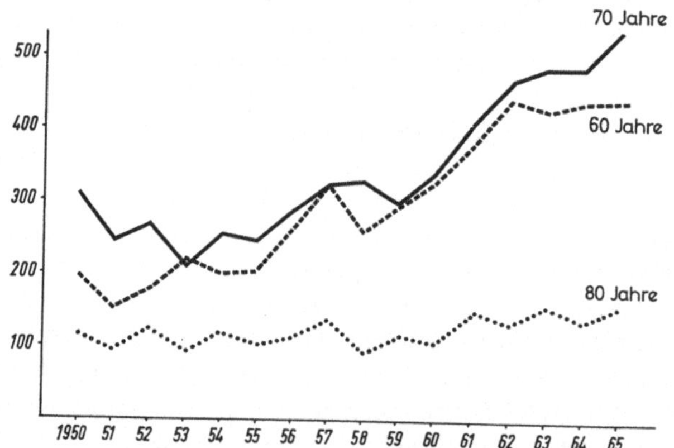

Abb. 1. Zahl der Operationen in den Altersgruppen von 55—60 Jahren, 61—70 Jahren. 71—80 Jahren. Chirurg. Universitätsklinik, Erlangen

Dieser Wandel ist weniger auf eine Verbesserung der operativen Technik zurückzuführen — denn die Magenoperation bei einem 80jährigen bietet technisch keine anderen Probleme als bei einem 20jährigen —, sondern auf Verbesserungen der präoperativen Untersuchungsmöglichkeiten, eine Anaesthesietechnik nach dem Prinzip des kleinsten Übels und eine wirksame Therapie, die aus den Fort-

* Dr. H. Schneider, Prof. Dr. E. Rügheimer, Abteilung für Anaesthesiologie bei der Chirurgischen Klinik der Universität Erlangen-Nürnberg, 8520 Erlangen.

schritten der Grundlagenforschung der inneren Medizin und unserer eigenen Erfahrung den Nutzen zieht.

Ein Leiden, das sich zur Volksseuche auszuweiten scheint, ist die chronische Bronchitis. Wie ULMER und andere Kenner der Krankheit berichten, haben bis zu 40% aller Menschen über dem 50. Lebensjahr darunter zu leiden. Veränderungen der Lunge aber stellen den Anaesthesisten vor eine Reihe von Problemen. Da sind die Narkotica, die zum Teil ihren Weg über die Lungen nehmen. Da sind die Fragen der Ausschaltung der Atmung durch die Muskelrelaxantien, und da ist letztlich das komplexe Geschehen in der postoperativen Phase mit den Nachwirkungen der Narkose und der Relaxantien, der operativen Traumatisierung der Atemmuskulatur, und die direkte Einschränkung der atmungsaktiven Lungenfläche durch Resektion von Teilen oder einer ganzen Lungenseite.

Darf ich Ihnen berichten, wie wir an der Erlanger Klinik versuchen, mit diesen Problemen fertig zu werden. Zunächst haben wir es uns zum Leitsatz gemacht, eine sorgfältige Anamnese zu erheben. Sie gibt uns oft einen besseren Eindruck über den Zustand der Lungen als die Erhebung eines einmaligen physikalischen Befundes. Husten und Auswurf sind kein sicheres Indiz, doch sind sie vorhanden und gibt der Patient an, daß er starker Raucher sei oder an seinem Arbeitsplatz Staub oder anderen reizenden chemischen und physikalischen Ursachen ausgesetzt sei, so verstärkt sich der Verdacht auf eine chronische Bronchitis. Bei Atembeschwerden beim Treppensteigen und Verrichtung körperlicher Arbeit führen wir eine Lungenfunktionsanalyse durch, vorausgesetzt, daß der operative Eingriff auf längere Zeit verschoben werden kann. Auskultation und Perkussion geben nur eine grobe Orientierung, das Röntgenbild nur in fortgeschrittenen Stadien der chronischen Bronchitis — also beim Emphysem — einen Eindruck vom Zustand der Lungen. Die Funktion, und darauf kommt es uns an, kann nur durch eine Reihe von Prüfungen nachgewiesen werden. Die statischen Atemwerte, Vitalkapazität und Reservevolumen, allein genügen dazu nicht, sondern sind durch Funktionsanalysen zu ergänzen. Dazu ist es erforderlich, die Atemvolumina in Beziehung zur Zeit zu setzen. Der Tiffeneau-Test und die Bestimmung des Atemgrenzwertes geben Auskunft über den bronchospastisch wirksamen Anteil obstruktiver Lungenventilationsstörungen. Gibt man den Bronchospastikern Alupent oder Aludrin und kann man dadurch an den spirographischen Kurven eine deutliche Volumenverbesserung ablesen, so gibt das einen Hinweis auf den durch eine Therapie rückbildungsfähigen Anteil der Belüftungsstörungen. Mit pneumometrischen Messungen und atemmechanischen Untersuchungen ist schließlich festzustellen, welche Arbeit zur Atmung aufgebracht werden muß. Letztlich gibt die Blutgasanalyse, die mit der Astrup-Technik ohne Schwierigkeiten durchzuführen ist, Aufschluß, in welcher Weise der Gasaustausch über die Lungen gestört ist.

Diese aufwendige Diagnostik kann sich der Anaesthesist aber nur bei einer wählbaren Operation leisten. Im Notfall sind Anamnese, Röntgenbefund und evtl. Elektrokardiogramm zumeist die einzigen diagnostischen Möglichkeiten. Als praktisch, wenn auch als grobe Prüfung einer Ventilationsstörung, hat es sich erwiesen, den Patienten in einem Abstand von einem Meter ein Streichholz ausblasen zu lassen (Abb. 2). Kann er das, so liegt nach unseren Erfahrungen keine wesentliche Beeinträchtigung der Atemfunktion vor. Wird das Streichholz aber erst in einer Entfernung von 50 cm oder weniger ausgeblasen, so besteht nach den vorgenommenen Untersuchungen eine mäßige bis starke obstruktive Ventilationsstörung.

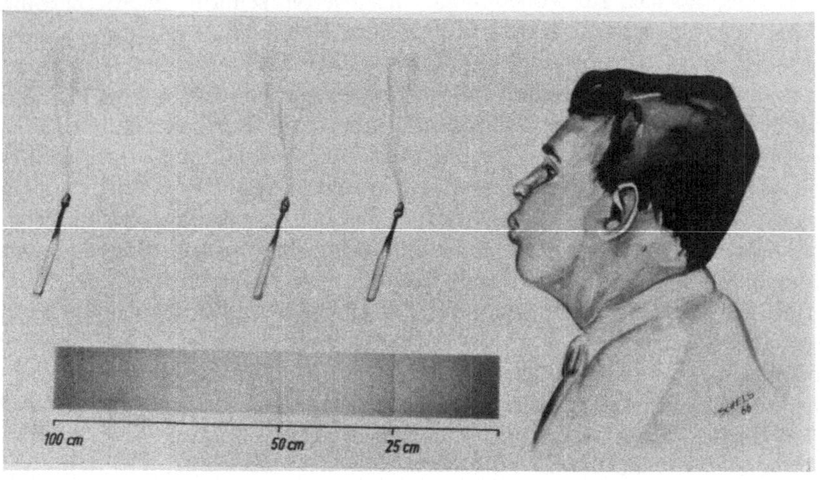

Abb. 2. Einfacher orientierender Atemstoßtest

Unsere Therapie in der präoperativen Vorbereitung richtet sich nach Ausmaß und Symptomatik der chronischen Bronchitis. Folgenden Therapieplan halten wir für zweckmäßig:

1. Ausschaltung der exogenen Noxen, d.h. Beseitigung allergisch wirkender Faktoren und absolute Nicotinabstinenz.

2. Der akut auftretende asthmatische Anfall wird durch eine Bronchospasmolyse mit Euphyllin oder Aludrin beherrscht; wir bevorzugen hier Aludrin wegen des rasch eintretenden Wirkungsmaximums; für die chronische Form verabreichen wir neben der Inhalation Alupent-Injektionen, die 6—7 Std wirken.

3. Mucolytica vom Typ der Derivate der Aminosäure Cystein zur Verflüssigung des zähen Sekretes. Detergentien sind bei uns weniger in Gebrauch, da sie lediglich eine Ablösung des Sekretes oder der Borken von der Schleimhaut bewirken, jedoch keinen Einfluß auf die Viscosität haben. Auch das parenteral zu verabreichende Ozothin hat sich uns in einer Dosierung von 2—4 Ampullen pro die gut bewährt.

4. Infekte sind in der Ätiologie der chronischen Bronchitis ein häufiger Faktor: deshalb geben wir Antibiotica, wenn es möglich ist nach vorherigem Antibiogramm. Zumeist sind die Erreger Staphylokokken, so daß sich besonders die lokale Applikationsform von Nebacetin und Staphylomycin als Aërosol und Penicillin G parenteral besonders bewährt haben.

5. Zur Unterstützung der antiphlogistischen Therapie und bei asthmoiden Begleiterscheinungen verabreichen wir täglich 50—100 mg Solu-Decortin H oder Urbason solubile; unter dieser Therapie konnten wir immer eine Abnahme der Auswurfmenge und eine Verflüssigung des Sekretes feststellen.

6. Bei bestehendem Cor pulmonale leiten wir die Schnelldigitalisierung mit dreimal 0,4 mg Celadigal oder Cedilanid ein und geben bei bestehenden Dekompen-

sationsationserscheinungen — Knöchelödem, Leberschwellung und Ascites — täglich 1 Ampulle Lasix i. v.

Zur Aërosoltherapie von Bronchospasmolytica, Mucolytica, Antibiotica und Corticosteroide verwendet man am besten eine Vernebleranlage mit Ultraschallkopf (Abb. 3). Die Nebelmenge im lungengängigen Bereich ist damit etwa 300mal so groß wie bei einem Düsenvernebler.

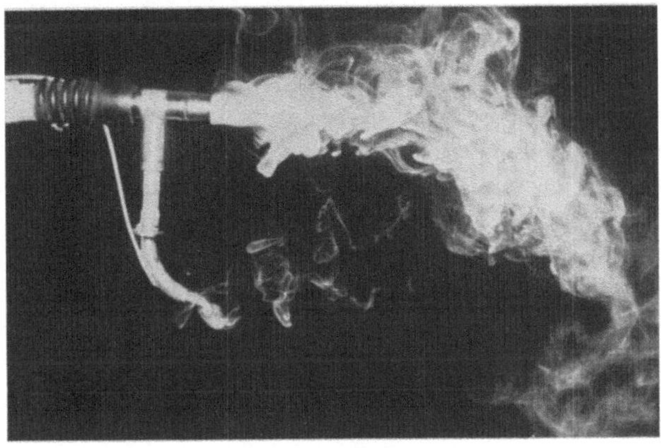

Abb. 3. Lungengängiges Ultraschall-Aërosol zur medikamentösen Lokaltherapie im Tracheo-Bronchialsystem

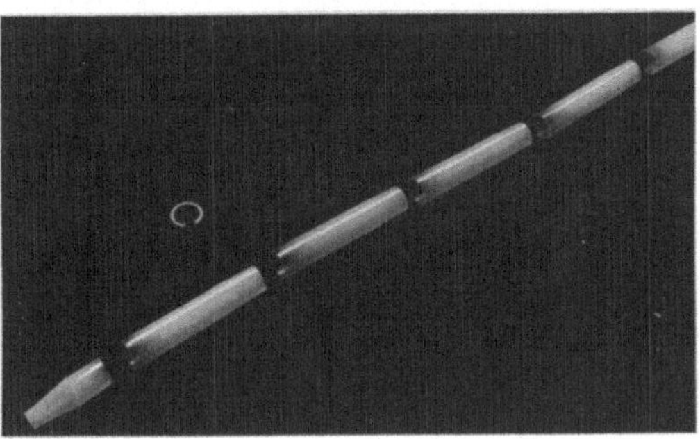

Abb. 4. Dosierbarer Totraumvergrößerer nach GIEBEL (Hersteller: B. Braun, Melsungen)

Neben der medikamentösen hat die physikalische Therapie einen gleichrangigen Platz. Lagerungsdrainage, Klopfmassagen, Atemübungen und Verminderung des Gewichtes bei Fettleibigkeit sind die elementaren Grundlagen. Dazu genügt es nicht, daß die Krankengymnastin einmal pro Tag am Bett des Kranken erscheint, sondern sie muß drei bis viermal und noch häufiger mit dem Patienten das Durchatmen und Abhusten üben. Bewährt hat sich in der Atemgymnastik auch die Verwendung der Totraumröhren nach GIEBEL (Abb. 4). Über einen Anstieg der inspiratorischen und alveolären Kohlensäurekonzentration wird eine zentrale Ventilationssteigerung erreicht, bestehende Verteilungsstörungen werden beseitigt. Für die richtige Durchführung der Atemgymnastik mit Totraumvergrößerer ist das wichtigste Kriterium die Atemfrequenz. Sie soll 24 Atemzüge pro Minute nicht übersteigen. Mehr als 1000 ml Totraumvergrößerung muten wir unseren Patienten vor der Operation nicht zu, reduzieren postoperativ auf die Hälfte und versuchen dann, mit einer täglichen Zugabe von 100 ml wieder den Ausgangswert zu erreichen.

Ebenso wie die Vorbereitung ist auch die Wahl der Anaesthesiemittel und der Anaesthesiemethoden mit Überlegung zu treffen. In der Prämedikation verzichten wir auf atemdepressive Analgetica. Ist man auf Inhalationsnarkotica angewiesen, so ist dem Halothane vor allen anderen der Vorzug zu geben. Diese halogenierten Kohlenwasserstoffe wirken bronchodilatatorisch und sekretionshemmend. Äther, auch heute noch ein weitverbreitetes Narkoticum, ist beim Bronchitiker wegen seiner sekretionsfördernden und spastischen Wirkung abzulehnen, zumal das langanhaltende und heftige Exzitationsstadium mit Hustenanfällen und vermehrter Atemarbeit für den bereits ateminsuffizienten Patienten höchste Gefahr bedeutet. Stickoxydul als nahezu indifferentes Gas hat weder einen positiven noch einen negativen Einfluß auf die Atemwege und das Lungenparenchym.

Von den parenteral zu verabreichenden Barbituraten soll das Hexobarbiturat dem Thiobarbiturat wegen seiner geringeren spastischen Komponente überlegen sein. Wir konnten derartige Beobachtungen nicht machen. Als nahezu ideale Narkoseform bietet sich die Neuroleptanalgesie an. Weder das Neurolepticum Dehydrobenzperidol noch das Analgeticum Fentanyl haben eine direkte Wirkung auf die Atemwege. Die atemdepressive Wirkung des Analgeticums ist allerdings erheblich, doch ist sie unbedeutend, da aus atmungsökonomischen Gründen der ateminsuffiziente Patient ohnehin beatmet werden muß. Der wesentlichste Vorteil dieser Anaesthesieform liegt in der postoperativen Phase. Die Patienten sind völlig wach. Über längere Zeit besteht noch eine ausreichende Analgesie, so daß in der unmittelbaren postoperativen Phase die schmerzhafte Einschränkung der Atemfunktion, wie wir sie besonders nach Oberbauch- und Thoraxeingriffen finden, fast völlig fehlt. Durchatmen und Husten können auf Aufforderung ausgeführt werden.

Von den Relaxantien sollte Succinylcholin nur als kurzwirkendes Mittel zum Zwecke der Intubation verwendet werden. Sonst sollte man sich immer zu einem längerwirkenden Relaxans entschließen, wobei das Curare wegen seiner histaminogenen Eigenschaft und der damit geförderten Spastik in den Atemwegen weniger geeignet ist. Günstiger haben sich Imbretil und Diallyl-nor-Toxiferin (Alloferin Roche) erwiesen.

Eine effektive Ventilation der Lungen während des operativen Eingriffes setzt ausreichende Atemexkursionen voraus. Der verformte und verknöcherte Thorax des Emphysematikers steht dem entgegen. Ist der Patient wach, so hilft er sich durch seine auxiliäre Muskulatur. In der Narkose aber ist er nur auf die Tätigkeit seines Zwerchfelles angewiesen, das aber beim alternden Patienten bereits degenerativen Prozessen unterworfen ist. Deshalb sollte die Spontanatmung gar nicht erst diskutiert, sondern die Beatmung gefordert werden. Just u. Lutz konnten zeigen, daß bei Verwendung von Maske und Spontanatmung bereits nach 30 min ein Anstieg der alveolären Kohlensäurespannung erfolgt (Abb. 5). Auch bei Intubation und Spontanatmung steigen die Kohlensäurewerte über die vertretbaren Grenzen an. Bei der Beatmung mit der Hand sind große Schwankungen des Atem-Minuten-Volumens — bedingt durch die Drucksteuerung der Narkosegeräte — nicht zu vermeiden. Es ist deshalb zur Ventilation mit einem Respirator zu raten, denn nur ein konstantes Volumen pro Atemzug garantiert einen ventilatorischen Effekt auf das Atemparenchym, eine genügende Sauerstoffsättigung des Blutes und die Kohlensäureelimination (Abb. 6).

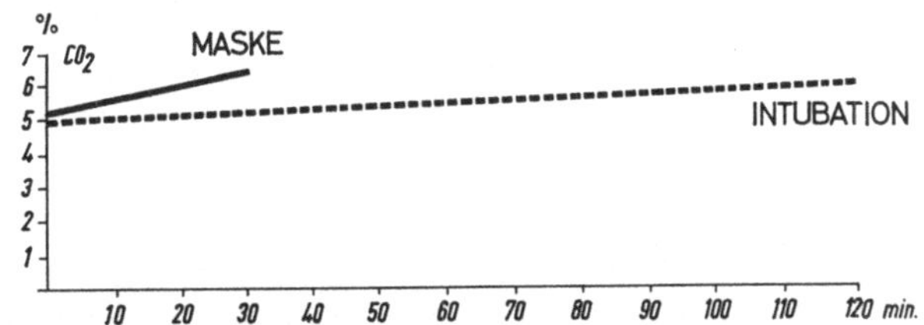

Abb. 5. Die alveoläre CO_2-Spannung bei Masken- und Intubationsnarkose im Greisenalter unter erhaltener Spontanatmung

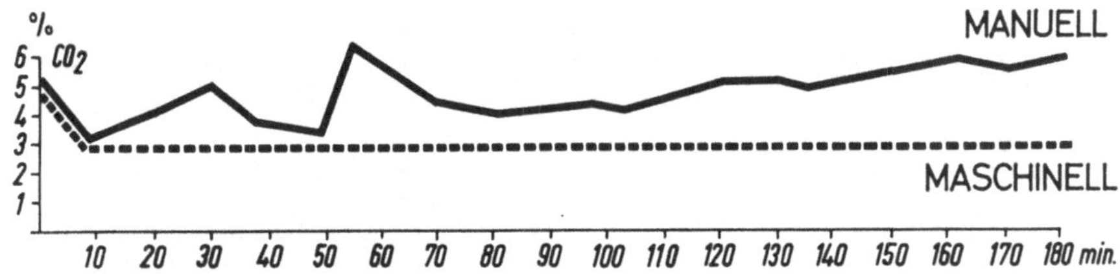

Abb. 6. Die alveoläre CO_2-Spannung bei manueller und maschineller Beatmung im Greisenalter

Welche Beatmungsform soll gewählt werden? — Die reine Positiv-Druckbeatmung hat den Vorteil, das physiologischerweise bei diesen Patienten verlängerte Exspirium zu berücksichtigen, birgt aber die Nachteile zusätzlicher Verstärkung der intrathorakalen Druckschwankungen mit Auswirkung auf den Kreislauf in sich. Das entzündlich veränderte Bronchial- und Alveolarepithel wird vermehrt den hohen Drucken ausgesetzt. Intrapulmonale Drucke zwischen 30—40 cm Wasser führen bereits beim Gesunden zu Zerreißungen der Alveolarsepten und der interseptalen Capillaren mit hämorrhagischer Infiltration und Ödembildung in den peribronchialen Lungenfeldern (Abb. 7). Die reine Wechseldruckbeatmung mit einer Mitteldrucklage um Null erscheint uns bei diesen Patienten auch nicht geeignet, da durch die negative Druckphase die eingeengten Bronchioli kollabieren und dem „Air trapping" Vorschub leisten. Die Folge sind ausgedehnte Resorptionsatelektasen mit Verteilungsstörungen im Belüftungs-Durchblutungsverhältnis. Die Methode der Wahl ist die Positiv-Negativ-Druckbeatmung mit einem mittleren Beatmungsdruck von nicht höher als + 5 cm Wasser.

Besonderer Wert bei der maschinellen Beatmung ist auf die richtige Einstellung des Atemzeitquotienten zu legen. Das beim Bronchitiker verlängerte Exspirium muß auch während der Beatmung aufrechterhalten werden. Wir wählen das zeitliche Verhältnis Inspiration zu Exspiration 1:2. Zusätzlich mischen wir dem Atemgas in Zeitabständen von 30 min Aludrin-Aërosol bei und blähen anschließend die Lungen durch kurzfristige manuelle Stoßbeatmung, um Verklebungen der Bronchioli wieder zu beseitigen. Zur Beatmung sollte unbedingt ein volumengesteuertes Gerät Verwendung finden, da die druckgesteuerten Maschinen durch zu frühe Druckentlastung keine ausreichende alveoläre Ventilation garantieren.

Die postoperative Gefährdung unserer Patienten ist nicht so sehr an die Dauer des Eingriffes gebunden, sondern vielmehr an den präoperativen Funktionszustand der Atemorgane und die Lokalisation des chirurgischen Eingriffes. Patienten mit einem Oberbaucheingriff oder einer Thoraxoperation sind besonders gefährdet durch die direkte Schädigung der Atemmuskulatur und die schmerzhafte Einschränkung der Atemexkursion. Die Schmerzbekämpfung steht deshalb an erster Stelle unserer postoperativen Therapie. Analgetica müssen in ausreichender

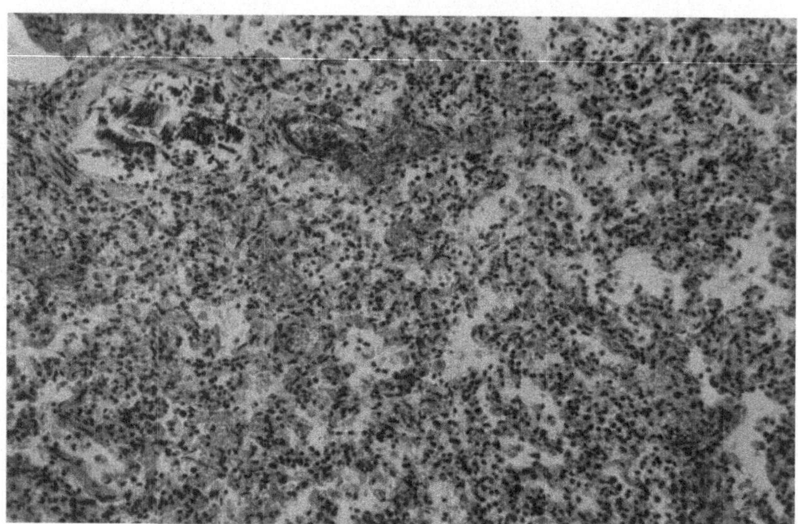

Abb. 7. Histopathologische Veränderungen der Lunge bei hohen intrapulmonalen Drucken unter künstlicher Beatmung

Menge, aber nicht bedenkenlos gegeben werden. Schon 10 mg Morphin beseitigen in 90% der Fälle den klinischen Schmerz, und höhere Dosen bringen keine wesentliche Zunahme der Schmerzfreiheit, aber die Gefahr der Atemdepression. Noch mehr als vor der Operation muß die medikamentöse Therapie mit den bereits erwähnten Aërosol-Inhalationen, Herz- und Kreislaufmitteln nach dem Eingriff intensiviert werden. Unmittelbar nach der Operation — zum Zeitpunkt der narkose- und schmerzbedingten Hypoventilation — führen wir Sauerstoff über eine Nasensonde zu oder bringen den Patienten in das Sauerstoffzelt. Mit zwei Bestimmungen der Blutgaswerte pro Tag, am besten mit der Mikromethode nach Astrup, kontrollieren wir die Richtigkeit unserer Therapie. Das ist kein unnützer Luxus, sondern ebenso wichtig wie das Tagesprofil beim Diabetiker. Auch die physikalische Therapie mit Abhusten, Atemübungen, Totraumventilation und Lagerungsdrainage muß noch intensiviert und von einer Krankengymnastin nach einem bestimmten Zeitplan überwacht werden.

Ist eine zunehmende Verschleimung durch Abhusten nicht zu bessern, so wird zunächst mit einem Tiemann-Katheter blind abgesaugt. Bei Sekretverhaltung und Borkenbildung müssen über das Bronchoskop die Luftwege gereinigt und vorhandene Atelektasen durch Aufblähen mit Kohlensäure gesprengt werden. Ist zu erwarten, daß über längere Zeit eine Bronchialtoilette notwendig wird, so entscheiden wir uns zur Tracheotomie. Die Bronchialtoilette kann dann über das Tracheostoma unter sterilsten Bedingungen erfolgen, so daß Superinfektionen des Bronchialepithels vermieden werden. Die Tracheotomie ist auch dann unbedingt anzustreben, wenn die obstruktiven Veränderungen der Luftwege so erheblich sind, daß eine Widerstandsverringerung angezeigt ist. Die oft vorgebrachte Meinung, daß durch die Tracheotomie beim Emphysematiker plötzlich durch die Verminderung der alveolären Kohlensäurespannung und den fehlenden Sauerstoffmangelreiz auf das Atemzentrum eine Verschlechterung der Atem- und Kreislauffunktion eintritt, konnten wir niemals beobachten.

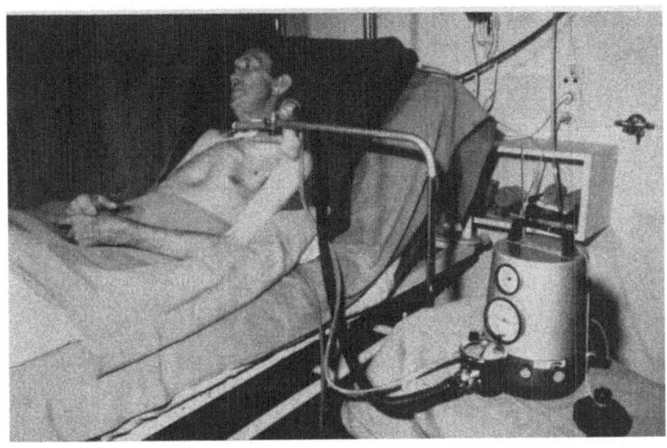

Abb. 8. Unterstützung der insuffizienten Spontanatmung durch den Assistor (Hersteller: Draegerwerk Lübeck)

Haben Tracheotomie, Medikamente und Atemgymnastik keinen Erfolg gebracht, so ist unverzüglich die Beatmung einzuleiten. Dazu haben wir zwei Möglichkeiten: Ist der Patient bei Bewußtsein und seine Spontanatmung zwar insuffizient, aber doch erhalten, so verwenden wir den Assistor der Firma Draeger (Abb. 8). Mit einem Frequenzregelbereich von 8—50 min, einstellbarer Ein- und Ausatemzeit am Timer und automatischer Überwachung und Impulsgebung eignet sich dieses Gerät hervorragend zur assistierten Beatmung. Bewußtlose oder totalatemgelähmte Patienten werden mit dem Engström-Respirator beatmet. Die erste halbe Stunde mit 12—15 Liter reinem Sauerstoff, dann gehen wir auf ein Gemisch von Sauerstoff zu atmosphärischer Luft im Verhältnis 1:1 über. Während der Beatmung werden die Patienten im halbstündlichen Turnus nach Aludrin-Inhalation abgesaugt und manuell durchbeatmet, um atelektatische Bezirke wieder zu öffnen. Unter diesen Maßnahmen gelingt es uns immer, eine gute Anpassung an das Beatmungsgerät zu erreichen, ohne daß wir Relaxantien zur Hilfe nehmen müssen. Nur Diffusions- und Verteilungsstörungen in einem Ausmaß, daß selbst bei reiner Sauerstoffbeatmung noch ein O_2-Defizit verbleibt, erhalten den Eigenrhythmus der Atmung.

Die chronische Bronchitis und das obstruktive Lungenemphysem haben die Tuberkulose als Zivilisationskrankheit verdrängt und sind heute die häufigste Erkrankung der Atemorgane. Weitere Zunahme der Industriegase und des Nicotinabusus werden immer mehr zum Fortschreiten dieser Krankheit beitragen, so daß wir in der Zukunft immer häufiger mit diesen pulmonalen Komplikationen bei unseren chirurgischen Patienten zu rechnen haben. Es gilt daher für den Chirurgen wie auch besonders für den Anaesthesisten, diesem Leiden seine ganze Aufmerksamkeit zu widmen, d. h. präoperative Vorbereitung, Anaesthesiemittel und -methodik und postoperative Behandlung zu erweitern und zu verbessern. Dies wird aber nur dem gelingen, der sich darum bemüht.

Literatur

1. Giebel, O.: Das Verhalten der alveolo-arteriellen Sauerstoffdruck-Differenz bei Spontanatmung mit Totraumvergrößerung. Anaesthesist **13**, 337 (1964).
2. Hartung, W.: Lungenemphysem. Berlin-Göttingen-Heidelberg: Springer 1964.
3. Hegemann, G.: Die Operabilität unserer Kranken. Langenbecks Arch. klin. Chir. **292**. 23 (1959).
4. Just, O. H., u. H. Lutz: Respiratorische Probleme bei der Anaesthesie im Greisenalter. Anaesthesist **12**, 12 (1963).
5. Lawin, P.: Alter Patient und Anaesthesie. Anaesthesist **14**, 103 (1965).
6. Marx, H. H.: Über den Krankheitswert der „chronischen Bronchitis". Hefte z. Unfallheilk. Nr. 87, 45 (1966).
7. Reichel, G.: Krankheitszustände mit respiratorischer Insuffizienz. Z. prakt. Anaesth. 1. 77 (1966).
8. Rodewald, G., u. H. Harms: Chronische Bronchitis, Emphysem und Operationsgefährdung. Hefte z. Unfallheilk. Nr. 87 33 (1966).
9. Rügheimer, E.: Die Tracheotomie, eine nützliche, aber gefährliche Methode. Chir. Praxis 8, 227 (1964).
10. Schmidt, O.-P., W. Günthner u. H. Bottke: Das bronchitische Syndrom. München: J. F. Lehmann 1965.
11. Ulmer, W. T.: Chronische Bronchitis vom Standpunkt des Pathophysiologen. Hefte z. Unfallheilk. Nr. 87, 16 (1966).

Zur Beurteilung der Pathogenität von Bronchialkeimen

Peter Brühl und Friedrich Trendelenburg, Homburg/Saar*

In Fortführung unserer früheren Untersuchungen über das Vorkommen von *Serumantikörpern bei bakteriologischem Nachweis von E. coli im Bronchialsekret* von Patienten mit chronischer Bronchitis und bzw. oder Asthma (Brühl et al.) zeigten bei Bestimmung mit der indirekten Hämagglutinationstechnik nach Neter nunmehr 14 von insgesamt 23 Patienten erhöhte Titer. Diese Hämagglutinationstiter lagen gegenüber den homologen Patienten-Colistämmen um mindestens 4 Stufen höher als jene, die gegen verschiedene Standard-Coli-O-Antigene ermittelt wurden. Bei keinem Fall wurden gleichzeitig erhöhte Titer gegen nichthomologe Kontroll-Colistämme unterschiedlichen Serotyps gefunden. Damit wird die hohe Spezifität der beschriebenen Immunoreaktion belegt und darüber hinaus die aktuelle pathogenetische Bedeutung des im Bronchialbaum gefundenen Keimes sehr wahrscheinlich gemacht. So ist auch die Möglichkeit gegeben, diese Keime von anderen Coliserotypen oder von anderen, gleichzeitig kulturell nach-

* Dr. P. Brühl, Institut für Hyg. u. Mikrobiologie; Priv.-Dozent Dr. F. Trendelenburg, Robert-Koch-Abteilung der 1. Med. Klinik, Universität des Saarlandes in 6650 Homburg/Saar.

gewiesenen Erregern pathogenetisch abzugrenzen. Zur Erläuterung der angewandten indirekten Hämagglutinationstechnik dient Abb. 1.

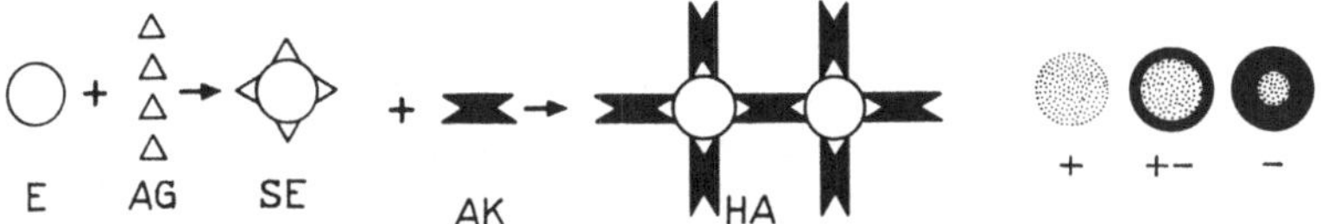

Abb. 1. Indirekte Hämagglutination, schematische Darstellung des Reaktionsablaufs und des Reaktionsbildes. *E* Erythrocyt, *AG* bakterielles Antigen, *SE* sensibilisierter Erythrocyt, *AK* Antikörper, *HA* Hämagglutination

Unter den zahlreichen Bedingungen, die ursächlich oder komplizierend bei der chronischen Bronchitis und beim Asthma zu berücksichtigen sind, bedarf der Infekt sicher besonderer Beachtung, so daß der Nachweis spezifischer humoraler Antigen-Antikörper-Reaktionen von allgemeiner Bedeutung ist. Darüber hinaus interessieren besonders im Hinblick auf die aktuelle klinische und funktionelle Symptomatik der chronischen obstruktiven Bronchitis und des Asthmas auch noch *cutane und bronchiale Antigen-Antikörper-Reaktionen* als Nachweis einer Infektallergie im engeren Sinne. Schließlich ist zu untersuchen, ob Beziehungen der cutanen bzw. bronchialen Reaktionen zu der serologischen Antigen-Antikörper-Reaktion bestehen.

Mit Untersuchungen, die auch diese Probleme berücksichtigen, begannen wir erst, als bei einem signifikanten Prozentsatz von Patienten Serumantikörper gefunden werden konnten. Folgende Parameter werden dabei analysiert:

1. Intradermale Reizschwelle für handelsübliches Coli-Antigen (Hersteller: Bencard, London; Stammlösung 500 Mill. Keime/ml).

2. Intradermale Reizschwelle für Histamin.

3. Inhalative Reizschwelle für handelsübliches Coli-Antigen (Hersteller: Bencard, London; Stammlösung 2500 Mill. Keime/ml) bestimmt mit exspiratorischer und inspiratorischer Sekundenkapazität und maximalem Atemstrom bei gleichzeitiger Analyse der exspiratorischen Gasdruckkurven für Argon, Sauerstoff und Kohlensäure.

Auf statistische Beziehungen der Parameter zueinander und zu den klinischen und serologischen Befunden können wegen der noch kleinen Fallzahl zunächst keine Schlüsse gezogen werden, so daß hier über Einzelfälle berichtet wird.

So zeigten jetzt 4 klinisch differenzierter analysierte Patienten mit Asthma und Colibefund im Bronchialsystem in einem Fall Serumantikörper gegen den homologen Colistamm. Die 3 serumnegativen Patienten ließen auch klinisch keine sicheren Zeichen einer Coliallergie erkennen. Der Fall mit positivem Serumagglutinationstiter ergab folgende klinischen Daten:

30jährige Frau, Asthmaanamnese in der Jugend, seit etwa 5 Jahren nur noch geringere Anfälle von Atemnot, die nicht in eindeutiger Beziehung zu exogenen Einwirkungen stehen, öfter „Erkältungen". Nach kürzlicher Descensus-Operation (Inhalation-Narkose) postoperativ Totalatelektase links, die sich durch Inhalationen, Lagerung und gezielte Chemotherapie konservativ beheben läßt. Im Bronchialsekret werden E. coli gefunden, im Serum erhöhter Hämagglutinationstiter gegen den homologen Colityp. Im Intracutantest mit Coli-Antigen gering positive Frühreaktion, ebenso gegen Hausstaub, Federn und Katzenhaare. Lungenfunktion: Maximales Lungenvolumen 3650, Sekundenkapazität 2650, nach Alupent 2950. Im Inhalationstest war die Histaminreizschwelle mit 2 mg/ml deutlich erniedrigt (Norm 32 mg/ml). Nach 5 min Inhalation von Coli-Antigen (Flow 6 l/min) Abfall der Sekundenkapazität auf 2300 und des maximalen Atemstromes von 4,26 auf 3,09 l/sec. Bei Leerinhalation keine Veränderung der Funktionswerte. Kontrollpatienten zeigten bei entsprechender Inhalation von Coli-Antigen keine signifikante Funktionsabweichung. Abb. 2 zeigt Atemstrom, integriertes Volumen und die massenspektrometrischen Gasdruckkurven während je eines Atemzuges leer und nach Antigen-Inhalation. Die nach der Antigen-Inhala-

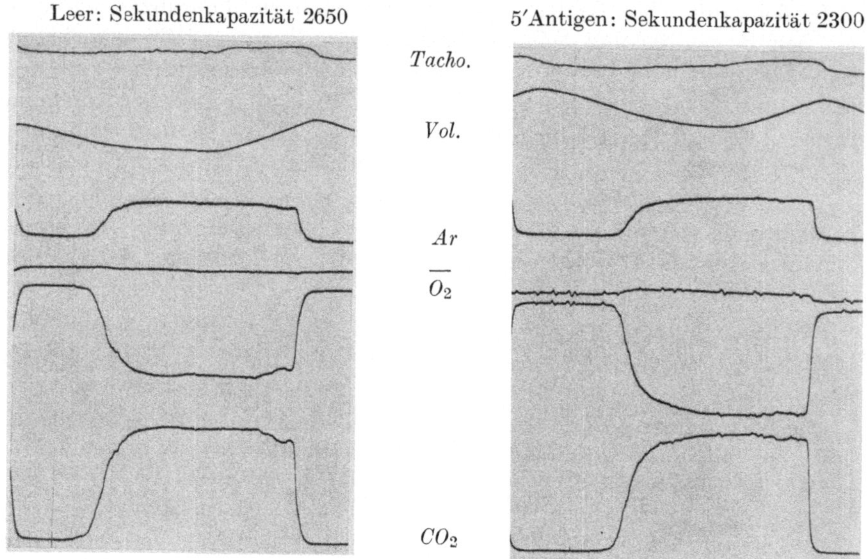

Abb. 2. Kurven für Atemstrom (*Tacho*), Atemzugvolumen (*Vol*), und Atemgasdrucke (Argon = *Ar*, Sauerstoff = O_2, Kohlensäure = CO_2) bei einer Sekundenkapazität von 2650 im Leerversuch und von 2300 nach 5 min Inhalation von Coli-Antigen während einer Exspiration. (Erläuterung und klinische Daten siehe Text!)

tion zu beobachtende Abflachung des Anfangteiles des „Alveolarplateaus" sowohl in der exspiratorischen Argondruckkurve als auch in der Sauerstoff- und der Kohlensäuredruckkurve läßt sich nach dem Vorgehen von Muysers et al. als ventilaorische Verteilungsstörung ohne Adaptation der Perfusion und ohne Störung der Diffusion, in diesem Fall durch vorübergehende Erhöhung der Atemwegswiderstände, deuten. Es ist beabsichtigt, bei weiteren Versuchen homologe Colitypen-Antigene zu verwenden, die möglicherweise noch eindeutigere Reaktionen geben.

Die beschriebenen anamnestischen und aktuellen Daten lassen annehmen, daß bei der Patientin eine Infektallergie manifest ist.

Literatur

Brühl, P., F. Trendelenburg u. N. Genser: Med. thorac. (im Druck).
Muysers, K., G. Worth u. F. Siehoff: Med. thorac. **21**, 12 (1964).
Neter, E., A. H. Harris u. A. N. Drislane: Amer. J. publ. Hlth **55**, 1164 (1965).

Über das Vorkommen der verschiedenen Neisserien-Arten bei broncho-pulmonalen Erkrankungen *

H.-J. Brandt, K. Bartmann und A. Blisse**, Berlin

In einer früheren Untersuchung über die Rolle der Neisserien bei broncho-pulmonalen Infekten hatten wir gefunden, daß die Neisserien nach H. influenzae und Pneumokokken die dritthäufigste Keimgruppe bildeten (Bartmann, Brandt u. Blisse [1]). Ferner hatten sich Hinweise dafür ergeben, daß das zugrunde-liegende Krankheitsbild mitbestimmt, welche pathogenen Keime als Partner auf-treten und welche Neisserienspecies gefunden wird. Die Zahl der identifizierten Neisserienstämme war jedoch zu klein, um zuverlässige Aussagen zu erlauben. Wir haben daher die Untersuchungen fortgesetzt und berichten nun über insgesamt 125 von Patienten isolierten Stämmen.

Methodik

Über die Art der Materialgewinnung unterrichtet Tabelle 1. Die Bronchoskopie wurde in Allgemeinnarkose durchgeführt. Aus dem Sputum wurden eitrige Bestandteile isoliert und nach Kitasato und Mulder in physiologischer Koch-salzlösung dreimal gewaschen.

Tabelle 1. *Art der Materialgewinnung bei 125 Patienten mit Neisserien* (Heckeshorn, 1962—1966.)

Sputum	54	
Bronchialsekret	67	
Lungenpunktion	1	(N. rein)
Pleurahöhe	3	(zugleich Sputum)
	125	

Gezüchtet wurde wie früher aërob und anaërob auf Blutplatte, ferner auf Levinthal-Agar und in Serumbouillon. Die isolierten Keime wurden in der gleichen Weise identifiziert: H. influenzae durch Heterotrophie für X- und V-Faktor, Pneumokokken durch Koloniebild, Gallelöslichkeit und/oder Optochinempfind-lichkeit, Enterobacteriaceen durch die „bunte Reihe" und die Neisserien nach Berger (3, a—f) auf Grund der Säuerung von Maltose, Saccharose, Fructose, Polysaccharidbildung, Reduktion von Nitrat und Hämolyse. Diese Technik ist in unserer früheren Arbeit eingehend beschrieben.

Die Resistenzbestimmungen wurden auf Blutagar mit dem Blättchen-Diffu-sionstest ausgeführt. Die kritischen Hemmhof-Durchmesser waren so gewählt, daß als resistent Stämme bezeichnet wurden, für die der Plattenverdünnungstest folgende minimale Hemmkonzentrationen ergibt: Penicillin 0,1 IE/ml, Erythro-mycin 1,0 µg/ml, Tetracyclin 2,5 µg/ml, Chloramphenicol 5 µg/ml, Streptomycin 5 µg/ml, Sulfonamid etwa 5 µmol/l in synthetischem flüssigem Nährmilieu.

Zur Auswertung kamen alle Fälle, bei denen Neisserien rein oder wenigstens in gleicher Menge mit Mundflora gezüchtet wurden, bzw. in Kombination mit anderen anerkannt pathogenen Keimen, wobei Neisserien und/oder anerkannt pathogene Keime wie H. influenzae, Pneumokokken, coagulase-positive Staphylokokken, hämolytische Streptokokken mindestens in gleicher Menge vorhanden sein mußten wie die Mundflora. Als chemotherapeutisch nicht vorbehandelt gelten alle Patienten, bei denen über eine antibakterielle Chemotherapie in den letzten 4 Wochen vor der Untersuchung nichts bekannt war. Das traf für 102 Fälle zu; 23 waren vorbehandelt. Ferner wurden noch aus dem Sputum von Gesunden 16 Stämme isoliert und identifiziert.

Die klinischen und bakteriologischen Daten der 125 Patienten wurden nach 25 Hauptmerkmalen mit bis zu 9 Untergruppen aufgegliedert und verschlüsselt. Differenzen wurden auf statistische Signifikanz nach der χ^2-Methode berechnet.

Ergebnisse

Tabelle 2 zeigt die Mengenverhältnisse der Neisserien zu den anderen pathogenen und nicht pathogenen Keimen. In 20,8% fanden wir Neisserien ohne Keimpartner; in 36% dominierten sie über die anderen Keime, so daß sie in 56,8% der Fälle im Untersuchungsmaterial vorherrschend waren.

Die Invasionsfähigkeit der Neisserien über die Bronchien hinaus bis in die Lunge und Pleura scheint uns durch folgende Beobachtungen erwiesen zu sein: Bei der perthorakalen Lungenpunktion eines Tumorabscesses wurden Neisserien in Reinkultur gefunden, und aus 3 Pleuraempyemen wurden Neisserien gezüchtet, die auch im Sputum nachweisbar waren.

Tabelle 2. *Mengenverhältnisse der Neisserien zu anderen Keimen Lungenkranker mit Neisserien* (Heckeshorn, 1962—1966)

rein	20,8%
dominierend	36,0%
ziemlich reichlich	14,4%
spärlich	28,8%
Zahl der Fälle	125

Für die pathogene Bedeutung der Neisserien spricht ferner, daß die Körpertemperatur bei Isolierung von Neisserien allein sogar häufiger erhöht gefunden wurde, als wenn neben den Neisserien noch andere pathogene Keime isoliert wurden (Tabelle 3). Außerdem verschwanden nach einer gezielten antibakteriellen Chemotherapie nicht nur die Neisserien, es normalisierte sich die Körpertemperatur und das Sputum wurde leukocytenfrei.

Tabelle 3. *Verhalten der Körpertemperatur bei 125 Patienten mit bronchopulmonalen Erkrankungen mit Neisserien* (Heckeshorn, 1962—1966)

	afebril	subfebril	febril	Zahl der Fälle
Neisserien[1]	58%	27%	15%	41
N. + pathogene Keime[1]	60%	36%	3,6%	84
				125

[1] Mundflora kann gleichzeitig vorhanden sein.

Über die Häufigkeitsverteilung der verschiedenen Neisserien-Arten bei Kranken mit und ohne vorherige Chemotherapie orientiert Tabelle 4. N. cinerea kommt bei den nicht antibakteriell vorbehandelten Patienten signifikant häufiger vor als bei den nicht behandelten. Die Differenz von 22% ist signifikant ($p < 0,02$). Umgekehrt wurde N. perflava viel öfter bei vorbehandelten Kranken gefunden ($p < 0,01$). Für N. flava und N. subflava erreichen die Differenzen keine Signifikanz.

Tabelle 4. *Häufigkeitsverteilung für die verschiedenen Neisserien-Arten, isoliert von Patienten mit und ohne vorherige Chemotherapie*

vorher Chemo-therapie		catarrh.	cinerea	flava	perflava	subflava	fla-vesc.	sicca	total
nein	absolut	34	22	5	13	22	1	5	102
	% [1]	34	22	5	13	22	1	5	100
ja	absolut	6	0	2	13	2	0	0	23
	% [1]	26	0	9	56	9	0	0	100
nein	absolut	40	22	7	26	24	1	5	125
u. ja	%	32,0	17,6	5,6	20,8	19,2	0,8	4,0	100

[1] Prozente abgerundet.

Den Einfluß vorangegangener Chemotherapie auf die Kombination mit anderen Erregern zeigt Tabelle 5. Da bei vorbehandelten Kranken N. perflava in 56% isoliert wurde, ist diese Keimart getrennt für sich angeführt. Es ist zunächst festzustellen, daß der Anteil der Fälle mit Neisserien allein nach Vorbehandlung

Tabelle 5. *Neisserien ohne und mit anderen potentiell pathogenen Keimen bei Patienten in Abhängigkeit von vorangegangener Chemotherapie*

	vorherige Chemotherapie			
	nein		ja	
	alle N.	N. perflava	alle N.	N. perflava
N. allein	29	5	12	9
N. + P.	36	2	2	0
N. + H.	17	1	3	2
N. + P. + H.	7	1	0	0
N. + andere pot. path. Keime	13	4	6	2
Summe	102	13	23	13

N. = Neisserien, P. = Pneumokokken, H. = H. influenzae, Mundflora kann gleichzeitig vorhanden sein.

um rund 30% höher liegt ($p < 0,05$) und daß dieser Anstieg vor allem auf das Konto von N. perflava geht ($p < 0,01$). Es erhebt sich die Frage, ob es sich bei dieser Verschiebung nicht um eine sekundäre Invasion nach erfolgreicher Eliminierung pathogener Keime handelt, wie dies z. B. für E. coli von GOSLINGS [6] beobachtet wurde. Wir haben jedoch bei den Patienten mit N. perflava allein nicht seltener eine erhöhte Körpertemperatur gefunden, als wenn andere Neisserien-Arten allein mit oder ohne etwas Mundflora isoliert wurden. Deshalb nehmen wir an, daß N. perflava nicht sekundär eingewandert ist, sondern wegen einer nicht adäquaten Chemotherapie persistierte. Tabelle 5 zeigt ferner, daß bei den unvorbehandelten Kranken die Kombination von Neisserien mit Pneumokokken doppelt so oft vorkommt wie die mit H. influenzae ($p < 0,01$), während bei den Vorbehandelten H. influenzae eher überwiegt. Da sich bei allen anderen Auf-

schlüsselungen keine Unterschiede zwischen behandelten und nicht behandelten
Patienten andeuteten, verzichten wir bei den weiteren Tabellen auf eine getrennte
Wiedergabe beider Gruppen.

Über die Kombination der einzelnen Neisserien-Arten mit anderen Erregern
unterrichtet Tabelle 6. N. flava und N. perflava wurden fast in der Hälfte der

Tabelle 6. *Vorkommen der verschiedenen Neisserien-Arten mit und ohne Infektionspartner*

Neisserien-Art	allein ± Mundflora	P±sonst. P Err.	H±sonst. H Err.	P+H ±sonst Err.	sonst. Err.	allein total	P H	sonst. Err. total
N. catarrhalis	11	17	4	1	7	11/40	17/4	7/40
N. cinerea	5	6	6	3	2	5/22	6/6	2/22
N. flava	3	2	1	1	0	3/7	2/1	0/7
N. subflava	7	10	5	1	1	7/24	10/5	1/24
N. perflava	14	2	3	1	6	14/26	2/3	6/26
N. sicca	1	0	1	0	3	1/5	0/1	3/5

N = Neisserien, P = Pneumokokken, H = H.influenzae, Err.= anerkannt pathogene Erreger
außer P und H. — Mundflora kann gleichzeitig vorhanden sein.

Fälle allein gefunden; für die anderen Arten trifft dies nur in ein Viertel bis ein
Fünftel der Fälle zu. N. catarrhalis ist häufiger mit Pneumokokken kombiniert
als die anderen Neisserien. Die Differenz zu N. cinerea z.B. ist bei Anwendung
der Yatesschen Korrektur jedoch nicht ganz signifikant ($p < 0,10$; $> 0,05$)

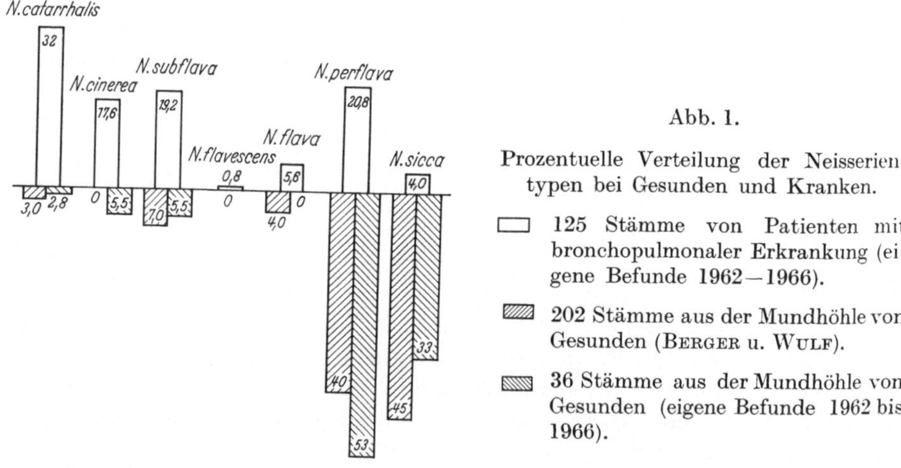

Abb. 1.

Prozentuelle Verteilung der Neisserien-
typen bei Gesunden und Kranken.

☐ 125 Stämme von Patienten mit
bronchopulmonaler Erkrankung (eigene Befunde 1962—1966).

▨ 202 Stämme aus der Mundhöhle von
Gesunden (Berger u. Wulf).

▨ 36 Stämme aus der Mundhöhle von
Gesunden (eigene Befunde 1962 bis
1966).

Abb. 1 gibt die Häufigkeitsverteilung für die Neisserien-Arten bei Kranken
und Gesunden wieder. Da unsere Gruppe von Gesunden nur 36 Personen umfaßt,
haben wir zum Vergleich auch die Daten von Berger u. Wulf [4] eingezeichnet.
mit deren Ergebnissen sich unsere Befunde weitgehend decken. Die Signifikanz-
berechnungen wurden jedoch nur für die eigenen Gruppen angestellt. Die Abbildung läßt auf den ersten Blick erkennen, daß bei den Kranken gerade jene
Neisserien-Arten häufig vorkommen, die bei Gesunden selten sind, d.h. vor allem

N. catarrhalis, N. cinerea und N. subflava. Die Unterschiede erreichen für N. catarrhalis ($p < 0,01$) und N. subflava ($p < 0,05$) und N. sicca ($p < 0,01$) Signifikanz, während sie für N. cinerea und N. perflava ein p zwischen 0,1 und 0,05 aufweisen.

In unserer ersten Untersuchung hatten sich Hinweise dafür ergeben, daß die zugrunde liegende Krankheit die Invasion der einzelnen Neisserien-Arten und anderer Erreger selektiv begünstigt. Um diese Frage möglichst klar beantworten zu können, war es erforderlich, die Patienten in gewisse Krankheitsgruppen einzuteilen, Fälle mit Doppelerkrankungen wegzulassen oder speziell anzuführen und zu kleine Gruppen ebenfalls nicht zu berücksichtigen. Außerdem sind Fälle, bei denen als Partner sowohl H. influenzae als Pneumokokken gezüchtet wurden, ebenfalls fortgelassen. Das Ergebnis dieser Aufschlüsselung bringt Tabelle 7.

Tabelle 7. *Neisserien-Arten, Pneumokokken und H. influenzae in Beziehung zum Krankheitsbild*

Neisserien-Art	Tumoren			Sonstige Erkrankungen					
	peripher	zentr. ohne Pneum.	zentr. mit Pneum.[2]	chron. Pneum.[3]	Pneum. + Tumor	Sinu-bronch.	Emphys., Asthma	Tuberk. + Emphys.	Emphys. + Tuberk.
N. catarrh.	6	3	3	1	4	4	8	7	15
N. cinerea	5	3	3	1	4	2	2	2	4
N. flava	0	1	1	1	2	1	1	0	1
N. subflava	6	3	1	1	2	2	5	3	8
N. perflava	1	1	6	3	9	3	2	2	4
N. flavescens	0	0	1	0	1	0	0	0	0
N. sicca	0	3	0	1	1	0	0	1	1
Summe	18	14	15	8	23	12	18	15	33
Quot.[1] N. catarrh. / N. perflava	6	3	0,5	0,3	0,5	1	4	4	4
Quot.[1] N. catarrh. / N. cinerea	1	1	1	1	1	2	4	4	4
Quot.[1] Pneumokokken / H. influenzae	3,5	6	5	>3	8	1	1	1	1

[1] Werte abgerundet; [2] bzw. mit Atelektase; [3] oder Lungenabsceß. Mundflora kann gleichzeitig vorhanden sein.

Sie zeigt, daß zwischen Krankheit und Erregerflora bestimmte Korrelationen bestehen, die sich am besten als Quotienten der Häufigkeiten von N. catarrhalis zu N. perflava bzw. zu N. cinerea sowie von Pneumokokken zu H. influenzae ausdrücken lassen. Bei den Patientengruppen Emphysem-Asthma einerseits und Tuberkulose andererseits bestehen sehr ähnliche Verteilungen. Da aber von den 15 Patienten mit Tuberkulose 7 auch ein Emphysem hatten, muß offen bleiben, ob die Konstellation bei Tuberkulose überwiegend durch das Emphysem geprägt ist oder ob die unspezifischen Infekte bei der Tuberkulose durch die gleichen Neisserien-Arten hervorgerufen werden wie beim Emphysem. Für verschiedene statistische Berechnungen erschien es jedenfalls statthaft, für das Emphysem und die Tuberkulose eine gemeinsame Gruppe zu bilden. Bei der Gruppe der Tumoren und der chronischen Pneumonie finden wir ein starkes Überwiegen von Pneumokokken über H. influenzae (14/2), während bei der Sinubronchitis, dem Emphysem und der Tuberkulose beide Keimarten gleich häufig sind (11/13). Dieser Unterschied ist signifikant ($p < 0,02$). Das Verhältnis von N. catarrhalis zu N. cinerea beträgt bei den Tumoren und Pneumonien 1:1. Bei der Sinubronchitis, deutlicher noch beim Emphysem und der Tuberkulose, überwiegt N. catarrhalis ($p < 0,05$ für Emphysem mit und ohne Tuberkulose im Vergleich zu den Pneumonien mit und ohne Tumor). Tabelle 6 zeigt, daß zwischen anderen Erregern und den einzelnen Neisserien-Arten verschiedene Affinitäten bestehen. Tabelle 7 liefert Beispiele dafür, daß unabhängig davon auch die zugrunde liegende Krankheit von Bedeutung ist. Geht der zentrale Tumor mit einer Pneumonie bzw. Atelektase einher, so findet man gehäuft N. perflava, obwohl das Verhältnis von Pneumokokken zu H. influenzae beim Tumor mit Pneumonie das gleiche ist wie bei den anderen Tumoren. Die Unterschiede im Vorkommen von N. perflava bei zentralen Tumoren mit und ohne Pneumonie erreichen bei Anwendung der Yatesschen Korrektur jedoch nicht ganz die wünschenswerte Signifikanz; p ist gering $> 0,05$. Ein anderes Beispiel ist das häufigere Vorkommen von N. catarrhalis in der Gruppe Emphysem mit und ohne Tuberkulose gegenüber der Gruppe Pneumonie mit und ohne Tumor ($p < 0,05$), obwohl in der Emphysemgruppe H. influenzae relativ häufig ist und zwischen N. catarrhalis und H. influenzae ein gewisser Antagonismus besteht (s. Tabelle 6; dies gilt auch für die Fälle der Tabelle 7). Man sollte hier also gerade das Gegenteil erwarten: wegen des häufigeren Vorkommens von H. influenzae eine besonders kleine Zahl für N. catarrhalis. Diese Beispiele drücken sich besonders in dem Quotienten N. catarrhalis zu N. perflava aus. N. subflava kommt in der Gruppe Emphysem mit und ohne Tuberkulose ebenfalls häufiger vor als in der Pneumoniegruppe mit und ohne Tumor, die Unterschiede erreichen aber keine Signifikanz. — Tabelle 7 zeigt ferner, daß die peripheren Tumoren und die Sinubronchitiden jeweils eine Position für sich einnehmen.

Tabelle 8. *Resistente Stämme von Patienten ohne vorherige Chemotherapie*

Neisserien-Art	Penicillin	Erythromycin	Tetracyclin	Chloramphenicol	Streptomycin	Sulfonamid	Nr. getestete Stämme
N. catarrhalis	2	1	0	1	1	1	29
N. cinerea	0	6	0	0	12	0	17
N. flava	2	2	0	0	0	0	3
N. subflava	4	5	2	0	1	0	17
N. perflava	14	14	0	0	5	0	14
N. sicca	5	3	1	0	0	0	5

In Tabelle 8 sind die Ergebnisse der Resistenzbestimmungen bei Stämmen von nicht vorbehandelten Patienten zusammengestellt. Für die verschiedenen Medikamente ist die Zahl der Stämme aufgeführt, die nach den bei der Methodik angegebenen Kriterien als resistent zu bezeichnen ist. Interessant ist, daß artenspezifische Unterschiede vorkommen. Alle Stämme von N. perflava erwiesen sich als resistent für Penicillin in normaler Dosierung und für Erythromycin. N. sicca war ebenfalls stets Penicillin- und zum größeren Teil Erythromycin-resistent. Die übrigen Neisserien-Arten verhielten sich gegenüber diesen beiden Antibiotica nicht einheitlich, was für die meisten Species auch hinsichtlich des Streptomycin zu gelten scheint. Fast alle Neisserien-Stämme erwiesen sich als empfindlich für Tetracyclin, Chloramphenicol und das getestete Sulfonamid (Elkosin).

Diskussion

Auch heutzutage besitzen die Neisserien eine gewisse Pathogenität für die Atmungsorgane. Hieran kann nach den bereits veröffentlichten bakteriologischen Untersuchungen (BENSTEAD [2]; KOURILSKY [7]; BUCHER u. HADORN [5]; MULDER [9]; BARTMANN et al. [1]) kein Zweifel mehr sein. MEDICI u. BÜRGI [8] fanden, daß bei den Neisserien eine für den Infekt als charakteristisch angesehene Veränderung des Sputums ebenso oft eintritt wie bei Pneumokokken. In dem hier vorgelegten, selektierten Material wurden Neisserien ohne jede andere Keime bei 26 Fällen gefunden. Bei 17 Patienten waren die Keime bronchoskopisch oder durch Punktion gewonnen, so daß sie mit großer Wahrscheinlichkeit nicht aus der Mundhöhle stammten. Daß erhöhte Körpertemperaturen bei den Kranken mit alleinigem Neisserien-Befund ebenso oft beobachtet wurden wie bei kombinierter Infektion mit anderen anerkannt pathogenen Keimen, spricht gleichfalls für die Pathogenität der Neisserien, ebenso die Tatsache, daß bei adäquater Chemotherapie die Temperatur sich normalisierte und die Zahl der Leukocyten im Sputum zurückging. Für die häufiger vorkommenden Neisserien-Arten, d.h. N. catarrhalis, cinerea, flava, subflava und perflava waren keine deutlichen Unterschiede hinsichtlich des Anteils der rein isolierten Stämme festzustellen. An der Spitze liegt N. perflava. Schlüsse auf eine unterschiedliche Pathogenität der einzelnen Arten lassen sich daraus nicht ziehen.

Es ist früher immer wieder diskutiert worden, ob die Gruppe der anspruchslosen Neisserien nur aus Varietäten oder aus verschiedenen Arten besteht. Die von BERGER erarbeiteten taxonomischen Kriterien haben uns eine zuverlässige, eindeutige Identifikation gestattet. Die enge Korrelation zwischen bestimmten biochemischen Leistungen und der Resistenz gegen Penicillin bzw. Erythromycin bei N. perflava und N. sicca spricht ebenfalls dafür, daß eine Einteilung der anspruchslosen Neisserien in Arten berechtigt ist.

Unsere früheren an 30 Stämmen vorgenommenen Artenbestimmungen hatten ergeben, daß bei Kranken vor allem die Neisserien-Arten vorkommen, die bei Gesunden nicht gefunden wurden. Dies hat sich voll bestätigt. Bei den Patienten wurden N. catarrhalis, N. cinerea und N. subflava zusammen in rund 69% isoliert, bei den Gesunden nur in rund 14%. Eine gewisse Sonderstellung scheint N. perflava einzunehmen. Obwohl sie bei der Hälfte aller Gesunden nachweisbar war, wurde sie doch auch als eindeutiger Erreger, nicht selten rein, gefunden.

Unsere Vermutung, daß bestimmte Neisserien-Arten bei bestimmten Krankheiten bevorzugt auftreten, hat sich gleichfalls an dem größeren Material bestätigt und weiter differenzieren lassen. In der vorigen Arbeit waren wir wegen der kleinen Fallzahlen gezwungen, ohne Rücksicht auf bronchopulmonale Zweiterkrankungen zwei etwas heterogene Gruppen zu bilden, nämlich die der Parenchymerkrankungen (Tumoren, Pneumonien, Abscesse) und die des bronchitischen Syndroms (Bronchiektasen, Sinubronchitis, Emphysem, Asthma). Damals wurden N. catarrhalis und N. flava überwiegend beim bronchitischen Syndrom gefunden, N. cinerea und N. subflava überwiegend bei den Parenchymerkrankungen. Teilen wir unsere Fälle jetzt in derselben Weise ein, so ergibt sich etwa das gleiche, wie sich aus Tabelle 7 entnehmen läßt. Lediglich für N. catarrhalis ist der Anteil bei den Parenchymerkrankungen stärker angestiegen. Der Grund liegt darin, daß sich in dem früheren Material unter den Parenchymerkrankungen nur 10% periphere Geschwülste befanden, jetzt aber rund 49%, und daß gerade bei den peripheren Tumoren N. catarrhalis vorkommt.

Die jetzt vorliegenden Daten lassen auch hinsichtlich der Kombination mit Pneumokokken, H. influenzae und anderen anerkannt pathogenen Keimen Artunterschiede erkennen (Tabelle 6). Da, wie Tabelle 7 zeigt, nicht nur die einzelnen Neisserien-Arten, sondern auch Pneumokokken und H. influenzae bevorzugt bei bestimmten Krankheiten auftreten, erhebt sich die Frage, inwieweit der Infektionspartner einerseits, das pathologische Terrain andererseits für die Ansiedlung verantwortlich sind. Nun haben wir unser Material von den Neisserien und nicht von den Krankheitsbildern aus selektiert. Daher läßt sich nicht beantworten, wie oft der eine oder andere Erreger bei den verschiedenen Erkrankungen tatsächlich vorkommt und in welchem Maße ihm eine Führungsrolle zuzubilligen ist. An unseren Fällen ließ sich jedoch zeigen, daß das pathologische Milieu manchmal bestimmend ist. Vermutlich werden beide Faktoren, der Infektionspartner und das pathologische Terrain, Ursache der charakteristischen Häufigkeitsverteilungen sein, die wir für die verschiedenen Krankheiten gefunden haben. Daß diese Verteilungsmuster sich etwas verändern, wenn Chemotherapie vorangegangen ist, nimmt nicht weiter wunder.

Zusammenfassung

Frühere Untersuchungen über die bei bronchopulmonalen Erkrankungen vorkommenden Neisserien-Arten wurden fortgesetzt. Es wird nun über insgesamt 125 von Kranken und 36 von Gesunden isolierte Stämme berichtet.

Es bestätigte sich die Beobachtung, daß bei den Kranken bevorzugt jene Neisserien-Arten gefunden werden, die bei Gesunden selten sind: N. catarrhalis, N. cinerea und N. subflava machen 69% der Stämme bei den Kranken, aber nur 14% bei den Gesunden aus. In der Mundhöhle des Gesunden werden überwiegend N. sicca und N. perflava angetroffen. Die letztgenannte Art kommt aber nicht so selten auch bei Kranken vor

In 20,8% der Patienten wurden Neisserien ohne jede anderen Keime isoliert, in der Mehrzahl der Fälle aus Material, das durch Bronchoskopie oder Punktion gewonnen war. An der Herkunft dieser Keime aus den tieferen Abschnitten der Atmungsorgane kann kein Zweifel sein. Auch das Verhalten der Körpertemperatur und der Leukocyten im Sputum vor und nach adäquater Chemotherapie sprechen für die Pathogentität der Neisserien.

Setzt man die Neisserien-Arten zum Krankheitsbild und den Infektionspartnern in Beziehung, so ergeben sich für die verschiedenen analysierten Krankheitsbilder (periphere Tumoren; zentrale Tumoren mit bzw. ohne Pneumonie; chronische Pneumonie; Bronchiektasen; Sinubronchitis; Emphysem; Asthma; Tuberkulose) charakteristische Häufigkeitsverteilungen, die sich gut durch folgende Quotienten beschreiben lassen, welche die Zahl der Fälle angeben:

$$\frac{\text{N. catarrhalis}}{\text{N. perflava}}; \quad \frac{\text{N. catarrhalis}}{\text{N. cinerea};} \quad \frac{\text{Pneumokokken}}{\text{H. influenzae}}.$$

Literatur

1. Bartmann, K., H.-J. Brandt u. A. Blisse: Med. thorac. **20**, 341—357 (1963).
2. Benstead, J. G.: Lancet **1950**-I, 206—208.
3. Berger, U.: a) Z. Bakt., I. Orig. **181**, 345—349 (1961); b) Z. Hyg. Infekt.-Kr. **147**, 461—469 (1961); c) Z. Hyg. Infekt.-Kr. **148**, 445—457 (1962); d) Arch. Hyg. **145**, 190—195 (1961); e) Arch. Hyg. **145**, 296—301 (1961); f) Z. Hyg. Infekt.-Kr. **148**, 45—50 (1961).
4. Berger, U., u. B. Wulf: Z. Hyg. Infekt.-Kr. **147**, 257—268 (1961).
5. Bucher, U., u. W. Hadorn: Med. Klin. **55**, 688—692 (1960).
6. Goslings, W. R. O.: Diskussionsbemerkung p. 25 in: Bronchitis. Ed. by N. G. M. Orie and H. J. Sluiter. Assen: Royal Van Gorcum 1961.
7. Kourilsky, E.: Sem. Hôp. Paris **26**, 3259—3269 (1950).
8. Medici, T., u. H. Bürgi: Schweiz. med. Wschr. **95**, 1679—1682 (1965).
9. Mulder, J.: p. 15—18 in: Bronchitis. Ed. by N. G. M. Orie and H. J. Sluiter. Assen: Royal Van Gorcum 1961.

Häufigkeit der chronischen Bronchitis bei Lungentuberkulösen und ihre Beziehungen zu Tuberkulosebefund und -therapie

R. Hoppe, Düsseldorf*

Das Zusammentreffen chronischer Bronchitiden mit Lungentuberkulose ist in der Literatur noch wenig behandelt worden. Es finden sich meist nur Zahlenangaben über die Häufigkeit; weniger sind aber Zusammenhangsfragen behandelt.

Zuidema fand in 40—50% bei schweren Lungentuberkulosen komplizierende asthmatoide Bronchitiden. Der Verlauf der Tuberkulose sei auch ernster als bei anderen gewesen. Kreukniet u. Orie registrierten bei 250 tuberkulösen Sanatoriumspatienten in 22% Bronchitis, wogegen von der Normalbevölkerung nur 5,6% Bronchitis hatten. Sie stellten einen besonders ungünstigen Krankheitsverlauf hinsichtlich der Tuberkulose fest und betonten, daß die Chemotherapie bei Bronchitis schlechter anspreche und eine Resektionsbehandlung wegen Funktionsstörungen meist nicht möglich sei. Charopin sah bei 246 Bronchitikern 15mal eine Lungentuberkulose und H. Bock hat in dem Material der Marburger Klinik festgestellt, daß bei 6% der Bronchitiker eine Tuberkulose in der Vorgeschichte vermerkt war.

Sieht man von der deutschen Mortalitätsstatistik ab, bei der die chronische Bronchitis in den seltensten Fällen als eigentliche Todesursache differenziert werden kann, so fehlt es in Deutschland an einem größeren Zahlenmaterial.Die Statistik des Verbandes Deutscher Rentenversicherungsträger kann mit gewissen Einschränkungen als Ersatz für eine Morbiditätsstatistik angesehen werden.

---

* Obermedizinaldirektor Dr. R. Hoppe, Hauptdezernent des Ärztl. Dienstes der Landesversicherungsanstalt Rheinprovinz 4000 Düsseldorf 1, Königsallee 71.

Der prozentuale Anteil der Bronchitis als *Renten*leiden (1961, 1962 und 1963) (Abb. 1) betrug bei Arbeitern wegen Berufsunfähigkeit um 5% und bei Erwerbsunfähigkeit zwischen 0,5—3%. Bei männlichen Angestellten und insbesondere allen Frauen liegen die Anteile noch wesentlich niedriger, bis 1,6 bzw. unter 1%.

Das Durchschnittsalter bei Rentenzugang wegen Bronchitis lag 1963 bei den Männern (Arbeiter und Angestellte) um jeweils 2—3 Jahre über dem Durchschnittsalter von 56 Jahren bei Arbeitern und 58 Jahren bei Angestellten. Bei

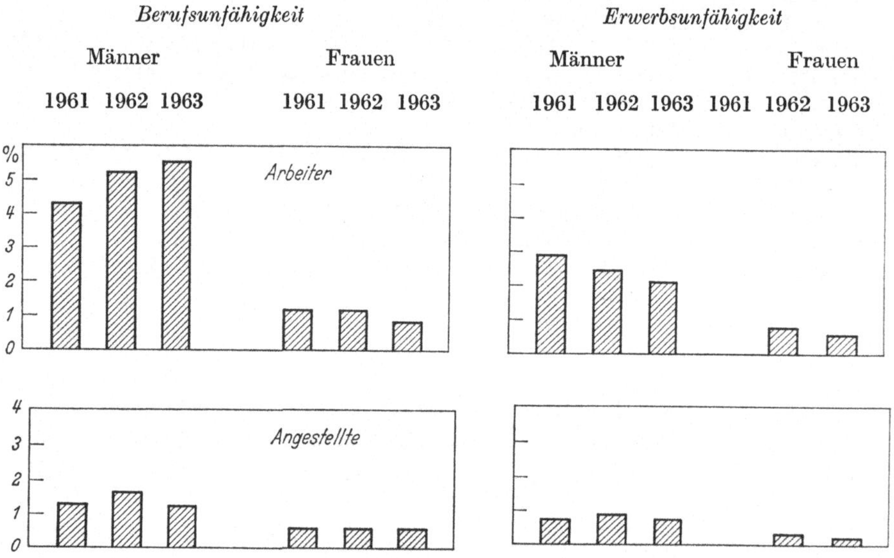

Abb. 1. Prozentualer Anteil der Bronchitis als Rentenleiden 1961—1963

Frauen liegt das Zugangsalter bei Bronchitis sogar niedriger. Dies deckt sich in etwa mit der Zahl von Bock, noch aus der Marburger Klinik, mit 57,5 Jahren, also mit dem Maximum zwischen 50 und 60 Jahren.

Die Abb. 2 zeigt drei Kurven über die Altersverteilung bei Heilmaßnahmen 1963. Die erste Kurve bezieht sich auf 74000 Heilmaßnahmen aller Rentenversicherungsträger 1963 wegen Bronchitis ohne Tuberkulose, die zweite Kurve auf 22000 reine Lungentuberkulosefälle (1960—1965 LVA Rheinprovinz) und die dritte auf 1429 Lungentuberkulosefälle mit Bronchitis, ebenfalls LVA Rheinprovinz.

Die Kurve der Altersverteilung bei Lungentuberkulose mit Bronchitis verläuft nicht parallel zur Kurve bei Lungentuberkulose, sondern genau parallel zur Kurve der Bronchitis im allgemeinen. Mit gewissen Vorbehalten darf man daraus schließen, daß das Auftreten der Bronchitis bei Tuberkulose weit mehr vom Alter als von dem Tuberkulosegeschehen abhängig ist, was gegen die Annahme spricht, die Tuberkulose sei in diesen Fällen der Wegbereiter der Bronchitis, oder umgekehrt, der Tuberkuloseablauf werde durch eine chronische Bronchitis entscheidend beeinflußt. Dies geht auch aus einer eigenen statistischen Erhebung hervor.

Als eine Art Mikrozensus kann man im Hinblick auf die Kombination Tuberkulose und Bronchitis das Material der Tuberkulosesanatorien der LVA Rheinprovinz ansehen. Hierbei ist die chronische Bronchitis allerdings nicht unter der strengen Definition registriert, wonach weder ein funktionell bedeutsames Emphysem noch ein Bronchialasthma zusätzlich vorliegen darf. Es ist selbstverständlich auch nicht differenziert, ob es sich um eine unspezifische oder tuberkulöse Begleitbronchitis oder eine Bronchitis specifica sui generis handelt. Der ätio-

1. Von 403758 Heilmaßnahmen wegen allgemeiner
   Erkrankungen (Statistik: Verband deutscher
   Rentenversicherungsträger)
   Bronchitis *ohne* Tuberkulose
   1963: 74543 Fälle

2. LVA Rheinprovinz: Lungentuberkulose
   1960—1965: 22239 Fälle

3. LVA Rheinprovinz: Lungentuberkulose
   mit Bronchitis
   1960—1965: 1429 Fälle

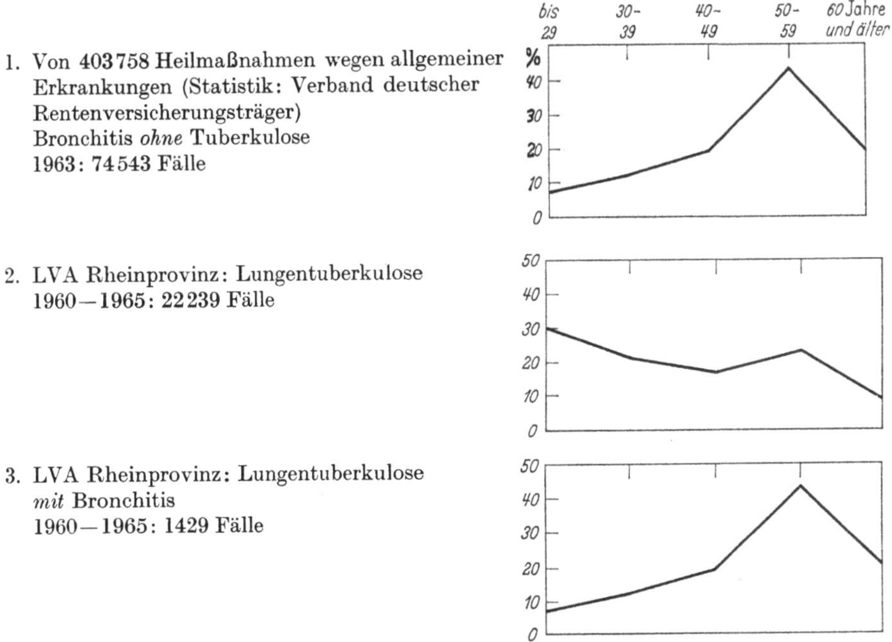

Abb. 2. Altersverteilung bei Heilmaßnahmen

logische Zusammenhang zwischen Tuberkulose und Bronchitis muß hier offengelassen werden, so auch die Frage, ob unspezifische Läsionen an den Bronchien in spezifische übergegangen sind oder ob die Tuberkulose die Besiedlung des Bronchialbaumes mit pathologisch wirksamen unspezifischen Erregern gefördert hat, wie immer behauptet wird.

Daß es sich bei dem zu besprechenden Material um eine wirklich chronische Bronchitis handelt, darf man aus der Tatsache schließen, daß die Patienten wenigstens 2—3 Monate stationär beobachtet und behandelt wurden.

Das Zahlenmaterial basiert auf einer Statistik, die laufend von fünf Tuberkulosesanatorien und -kliniken der Landesversicherungsanstalt Rheinprovinz erstellt wird. Es sind hier 22239 Lungentuberkulosefälle von 1960 bis 1965 ausgewertet. Darunter finden sich 1439 Bronchitisfälle, das sind 6,5%.

Die *Stadien*einteilung nach BRAEUNING (Abb. 3) läßt auf dem Umweg über die Ausbreitung der Tuberkulose in der Lunge auch eine Aussage zu über die Schwere der Tuberkulose. So sind im Durchschnitt die leichten Formen mit 31%, die mittelschweren mit 50% und die schweren mit 19% beteiligt. Die Verhältnisse sind bei der Tuberkulose mit Bronchitis fast gleich, so daß man anhand dieses großen Materials, das von verschiedenen Auswertern stammt, sagen darf, daß das Auftreten einer zusätzlichen Bronchitis mit großer Wahrscheinlichkeit nicht von der Schwere der Tuberkulose abhängig ist. Das spricht auch gegen die Annahme, diese Bronchitiden seien vorwiegend spezifischen Ursprungs.

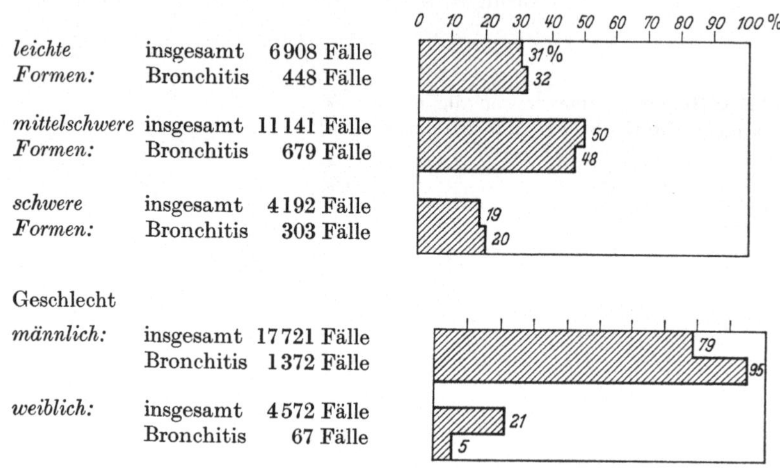

Abb. 3. Stadieneinteilung nach Braeuning
Lungentuberkulose (22239 Fälle), Bronchitis (1429 Fälle)
1960—1965 LVA Rheinprovinz

Der Anteil der Männer betrug bei allen Tuberkulosefällen zusammen 79%, bei den Bronchitikern aber 95% (Abb. 3).

Nach einer groben *Berufsgruppen*einteilung fanden sich keine wesentlichen Unterschiede zwischen den Berufen, außer daß die Gruppe der Arbeiter aus der Industrie und dem Bergbau um 5,6% mehr an der Bronchitis beteiligt waren, als es im Durchschnitt der Fall war, zum Teil auch durch einige Silikosefälle bedingt.

Die landläufige Meinung ist, daß der Großstädter, vor allem in einem Industrieland, häufiger von Bronchitiden befallen ist. In Verbindung mit der Tuberkulose ließ sich diese Ansicht kaum bestätigen, denn die Großstädter hatten nur um 3,4% häufiger chronische Bronchitiden und die ländliche Bevölkerung entsprechend weniger. Bei den Kleinstädten, oft mit gleich viel Industrie, zeigten sich keine Unterschiede.

Man hätte glauben sollen, daß die Tuberkulose, die durch die üblichen *klinischen Zeichen* entdeckt wurde und nicht durch zufällige Röntgenuntersuchungen oder gezielte Suche in der Umgebung oder durch Röntgenreihenuntersuchung, die Diagnose einer Bronchitis häufiger zutage gebracht hätte. Das war nicht der Fall. Man darf daraus schließen, daß die Bronchitis in ihrem chronischen Stadium nicht ausgesprochen zu den typischen Symptomen latenter Tuberkulosen zu zählen ist.

In Abb. 4 sind einige weitere Begleiterkrankungen aufgeführt. Die *Silikose* kam bei den Tuberkulosefällen durchschnittlich in 2% vor, bei tuberkulösen Bronchitiden in 4%. Selbstverständlich fanden sich *Kreislauf*erkrankungen und vor allem sekundäre Lungenfunktionsstörungen bei Bronchitikern wesentlich häufiger, als es im Durchschnitt bei Lungentuberkulose der Fall war. Im wesentlichen wird diese Tatsache durch das höhere Alter der Bronchitiker bedingt.

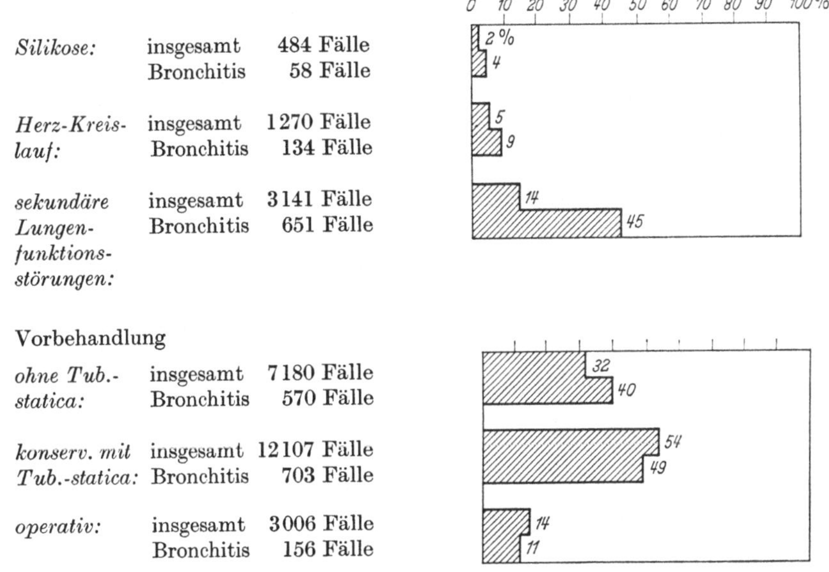

Abb. 4. Sonstige Erkrankungen u.a.

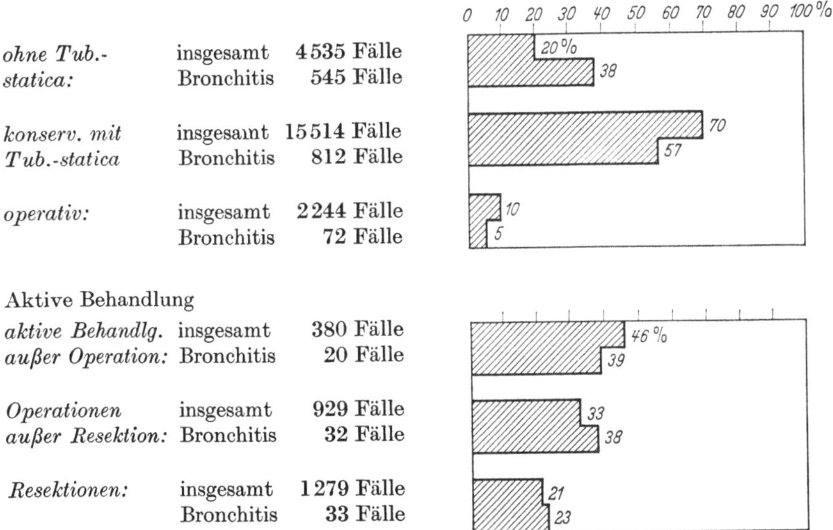

Abb. 5. Behandlungsart

Bezüglich der Vorbehandlung (konservativ ohne und mit Tuberkulostatica und operativ) (Abb. 5) fanden sich keine wesentlichen Unterschiede zwischen Lungentuberkulose ohne und mit Bronchitis. Die Bronchitiker waren etwas weniger mit

Tuberkulostatica und operativ behandelt worden als die übrigen Lungentuberkulösen.

Merkwürdigerweise wurden aber während des Sanatoriumsaufenthaltes die
Bronchitiker (Abb. 5) weit weniger mit Tuberkulostatica behandelt (70 gegenüber
57% bei Bronchitis) und vor allem aus funktionellen Gründen auch seltener
operativ (halb so oft: 5 zu 10%). Tuberkulostatica wurden bei Bronchitikern in
der gleichen Weise gegeben, wie es beim Durchschnittspatienten der Fall war,
nur INH/PAS in 10% weniger. Dafür erhielten die Bronchitiker aber das Doppelte
an speziellen Antibiotica, vor allem die neueren, die allerdings nicht näher bezeichnet werden können.

Wenn eine Prüfung der Resistenz gegen Tuberkulostatica durchführbar war,
so fand man im Durchschnitt der Fälle in 45% irgendeine Störung der Empfindlichkeit. Bei chronischer Bronchitis war dies in 60% der Fall. Der Unterschied ist
also nicht sehr groß.

Abb. 5 (unten) zeigt die Verhältnisse bei aktiver Behandlung ohne Operation,
bei Operationen außer Resektion, also Pneumolyse, Plastik usw., und unten bei
Resektion. Wenn *aktive Maßnahmen* zur Behandlung angezeigt und möglich
waren, so unterschieden sie sich bei Bronchitikern nicht nennenswert von denen

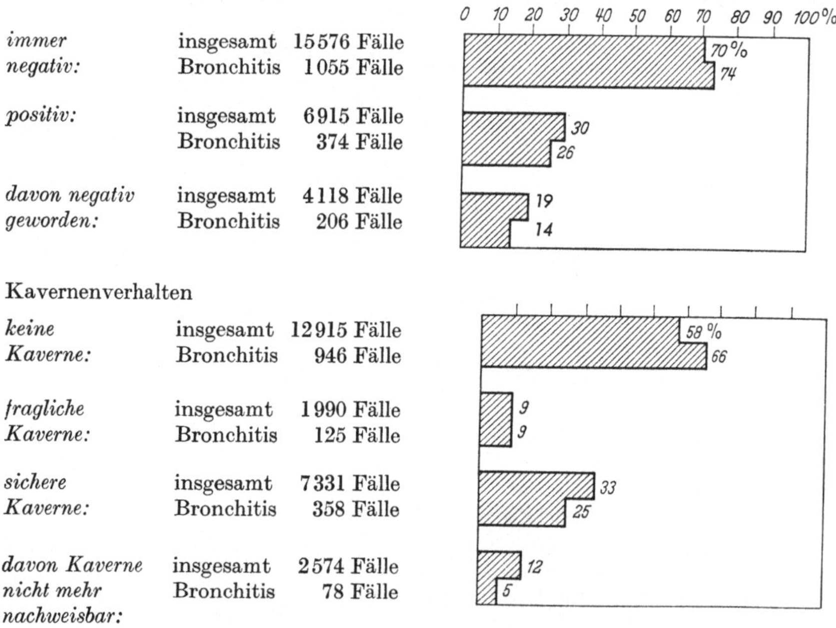

immer	insgesamt	15576 Fälle
negativ:	Bronchitis	1055 Fälle
positiv:	insgesamt	6915 Fälle
	Bronchitis	374 Fälle
davon negativ	insgesamt	4118 Fälle
geworden:	Bronchitis	206 Fälle
keine	insgesamt	12915 Fälle
Kaverne:	Bronchitis	946 Fälle
fragliche	insgesamt	1990 Fälle
Kaverne:	Bronchitis	125 Fälle
sichere	insgesamt	7331 Fälle
Kaverne:	Bronchitis	358 Fälle
davon Kaverne	insgesamt	2574 Fälle
nicht mehr	Bronchitis	78 Fälle
nachweisbar:		

Abb. 6. Tuberkelbakterienverhalten

bei Lungentuberkulösen im allgemeinen. Vor allem war die Bronchitis offenbar
auch kein Hinderungsgrund für eine Resektion.

So fanden sich auch bei den Komplikationen nach Operationen keine Unterschiede. Das ist dadurch zu erklären, daß die Patienten mit schwerer Bronchitis
nicht zur Operation kamen.

Wenn die Bronchitiker unter interkurrenten Erkrankungen, vor allem Asthma und Herzkreislaufstörungen, etwa dreimal so oft als es im Durchschnitt der Fall war litten, so entspricht das der Erwartung.

Wichtige Kriterien für den therapeutischen Erfolg sind die Tuberkelbakterienkonversion und das Kavernenverhalten (Abb. 6), wobei die Behandlungserfolge sich nicht auf die Bronchitis beziehen, sondern nur auf das Tuberkulosegeschehen.

Bei den immer TB-Negativen waren keine Unterschiede festzustellen, 70:74%. Negativ wurden von den anfänglich Positiven die Bronchitiker in gleichem Maße wie die Lungentuberkulösen überhaupt. Es läßt sich natürlich nicht sagen, ob die Dauererfolge auch gleich gut oder schlecht sind.

Ganz anders sind die Resultate bei der Kavernenbehandlung. Die oberen Säulen zeigen die Fälle ohne Kavernen, das zweite Säulenpaar die fraglichen Kavernen. Gesicherte Kavernen fanden sich bei Bronchitikern etwas seltener, 33:25%. Auffällig ist aber, daß im Gegensatz zur Sputumkonversion die Kavernen bei Bronchitikern weit schlechter beeinflußt werden konnten als es sonst der Fall war. Wenn bei 33% Kavernen im Durchschnitt 12%, also jede dritte zum Verschwinden gebracht werden konnte, so waren es bei den Bronchitikern nur jede fünfte (25% Kavernenvorkommen gegenüber 5% Kavernenheilung).

Es konnte im Rahmen eines Kurzreferates anhand einiger markanter Krankheitsfaktoren eine kleine Übersicht aus einem relativ großen Zahlenmaterial gegeben werden, dessen Bedeutung ich nicht überschätzt wissen möchte.

Zur Frage der Häufigkeit von Störungen der respiratorischen Funktion bei chronischen Bronchitikern in der poliklinischen Ambulanz

R. Ferlinz, Bonn*

Die respiratorische Funktion ist gestört, wenn die Lungen entweder in Ruhe oder unter den erhöhten Ansprüchen der Belastung mit körperlicher Arbeit nicht mehr imstande sind, das Blut zu arterialisieren. Um das beurteilen zu können, ist eine Untersuchung des arterialisierten Blutes erforderlich. Mit Hilfe spirographischer Methoden allein läßt sich eine Störung der respiratorischen Funktion nicht erfassen. Die chronische Bronchitis und das Lungenemphysem können zur Entwicklung einer obstruktiven Ventilationsstörung, seltener auch einer Diffusionsstörung, führen. Als Folge dieser Störungen kann eine respiratorische Insuffizienz eintreten. Die klinische Atemphysiologie trifft keine scharfe Differenzierung zwischen obstruktiver Bronchitis und obstruktivem Emphysem. Beide Leiden werden deshalb auch hier unter dem Begriff „obstruktive Atemwegserkrankung" zusammengefaßt.

Die vorliegenden Untersuchungen wurden an Patienten, die wegen chronischbronchitischer Beschwerden in die Ambulanz der Klinik überwiesen wurden, durchgeführt. Daraus ergibt sich, daß sowohl Banalfälle als auch schwerkranke, kardial dekompensierte Endstadien unter diesen Patienten fehlen. Zum Teil bestanden röntgenologisch die Zeichen eines Emphysems. Die Atemfunktionsuntersuchung erfolgte unabhängig davon, ob subjektiv das Gefühl erschwerter Atmung

* Privatdozent Dr. R. Ferlinz, Med. Univ.-Poliklinik, 5300 Bonn, Wilhelmstraße 31.

angegeben wurde oder nicht. Die Mehrzahl der untersuchten Fälle hatte keine anderen pulmonalen Erkrankungen, bei einem kleineren Teil fanden sich neben der chronischen Bronchitis Pleuraschwarten, Residuen cirrhotisch-indurativer Tuberkulosen oder Pneumokoniosen.

Die Beurteilung der ventilatorischen Funktion erfolgte anhand des maximalen Atemvolumens, der (relativen) Sekundenkapazität und des Atemgrenzwertes; die der respiratorischen Funktion mit Hilfe der Sauerstoffspannung, der Kohlendioxydspannung und der Wasserstoffionenkonzentration, die in Ruhe und nach 8—10minütiger Belastung am Fahrradergometer im arterialisierten Capillarblut des hyperämisierten Ohrläppchens gemessen wurden. Die Arbeitsbelastung erfolgte ansteigend, bei Männern bis 100 Watt, bei Frauen bis 80 Watt. Patienten, deren Blutgasbefund in Ruhe eine Hyperkapnie auswies, wurden nicht belastet.

Bei einem Fünftel aller Patienten fand sich eine respiratorische Insuffizienz (s. Tabelle), bei einem Zehntel aller bestand bereits eine respiratorische Ruheinsuffizienz. Bei vier von den 32 Patienten, bei denen eine respiratorische Be-

Tabelle. *Gesamtergebnisse bei allen untersuchten Patienten.* Einzelheiten siehe Text

	n	%
Keine respiratorische Insuffizienz	221	79
Respiratorische Belastungs-Insuffizienz	32	11
Respiratorische Ruhe-Insuffizienz	29	10
Insgesamt	282	100

lastungsinsuffizienz eintrat, bot diese die Zeichen einer Diffusionsstörung. Sonst zeigten alle respiratorisch Insuffizienten entweder in Ruhe oder unter Arbeitsbelastung den Befund einer generellen alveolären Hypoventilation. Die Mehrzahl der Untersuchten hatte eine unterschiedlich stark ausgeprägte obstruktive Ventilationsstörung, bei 26% aller Fälle lag die relative Sekundenkapazität im Normbereich. Bei diesen nicht-obstruktiven Fällen sind Störungen des Ventilations-Perfusionsverhältnisses relativ selten, sie nehmen aber mit zunehmender Obstruktion sprunghaft zu. Das ist für die Begutachtung chronischer Bronchitiker von Bedeutung, da die Ventilations-Perfusionsstörung dadurch gekennzeichnet ist, daß die Sauerstoffspannung (oder -sättigung) im peripheren arteriellen Mischblut in Ruhe leicht erniedrigt ist, sich aber nach Arbeitsbelastung vielfach normalisiert. Eine unter Ruhebedingungen ermittelte geringe Erniedrigung der arteriellen Sauerstoffspannung ist daher zur Beurteilung der körperlichen Leistungsfähigkeit nicht ausreichend, falls nicht gleichzeitig eine Hyperkapnie und damit eine respiratorische Ruheinsuffizienz festgestellt wird. Liegt die arterielle Kohlendioxydspannung bei erniedrigter Sauerstoffspannung im Normbereich, ist eine Arbeitsbelastung zur Beurteilung der Belastbarkeit in erwerbmäßiger Hinsicht erforderlich. Bei schweren obstruktiven Lungenleiden mit einer relativen Sekundenkapazität unter 30% nimmt der Anteil der Ventilations/Perfusionsstörungen im untersuchten Kollektiv scheinbar ab: die partielle alveoläre Hypoventilation verschiebt sich in Richtung einer bereits in Ruhe vorhandenen generellen alveolären Hypoventilation und damit einer respiratorischen Ruheinsuffizienz (Abb. 1).

Die Beziehungen zwischen respiratorischer Funktion und Atemgrenzwert lassen ein Überwiegen der Patienten mit relativ niedrigem Atemgrenzwert im

Gesamtkrankengut erkennen. In Verbindung mit den Werten der relativen Sekundenkapazität aus dem selben Kollektiv kann man daraus erkennen, daß man bei einer großen Zahl chronischer Bronchitiker nicht nur eine obstruktive, sondern auch eine restriktive, also eine kombinierte Ventilationsstörung erwarten muß. Das Auftreten von Verteilungsstörungen und von respiratorischer Ruheinsuffizienz

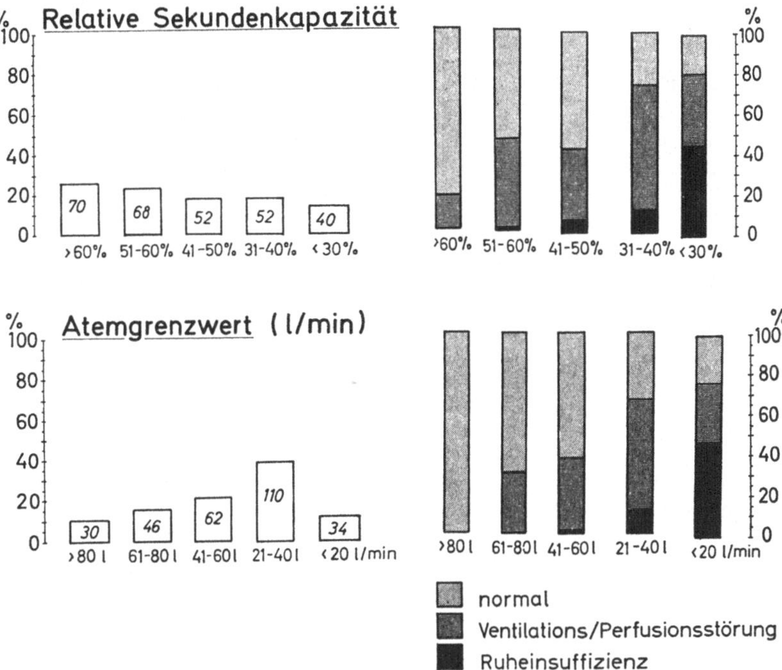

Abb. 1. Im oberen Teil der Abbildung sind die Beziehungen zwischen relativer Sekundenkapazität und respiratorischer Funktion, im unteren Teil die Beziehungen zwischen Atemgrenzwert und respiratorischer Funktion dargestellt. Die Ordinate zeigt jeweils den prozentuellen Anteil, die Zahlen in den weißen Kästchen die absolute Fallzahl. Die Zahlen unter den einzelnen Kolonnen bedeuten im oberen Teil der Abbildung die Größe der relativen Sekundenkapazität, im unteren Teil der Abbildung die Größe des Atemgrenzwertes

zeigt eine geradlinigere Beziehung zur Größe des Atemgrenzwertes als zur Größe der relativen Sekundenkapazität (Abb. 1). Das gilt auch für die Beziehung zwischen dem Eintritt einer respiratorischen Belastungsinsuffizienz und dem spirographischen Befund. Beträgt die maximale Ventilationsfähigkeit der Lungen weniger als 40 l/min, so muß man bei einem nicht unerheblichen Prozentsatz von Kranken mit einer respiratorischen Belastungsinsuffizienz rechnen. Bei einer relativen Sekundenkapazität unter 30% oder einem Atemgrenzwert unter 20 l/min ist am ehesten eine respiratorische Ruheinsuffizienz zu erwarten (Abb. 2).

Die Altersgruppierung ist für alle untersuchten Fälle ungefähr dieselbe. Unabhängig von der respiratorischen Funktion liegt das Durchschnittsalter unserer Bronchitiker im 6. Lebensjahrzehnt. Das entspricht auch dem in der Literatur angegebenen Häufigkeitsgipfel (Abb. 3).

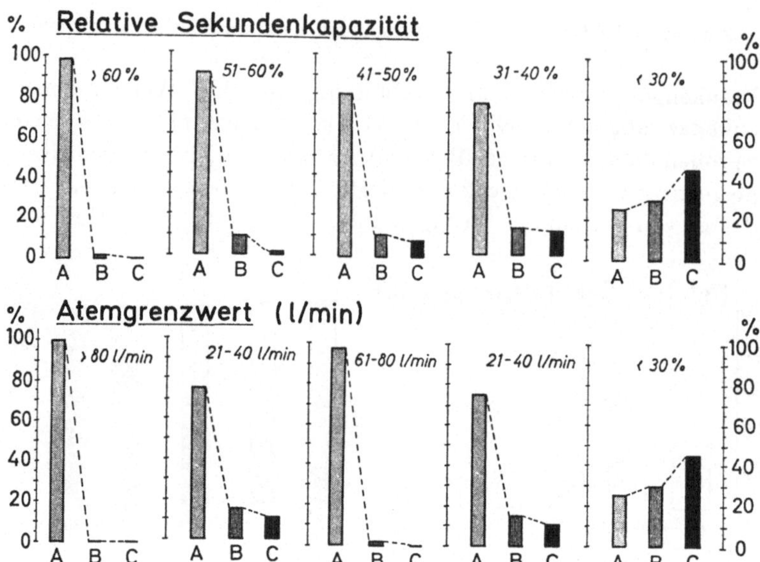

Abb. 2. Im oberen Teil der Abbildung sind die Beziehungen zwischen der relativen Sekundenkapazität und dem Auftreten einer respiratorischen Belastungs- bzw. Ruheinsuffizienz, im
unteren Teil die Beziehungen zwischen Atemgrenzwert und dem Auftreten einer respiratorischen Belastungs- bzw. Ruheinsuffizienz dargestellt. Die Ordinate zeigt jeweils den prozentuellen Anteil der Veränderungen in jeder Gruppe. Oberhalb der einzelnen Säulengruppen ist
in der oberen Reihe die Größe der relativen Sekundenkapazität, in der unteren Reihe die
Größe des Atemgrenzwertes für jede Gruppe eingetragen. Man erkennt, daß die Beziehungen
zwischen Atemgrenzwert und dem Auftreten einer respiratorischen Insuffizienz deutlicher
sind als die zwischen relativer Sekundenkapazität und respiratorischer Insuffizienz
A keine Insuffizienz, *B* Belastungsinsuffizienz, *C* Ruheinsuffizienz.

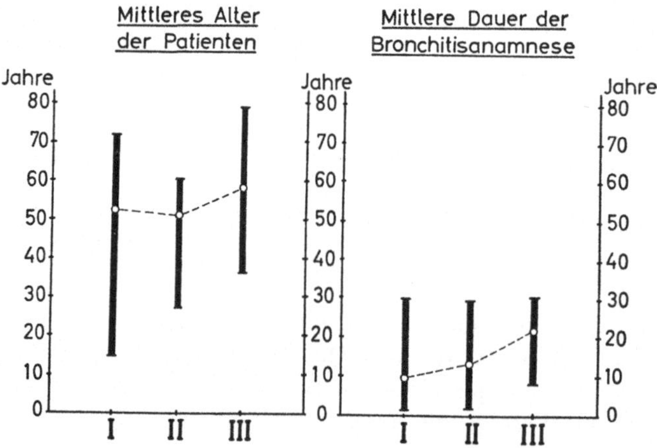

Abb. 3. Im linken Teil der Abbildung zeigen die Ringe das mittlere Alter der Patienten, die
Säulen ober- und unterhalb der Ringe die individuelle Streuung. Im rechten Teil stellen die
Ringe die durchschnittliche Dauer der Bronchitis vor der Untersuchung dar, die Säulen ober-
und unterhalb zeigen die individuelle Streubreite. Das Durchschnittsalter liegt für alle Gruppen
zwischen 50—60 Jahren, die Dauer der Bronchitisanamnese liegt dagegen bei Patienten mit
respiratorischer Ruheinsuffizienz mehr als doppelt so hoch als bei den Patienten ohne respiratorische Insuffizienz. Einzelheiten siehe Text

I keine respiratorische Insuffizienz ($n = 124$),
II respiratorische Belastungsinsuffizienz ($n = 23$),
III respiratorische Ruheinsuffizienz ($n = 26$).

Die Dauer chronisch-bronchitischer Beschwerden ist anamnestisch oft schwer zu präzisieren, da sich das Vollbild langsam entwickelt. Bei einem Teil der Fälle ($n = 173$) war es möglich, die Anamnese anhand der Krankheitsblätter in dieser Hinsicht auszuwerten. Dabei ergab sich vom Beginn der anamnestisch eruierbaren Beschwerden bis zur Untersuchung bei den Kranken, die keine respiratorische Insuffizienz hatten, eine mittlere Bronchitis-Dauer von 9, bei denen mit Belastungsinsuffizienz eine von 13 und bei denen mit Ruheinsuffizienz eine von 22 Jahren. Die individuelle Streuung nach oben und unten ist sehr groß (Abb. 3). Eine statistische Varianzanalyse erweist daher diese Differenzen nicht als signifikant. Das heißt, die Differenzen können, müssen aber nicht zufällig sein. Man wird annehmen können, daß eine respiratorische Ruheinsuffizienz im allgemeinen erst nach einem längeren Bronchitisverlauf eintreten wird. Es gibt aber auch nicht ganz selten foudroyant sich zum Schlechten entwickelnde Fälle, bei denen sich die respiratorische Insuffizienz schon wenige Jahre nach der Erstmanifestation des Leidens anbahnt.

Für die Klinik ergibt sich aus den Beobachtungen die Forderung einer Frühbehandlung der Bronchitis unter intensivem Einsatz aller therapeutischen Möglichkeiten, da zu diesem Zeitpunkt das Krankheitsbild im Hinblick auf die respiratorische Funktion meist noch eine günstige Prognose bietet.

Aussprache

H. RINK, Marienheide (Rhein. Landesklinik):

Es war heute morgen interessant zu hören, wie der Pathologe, Herr GIESE, zu Hilfsmitteln der Klinik Zuflucht nahm und umgekehrt der Kliniker, Herr HERZOG, zu Hilfsmitteln der pathologischen Anatomie griff, um uns das bronchitische Syndrom zu erklären. Dieses Bäumchen-wechsle-dich-Spiel läßt vermuten, daß die chronische Bronchitis noch lange Zeit auf den Programmen der medizinischen Kongresse stehen wird.

Herr HERZOG hat allerlei Faktoren aufgeführt, die für die Entstehung der chronischen Bronchitis von Bedeutung sind. Einen Faktor hat er jedoch nicht erwähnt und für diese vornehme Zurückhaltung möchte ich mich besonders bedanken. Ich meine den Thoraxchirurgen. Wenn ich es einmal hart ausdrücken darf, dann möchte ich so formulieren: Der lungenoperierte Patient ist ein Anwärter auf eine chronische Bronchitis.

Dazu 2 Beispiele:

1. Hier das Röntgenbild eines Patienten, bei dem vor 5 Jahren eine Segmentresektion aus dem linken Oberlappen durchgeführt worden ist. Jetzt ist er ein chronischer Huster — sprich Bronchitiker. Sie erkennen einen linksseitigen geschrumpften Hemithorax, eine Verschwartung der Pleura und eine Fixation des Zwerchfells. Spritzt man diesem Patienten intravenös Radioalbuminpartikel, so erkennt man im Szintigramm, daß sich diese Partikel in einem erheblich größeren Umfang im Bereich der rechten Lunge als in der linken anreichern. Bei diesem Patienten besteht also eine schlechtere Belüftung, eine schlechtere Durchblutung und ein gestörter Hustenmechanismus im Bereich der operierten Seite. Diese 3 Faktoren bilden einen günstigen Boden für die Entstehung einer chronischen Bronchitis im Verlauf rezidivierender Bronchialinfekte.

2. Das zweite Beispiel ist Ihnen allen wohlbekannt. Es handelt sich um einen Patienten mit einer ausgedehnten Thorakoplastik, der zum chronischen Bronchitiker geworden ist. Was ist geschehen? Zunächst kam es durch die Thorakoplastik zu einer Paralysierung der Atemmotorik. Dann entwickelte sich ein thorakogenes Emphysem, das sich infolge rezidivierender Bronchialinfekte im Laufe von Jahren in ein destruktives Emphysem umwandelte. Nach dem Röntgenbild könnte man annehmen, daß rechts im Unterfeld unterhalb der Thorakoplastik noch funktionstüchtiges Parenchym vorhanden wäre. Das Szintigramm zeigt aber, daß rechts

praktisch überhaupt keine Aktivität registriert worden ist. Charakteristisch für die emphysematöse Überblähung ist auch der Aktivitätsnachweis über dem Mediastinum als Folge der Überlappung des Herzens durch die geblähte Lunge.

Wir haben also auch hier dilatierte Lufträume, rechts sogar funktionell tote Lufträume und einen gestörten Hustenmechanismus als Ursache für die Entstehung einer chronischen Bronchitis.

Ich habe aus zwei Gründen auf diese Zusammenhänge hingewiesen, einmal um daran zu erinnern, daß jede akute Bronchitis bei einem lungenoperierten Patienten als eine ernst zu nehmende Krankheit anzusehen ist, und zum anderen, um an die Kostenträger zu appellieren, auch dann heilklimatische Kuren zu bewilligen, wenn das Grundleiden ausgeheilt ist, zur Verwirklichung einer präventiven Medizin.

I. Schütz, Berlin (Klinik Heckeshorn):

Herr Ulmer sagte in seinem Vortrag, daß Tetracycline bei Auftreten von Nebenerscheinungen abgesetzt werden müßten. Ich möchte darauf hinweisen, daß man mit dieser Maßnahme nicht zu voreilig sein sollte: Unter Tetracyclinbehandlung beobachtete Störungen der Darmfunktion sind auf Reduzierung der physiologischen Darmflora zurückzuführen und bessern sich nach Anpassung der Darmfunktion an die neuen Verhältnisse von selbst, sofern man die Therapie *ununterbrochen* weiterführt. Wir konnten in der Klinik Heckeshorn diese Erfahrungen außer bei der Behandlung von eitriger Bronchitis vor allem bei denjenigen Tuberkulosekranken machen, die wegen polyresistenter Keime über viele Monate mit täglich 3—4 g Tetracyclin behandelt wurden.

Zur Prophylaxe der rezidivierenden eitrigen Bronchitis möchte ich Herrn Ulmer fragen, ob er bei seinen interessanten Ergebnissen mit einem neuen Ultralangzeitsulfonamid vergleichende Untersuchungen gemacht hat und in welchem Ausmaß es ihm gelang, Rezidivhäufigkeit und -schwere zu vermindern. In der Praxis hat sich mir nämlich die Prophylaxe mit einem Langzeitsulfonamid leider nicht bewährt, so daß ich jetzt folgendermaßen vorgehe: Nach Abklingen des bronchitischen Schubes erhält der Patient noch einmal eine Verordnung des beim letzten Schub wirksamen Antibioticums. Dieses Medikament, das meist nur für 2 bis 4 Tage reicht, stellt sich der Patient für den nächsten Schub bereit, so daß er beim Auftreten der ersten Symptome unverzüglich wieder mit der Einnahme des Antibioticums beginnen kann, selbst wenn eine Konsultation seines Arztes (z. B. an Feiertagen) nicht möglich ist. (Auf die Gegenargumente, die gegen die ununterbrochene und hochdosierte Tetracyclinbehandlung erhoben wurden): Ich möchte nicht mißverstanden werden. Selbstverständlich muß man bei *schwerwiegenden* Störungen auf Tetracycline verzichten, zumal man nicht die Hepatotoxizität des Präparates vergessen darf. Höhere Dosen als 1—1,5 g sind nur bei Tuberkulose, nicht aber bei der unspezifischen Bronchitis erforderlich.

H. H. Marx, Stuttgart:

Zum Referat Ulmer: Ich möchte die Ausführungen von Herrn Ulmer zur Wichtigkeit einer antibiotischen Langzeitbehandlung unterstreichen und hervorheben, daß viele dieser Patienten nur deshalb in einen so schlechten Zustand geraten, weil gegen diese Regel in der Praxis noch so häufig verstoßen wird. Mit Hustentropfen und Asthmatabletten allein kann man solche Kranke nicht ausreichend behandeln. Auf Grund eigener Ergebnisse und Erfahrungen bevorzuge ich allerdings in allen Fällen, auch ohne Rücksicht auf ein Testergebnis, zunächst Chloramphenicol. Ich glaube nicht, daß die statistisch in einem Verhältnis von 1 : 70000 zu erwartende Knochenmarksschädigung durch Chloramphenicol ernsthaft gegen dessen Anwendung spricht. Auch würde ich im Gegensatz zu der Vorrednerin keinesfalls Tetracykline ohne Rücksicht auf Nebenwirkungen in höherer Dosierung über längere Zeit weiter verabfolgen, weil die dadurch begünstigten Durchfälle u. U. sehr hartnäckig, auch Leber- und Nierenschädigungen unangenehm werden können.

Zum Vortrag von Schneider u. Rügheimer, Erlangen: Es kann nicht ohne Widerspruch hingenommen werden, wenn Herr Schneider pauschal empfiehlt, zur präoperativen Behandlung der Kranken mit chronischer Bronchitis ein bestimmtes Diureticum anzuwenden. An solchen Punkten zeigt sich der beträchtliche Schaden, den eine ungenaue Krankheitsbezeichnung anzurichten vermag. Ich wiederhole deshalb meinen Hinweis, daß derartige diagnostische Sammeltöpfe wie „chronische Bronchitis" oder neuerdings „bronchitisches Syndrom" für klinische Zwecke ungenügend und unbrauchbar sind, weil es für die Behandlung des Einzelfalles entscheidend darauf ankommt, abzugrenzen, ob ein obstruktives Emphysem, ggf. mit respiratorischer Acidose, oder ein zur Dekompensation neigendes Cor pulmonale vorliegen. Handelt es sich um fortgeschrittene Krankheitsfälle, so wird die Therapie nur im Einzelfall festgelegt werden können, was man dann allerdings zweckmäßigerweise dem Internisten überlassen sollte.

K. W. KALKOFF, Freiburg i. Br.:

Zu H.-J. BRANDT u. K. BARTMANN, Berlin: Neisserien gewinnen für die Urethritis des Mannes wegen ihrer häufigen Penicillinunempfindlichkeit und der deshalb schlechten Beeinflußbarkeit dieser Urethritiden in der dermatologischen Praxis an Bedeutung. Penicillinresistente Gonorrhoen sind in der Regel nur vermeintlich Gonorrhoen, in Wirklichkeit aber durch „anspruchslose" Neisserien ausgelöste, also nicht gonorrhoeische Urethritiden. Diese Keime können morphologisch und färberisch Gonokokken oft sehr ähneln. Es bedarf einer lange dauernden, hoch dosierten Behandlung einer durch Neisserien ausgelösten Urethritis, wobei wir uns bei der Wahl des Mittels von dem Ergebnis des Antibiogramms leiten lassen. Nach eigenen Erfahrungen (unveröffentlicht) spielen diese Keime auch eine Rolle bei der Entstehung der Rosacea papulo-pustulosa. Offenbar befindet sich das Reservoir dieser Keime in solchen Fällen auf der Nasenschleimhaut.

W. LÜCKERATH, Düsseldorf (Friedrichstr. 33):

Herr ULMER stellte in seinem Referat eine Gruppe von sekundären Bronchitiden zusammen, die entsprechend ihrer besonderen Ursache zu behandeln seien, etwa die Stauungsbronchitis durch Herzmittel. Ich darf in diesem Zusammenhang eine vielleicht interessante Beobachtung mitteilen: Bei 2 Patientinnen, die sich im Klimakterium befanden und unter Husten und Atemnot litten, war trotz aller Mittel keine Besserung zu erreichen, bis eine wegen ihrer klimakterischen Beschwerden von anderer Seite Primodian-Depot erhielt, worauf auch die bronchitischen Beschwerden völlig schwanden. Spätere Wiederholungen hatten den gleichen Erfolg.

In seiner Liste über die Nebenwirkungen der Therapie mit Nebennierenrinden-Hormonen hatte Herr ULMER die Hypertonie *nicht* mit aufgeführt. Gerade sie sehe ich in der Praxis nicht selten. Kommt sie stationär nicht vor?

Neben dem obstruktiven Emphysem ist heute mehrfach von Altersemphysem gesprochen worden. Ich möchte klarstellen, daß das Altersemphysem im Sinne einer Krankheit nicht existiert. Die Lunge des alten Menschen hat an Elastizität und Flüssigkeitsgehalt verloren — wie z. B. auch die Haut. Sie wird dadurch vermehrt strahlendurchlässig, der Röntgenfilm vermehrt geschwärzt. Die Diagnose des Emphysems bietet sich dem Röntgenologen an. Bei der Durchleuchtung erweist sich das Zwerchfell aber als gut beweglich, Atemnot besteht nicht — es sei denn aus anderer Ursache, z. B. vom Herzen her. Das obstruktive Emphysem eines alten Menschen unterscheidet sich in keiner Weise von dem eines jungen Menschen. Dem Altersemphysem fehlen die subjektiven und objektiven Symptome. Es ist etwas anderes und keine Krankheit.

A. HERZOG, Augsburg (Schirmbildstelle)

Zum Vortrage „Über die Begutachtung der primär oder sekundär unspezifischen Lungenerkrankungen" möchte ich ergänzend ein Problem anschneiden und eine Frage an Herrn MARX richten.

Von der trockenen oder kachektischen Form des chronischen Eiweißmangelschadens ist bekannt, daß er Dystrophie mit hochgradiger Abmagerung durch Schwund fast *aller* Körperorgane — gestaffelt nach der Lebenswichtigkeit der Organe — mit Voralterung bis zu vorzeitiger Vergreisung herbeiführt. Als Ausnahmen von der Regel gelten die Nebennieren, Epithelkörperchen, Parotis und Brustdrüsen, die von der Atrophie nicht betroffen werden, ja sogar hypertrophieren können.

Dystrophische Leberschäden pflegen sich durch die große Regenerationsfähigkeit der Leber zu bessern oder abzuklingen, der dystrophische Magensaftmangel durch Aufleben der Magensekretion in der Wiederauffütterungsphase behoben zu werden. Bei Hungerdystrophie kommt es aber auch zu organischen Hirnveränderungen bis zu Hirnatrophie, die als Dauerschäden zu betrachten sind, denn Ganglienzellen und intracerebrale Leitungsbahnen, die keine *Schwann*schen Scheiden besitzen, sind nach ihrem Zugrundegehen nicht mehr regenerationsfähig. Wie aus diesen Beispielen hervorgeht, setzt die Hungerdystrophie reversible und irreversible Schäden.

Während meiner bisherigen Gutachtertätigkeit für Sozialgerichte begegneten mir immer wieder Fälle nach langjähriger Hungerdystrophie, bei denen die Röntgenologen, selbst der Versorgungsämter, nach Gefangenschaft in mittleren Jahren, noch unter 50 oder um das 50. Lebensjahr, Lungenemphysem feststellten, und bei denen diese Diagnose auch später bei Röntgenuntersuchungen wieder gestellt wurde, ohne daß eine Bronchitis im Spiele gewesen wäre. Von den Versorgungsämtern wurde dieses Emphysem einfach als Altersemphysem deklariert und Schädigungsfolge abgelehnt.

Mir erscheint diese Beurteilung nicht richtig, denn es ist nicht einzusehen, warum die Lunge von der Dystrophie verschont geblieben sein sollte. Ein in obigem Lebensabschnitt röntgenologisch erkennbares Lungenemphysem kann nicht gut als Altersemphysem aufgefaßt werden, denn dieses pflegt bestenfalls zwischen 50 und 60 Jahren allmählich zu beginnen und sich erst nach dem 60. Lebensjahre bemerkbar zu machen. Hier klafft wohl eine Lücke in der Aufklärung.

Das Altersemphysem gilt als primär, atrophisch und nicht obstruktiv. Bei ihm kommt es zum Elastizitätsverlust, der nicht mehr reversibel ist.

Die erwähnten Lungen-Röntgenbefunde weisen auf einen Substanzverlust am Lungenparenchym durch Dystrophie hin, denn die Lunge muß den Thoraxraum ausfüllen, und das tat sie mit weniger Parenchym, was zu dem Befund eines Emphysems führte. Da eine Bronchitis nicht vorausgegangen war, kann man das Emphysem bei solchen Dystrophikern nicht als obstruktiv bezeichnen. Hieraus ergeben sich Hinweise dafür, daß rein durch den dystrophischen Prozeß eine Atrophie des Lungengewebes zustandekommen kann. Es müßte sich somit in solchen Fällen ebenfalls um ein primäres Emphysem handeln. Daß die elastischen Fasern von der dystrophischen Atrophie ausgeklammert bleiben sollten, erscheint unwahrscheinlich. Eine Regeneration atrophierter elastischer Elemente in der Wiederauffütterungsphase ad integrum ist auch nicht gut anzunehmen, weil ja die Emphysembefunde auch später blieben und dies den Erfahrungen beim Altersemphysem nicht entsprechen würde. Deswegen drängt sich die Annahme auf, daß die dystrophiebedingten Substanzverluste des Lungenparenchyms mit Einschluß atrophischer elastischer Fasern zumindest teilweise irreversibel sind und zum röntgenologischen Befund eines Lungenemphysems führen, was sich mit meinen Erfahrungen aus der Zeit der Gefangenschaft deckt. Es würde so ein *vorzeitiges* Altersemphysem vorliegen, so daß Schädigungsfolge im Sinne der Verschlimmerung zu erwägen wäre, ungeachtet der Lungenfunktion. Dabei ist durchaus möglich, daß ein solches vorzeitiges Altersemphysem anfangs noch befriedigende Werte bei der Lungenfunktionsprüfung liefert, was aber nicht ausschließt, daß diese Lungenfunktion gegenüber früher nicht schon herabgesetzt ist. Für den Betroffenen liegt aber auch deswegen Bedeutung darin, weil sich beim Altersemphysem gern sekundär chronische Bronchitis, Bronchusobstruktion und somit die Form des obstruktiven Emphysems hinzugesellt und solche Folgen bei einem vorzeitigen primären Emphysem ebenfalls vorzeitig hinzutreten können.

Durch meine Vorstellung über ein dystrophisches vorzeitiges Altersemphysem mit Folgen würden die erwähnten Röntgenbefunde und auch klinische Erscheinungen in so manchem Falle mit Versorgungsansprüchen eine Erklärung und auch allseits befriedigende Beurteilung finden können.

Schlußwort

H. H. Marx, Stuttgart:

Die bereits von mir erwähnte funktionelle Bedeutung von Pleuraschwarten wurde bereits unterstrichen. Die zur Funktionsprüfung empfohlene Bronchospirographie ist ein sehr diffiziles und auch eingreifendes Verfahren, weshalb sie im allgemeinen wohl nur bei präoperativen Fragestellungen anzuwenden sein wird.

Die Frage von Herrn Herzog, Augsburg, ob nicht auch ein obstruktives Emphysem bei Spätheimkehrern als Schädigungsfolge anzuerkennen sei, wird in der Literatur (Meyeringh, Schöneberg, Götz) bisher verneint. Es ist mir auch nicht bekannt, daß unter den Spätheimkehrern — deren „vorzeitige Vergreisung" ja noch durchaus umstritten ist — obstruktive Emphyseme überdurchschnittlich häufig festgestellt wurden. Anders ist es z. B. mit einer chronischen Bronchitis, die während der Kriegsgefangenschaft erworben, bereits bei der Entlassung festgestellt wurde und deshalb auch mit allen Folgezuständen (Emphysem, Cor pulmonale) als WDB anzuerkennen ist.

Szintigraphische Darstellung der Lungendurchblutung

F. Doerr, R. Wolf, R. Brock und U. Storck, Mainz *

Zur Beurteilung der Lungenfunktion werden im Routinebetrieb der Klinik im allgemeinen die Untersuchung der Ventilation, die Blutgasanalyse und die Messung der lungenmechanischen Größen, wie die Darstellung der Atemschleife mit der Messung der Compliance herangezogen. Die Perfusion der Lunge vom Pulmonalgefäßsystem her ist mit den üblichen Methoden schwierig und umständlich zu analysieren, vor allem, wenn es um lokalisierte Bezirke der Lunge geht.

Die Einführung von radioaktiven Gasen hat hier einen wesentlichen Fortschritt gebracht, wie die Arbeiten von Knipping u. Mitarb., West u. Mitarb. sowie Ball u. Mitarb. zeigen. Die Methodik ist jedoch an sehr aufwendige spezielle Apparaturen gebunden und daher nur bestimmten Zentren vorbehalten.

Die Szintigraphie der Lungen hat neue Möglichkeiten der Untersuchung des Pulmonalkreislaufes geboten, die praktisch in jedem Krankenhaus, das über eine mit den üblichen Apparaturen ausgerüstete Isotopenabteilung verfügt, verwirklicht werden können.

1962 berichteten Gibel u. Mitarb. über Versuche mit der intravenösen Injektion von radiogoldmarkierten Kohlepartikeln, die so bemessen waren, daß sie vom Blutstrom in der Lunge verteilt wurden und in den Lungencapillaren hängen blieben, wodurch eine szintigraphische Darstellung der Lungen möglich wurde. Der die Anwendung begrenzende Nachteil bestand darin, daß die Kohlepartikel nicht abgebaut wurden und zu einem dauernden Verschluß der Capillaren führten. Taplin u. Mitarb. führten radiojodmarkierte Serumalbuminpartikel für die Lungenszintigraphie ein, die im Körper abgebaut werden und damit keine dauernden Residuen hinterlassen. Auf diese Weise konnte sich die szintigraphische Darstellung der Lungenperfusion zu einer Routinemethode entwickeln.

Methode. Radiojodmarkiertes Serumalbumin bildet durch Erhitzung und pH-Änderungen, die zur Denaturierung des Albumins führen, Aggregate von etwa 50 µ Größe. Diese werden intravenös injiziert. Mit dem Blutstrom gelangen sie über das rechte Herz, wo sie gleichmäßig mit dem Blut vermischt werden, in den Pulmonalkreislauf und werden dort mengenmäßig entsprechend dem die einzelnen Lungenpartien durchströmenden Stromzeitvolumen verteilt. Die Partikel bleiben im Capillarsystem hängen und verweilen dort mehrere Stunden, wobei sie allmählich abgebaut werden. Unmittelbar nach der Injektion wird der

---

* Dr. med. F. Doerr, Dipl.-Phys. Dr. med. R. Wolf, Institut für Klinische Strahlenkunde der Universitätskliniken Mainz; Dr. med. R. Brock, Dr. med. U. Storck, II. Medizinische Universitätsklinik 6500 Mainz, Langenbeckstraße 1.

Patient unter einen Szintigraphen gelegt und ein Szintigramm der Verteilung der Radioaktivität in der Lunge angefertigt. Für eine Untersuchung werden 200 bis 250 µC Radiojod, das an die Partikel gebunden ist, verabreicht.

Der Szintigraph oder Scanner besteht aus einem Strahlendetektor, der mit Hilfe eines fokussierenden Bleikollimators Strahlung von einem sehr kleinen Bezirk (etwa 2 cm Durchmesser) aufnimmt. Der Strahlendetektor wird durch ein

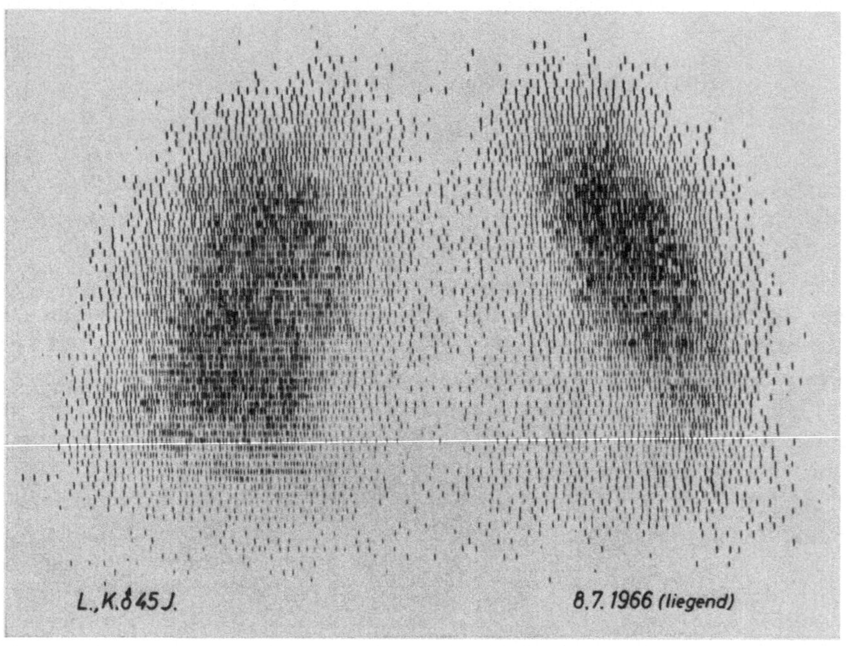

Abb. 1. Lungenszintigramm eines gesunden Mannes nach Injektion der radioaktiv markierten Albuminpartikel *im Liegen*

elektromechanisches System Zeile für Zeile über den zu untersuchenden Gegenstand geführt. Dabei zeichnet er mit Hilfe eines starr darangekoppelten Drucksystems, das über eine Elektronik entsprechend der vom Detektor aufgenommenen Strahlungsstärke gesteuert wird, Punkte auf ein Papier. Die Zahl der Punkte pro Flächeneinheit entspricht der auf dieser Fläche gemessenen Strahlungsstärke. Über ein mehrfarbiges Farbbandsystem am Drucker kann gleichzeitig die Farbe der Punkte entsprechend der Strahlungsstärke geändert werden, was zu einer Verbesserung des Auflösungsvermögens führt. Auf diese Weise zeichnet der Scanner ein Bild der räumlichen Verteilung der Radioaktivität auf. Da die an die Albuminpartikel gebundene Radioaktivität entsprechend der Durchblutungsstärke in der Lunge verteilt ist, erhalten wir ein Bild der relativen Durchblutungsverteilung in der Lunge, und zwar handelt es sich um ein Momentbild, das dem Augenblick der Injektion entspricht. Die Verteilung der in den Capillaren hängenden Partikel wird durch den Abbau des Albumins nur sehr langsam verändert, so daß genügend Zeit bleibt, um das Szintigramm ohne Verfälschung aufzunehmen. Die Anfertigung des Szintigramms erfordert etwas weniger als eine Stunde.

Als Beispiel sei das Szintigramm der Lunge eines gesunden Mannes gezeigt, dem die radioaktive Substanz in Rückenlage injiziert wurde. Man sieht eine weitgehend gleichmäßige Verteilung der Radioaktivität über die Lunge. An den Rändern ist weniger Aktivität aufgezeichnet entsprechend der geringeren Dicke der Lunge in diesen Bezirken. Bei der Beurteilung eines Lungenszintigramms muß die Tatsache, daß Unterschiede der Organdicke ebenso zu Unterschieden der Strahlungsstärke

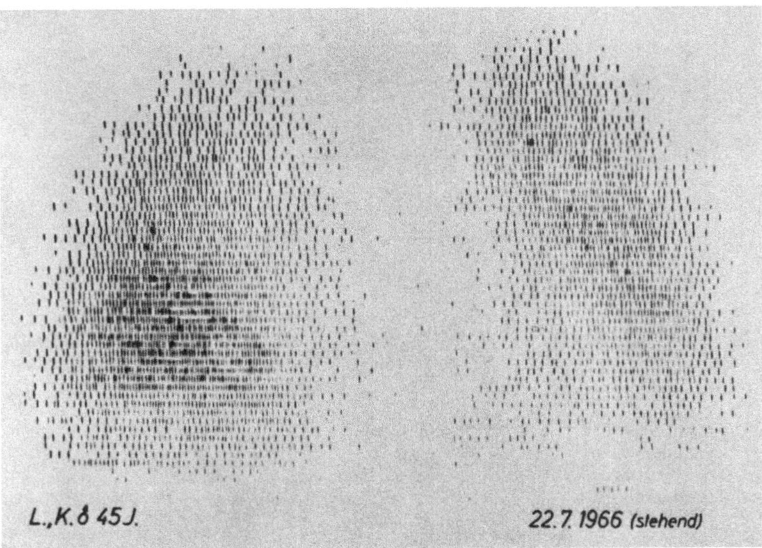

Abb. 2. Lungenszintigramm desselben Mannes wie in Abb. 1 nach Injektion der radioaktiv markierten Albuminpartikel *im Stehen*

führen wie Unterschiede der Anreicherung der Radioaktivität, berücksichtigt werden. Die anatomischen Gegebenheiten müssen also bekannt sein.

Das zweite Beispiel zeigt das Szintigramm des gleichen Mannes nach Injektion der Substanz im Stehen. Es fällt auf, daß das Maximum der Anreicherung in den basalen Lungenpartien liegt und nach apikal zu allmählich abnimmt. Mit Hilfe eines Lichtvisiers am Strahlendetektor kann man durch Abfahren der Grenzen des Szintigramms mit dem Drucker diese auf die Haut des Patienten übertragen und mit Bleidraht markieren. Eine Röntgenaufnahme mit der Bleimarkierung erlaubt eine genaue Zuordnung von Szintigramm und Röntgenbild. Man erkennt, daß bei Injektion im Liegen das Szintigramm die Lungenspitzen einbezieht, bei Injektion im Stehen jedoch dieselben ausspart.

Es zeigt sich also, daß man mit dem Szintigramm der Lunge die gleichen Ergebnisse erzielt wie bei der Untersuchung mit radioaktiven Gasen. Der Unterschied besteht darin, daß das Szintigramm eine bildmäßige Darstellung der relativen Durchblutungsverteilung in der Lunge ergibt, während die Gasmethoden absolute Durchblutungswerte in ml/cm³ Gewebe in der Zeiteinheit liefern. Dabei ist jedoch das räumliche Auflösungsvermögen der Lungenszintigraphie deutlich größer als das der Methoden, die radioaktive Gase verwenden.

Zahlenmäßig erfaßbare Werte erhält man mit der Lungenszintigraphie beim Vergleich zwischen rechter und linker Lunge. Nach Beendigung des Szintigramms kann man den Scanner nochmals über zwei gleichgroße Flächen, die je einen Lungenflügel überdecken, ohne Rücksicht auf das Auflösungsvermögen mit größtem Zeilenabstand und größter Ablaufgeschwindigkeit, laufen lassen und dabei die Gesamtimpulszahl zu jedem Lungenflügel messen. Nach Abzug der Hintergrundstrahlung, die man durch Abfahren einer ebenso großen Fläche über dem

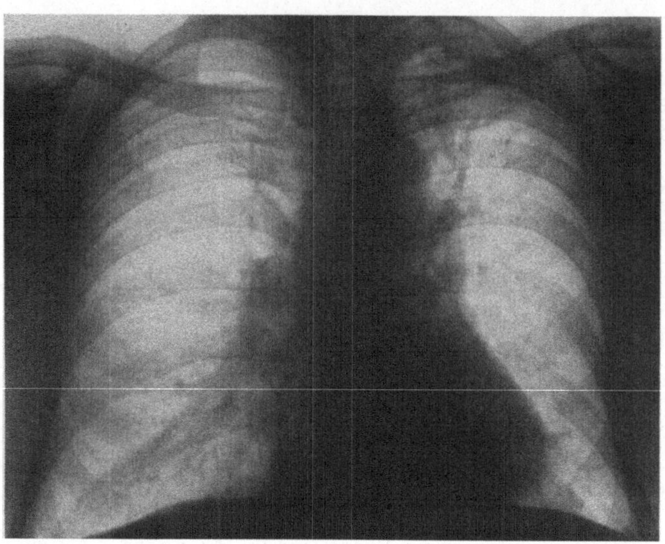

Abb. 3. Röntgenbild eines 55jähr. Mannes mit linksseitiger kavernöser Spitzentuberkulose und vermehrter Strahlendurchlässigkeit der rechten Lunge im Mittelgeschoß

Abdomen ermitteln kann, erhält man Impulszahlen, die der in der zugehörigen Lunge angereicherten Radioaktivität entsprechen. Lopez-Majano u. Mitarb. haben durch Vergleich mit bronchospirometrischen Untersuchungen gezeigt, daß eine gute Übereinstimmung besteht zwischen den bronchospirometrisch und szintigraphisch gemessenen Werten. Es läßt sich also die prozentuale Verteilung der Durchblutung auf rechte und linke Lunge mit Hilfe der Lungenszintigraphie ermitteln. Im vorliegenden Beispiel beträgt das Verhältnis der Durchblutung der rechten zur linken Lunge sowohl nach Injektion im Liegen wie im Stehen 57% zu 43%.

Ein Beispiel aus der Klinik der Tuberkulose soll die Anwendung der Lungenszintigraphie demonstrieren.

Es handelt sich um einen 55jährigen Patienten, der bereits 1938 mit einer Pleuritis exsudativa links erkrankte und eine Heilstättenkur durchmachte. 1948 erkrankte er an einer kavernösen Spitzentuberkulose links, die wiederum nach einer Heilstättenkur, bei der die Anlage eines Pneumothorax ohne Erfolg versucht wurde, ausheilte. Im Juni 1966 bekam der Patient plötzlich eine Hämoptoe. Im Röntgenbild zeigte sich wieder ein linksseitiger Spitzenprozeß mit einer Kaverne. Es fällt auf, daß die linke Lunge deutlich kleiner als die rechte erscheint. Außerdem zeigt sich in der rechten Lunge neben älteren spezifischen Veränderungen ein Bezirk deutlich vermehrter Strahlendurchlässigkeit im Mittelgeschoß.

Im Lungenszintigramm, das in Rückenlage nach Injektion im Liegen angefertigt wurde, erkennt man eine außerordentlich geringe Anreicherung von Radioaktivität in der linken Lunge sowie Aktivitätsverminderungen im rechten Mittelgeschoß. Die prozentuale Verteilung der Radioaktivität auf rechte und linke Lunge beträgt 87% zu 13%.

Das Lungenszintigramm zeigt also, daß die linke Lunge offenbar durch den Krankheitsprozeß schwerstens geschädigt ist und für die Atemfunktion des Patienten nur noch eine sehr geringe Rolle spielt. Darüber hinaus läßt es die Schädigung der rechten Lunge in Form eines umschriebenen emphysematösen Bezirkes sehr deutlich hervortreten.

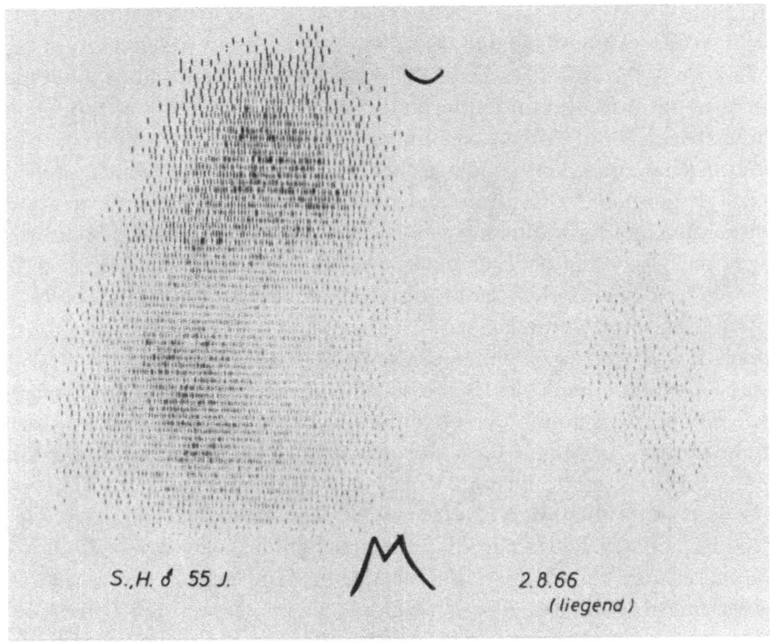

Abb. 4. Lungenszintigramm desselben Mannes wie in Abb. 3

Der vorliegende Fall zeigt sehr deutlich, daß mit Hilfe der Lungenszintigraphie neue und wesentliche Informationen über die Krankheit des Patienten durch die Darstellung der Durchblutungsverteilung in der Lunge, die Aufschluß über den Funktionszustand auch kleiner Teilbezirke der Lunge gibt, gewonnen werden können.

Literatur

Ball, W. C., P. B. Stewart, L. G. S. Newsham u. D. V. Bates: J. clin. Invest. 41, 519 (1962).

Gibel, W., Th. Matthes u. E. Spode: Fortschr. Röntgenstr. 97, 186 (1962).

Knipping, H. W., W. Bolt, H. Valentin, H. Venrath u. P. Endler: Z. Tuberk. 111, 259 (1958).

Lopez-Majano, V., V. Chernick, H. N. Wagner u. R. E. Dutton: Radiology 83, 697 (1965).

West, J. B., and C. T. Dollery: J. appl. Physiol. 15, 405 (1961).

Taplin, G. V., E. K. Dore, D. E. Johnson, and H. S. Kaplan: Scientific Exhibit., 10th Ann. Meet. Nucl. Soc., Montreal, Canada June 26.—29, 1963.

Langzeituntersuchungen zur Behandlung der chronischen Bronchitis*

HELMUT SEIDEL**, Gerlingen

1963 trat man mit der Frage an mich heran, ob ich bereit wäre, bei der Behandlung eitriger Erkrankungen der Atemwege ein Oxytetracyclinpräparat klinisch zu prüfen. Da ich mir davon bei den bereits vorliegenden Erfahrungen und auf Grund unserer eigenen Beurteilung aller Tetracyclinpräparate in der klinischen Behandlung nichts Neues versprach, schlug ich vor, dieses Präparat in einer Langzeitprüfung bei den entsprechenden Erkrankungen in der freien Praxis niedergelassener Lungenfachärzte zu studieren. Wir setzten uns zunächst mit einer kleinen Gruppe der genannten Kollegen in Verbindung, entwarfen einen entsprechenden Untersuchungsbogen, auf dem Anamnese, das subjektive Beschwerdebild, Diagnose, klinischer und röntgenologischer Befund, Sputummenge und seine Qualität, das Ergebnis der Kultur und Resistenzprüfung, Temperatur, Blutkörperchensenkungsgeschwindigkeit und Blutbild aufzuzeichnen waren. Die bakteriologischen Sputumuntersuchungen mit Kultur und Sensibilitätsprüfung wurden im Laboratorium des Sanatoriums Schillerhöhe von dessen Leiterin, Frau Dr. ROESTER, vorgenommen[1].

Die Auswahl der entsprechenden Patienten wurde den einzelnen Kollegen überlassen. Sie erfolgte nach der Schwere des Befundes und nicht nach einem Schema. Die Kollegen gingen in den einleitenden Versuchen dabei recht skeptisch vor und wählten nur diejenigen Patienten aus ihrer Praxis aus, welche schwerste und symptomreiche Befunde hatten. Umso wertvoller waren die bei der ersten, nach einem Jahr stattfindenden Zusammenkunft mitgeteilten günstigen Ergebnisse, so daß ich anläßlich einer im Sanatorium Schillerhöhe abgehaltenen Fortbildungsveranstaltung vorschlug, den Kreis der prüfenden Kollegen zu erweitern, was von einer sich freiwillig meldenden Gruppe gerne aufgegriffen wurde, so daß sich schließlich das im Autorenverzeichnis aufgeführte Team zu der therapeutischen Studie zusammenfand. Alle halben Jahre fanden weitere Besprechungen des gesamten Teams statt, bei welchen die Zwischenergebnisse bekanntgegeben, das weitere Vorgehen besprochen wurden.

Die Prüfung wurde durch die Versorgung der beteiligten Kollegen mit Oxytetracyclin von der Firma Pfizer in erheblichem Umfang unterstützt und damit bei der zumindest zu diesem Zeitpunkt aus kassentechnischen Gründen in diesem Umfang unmöglichen Verordnung dieser Präparate bei chronischen Bronchitiden erst ermöglicht[2].

Die beteiligten Kollegen meldeten im Laufe von zwei Jahren mit der Beobachtung von zwei Winterhalbjahren zwischen 5 und 45 Patienten für diese Studie an.

* Eine Untersuchung der Behandlungserfahrungen aus den Sprechstunden von O. BECHER, Eßlingen, K. BÖHM, Stuttgart, K. BROMMER, Stuttgart, W. EYCHMÜLLER, Ulm, H. JELITTO, Stuttgart, W. KOCH, Stuttgart, E. LEHMANN, Tübingen, W. LUTZ, Pforzheim, W. MERTZ, Reutlingen, K. STEINEGGER, Stuttgart, H. STORZ, Stuttgart, W. ZECHNALL, Reutlingen.
** Chefarzt Dr. HELMUT SEIDEL, 7016 Gerlingen 2, Sanatorium Schillerhöhe.
[1] Frau Dr. ROESTER sei an dieser Stelle für ihre Befunde und die damit verbundene Beratung recht herzlich gedankt.
[2] Herrn Dr. FÜLLENBACH sei an dieser Stelle für seine stete Hilfe und die Übernahme vieler organisatorischer Arbeiten herzlich gedankt.

Nach Eliminierung der wegen Umzuges oder charakterlicher Unverläßlichkeit ausgeschiedenen Patienten blieben zur Beurteilung 211 Kranke und zwar 139 Männer = 65,9% und 72 Frauen = 34,1% übrig (s. Abb. 1). Es sei besonders betont, daß diejenigen Kranken, welche kurzfristig infolge Unverträglichkeitserscheinungen der Therapie ausgeschieden werden mußten, selbstverständlich aus dieser Reihe nicht herausgenommen worden sind, sondern, sofern nicht spätere Versuche bei den gleichen Kranken wieder erfolgreicher verliefen, trotz oft nur kurzer Behandlungsdauer als Versager gezählt worden sind.

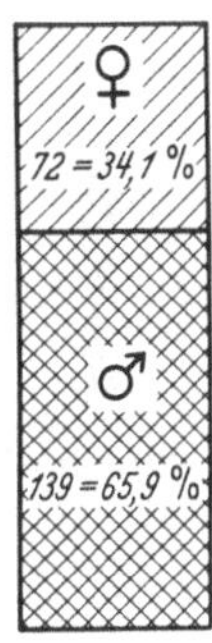

Abb. 1.
Geschlechtsverteilung der 211 Patienten

   Die Diagnose beschränkte sich nicht nur auf die chronische Bronchitis im engeren Sinne, sondern von den Kollegen wurden alle purulenten Erkrankungen der tieferen Atemwege, auch solche mit Bronchiektasen oder infizierten Cysten mit hereingenommen. Häufig handelte es sich dabei um Kranke mit alten Tuberkulosen, die mit und ohne Kollapstherapie oder nach Resektionsbehandlung zur Ausheilung gelangten, selten um solche mit noch aktiven Tuberkulosen. Aus diesem Grunde sind auch häufig röntgenologische Veränderungen, wie Cirrhosen oder Zustände nach Thorakoplastik mit Bronchiektasen, unter den behandelten Kranken vertreten. Insgesamt handelt es sich um recht schwer Erkrankte. Patienten mit trockenen Bronchitiden und Bronchialasthma wurden von den Kollegen seltener für die Behandlung ausgewählt. Dementsprechend waren auch bei zahlreichen Kranken die subjektiven Beschwerden sehr schwer. Sie bestanden in Form von Husten, eitrigem Auswurf, Atemnot, kürzeren oder längeren Fieberanfällen. Sie hatten bei Beginn der Behandlung einen entsprechenden Auskultationsbefund, die Temperaturen waren, von wenigen Ausnahmen abgesehen, meist normal oder höchstens leicht subfebril, die Senkung schwankte zwischen Normalwerten bis zu solchen mit starker Beschleunigung.

   Als Kriterien der Besserung wurden ein Rückgang der subjektiven Beschwerden, eine Besserung beziehungsweise Normalisierung des Auskultationsbefundes, vor allem eine Veränderung der Sputumkonsistenz mit sehr häufigem Wechsel von eitrig auf schleimig, sowie eine erhebliche Verringerung der Sputummenge und das Sistieren oder Seltenerwerden der Fieberattacken angesehen. Wenn röntgenologische Besserungen eintraten, so waren sie höchstens durch Besserung von Komplikationen bedingt, röntgenologische Veränderungen bei der Besserung der reinen Bronchitis sind selbstverständlich nicht zu beobachten. Abgesehen von den objektiv faßbaren Befunden wie Auskultationsbefund, welcher aber durch einen anderen Kollegen nicht nachprüfbar war, und Messung und Sputummenge sowie Beschaffenheit des Sputums, wurde die Beurteilung dem jeweiligen Kollegen auf Grund des gesamten klinischen Eindrucks überlassen. Wir hatten zunächst vor, eine Gruppierung in „sehr gut", „gut", „Teilerfolg" und „Mißerfolg" vorzunehmen. Bei der Auswertung der Resultate fand ich aber, daß die Beurteilung zwischen „gut" und „sehr gut" von den einzelnen Kollegen trotz vorheriger Absprachen recht unterschiedlich gehandhabt wurde, so daß es mir richtiger erschien, nur drei Gruppen zu unterscheiden: gebessert, Teilerfolg, Mißerfolg.

Als Beispiel unseres Vorgehens diene folgender Fall (Abb. 2).

Unter Zugrundelegung der oben erwähnten Kriterien ergibt sich, daß von den 211 Kranken 177 = 84% durch die Oxytetracyclintherapie gebessert wurden. 16 = 7,5% wiesen Teilerfolge auf und bei 18 = 8,5% bestand ein klarer Mißerfolg

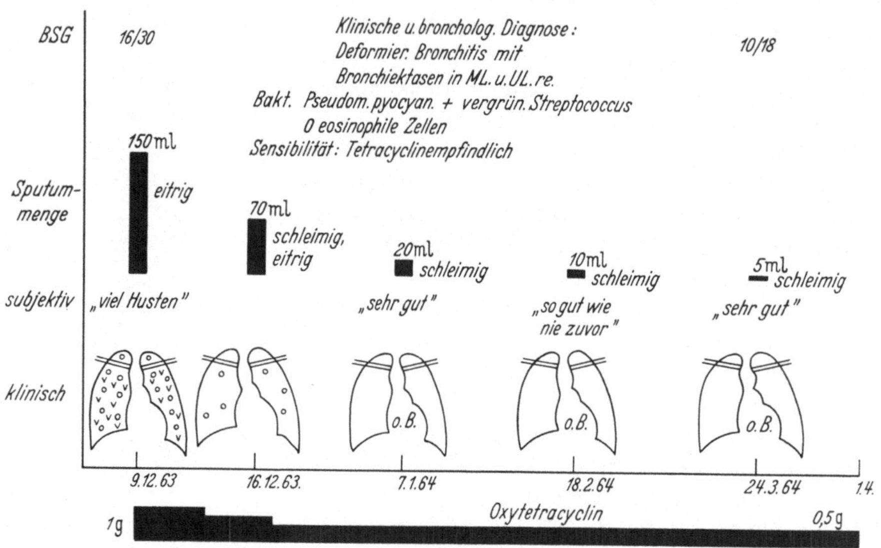

Abb. 2. Fall 18 Wi. He. 49 Jahre, ♀. Anamnese seit 5 Jahren

(Abb. 3). Wenn man die Auswahl der Kranken bedenkt, stellt dies ein über-raschend günstiges Resultat dar, das unter reinen Praxisbedingungen zustande gekommen ist. Besonders hoch gewertet wurden dabei alle jenen Fälle, bei welchen vorher durch diese Erkrankung bedingte, lange oder häufige Arbeitsunfähigkeits-zeiten sowie häufige Fieberschübe verschwanden oder seltener geworden sind. Dieses Resultat wurde mit einer relativ niedrigen, ja sogar sehr niedrigen Dosierung erreicht, da es unser Bestreben war, in unserer Unter-suchung unter anderem auch die niedrigste wirksame Dosis herauszufinden. Im allgemeinen wurde im aku-ten Schub oder aber bei Beginn der Behandlung die Dosis von 1 g Oxytetracyclin täglich gewählt. Über 1,5 g mußten wir nie hinausgehen. Die Dauerbehand-lung mußte mindestens mit 500 mg pro Tag durch-geführt werden. Geringere Dosen erwiesen sich als zwecklos, höhere als häufig nicht notwendig. Es hat sich im Laufe der Untersuchung auch herausgestellt.

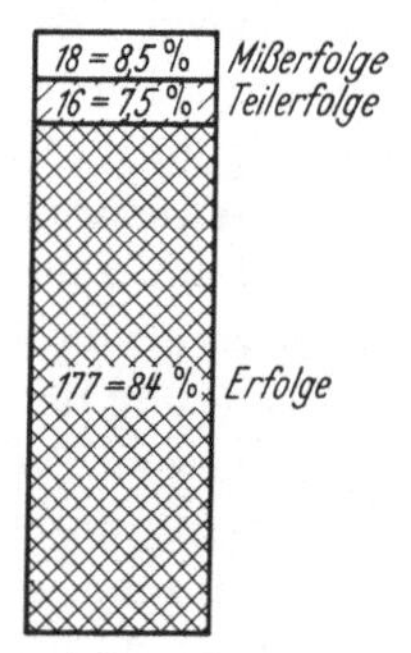

Abb. 3. Behandlungserfolg

daß bei den meisten Patienten keine kontinuier-liche Behandlung erforderlich ist, sondern nach Erreichen von Symptomen-freiheit oder einer Phase nur geringer Beschwerden das Absetzen der Tetra-cyclinbehandlung, besonders während der Sommermonate, für lange Zeiträume möglich ist. Wichtig erscheint nur, daß sofort bei Wiederauftreten von Symptomen und Verschlechterung des Befindens mit einer zunächst hochdosierten und dann bald wieder auf niedrige Dosen von 500 mg zurückgehenden Behandlung eingesetzt wird.

Der Rolle der Keime, und damit der Grundlage der antibiotischen Therapie der chronischen Bronchitis, sind von BRÜHL u. TRENDELENBURG, sowie von BRANDT u. BARTMANN Referate und in jüngster Zeit auch eine ausführliche Studie von GÄRTNER u. KNOTHE gewidmet worden. Obwohl feststeht, daß die Besiedlung des Bronchus mit Keimen ohne Infektbahnung durch Witterungs-, Klima-, Virus- oder allergische Faktoren — um nur die wichtigsten zu nennen — noch keine Bronchitis, geschweige denn ihre chronische Verlaufsform, auslöst, hat sich doch die antibiotische Langzeitbehandlung als sehr wirkungsvoll erwiesen. Selbstverständlich ist dafür ein Antibiogramm von Nutzen.

Unter Praxisbedingungen hat sich uns aber die regelmäßige Sputumtestung als entbehrlich gezeigt, da ohnehin der Großteil der bei uns isolierten Keime tetracyclinempfindlich war, aber eigenartigerweise auch bei Vorhandensein von tetracyclinresistenten Keimen entscheidende klinische Besserungen aufgetreten sind, wie beispielsweise unsere Fälle 42 und 146 eindeutig beweisen. Wir haben daher im zweiten Jahre dieser Studie auf regelmäßige kulturelle Sputumuntersuchungen und Resistenzprüfungen verzichtet. Die Methode ist für die Praxis bei oft längerer Dauer zwischen Sputumabgabe und Möglichkeit zur Untersuchung in einem Laboratorium auch bei guter Zusammenarbeit beider Stellen umstritten, worauf ULMER erst wieder bei der letzten Therapiewoche aufmerksam gemacht hat.

Bei unseren bakteriologisch untersuchten Patienten fanden wir an pathologischen Keimen am häufigsten Haemophilus, Staphylococcus aureus, Escherichia coli, hämolysierende Streptokokken und Bacterium proteus neben den absolut häufigsten, bedingt pathologischen Keimen der Mundflora.

Unentbehrlich erscheint das Antibiogramm aber bei Therapieversagern, um erkennen zu können, ob nur der Wechsel des Antibioticums notwendig wird, oder ob mit der antibiotischen Therapie nichts erreicht wird.

Selbstverständlich waren ergänzend zu dem Oxytetracyclin noch manchmal, insbesondere bei spastischen oder asthmatoiden Bronchitiden, Cortisonderivate erforderlich. Auch die kardiale Behandlung mußte, wenn notwendig, durchgeführt werden. Auf Bronchospasmolytica konnte man oft verzichten, entsprechend der auch von ULMER bei der letzten Therapiewoche herausgestellten Tatsache, daß die entscheidenden Ursachen der Obstruktion nicht so sehr der Bronchospasmus als vor allem die Schleimhautschwellung, die Hypersekretion und die Dyskrinie darstellen.

Die Verträglichkeit unserer Behandlung war sehr gut. Die von uns anfangs bei der geplanten langen Dauer der Behandlung befürchteten gehäuften Magen-Darmunverträglichkeiten sind nicht eingetreten. Nur ganz wenige Patienten mußten wegen schwererer enteritischer Erscheinungen von dieser Behandlung ausgeschlossen werden. Bei den anderen waren leichte intestinale Erscheinungen oft kein Grund zum Absetzen. Ja, es gab sogar Patienten, insbesondere solche mit Obstipationen, welche die Tetracyclinbehandlung infolge der voluminöseren Stühle geradezu als wohltuend empfanden. Aus der Durchsicht der Erhebungsbogen geht hervor, daß die Beurteilung und die Bewertung der auftretenden Nebenerscheinungen häufig weniger von der Robustheit und Einstellung des

Patienten als von der des Therapeuten abhängen. So fällt nämlich auf, daß bei einzelnen Therapeuten Nebenerscheinungen höher bewertet wurden und eher zum Absetzen führten als bei anderen.

Irgendwelche Störungen wegen der bei Tetracyclin bekannten Photosensibilität sind in unserer Studie nicht aufgetreten, doch wird man trotzdem darauf zu achten haben. Schwere anaphylaktische Erscheinungen haben wir ebenfalls nicht beobachtet.

Vor allem fürchteten wir ein Auftreten von Resistenzen, insbesondere bei der von uns geübten niedrigen Dosierung. Diese wurden weder bei der bakteriologischen Prüfung, noch bei der Beobachtung des Patienten gefunden. Nach Absetzen der Tetracyclinbehandlung sprachen bei neuen Schüben die Bronchitiden fast regelmäßig in gleicher Form an wie das erste Mal. Es ist also diese Resistenzausbildung offensichtlich nicht zu fürchten, und man kann denjenigen Skeptikern gegenüber dieser Behandlung, die ihre Skepsis damit begründen, daß sie fürchten, im Notfall Tetracyclin bei anderen schwereren Erkrankungen nicht erfolgreich einsetzen zu können, unsere Untersuchungen zur Korrektur dieser Ansicht empfehlen.

Auf einen Umstand muß ich allerdings noch zu sprechen kommen. Ein etwas unerwartetes ungünstiges Ergebnis der Behandlung tritt, wenn auch selten, auf. Es gibt Patienten, die über eine zu starke Austrocknung ihrer Atemwege klagen, was sie als lästig empfinden. Bei solchen ist nach Absetzen der Tetracyclinbehandlung mit Wiedereinsetzen einer stärkeren Bronchorrhoe der Zustand wieder behoben. Eine erfolgreiche Langzeitbehandlung war aber bei diesen Patienten nicht zu erreichen.

Blutbildveränderungen zwangen nie zur Unterbrechung der Therapie. Die Beobachtung der unerwünschten Austrocknung des Bronchialbaumes führt zur Überprüfung der Indikation. Die Durchsicht der Mißerfolge hat dabei nur ergeben, daß diese aus verschiedensten Gründen, teils aus Unverträglichkeit, teils aus Unverläßlichkeit des Patienten, teils aus uns unbekannten Gründen zu beobachten war.

Bei der Ungefährlichkeit der Medikation wird man bei allen chronischen Bronchitiden daher die individuelle Austestung des Ansprechens auf diese Behandlung erproben können, da erfahrungsgemäß selbst trockene, gar nicht durch eine im Vordergrund stehende Mischinfektion imponierende Bronchitiden auf diese antibiotische Behandlung günstig ansprechen können. Umgekehrt wird man nach relativ wenigen Tagen bereits feststellen können, ob man wegen Erfolglosigkeit bei diesen Formen die Antibioticabehandlung nicht wieder abbrechen soll.

Der Wert dieser Studie scheint mir hauptsächlich darin zu liegen, daß es erstmalig ein größeres Team von Ärzten unter reinen Praxisbedingungen unternommen hat, die Wirksamkeit des Oxytetracyclins während einer Langzeitbehandlung bei purulenten Erkrankungen der tieferen Luftwege zu erproben. Bei allen Beteiligten hat sich ausnahmslos der Eindruck herausgestellt, daß diese Behandlung allen anderen, bisher von ihnen geübten Therapieversuchen in der Praxis eindeutig überlegen ist. Sie bringt einer großen Anzahl von Patienten einen erträglichen Zustand bei dem oft so quälenden Leiden einer chronischen Bronchitis. Sie ermöglicht in vielen Fällen eine weitgehende Besserung, so daß sogar wieder Arbeitsfähigkeit zu erreichen ist. Wenn man weiß, daß in England beispielsweise

1960 wegen dieser Krankheit 29 Millionen Arbeitstage verlorengingen, daß man in den USA errechnet hat, daß jährlich 3 Milliarden Dollar = 12 Milliarden DM des Volksvermögens auf das Lastkonto der chronischen Bronchitis gehen und daß nach Statistiken der AOK für 1962 bei uns in der Bundesrepublik über 35 Millionen Arbeitsunfähigkeitstage sowie 11,6% aller Krankenhauseinweisungen dieses Jahres auf Grund einer chronischen Bronchitis zustande gekommen sind, und daß sie als Ursache der Frühinvalidität an zweiter Stelle steht, dann kann man auf Grund aller in der Literatur niedergelegten Erfahrungen, die mit unseren Ergebnissen übereinstimmen, welche unter reinen Praxisbedingungen zu erzielen gewesen sind, nicht nur aus ärztlich-ethischen, sondern auch aus wirtschaftlichen Gründen die Krankenkassen nur bitten, die Kosten für diese Form der Bronchitisbehandlung zu übernehmen. Ist doch damit nicht nur eine Verringerung der subjektiven Beschwerden der Patienten, der Auswurfmengen, der Atemnot, eine Verbesserung der Kreislaufverhältnisse bei vielen Patienten mit schon eingetretenem Cor pulmonale, ein Sistieren der Fieberschübe, ein Sistieren der Hämoptysen, ein Unnötigwerden oft vergeblicher klimatischer Kuren zu erzielen gewesen, sondern es waren auch eine Verkürzung von Arbeitsunfähigkeitszeiten, ja ihr Ausbleiben über den Winter und die Erhaltung wertvoller Arbeitskräfte, in beträchtlichem Maße auch die Hinausschiebung der Frühinvalidität bei uns zu beobachten.

Als Kontraindikationen gegen einen Versuch mit dieser Therapie würde ich nur die Schwangerschaft und eine charakterliche Unzuverlässigkeit und Unzulänglichkeit des Patienten ansehen.

Sinopulmonales Syndrom

K. Simon, Aprath *

Drei Krankheitsbilder mit *sinopulmonalem Syndrom* werden herausgestellt: 1. Die Sinobronchitis, 2. die Mucoviscidose, 3. der Morbus Kartagener.

Der Name *sinopulmonales Syndrom* stammt von Grün u. Hennemann, wurde jedoch besonders von Kartagener gebraucht, nicht nur im Zusammenhang mit dem nach ihm benannten Syndrom.

Das Zusammentreffen von *Sinusitis und Bronchitis* ist sehr häufig. In den letzten 2½ Jahren beobachteten wir 136 subchronisch verlaufende Bronchitiden, hiervon 62 Kinder, in der gleichen Zeit 71 Sinobronchitiden, hierunter jedoch ebenfalls 62 Kinder. Sinobronchitiden waren somit 33% aller langdauernden Bronchitiden mit besonderer Bevorzugung des Kindesalters. Angaben in der Literatur stimmen hiermit überein: Takahashi spricht bei 271 chronischen Bronchitikern oder Bronchiektatikern von 35% Sinusitiden.

Das Nebenhöhlenempyem kann jahrelang fortbestehen, der Nachweis gelingt am besten röntgenologisch, sei es mittels Bildwandlerkontrolle oder entsprechender Röntgenaufnahme, die jedoch auch eine Fehlinformation, nach Angaben von Sauter in 10—20%, in sich bergen kann. Sinusitiden der Kieferhöhlen können auch ohne klinische Erscheinungen einhergehen. Bei Kindern steigt ihre Quote mit zunehmendem Alter an. Oft sind sie Teilerscheinungen einer lokalentzünd-

---

* Chefarzt Dr. Kurt Simon, Klinik Aprath, 5603 Aprath/Wülfrath.

lichen Erkrankung des Rachenraumes oder der Zähne; nach Urban fällt die Abgrenzung von Ursache und Wirkung oft schwer.

Über den Infektionsgang der Bronchien ist die Meinung nicht einheitlich; entweder bronchogen durch herablaufendes Sekret — hierfür spricht die Zunahme der Beschwerden beim abendlichen Zur-Ruhe-gehen — oder lymphogen über den submaxillären, cervicalen, tracheobronchialen Weg. Eine konstitutionelle Komponente spielt eine Rolle. Hierfür sprechen Beobachtungen von Erkrankungen bei Eltern und Kindern.

Jahreszeitliche Schwankungen der Häufigkeit sind gegeben; geographische Daten spielen eine Rolle; epidemisches Auftreten weist auf die Bedeutung der bakteriologischen Komponente hin, ohne daß — wie eigene Untersuchungen zeigten — ein besonderer Keim als auslösende Ursache angesehen werden müßte.

Virusinfekte sind oft Schrittmacher; ihnen folgt die bakterielle Superinfektion. Kieferhöhlen dominieren bei den Infektionen mit 93%, dann folgen — so schreibt Rüedi — Polysinusitiden mit 5% und Ethmoidal-Erkrankungen mit 0,5%. Andere Infekte, wie Grippe, Pertussis und Scharlach können ebenfalls auslösender Faktor sein.

Im Vordergrund der klinischen Symptomatologie steht der chronische Husten, sei es als Bronchitis oder mit einer Mitbeteiligung von Nase, Rachenraum u. Kehlkopf.

Bei nicht zu langem Bestehen der Erkrankung ist der Befund reversibel; alsdann treten zur Bronchitis Peribronchitiden mit Parenchymbeteiligung der Lunge hinzu. Es kann zu einem Volumen pulmonum auctum, schließlich zu Atemnotanfällen wie beim Asthma bronchiale kommen.

Aus der Gruppe der Beobachtungen werden die Befunde bei einem 3- und einem 7jährigen Mädchen mitgeteilt. Beide hatten außer ihrer Bronchitis Entzündungen der Kieferhöhlen. Der Befund war bei beiden, obwohl bei der älteren schon ein pneumonisches Krankheitsbild hinzugekommen war, reversibel.

Bei einem 8jährigen Jungen hingegen bestand die Sinobronchitis bereits seit mehreren Jahren. Es war zu einer Ausbildung von Bronchiektasen im Bereich des Mittellappens und der Lingula gekommen. Nur häufiger Einsatz von Antibiotica hielt die Erkrankung in mäßigen Grenzen.

Bei einem 13jährigen Jungen, der ebenfalls seit Jahren mit Sinusitiden und Bronchitiden in Behandlung stand, war es beiderseits, besonders in den dorsalen Partien der Lunge, zu destruierenden, perlschnurähnlichen bronchiektatischen Veränderungen der Bronchien gekommen. Bei tiefer Inspiration kam es zu einer trompetenförmigen Aufblähung der Bronchien, bei Exspiration fast zu einer absoluten Kompression. Auch dieses Krankheitsbild konnte weitgehend mit Kieferhöhlenspülung und Spülung der Bronchien mit Métraskatheter unter Hinzugabe von Antibiotica nach entsprechender Sensibilitätsprüfung gebessert werden. Rezidive bleiben jedoch unvermeidbar.

Bakteriologisch fanden sich außer der Mischflora auch Pilze, die jedoch keine pathogene Rolle spielten. Vorherrschend waren Staphylokokken, grampositive und gramnegative Stäbchen. Zum Einsatz kamen Chloromycetin, hohe Dosen von Penicillin und intrabronchiale Spülungen mit Colistin. In die Kieferhöhlen wurde mit Erfolg eine Geleelösung von Chloromycetin injiziert.

Die *Mucoviscidose* ist wesentlich seltener; sie weist unter anderem das gleiche Syndrom auf. Differential-diagnostisch führt sie zu Verwechslungen mit Bronchitiden oder der Miliartuberkulose. Erste Beobachtungen stammen von Landsteiner, später berichteten Weissgerber, Zollinger und Fanconi hierüber. Glanzmann nennt das Krankheitsbild das Syndrom „Landsteiner-Fanconi-Andersen".

Im Vordergrund stehende Symptome sind erhöhte Schleimviscosität auf Grund sekretorischer Störungen bei Schweißdrüsen, Tränendrüsen und Parotis, eine Vermehrung von Chlor und Natrium im Schweiß, die Entwicklungsanomalie mit Bronchiektasie, die Pankreasfibrose und Nebenhöhleninfektionen. — Es handelt sich um ein Erbleiden mit recessivem Erbgang. Die Vielfältigkeit der Symptome ist vielleicht begründet in der Heterogenität einer Serie von Allelen; eine Verwandtschaft zu Spontanpneumothorax und Emphysembronchitis werden besonders von Bernard, Israel und Karlisa betont, von Huhnstock und Muir jedoch bestritten.

Anhand von Beispielen werden die Hauptsymptome, so die schwere Cyanose, der vorgetriebene Leib, die riechenden zerhackten Stühle und die massive Bronchitis erwähnt. Das Röntgenbild mit vermehrter beidseitiger parakardialer Streifung mit dichten und breiten Hilen bei leichteren Erkrankungen ist typisch, bei schwereren kommt durch Bronchiektasie und bronchopneumonische Herdbildung eine grobe Fleckelung hinzu.

Ausdruck der O_2-Aufnahmestörung sind Cyanose, die schon bei reinem Aspekt auffällig ist, Trommelschlegelfinger und gleiche Veränderungen an den Zehennägeln.

Das bekannteste Krankheitsbild mit Kombination von Bronchiektasie und Nasennebenhöhlenanomalie, jedoch auch das seltenste, ist der *Morbus Kartagener*. Vom Namengeber selbst wurden 334 Fälle in der Literatur 1962 zusammengestellt. Inzwischen sind einige weitere hinzugekommen. Eine eigene Beobachtung betraf einen 32 Jahre alten Inder mit Situs inversus, Bronchiektasie und Gefäßanomalie im Bereich des linken Unterfeldes. Die Stirnhöhlen waren asymmetrisch, bei abnorm kleinen Kiefernhöhlen, die geschwollene Schleimhaut aufwies. Der grazile, intelligente Mann bemerkte seine Bronchiektasen, die im vorliegenden Fall sicher konnatal sein dürften, erst nach einer Infektion im Alter von 27 Jahren erstmalig. Bis zu diesem Zeitpunkt waren die Lungenveränderungen erscheinungslos geblieben.

Die Kenntnis des sino-pulmonalen Syndroms, das in der Praxis des Lungenarztes häufig ist, erscheint wichtig; seine Erkennung eröffnet bei der Sino-Bronchitis ein erfolgreiches therapeutisches Vorgehen, es gestattet die Differentialdiagnose der Mucoviscidose und erhärtet die Diagnose beim Morbus Kartagener.

Die Indikation zur Tracheotomie nach Lungenoperationen

O. Uhl, Kutzenberg *

Daß es nach Lungenoperationen gelegentlich zu einer Ateminsuffizienz kommt, davor schützt auch die sorgfältigste präoperative Lungenfunktionsdiagnostik nicht. Gerät ein Kranker nach einer Lungenoperation in eine Situation, die es ihm nicht mehr ermöglicht, den zum Leben eben noch erforderlichen Gasaustausch in

---

* Ob.Med.Rat Dr. Otmar Uhl, Facharzt für Anaesthesie, 8621 Kutzenberg/Ofr., Tuberkulosekrankenhaus.

den Lungen aus eigener Kraft zu bewältigen, wird meist künstliche Beatmung erforderlich sein.

Eine wesentliche Voraussetzung hierfür ist die Tracheotomie, weil nur über eine Trachealkanüle längere Zeit hindurch eine Respiratorbehandlung störungsfrei durchgeführt werden kann. Davon abgesehen bringt gelegentlich die Tracheotomie als solche schon eine so wesentliche Verbesserung der Atemfunktion, daß eine maschinelle Beatmung erst gar nicht nötig wird. Durch die Trachealkanüle wird nämlich der anatomische Totraum und somit auch die Totraumventilation weitgehend ausgeschaltet. Daraus resultiert eine Verbesserung der alveolären Funktion. die in einzelnen Fällen ausreichend sein kann.

Wir distanzieren uns aber heute von der Auffassung, die wir vor etwa 10 Jahren selbst noch vertreten haben, daß man bei Atemstörungen nach Lungenoperationen gar nicht früh genug tracheotomieren könne; denn mittlerweile mußten wir erfahren, daß die Tracheotomie kein harmloser Eingriff ist, den man womöglich als eine prophylaktische Maßnahme durchführt. Andererseits bekennen wir uns auch nicht zu dem anderen Extrem, erst dann zu tracheotomieren, wenn der arterielle O_2-Druck stark erniedrigt und gleichzeitig der arterielle CO_2-Druck stark erhöht ist, also erst dann, wenn bereits die typischen Symptome einer respiratorischen Acidose ausgeprägt sind.

Unter welchen Umständen aber ist eine Tracheotomie angezeigt und wann ist hierfür der günstigste Zeitpunkt?

Die von der Atmungsphysiologie her bekannte Kategorisierung der Störungen des Gasaustausches in den Lungen nach vasculärem Kurzschluß, nach Verteilungs- und Diffusionsstörung oder Globalinsuffizienz ist ungeeignet zur Beantwortung der Frage.

Von den Richtlinien, nach denen man sich orientieren kann, verdienen folgende eine besondere Beachtung:

Notwendig ist 1. die Kenntnis der Pathophysiologie der Atmungsinsuffizienz, wenigstens deren Grundzüge; 2. die Kenntnis der Ursachen, die zur jeweiligen Form einer Atmungsinsuffizienz geführt haben; 3. die Möglichkeit der Einschätzung oder objektiven Bestimmung des Schweregrades einer Atmungsinsuffizienz nach blutgasanalytischen Gesichtspunkten.

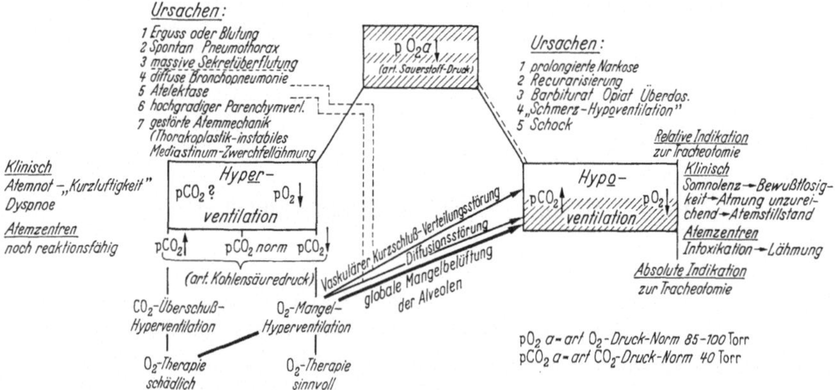

In vorstehendem Schema sind diese Zusammenhänge stark vereinfacht und auf ein Kurzreferat zugeschnitten dargestellt.

Lassen Sie mich von der ganz bestimmt nicht neuen, aber sehr wesentlichen Feststellung ausgehen, daß Lungenfunktion in erster Linie Sauerstoffaufnahme *und* Kohlensäureausscheidung bedeutet. Im arteriellen Mischblut kann die Wirksamkeit dieser Funktion abgelesen werden. Die sichersten Kriterien sind die jeweiligen Partialdrucke für Sauerstoff und Kohlensäure. Normwerte für Sauerstoff sind 85—100, für Kohlensäure etwa 40 Torr. Jede respiratorische Insuffizienz ist gekennzeichnet durch eine Erniedrigung des arteriellen *Sauerstoff*druckes. Das Verhalten des *Kohlensäure*druckes ist unterschiedlich und abhängig von der Form, dem Schweregrad und dem Stadium der Insuffizienz.

Eine Atmungsinsuffizienz ist *die* Indikation zur Tracheotomie schlechthin. Dieser Satz ist jedoch nicht umkehrbar, denn nicht jede Form der Atmungsinsuffizienz nach Lungenoperationen macht eine Tracheotomie erforderlich. Unter rein klinischem Aspekt lassen sich zwei scheinbar völlig verschiedene Typen voneinander unterscheiden:

Es herrscht häufig entweder die *hyper*ventilatorische oder die *hypo*ventilatorische Atemstörung vor. Bei der einen, der hyperventilatorischen, ist der Kranke kurzluftig, hat Atemnot, er ringt förmlich nach Luft. Die Atemfrequenz ist stark beschleunigt. Bei der anderen Form, der hypoventilatorischen, ist der Kranke meist auffällig cyanotisch, somnolent oder bewußtlos. Die Atemfrequenz ist meist erniedrigt, ganz sicher aber ist die Ventilation im Hinblick auf den Gasaustausch von unzureichender Wirkung. Der tiefere Grund dieser unterschiedlichen Erscheinungsformen ist das unterschiedliche Verhalten der atmungsregulatorischen Zentren. In einem Falle sind die Atemzentren noch reaktionsfähig. Im anderen Fall sind sie extrem gedämpft oder gar schon weitgehend gelähmt.

Freilich wird mit der Unterteilung der Ateminsuffizienz in zwei getrennte Erscheinungsformen der Atemphysiologie etwas Gewalt angetan; denn strenggenommen ist die *hyper*ventilatorische Form meist nur das Vorstadium von jener *hypo*ventilatorischen. Für unsere Fragestellung aber erweist sich gerade diese Differenzierung als nützlich.

Betrachten wir zunächst die *hypo*ventilatorische Art der Ateminsuffizienz. Sie ist zweifellos die prognostisch ernstere, wenn sie sich im Anschluß an Lungenoperationen akut innerhalb Minuten oder Stunden entwickelt. Wir stellen fest, daß der Patient noch nicht oder nicht mehr richtig atmet. Im arteriellen Mischblut messen wir einen Kohlensäuredruck von 60 Torr und mehr und einen Sauerstoffdruck von 60 Torr und weniger. Dieser Zustand ist lebensbedrohlich und erfordert unverzüglich Hilfe.

Wenn wir die Ursachen kennen oder vermuten, sind es verschiedene Maßnahmen, die hier kausale Therapie bedeuten! Kam es beispielsweise zu einer Ateminsuffizienz durch eine fortdauernde Narkose mit zu starker Dämpfung der Atemzentren, so wird man selbstverständlich *nicht* tracheotomieren, sondern die künstliche Beatmung über einen oralen Trachealtubus noch eine geraume Zeit fortsetzen. Ähnlich wird man sich im Falle einer „Recurarisierung" verhalten oder man wird mit Prostigmin, dem Antidot zu Curare, die Atemmuskellähmung aufzuheben versuchen. Eine Barbiturat- oder Opiatüberdosierung kann mit Weckmitteln oder Lorfan angegangen werden. Die nach Thoraxoperationen bekannte Schmerz-*Hypo*ventilation ist umgekehrt mit Verabreichung von Opiaten oder anderen analgetischen Medikamenten zu beseitigen. Auch der postoperative

Schockzustand ist nicht von vorneherein eine Tracheotomieindikation. Keinesfalls aber ist bei einer Atmungsinsuffizienz, die mit erhöhtem Kohlensäuredruck einhergeht, Sauerstoffverabreichung erlaubt ohne gleichzeitig für eine ausreichende Ventilation Sorge zu tragen. Davon soll in den folgenden Minuten nochmals die Rede sein.

Überblickt man die Ursachen, die auf *direktem* Wege ohne eine vorangehende *hyper*ventilatorische Phase zur *hypo*ventilatorischen Atmungsinsuffizienz führen, so fällt auf, daß die Lunge, also das Atmungsorgan selbst, intakt ist. Es handelt sich nämlich hierbei um charakteristische Störungen der *zentralen* Atemregulation bzw. im Falle der Recurarisierung um eine Lähmung der Atemmuskulatur, wie sie im Anschluß an jede Operation durchaus denkbar sind. Obwohl also die *hypo*ventilatorische Insuffizienz an sich die ernstere Form darstellt, eine Tracheotomie ist — scheinbar paradoxerweise — im allgemeinen nicht erforderlich.

Ganz anders ist es bei der *hyper*ventilatorischen Insuffizienz. Die Ursachen hierfür sind ausnahmslos im Thoraxraum, nicht nur in den Lungen selbst, zu suchen und stehen meist in direktem Zusammenhang mit der vorangegangenen Lungenoperation. Ursachen wie Erguß oder Blutung, Spontan-Pneumothorax oder massive Sekretüberflutung im Bronchialsystem lassen sich oft noch durch eine gezielte Behandlung beseitigen: durch Entlastungspunktion oder Blutstillung, durch Drainage oder Bronchialtoilette. Die Tracheotomie bleibt dem Kranken eventuell erspart.

Eine schwere diffuse Bronchopneumonie jedoch mit einer obstruktiven Bronchitis, eine hartnäckige ausgedehnte Atelektase, hochgradiger Parenchymverlust oder eine schwerwiegende Störung der Atemmechanik — so hat es uns jedenfalls die Erfahrung gelehrt — sind fast immer klare Indikationen zur Tracheotomie. Mehrere Blutgasanalysen als Verlaufskontrollen innerhalb weniger Stunden erlauben es uns festzustellen, ob es zu einer spontanen Ökonomisierung der Atmung kommt — das ist leider sehr selten — oder ob die Insuffizienz in einer ganz bedenklichen Richtung, nämlich zur Hypoventilation fortschreitet. Das ist leider die Regel. Für derartige Verlaufskontrollen hat sich uns die Mikrogasanalyse des Capillarblutes am hyperämisierten Ohr, die dem Patienten die lästige Arterienpunktion erspart, bewährt.

Die Hyperventilation ist, je nach Art der Schädigung des Atmungsorgans, vornehmlich durch O_2-Mangel oder durch CO_2-Überschuß ausgelöst. Bei der O_2-Mangelhyperventilation, erkenntlich am meist erniedrigten CO_2-Druck, kann man zwar versuchen, durch Sauerstoffverabreichung die Atmungsinsuffizienz zu beheben, meist jedoch werden derartige Bemühungen nicht genügend effektvoll sein. Bei der CO_2-Überschußhyperventilation, die der hypoventilatorischen Insuffizienz blutgasanalytisch ohnehin schon so ähnlich ist, würde man durch Sauerstoff-Gaben den Weg, der in die Hypoventilation führt, nur beschleunigen.

In jedem Falle aber kommt es bei der anhaltenden hyperventilatorischen Ateminsuffizienz infolge der stark forcierten Atmung, die für den Kranken buchstäblich Schwerstarbeit bedeutet, durch Erschöpfung zur hypoventilatorischen Form der Ateminsuffizienz. Eine hypoventilatorische Ateminsuffizienz aber, deren primäre Ursache vom Thoraxraum ausgeht und deren Entstehungsweg über die Hyperventilation geführt hat, ist identisch mit der Agonie des Kranken. Es braucht sicherlich nicht ausführlich darauf eingegangen zu werden, daß dann durch eine Tracheotomie — wollte man diesen Eingriff erst in diesem Finalstadium durchführen — sehr leicht die Katastrophe besiegelt würde. Deshalb sollte man noch in der Hyperventilationsphase die Tracheotomie vornehmen. Wurde aber einmal der richtige Zeitpunkt versäumt, braucht man nicht von vorneherein zu resignieren, denn Überlebenschancen für den Kranken bestehen auch dann noch, wenngleich unverhältnismäßig weniger als zur richtigen Zeit.

Im Anschluß an das Referat folgte noch eine Demonstration einiger Rö-Thoraxübersichtsaufnahmen von ateminsuffizienten Patienten nach Lungenoperationen.

Aussprache

H. RINK, Marienheide:

Zu F. DOERR, Mainz: Es stellt sich die Frage, wohin die Szintigraphie in der Lungenklinik gehört: In das Funktionslabor oder in die diagnostische Abteilung. Herr DOERR hat zu meiner großen Erleichterung keinen Zweifel daran gelassen, daß die Szintigraphie ins Funktionslabor gehört.

Anderenorts ist man anderer Auffassung. So sind z. B. 2 Arbeiten aus der Strahlenklinik der Freien Universität Berlin erschienen; darin wird behauptet, die Szintigraphie sei eine Methode zur Frühdiagnostik des Bronchialcarcinoms und außerdem ein einfaches Mittel zur Differentialdiagnostik. Wenn dem so wäre, müßten wir uns alle einen Szintigraphen anschaffen. Die Begründung für diese Auffassung lautet etwa so: Ein Tumor mache Veränderungen der Durchblutung vor solchen der Durchlüftung, die ja erst das Substrat für Erscheinungen im Röntgenbild abgeben. Daß dies keinesfalls die Regel ist und daß selbst faustgroße Tumoren keine Veränderungen der Durchblutung über ihre Lokalisation hinaus zu machen brauchen, hätte ich Ihnen gerne an einer Serie von Szintigrammen aufgezeigt. Leider ist die Zeit soweit fortgeschritten, daß ich auf diese Demonstration verzichten muß.

K. SIMON, Aprath:

Bei Zahnung oder Zahnwechsel ist für die Tetracyclin-Therapie Vorsicht geboten, da Zahn-Wachstumsstörungen und vermehrter Cariesbefall, durch das Medikament verursacht, bekannt geworden sind.

Die Stellung der BCG-Impfung im Rahmen der modernen Tuberkuloseprophylaxe

E. HAEFLIGER, Wald/Zürich *

Der auffällige Rückgang der Tuberkulose und die daraus folgende offensichtliche Abwertung in Fach- und Laienkreisen erfordern dringender denn je Standortsbezug. Wem soll nun die Kompetenz zustehen, die derzeitige Situation zu werten — denn eine schlüssige Einschätzung ist schließlich Basis und Ausgang der Tuberkulosebekämpfung — und wer soll über den Einsatz vielfältiger Methoden entscheiden? Ist hierzu in erster Linie der Pädiater kompetent, der von Beginn an eine gezielte Infektionsprophylaxe forderte und nun einerseits die zunehmende Befreiung der Jugend von Tuberkulose mit besonderer Genugtuung feststellen kann, anderseits aber — wenn auch spärlicher — die der meist anonymen Infektionsquelle verhafteten alten Tragödien immer noch sieht? Oder soll der Tuberkulosearzt entscheiden, der in seiner Klinik über die wirksamen Tuber-

---

* Chefarzt Priv.-Doz. Dr. E. HAEFLIGER, Zürcherische Heilstätte CH 8636 Wald.

kulosemedikamente verfügt, aber auch deren Grenzen und das Resistenzproblem
kennt und aus eigener Anschauung weiß, daß man nach wie vor an dieser Krankheit stirbt? Nach FRAPPIER tötet die Tuberkulose auch heute noch mehr Menschen
als alle andern Infektionskrankheiten zusammen. Oder ist hierfür der Tuberkulosefürsorgearzt befugt, da er am ehesten den Überblick über das Heer der in irgend
einer Form „Durchseuchten" hat und weiß, aus welchem Reservoir die Tuberkulose fortlaufend gespeist wird? Oder soll schließlich der Epidemiologe be-
schließen, der die Seuche aus ihren säkularen Wellen der Vergangenheit und den
drei Gesichtern der Gegenwart: Morbidität, Mortalität und Durchseuchung, ver-
läßlich kennt? Nein und nochmals nein; denn das Primat der Entscheidung kann
nicht Einzelnen von der Beschränkung her zugestanden werden, sondern liegt bei
einer wohlabgewogenen Synthese aller Meinungen und Interessen, in der Tatsachen, Wertungen und Akzente verschiedener Herkunft mit berücksichtigt sind.
So zählen auch in dieser Frage gründliche Meinungsforschung und umfassende
Meinungsbildung als Voraussetzung einer sachgemäßen Problembewertung und
-gestaltung umso mehr. Daß jeweils in der Konfrontation von Gegenwärtigem
und Zukünftigem Erreichtes und Ziel je nach Standort konservativer oder fort-
schrittsgläubiger gewertet werden, gilt schließlich auch in den Gemarkungen der
Medizin.

Der generelle Rückgang der Tuberkulose und die wesentlich besseren Aussichten eines Krankheitsträgers auf Heilung, haben auf der einen Seite die Furcht
genommen, auf der andern Seite weit herum trügerisches Gefühl von Sicherheit,
Gleichgültigkeit, ja Sorglosigkeit gebracht. Eine nicht wirklichkeitsgerechte Einstellung zum Gesamtproblem ist auch jeglicher Prophylaxe abträglich, und der
Weg von hier etwa zur naiven Feststellung: „Auch wenn man nichts tut, kommt
doch alles gut", nicht weit. Es sei auch festgehalten, daß die erwähnte Regression
nicht etwa die Folge einer Selbststeuerung der Seuche, sondern von sich häufenden
Großtaten medizinischer Forschung und einer unendlichen Kleinarbeit ist. Sicherlich ist der Rückgang zudem einer Reihe von Faktoren verpflichtet, die zum Teil
außerhalb des Bereiches der Medizin liegen. So hielt WINGE den Fortschritt gegen
die Tuberkulose zu einem Viertel durch die zivilisatorische Entwicklung zum
Wohlstand bedingt. Mit Nachdruck ist aber der Auffassung entgegen zu treten,
hoher Lebensstandard vermöge das Tuberkuloseproblem allein zu lösen. Wohl geht
einerseits mit höherem Wohlstand oft, zufolge einer besseren Hygiene im weiteren
Sinne, eine Verringerung des Keimangebotes und zwangsläufig der Erkrankungen
einher. Anderseits ist sogenannter Wohlstand kein streßloser Zustand und kann
auch sonst die beschränkte Disposition des Menschen zur Tuberkulose nicht tilgen.
Hoher Lebensstandard allein also, wenn er nicht mit einem analog hohen seuchen-
hygienischen Stand verbunden ist, wird die Tuberkulose nicht zum Erlöschen
bringen, sei den „Adventisten" dieser Art klar gesagt.

Nach F. KREUSER betrug der Bestand an aktiver Tuberkulose aller Formen
im Bundesgebiet Deutschland einschließlich Westberlins im Jahre 1963 285 804 Erkrankungsfälle. In demselben Gebiet und Jahr starben 8239 Personen an Tuberkulose. Erhebungen über den Durchseuchungsgrad stehen noch im Beginn. Für
(nicht BCG-geimpfte) Schulanfänger werden für Hamburg (1963) 5,6%, für
Bremen (1963) 4,9% Tuberkulinpositive angegeben. Zahlen für Erwachsene
fehlen. Für große Gebiete des Kantons Zürich (Landschaft und Stadt Winterthur,

Einwohnerzahl rund 460000) beträgt die Durchseuchung — errechnet anhand der Impfabstinenten — 1960/61 (E. HAEFLIGER) für die 6jährigen 4,2%, für die 14jährigen 13,8%, für die 18jährigen 24,8%, für die 20jährigen 37,6%, für die 25jährigen 57,5%, für die 30jährigen 59,1%, für die 35jährigen 66,2%, für die 40jährigen 75,8%.

Bei diesen Unterlagen muß eine solche Durchseuchung 1. als erheblich bezeichnet werden, und 2. darf das Phänomen der Durchseuchung niemals allein nach den erfreulich liegenden Zahlen der Jugend beurteilt werden. Ein entsprechender Vorbehalt scheint uns auch bei Bestrebungen angemessen, etwa die Tuberkulose dann als ausgerottet zu bezeichnen, wenn die Durchseuchung der 14jährigen 1% betrage.

So zeigen die drei Seuchenkomponenten — für andere europäische Länder ist die Situation im Prinzip nicht anders — mit aller Eindrücklichkeit die Aktualität des Problems und die Dringlichkeit des konsequenten Kampfes gegen diesen Volksfeind. Halbheiten kann sich also niemand gestatten. Alle Methoden und Mittel, welche sinnvoll sind, haben dementsprechend eingesetzt zu werden.

Im Rahmen der Prophylaxe sind einige wichtige Fakten unangefochten. So ist die Formulierung, die beste Prophylaxe sei eine sachgemäße Therapie, diesbezüglich zutreffend; denn von einer zuverlässigen, dauerhaften Inaktivierung profitieren schließlich Krankheitsträger und Kollektiv gemeinsam. Unbestritten ist auch jede Art von Infektionsprophylaxe, an ihrer Spitze das Schirmbildverfahren, wenn auch dessen Ausbeute, vor allem bei der Jugend, immer geringer wird. Denn die Früherfassung der aktiven Lungentuberkulose muß in weitem Rahmen, nicht nur beim gesunden Kollektiv, sondern noch viel mehr bei den Trägern jedwelcher Herde vorangetrieben werden.

In diesem weiten Umkreis einer umfassenden Tuberkulosebekämpfung steht die BCG-Impfung. Im Mosaik der Prophylaxe ist sie ein hervorstechender Stein. In ihrer Indikation muß sie im skizzierten weiten Feld und in ihrer „Stoßkraft" im Schulterschluß mit den übrigen Methoden gewertet werden. Ihr Ausbau oder ihre Einschränkung sollen stets aus der Sicht der Gesamtsituation beschlossen werden.

Die erwähnten Zahlen weisen nicht nur auf die Häufigkeit von Primärinfektionen an und für sich, sondern noch viel mehr auf die Tatsache hin, daß die vorhandenen Infektionsquellen für eine bis zum 50. Lebensjahr praktisch vollständige Tuberkulosedurchseuchung mit virulenten Keimen genügen.

Selbstverständlich ist seuchenhygienisch die kontinuierliche Retrozession und damit die Aufrollung der Tuberkulosefront von der Jugend her einerseits zu begrüßen. Andererseits verlagert sich so die Primärinfektion in Altersklassen, die einer geschlossenen Prophylaxe weniger zugänglich sind als das Schulkollektiv, wenn auch ihre Risikolage im Vergleich zum Jugendalter kaum erhöht ist.

Welchen Platz nimmt die BCG-Impfung gegenwärtig ein und wie ist ihre Stellung zu begründen?

Die BCG-Impfung ist in der Lage, dem Anergischen einen erheblichen Schutz zu vermitteln. Wie nach B. LANGE „bei einer Tuberkulose, die lang genug bestanden hat und bei der die Tuberkelbacillen noch aktiv sind, praktisch mit einem nahezu absoluten Schutz gegen Neuansteckung von außen zu rechnen ist", führt auch der künstliche BCG-Infekt zur entscheidenden Umstimmung des Organismus und zur positiven Hautallergie. Entscheidend ist also, daß in einem tuberkulosefreien Organismus von den beiden Mycobakterientypen der apathogene BCG erster Siedler ist. Mit ihm bildet sich die Immunität praktisch risikolos.

Die Konversionsquote wirksamer Impfstoffe liegt zwischen 95—99%. Nach Vogt besteht ein Impfschutz während mindestens 5—7 Jahren, und nach Genz ist er während 7—9 Jahren nachweisbar. Nach der WHO/OMS hält der Schutzeffekt mindestens 4 Jahre an. Mit zeitlichem Abstand von der Impfung nimmt die Zahl der Erkrankungen an Tuberkulose zu.

So sank in Schweden, wo die Säuglinge generell mit BCG geimpft sind, die Tuberkulose-Mortalität besonders auffällig im Altersabschnitt bis zum 10. Lebensjahr, in Dänemark mit der Impfspitze im 10. Lebensjahr zwischen dem 10. und 20. Lebensjahr und schließlich in Norwegen mit der Impfspitze im 14. Lebensjahr zwischen dem 15 und 25. Lebensjahr (Bjartveit u. Waaler).

Massenhaft sind die Beweise der positiven Wirksamkeit der BCG-Impfung. Ihnen reihen sich zahlreiche interessante empirische Erfahrungen an, wie etwa der nordischen Ärzte, die noch in der vorantibiotischen Ära nach der Durchimpfung mit BCG das jähe Verlöschen der Meningitis tuberculosa beobachteten.

Die OMS (1959) schätzt — wobei sie sich zum Teil auf eine Untersuchung des British Medical Research Council an 56700 jugendlichen Personen stützt — die Reduktion von Erkrankungen an frischen Tuberkulosen bei wirksam BCG-Geschützten auf ein Fünftel gegenüber nicht geimpften Personen. Nach Spiess steht es fest, ,,daß die Reduktion der Tuberkulose-Morbidität durch die BCG-Impfung bis zu 5 Jahren über 80% und bis zu 10 Jahren über 50% beträgt''.

Für die BCG-Impfung spricht auch die auf großer Erfahrung fußende positive Einstellung zur Vaccination in den Ländern mit einem seit vielen Jahren bestehenden Impfobligatorium für bestimmte Bevölkerungsgruppen, wie in Frankreich, Japan, Norwegen und der Tschechoslowakei.

Die BCG-Impfung erfüllt im Rahmen der Prophylaxe eine Doppelaufgabe. Sie erschwert einerseits die Infektsetzung und unmittelbare Infektentwicklung und andererseits verschmälert sie — durch die Drosselung in der Primärphase — die Basis späterer phthisischer Entwicklung. Lindgren konnte in pathologischanatomischen Untersuchungen bei BCG-Geimpften die Ausheilung virulenter Infektionen in Form kleiner, abgekapselter Herde beobachten. Da nach allgemeiner Meinung die Gefahr einer Reaktivierung mit dem Ausmaß tuberkulöser Residuen wächst, vermindert die BCG-Impfung spätere Phthisen. Diese Meinung vertritt ebenfalls das OMS-Experten-Komitee für Tuberkulose (1964). Im übrigen haben in letzter Zeit vor allem G. Neumann und Ott auf die große Bedeutung des mächtigen Reservoirs an exacerbationsfähigen Tuberkulosen in unserer Bevölkerung und auf die Wichtigkeit, es zu leeren und nicht wieder füllen zu lassen, hingewiesen.

Die wesentliche Aufgabe der Prophylaxe liegt im Bemühen um eine kategorische Reduktion der Primärinfektion durch eine Verminderung des Keimangebotes und in der Gewährung eines optimalen Schutzes für den Zeitpunkt und den Fall des Infektes.

,,Im Laufe der Jahre 1963 und 1964 hat sich eine lebhafte wissenschaftliche Diskussion darüber ergeben, ob man der allgemeinen BCG-Schutzimpfung oder aber einem Volks-Tuberkulinkataster mit Frühbehandlung der Tuberkulin-

Konvertoren den Vorzug geben soll", schreibt F. KREUSER (1965). Damit wird eine Alternative aufgegriffen, die zu einem gegenwärtig wogenden Meinungsstreit Anlaß gibt. Eigentlicher Ausgang dieser Auseinandersetzung ist das Faktum, daß die in der Behandlung erprobte, machtvolle Chemotherapie auch der frühen Primärphase dienstbar gemacht werden soll. Nach tierexperimentellen und klinischen Erfahrungen ist der Primärinfekt tuberkulostatisch abschirmbar.

Bei Behandlung im frühesten Beginn kann eine Sterilisierung erreicht, in späteren Phasen zum mindesten eine pulmonale Progression und vor allem eine hämatogene Dissemination verhütet werden. Voraussetzungen sind allerdings rechtzeitiger, sachgemäßer und konsequenter Einsatz der Tuberkulostatica, gute Verträglichkeit und schließlich Empfindlichkeit der Keime auf die verwendeten Medikamente. Der Leitsatz, daß die Mittel um ihren optimalen Erfolg gebracht werden, wenn sie zu spät verabreicht werden, gilt schließlich für Prophylaxe und Therapie gemeinsam.

Es sind also die auf die negative Tuberkulinreaktion aufgepfropfte BCG-Impfung und die mit positiver Tuberkulinreaktion gekoppelte präventive Chemotherapie die beiden Verfahren, welche hier zur Diskussion stehen. Die weitgehende Verläßlichkeit der Tuberkulinprobe steht also beiden zu Gevatter. Dabei stehen weniger die Wirksamkeit von BCG-Impfung oder präventiver Chemotherapie allein im Vordergrund, sondern ihr Effekt in der Kombination. Wie wir oben sahen, vermittelt die BCG-Impfung positive Tuberkulinreaktion und Schutz und Sicherheit über Jahre. Eine einzige Vaccine-Applikation genügt also, um über ein erhebliches Zeitintervall hinweg den meist anonymen Infekt abzuwehren: bei dem heutigen Seuchenstatus eine Notwendigkeit. Unserer Meinung nach bedarf es daher einer Impfverbreitung, die die kleine Gruppe überdurchschnittlich Gefährdeter weit zu übertreffen hat. Mit OTT vertreten wir die Auffassung, daß die Impfung in den letzten Schulklassen für Deutschland und die Schweiz „eine unbedingt zu erfüllende Minimalforderung" darstellt. Im übrigen gibt es sog. „nicht Exponierte" nicht, sondern lediglich — wie wir bereits darlegten — „normal Exponierte".

Über das Ausmaß der BCG-Impfung muß nach dem von Region zu Region und von Land zu Land unterschiedlichen Endemie-Status beschlossen werden. Für den Entscheid maßgebend ist jeweils der Grad der potentiellen Infektionsgefährdung der Anergischen. Die Festlegung eines ökonomisch-rationellen Einsatzes der BCG-Schutzimpfung liegt dermaßen im persönlichen Ermessen — wie die nun für die Stadt New York beschlossene Impfung von großen Schülerbeständen zeigt — daß eine solche Definition nicht zu geben ist.

Sicherlich läßt sich auf der Kombination Tuberkulinkataster/präventive Chemotherapie innerhalb der gesunden Bevölkerung ebenfalls ein Abwehrsystem aufbauen. Es wird aber — von schweizerischen Verhältnissen her gesehen — schlechter sein. Die Nachteile sind zahlreich und u. a. folgende: Häufig kommt man mit der Abwehr zu spät. Vor allem schon die Erfassung normal Exponierter, besonders gefährdeter Altersgruppen zu jährlichen Tuberkulinisierungen stößt, vor allem außerhalb des Schulkollektivs, auf Schwierigkeiten praktischer und psychologischer Art. Dazu kommt, daß sogar jährliche Tuberkulinprüfungen den zeitlichen Belangen der Tuberkuloseentstehung nicht gerecht werden. Die Primärtuberkulose hängt in ihrer Entwicklung in einem relativ engen zeitlichen Rahmen.

So entsteht die Pleuritis exsudativa z.B. innerhalb weniger Monate nach der Infektion. Bei den Primärtuberkulosen von Frostad waren drei Viertel der Fälle bereits 6 Monate nach gesetztem Infekt destruktiv. Und nach Uehlinger entwickeln sich Primärtuberkulosen durchschnittlich in 7½ Monaten nach stattgefundener Infektion. In welchen Abständen also sollten Tuberkulintestierungen des gesunden Bevölkerungskollektivs vorgenommen werden, um einen frisch gesetzten Infekt noch rechtzeitig tuberkulostatisch abzufangen? Um zeitig einzuwirken, sind halbjährliche Wiederholungen zu fordern, ein Appell, der aber bereits utopisch klingt. Dagegen stellen — bei der erwähnten endemischen Situation — jährliche Testierungen überhaupt ein Minimum dar, wenn die Methode Tuberkulinkataster/präventive Chemotherapie das Attribut präventiv nur einigermaßen zu Recht beanspruchen will.

Unsere Erfahrungen im Kanton Zürich mit der Erfassung der Bevölkerung auf breiter und freiwilliger Basis für die Tuberkulose-Prophylaxe sind nicht schlecht. Wir führen seit 1950 in 4- bis 5jährigen Abständen BCG-Großimpfaktionen durch. Über die Beteiligung orientiert Abb. 1. Die durch den Primär-

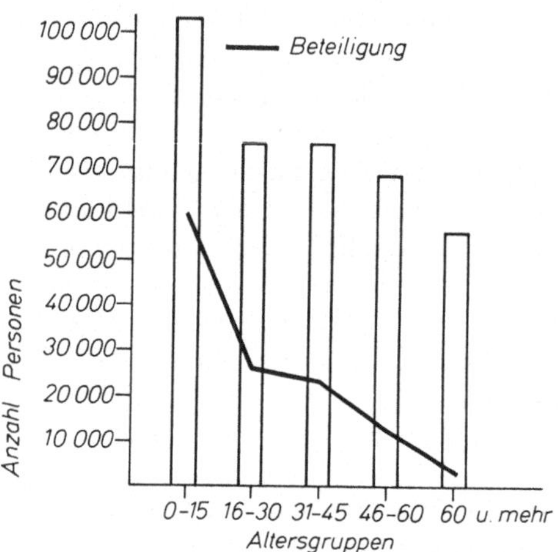

Abb. 1. Ausmaß der Beteiligung der Bevölkerung (auf freiwilliger Basis) an BCG-Impfaktionen in verschiedenen Altersgruppen in den Jahren 1955/1961 auf der Zürcher Landschaft

infekt am meisten gefährdete Bevölkerungsgruppe von 0—30 Jahren wird jeweils, je nach Altersklassen unterschiedlich (0—15 Jahre: 58,3%, 16—30 Jahre: 33,75%) zu rund 48% erfaßt. In einer seit 1950 fortlaufend geführten Zentralkartei (Abb. 2) registrieren wir die virulent Positiven und die BCG-Geimpften. Dieses Zentralregister gibt uns den Überblick sowohl über das Ausmaß der Durchseuchung wie auch über den Stand der BCG-Impfung.

Der Meinung, die BCG-Impfung verwische für Individuum und Kollektiv das Durchseuchungsbild, möchten wir entgegenhalten, daß zur Diagnose einer Tuberkulose die Tuberkulinreaktion selten unerläßlich ist und wir uns anhand von[1]

---

[1] Abb. 3 zeigt einerseits den allmählichen Rückgang der Durchseuchung in der Region Zürich seit der Zeit von Naegeli, andererseits die Beharrung im Ausmaß der Durchseuchung ungefähr vom 30. Altersjahr an aufwärts.

Impfabstinenten stets ein exaktes Bild über den Stand der Durchseuchung machen können. Mit GENZ möchten wir auch nicht deswegen auf die BCG-Impfung verzichten, um die Tuberkulose, welche mit der Vaccination zu verhüten wäre, eventuell leichter diagnostizieren zu können.

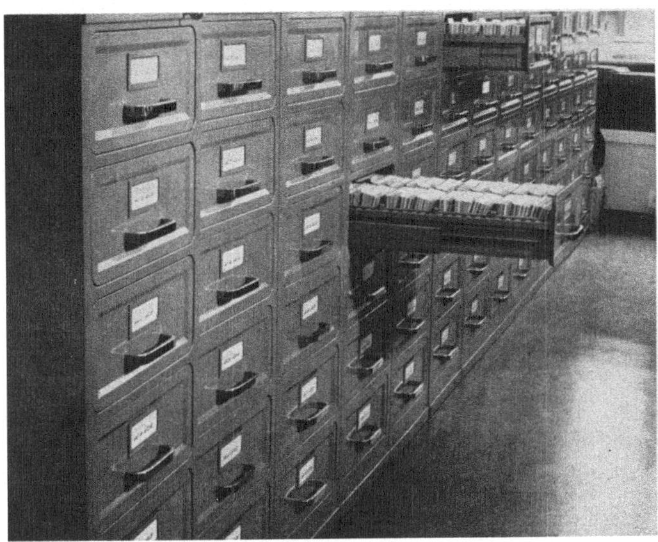

Abb. 2. Zentralregister (der Zürcher Tuberkulose-Liga) für den Kanton Zürich über tuberkulinisierte und BCG-geimpfte Personen

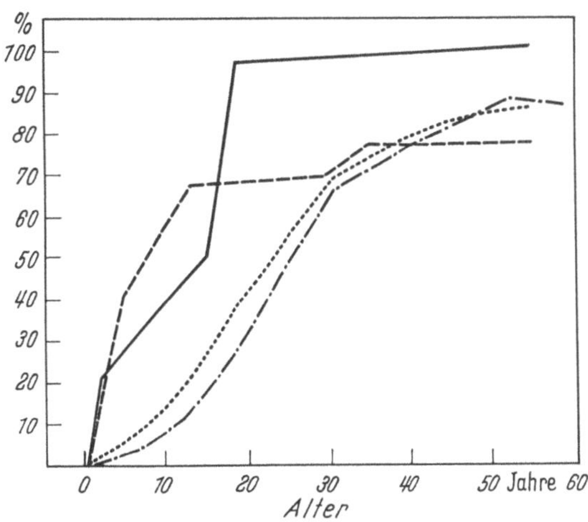

Abb. 3. Stand der Durchseuchung in der Region Zürich seit 1898. Beharrungstendenz der Durchseuchung etwa vom 30. Lebensjahr an

Durchseuchungsverhältnisse im Laufe von rund 60 Jahren

Path.-anat.	NEAGELI 1896—1898	— — —
Kataster:	UEHLINGER/BLANGEY 1933/34	- - - - - -
Tuberkulin-	HAEGI 1950—1953	· · · · · · · ·
Kataster:	HAEFLIGER 1955—1961	— · — ·

Mit unseren Ausführungen stellen wir uns keineswegs gegen die präventive Chemotherapie im Prinzip. Ihre Hauptindikation liegt im gezielten Einsatz um frisch entdeckte Infektionsquellen herum, vor allem in einem nicht BCG-schutz-geimpften Milieu. Sie kann diesen und auch anderen durch die Infektion direkt bedrohten, noch anergischen oder in den Anfängen erkrankten Receptoren sofortigen und wirksamen Schutz gewähren. Sie ist also eine wertvolle prophylaktische Methode. In diesem Sinne sind BCG-Impfung und präventive Therapie unserer Meinung nach sich in erster Linie ergänzende und nicht konkurrierende Verfahren.

Literatur

Haefliger, E.: Bedeutung und Stand der BCG-Schutzimpfung gegen die Tuberkulose. Berlin-Heidelberg-New York: Springer 1966.

Zur Indikation der BCG-Impfung beim Gastarbeiter

V. Haegi, Wald/Zürich *

Die Tatsache, daß in den letzten Jahren an die 800000 ausländische Arbeits-kräfte — das sind rund 14% der Gesamtbevölkerung — in der Schweiz weilen und daß bei dieser großen Einwanderergruppe eine stark erhöhte Tuberkulosemorbidi-tät festgestellt wird, zwingt auch im Interesse der Einheimischen zu gezielten prophylaktischen Maßnahmen.

Die Frage nach dem geeigneten Vorgehen kann nur aus gründlicher Kenntnis der speziellen epidemiologischen Situation heraus beantwortet werden. Die Gast-arbeiter weisen bezüglich Geschlecht, Alter, sozialer Stellung und Beruf eine stark abweichende Struktur auf und werden in ein hinsichtlich Klima, Nahrung, Arbeits- und Wohnverhältnisse völlig neues Milieu verpflanzt, was sie physisch und psychisch belastet.

Unser Tuberkulinkataster zeigt, daß diejenigen Altersgruppen, aus denen sich unsere Gastarbeiter überwiegend rekrutieren, einen besonders steilen Durch-seuchungsablauf erleben. Dazu kommt, daß diese Leute meistens in engen Ver-hältnissen wohnen, arbeiten und essen. Wir haben also mit einer besonders hohen Infektionsrate bei den Gastarbeitern zu rechnen (Abb. 1).

Abb. 2 zeigt Relation und Altersverteilung der Tuberkulininvertoren oder -konvertoren. Pro Jahr werden von 100000 Einheimischen aller Altersklassen durchschnittlich 1200, von 100000 Gastarbeitern aber 1600 tuberkulinpositiv. Schon deshalb müssen wir mit einer erhöhten Zahl von Primosekundärtuberkulosen rechnen.

Diese Diskrepanz bei der Infektiosität wird aber von derjenigen bei der Morbi-dität noch übertroffen. Der frischinfizierte Gastarbeiter hat also zusätzlich noch ein erhöhtes Erkrankungsrisiko, erklärbar durch die Auswirkungen des Milieuwechsels.

Die absoluten Morbiditätszahlen schwanken je nach Auswahl der Bevölkerungs-gruppen und der Berechnungsweise. Immer aber bestätigt sich die um 50—100% höhere Morbidität der Gastarbeiter. Somit ergeben sich — wie das Beispiel eines

* Dr. med. V. Haegi, Vorsitzender der Arbeitsgruppe BCG der Schweizerischen Vereini-gung gegen die Tuberkulose, Zürcher Heilstätte, CH 8636 Wald.

großen Eisenwerkes zeigt — bei den ausländischen Industriearbeitern für heutige Verhältnisse erschreckend hohe jährliche Neuerkrankungsquoten (Abb. 3).

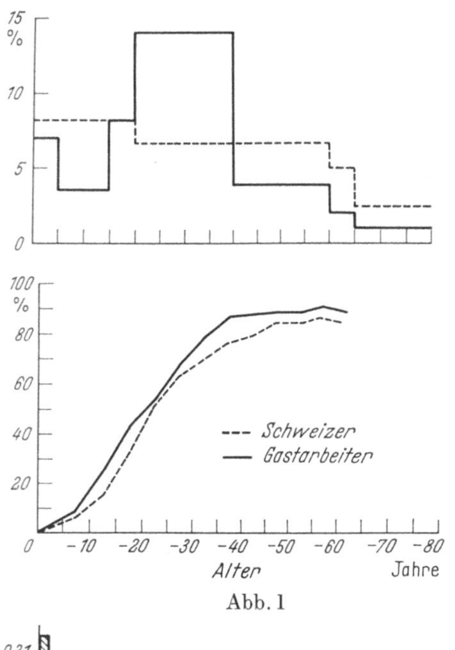

Abb. 1

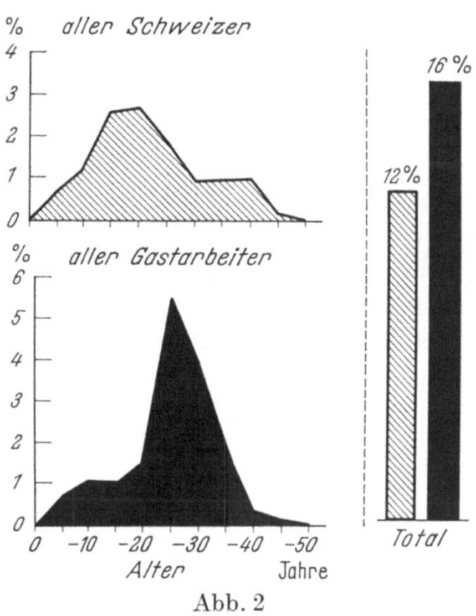

Abb. 2

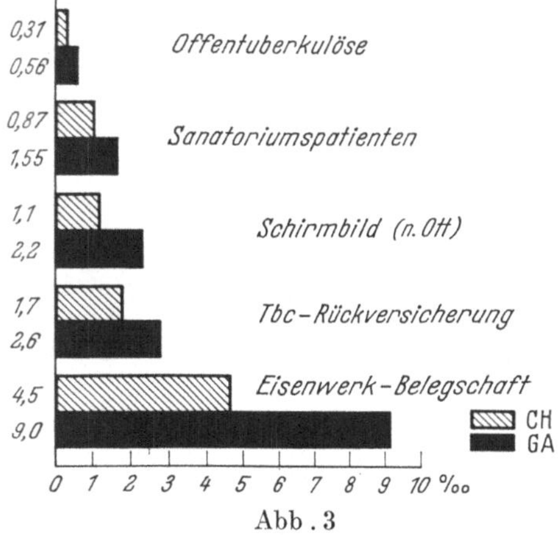

Abb. 3

Abb. 1. Der Vergleich der Schweizer mit der Gastarbeiter-Bevölkerung zeigt, daß diejenigen Altersklassen, welche einen raschen Durchseuchungsablauf aufweisen, bei den Gastarbeitern besonders stark vertreten sind. Obere Kurve: Prozentuale Anteile der einzelnen Altersklassen am Bevölkerungstotal der Schweizer und Gastarbeiter. Untere Kurve: Prozentsatz der Tuberkulinpositiven pro Altersklasse (Zürcher Landschaft 1955—1961)

Abb. 2. Jährliche Konvertorenzahl der einzelnen Altersgruppen in ⁰/₀₀ des Bevölkerungstotals der Schweizer einerseits und der Gastarbeiter andererseits

Abb. 3. Morbiditätsvergleich Schweizer/ Gastarbeiter in ⁰/₀₀ des entsprechenden Kollektivs

Tabelle 1. *Tuberkulose-Infektionsort der Gastarbeiter*

	Schweiz	Ausland
Erwachsene, sicher:	47	24
Erwachsene, wahrscheinlich:	55	28
Kinder:	16	—
Total:	118	52

Analysiert man anhand von Anamnese und klinischen Befunden der Heilstättenpatienten die Gastarbeitertuberkulose, so bestätigt sich, daß die überwiegende Zahl der Erkrankten erst in der Schweiz infiziert wurde (Tabelle 1).

Dementsprechend herrschen juxtaprimäre, exsudative Tuberkulosen mit ausgesprochener Tendenz zur frühen Einschmelzung vor.

Wir rechnen, ähnlich wie OTT, mit rund 65% Primosekundärtuberkulosen, die sich wohl großenteils aus den 38% tuberkulinnegativen einreisenden Gastarbeitern rekrutieren. Tertiärtuberkulosen sind auch deshalb seltener, weil ausländische Arbeitnehmer mit ausgedehnten oder aktiven Herden an der Grenze zurückgewiesen werden.

Die absolute Zahl der ausländischen Offentuberkulösen ist bei den jungen Jahrgängen beträchtlich. Aus Abb. 4 geht hervor, daß die 20—30jährigen Gastarbeiter — auch absolut — mehr Offentuberkulöse stellen als sämtliche Einheimische derselben Region. Da gerade unsere jungen südländischen Arbeitnehmer gegenseitige Kontakte lieben und eng beieinander wohnen (oft mehrere im selben Raum), stellen bei ihnen unerfaßte bacilläre Tuberkulosen eine hohe Gefahr für die tuberkulinnegativen Landsleute dar, werden aber immer mehr auch eine Bedrohung für die Gesamtbevölkerung.

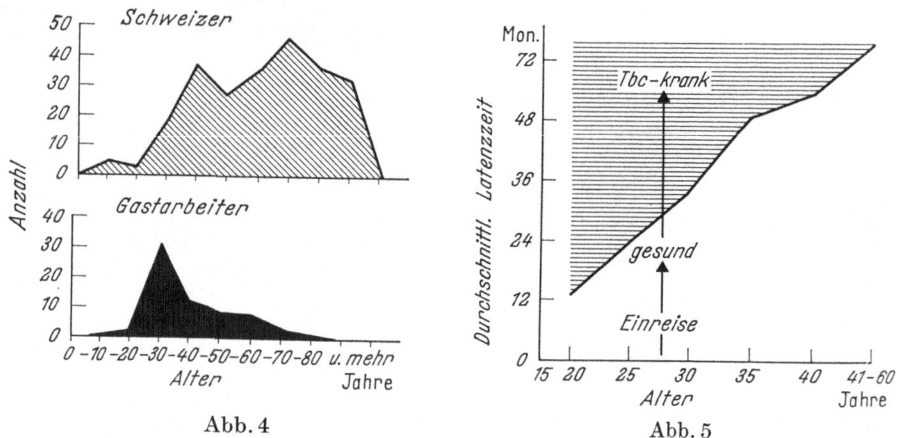

Abb. 4. Offentuberkulöse Schweizer und Gastarbeiter im Zürcher Oberland in absoluten Zahlen (Total der Neumeldungen der Jahre 1959—1964)

Abb. 5. Durchschnittliche Latenzzeit zwischen Einreise und Tuberkuloseerkrankung der Gastarbeiter-Patienten in der Zürcher Heilstätte Wald (in Monaten), bezogen auf die einzelnen Altersgruppen

Zu beachten ist schließlich die kurze Latenzzeit zwischen Einreise und Erkrankung an Tuberkulose bei den übervertretenen jüngeren Jahrgängen (Abb. 5).

Das sind die wesentlichsten Grundzüge, die das Gesicht der Gastarbeitertuberkulose prägen. Sie lehrt, daß der vielgepriesene spontane Rückgang der Tuberkulose auch heute noch durch veränderte Umweltsfaktoren jäh unterbrochen werden kann. Sie verpflichtet uns aber auch zu prophylaktischen Maßnahmen. Das charakteristische an der epidemiologischen Situation ist die hohe Infektionsquote einerseits und die kurze Latenz bis zur häufigeren Erkrankung andererseits. Eine wirksame Prophylaxe soll also vor allem bei den Tuberkulinnegativen wenn immer möglich vor der Tuberkulinkonversion einsetzen.

Führen wir uns die Angriffspunkte der vorbeugenden Verfahren vor Augen, so sehen wir, daß die BCG-Impfung die Forderung des früh einsetzenden Schutzes am besten erfüllt (Tabelle 2). Andere Maßnahmen, vorab beispielsweise eine gut

Tabelle 2. *Bekämpfung der Gastarbeiter-Tuberkulose*

Vor der Infektion:	BCG-Impfung
Nach der Infektion:	Chemoprophylaxe
Nach der Herdsetzung:	Röntgenkataster
Nach der Erkrankung:	Isolierung
	Chemotherapie
	Operative Therapie
Nach der Heilung:	Überwachung

ausgebaute Schirmbildkontrolle, sind für die tuberkulinpositiv Einreisenden ebenfalls notwendig. Lediglich eine generelle Chemoprophylaxe fällt nach erfolgter BCG-Impfung außer Betracht. Die Chemoprophylaxe ist unseres Erachtens bei den Gastarbeitern aus folgenden Gründen weniger geeignet:

1. Die intensive Tuberkulinkonversion des Gastarbeiters würde während den kritischen ersten 4—6 Aufenthaltsjahren sehr engmaschige Tuberkulinkontrollen erfordern;

2. die ständige Fluktuation der Gastarbeiterbestände verunmöglicht eine Überwachung mit periodischer Tuberkulinisierung weitgehend;

3. die Erfahrung mit der ambulanten Chemotherapie beim Tuberkulosekranken lehrt uns, daß viele Primärinfizierte die medikamentöse Prophylaxe nicht oder mangelhaft durchführen würden.

Die BCG-Impfung dagegen bietet nach einer einzigen Tuberkulintestung allen Negativen für die risikohohen ersten Jahre einen hinreichenden Schutz. Selbstverständlich sind auch für diese unkomplizierten Methoden in der Praxis viele Hindernisse zu überwinden.

Immer wieder wird die obligatorische Impfung beim Grenzübertritt gefordert. Sie müßte aber entweder ohne Vorprobe erfolgen, was uns gewagt scheint, oder dann würde sie wegen den Vortestierungen einen mehrtägigen Grenzaufenthalt voraussetzen.

Diesem und jedem anderen Impfzwang steht in der Schweiz überdies die vertraglich verankerte „égalité de traitement" entgegen, die freilich bei der „inégalité de risque" für unseren südlichen Vertragspartner kaum von Nutzen ist.

Die Vaccination kann also nur freiwillig und frühestens nach Arbeitsantritt erfolgen. Für diesen Zeitpunkt ist aber die sofortige Testung und allfällige Impfung energisch zu fordern. Der Initiative einzelner Ärzte ist es zu verdanken, daß in verschiedenen Regionen der Schweiz spezielle Impfaktionen für die ausländischen Arbeitnehmer bereits in die Wege geleitet wurden, so daß wir heute über erste Erfahrungen verfügen[1]. Jährlich wurden bisher rund 4000 Gastarbeiter geimpft.

---

[1] Wir danken allen Impforganen für die bereitwilligen Auskünfte, speziell Frl. Dr. Roos (Bern) und den Herren Kollegen Dr. Ott (Solothurn), Dr. Landolt (Winterthur) und Dr. Rotach (Zürich) für die zur Verfügung gestellten Unterlagen.

Folgendes Vorgehen scheint sich wenigstens für schweizerische Verhältnisse zu bewähren:

Die Meldung erfolgt durch die Behörden oder die Arbeitgeber. Nicht immer führt der beste Weg durch die Amtsstuben, ist doch der Brotherr an der Vermeidung langdauernder Arbeitsausfälle in erster Linie interessiert.

Das Gelingen einer Aktion steht und fällt mit der Qualität des Impfteams, von dem Einsatz, Organisationstalent und viel Idealismus gefordert wird (Tabelle 3).

Tabelle 3. Spezielle BCG-Impfaktionen für Gastarbeiter.
Schweizer Organisationsbeispiel einer BCG-Impfaktion für Gastarbeiter

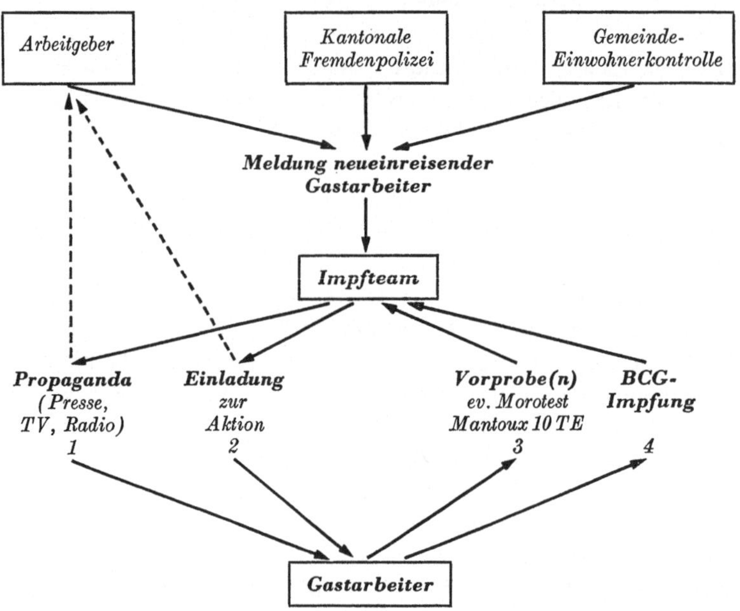

Natürlich müssen Aufwand und Erfolg in vernünftiger Relation stehen. Gezielte Aktionen haben nur in größeren Ortschaften mit über 10000—20000 Einwohnern und großer Gastarbeiterdichte einen Sinn. Rund die Hälfte der aufgebotenen Gastarbeiter erscheinen zu den freiwilligen Vortestierungen und unterziehen sich fast ohne Ausnahme der allfällig notwendigen Impfung. Von den rund 1600 in den Städten Zürich und Winterthur geimpften neueingereisten Gastarbeitern ist unseres Wissens bisher keiner in die Züricher Heilstätten eingetreten, obwohl diese jährlich rund 150 ausländische Arbeitnehmer aufnehmen. Eine schlüssige Erfolgsstatistik läßt sich selbstverständlich erst in einigen Jahren erstellen.

Ich bin überzeugt, daß bei zunehmender Gastarbeiterdichte auch in vielen Regionen Deutschlands ähnliche Probleme bestehen oder entstehen. Die Wege freilich, die zu ihrer Lösung führen, mögen verschieden sein.

Literatur

Haefliger, E.: Bedeutung und Stand der BCG-Schutzimpfung gegen die Tuberkulose. In: Tuberkulose und ihre Grenzgebiete in Einzeldarstellungen, Bd. 18. Berlin-Heidelberg-New York: Springer 1966.

Haegi, V.: Epidemiologische Bedeutung und Gestalt der Tuberkulose beim Gastarbeiter. In: Haefliger, E.: Aktuelles aus Diagnostik und Therapie der Lungenerkrankungen. Bibl. tuberc. (Basel) **20**, 31—41. Basel/New York: Karger 1965.

— Epidemiologie und Gestalt der Gastarbeitertuberkulose in der Schweiz. In: Gaubatz, E.: Lungencysten und posttuberkulöse Resthöhlen, Tuberkulose der Gastarbeiter, Barytose-Asbestose-Berylliose, 70—77. Stuttgart: G. Thieme 1966.

— Zur Prophylaxe der Gastarbeitertuberkulose. Bull. eidg. Gesundheitsamt; Bl. Tuberk. **9**, 1—8 (1965).

Ott, A.: Die inaktive und latente aktive Lungentuberkulose in der systematischen Radiographie. (Im Druck, 1965.).

— Die Gastarbeiter-Tuberkulose in der Schweiz. Praxis (Bern) **10**, 279—284 (1965).

Beobachtungen über die Tuberkulose bei den ausländischen Arbeitnehmern

K. Breu, Ludwigsburg/Württemberg*

Von großer Bedeutung ist die Fragestellung, ob die ausländischen Arbeitnehmer (a. A.) während ihrer Beschäftigung im Bundesgebiet häufiger an Tuberkulose erkranken, als dies bei der einheimischen Bevölkerung der Fall ist. Ein exakter Vergleich der Tuberkulose-Morbidität der a. A. mit der bei der einheimischen Bevölkerung ist wegen der verschiedenen Zusammensetzung nach Alter, Geschlecht und Beruf schwierig. Die obere Altersgrenze der a. A. liegt bei 60 Jahren, die untere bei 15 Jahren. Daher verglich ich im Bereich der Tuberkulosefürsorgestelle Ludwigsburg die Neuzugänge an ansteckender Lungentbc bei den gleichen Altersstufen, nämlich zwischen 15 und 60 Jahren, sowohl bei der einheimischen Bevölkerung als auch bei den a. A. in den Erkrankungsjahren 1962 bis 1965. Ich habe bewußt nur die Fälle von ansteckender Lungentbc, also die Ia/b-Fälle, herangezogen, da bei der Gruppe der aktiven geschlossenen Lungentbc wegen des fehlenden Kriteriums des Tuberkulosebakteriennachweises die Beurteilung mehr oder weniger von seiten des untersuchenden Arztes subjektiv gefärbt ist und die Gruppe der Ia/b-Fälle auch sozialhygienisch am wichtigsten ist; überdies wird die aktive geschlossene Lungentbc so wie die extrapulmonale Tbc nicht vollständig gemeldet.

Das Ergebnis meiner Aufstellung zeigt die Tabelle über die Neuzugänge an ansteckender Lungentuberkulose (Ia/b-Fälle) zwischen 15—60 Jahren im Kreis Ludwigsburg, ausschließlich der Zugänge von ausländischen Arbeitnehmern, deren Tuberkuloseerkrankung bei der Untersuchung zwecks Erteilung der Aufenthaltserlaubnis festgestellt wurde:

---

* Oberreg.-Med.-Rat Dr. Karl Breu, Leitender Arzt der Tuberkulosefürsorgestelle des Staatl. Gesundheitsamtes 7140 Ludwigsburg, Kantstraße 15

Jahr	Neuzugänge	davon Ausländer	% der Neuzugänge	Anteil der a. A. an der Gesamtzahl d. Beschäftigten des Arbeitsamtsbezirks Ludwigsburg in %
1962	62	7	11,2	8,3
1963	58	7	12,2	9,4
1964	52	12	23,1	11,6
1965	67 (RRU)	20	29,9	14,6

Die Aufstellung bis zum Jahr 1964 demonstrierte ich bereits auf der Tagung der Süddeutschen Gesellschaft für Tuberkulose und Lungenkrankheiten in Freudenstadt im Juni 1965 (s. Kongreßbericht, hrsg. von E. Gaubatz, Stuttgart: Thieme 1966). Aufgeführt sind selbstverständlich bei den a. A. nur diejenigen Tuberkulosen, die während der Beschäftigung in Deutschland aufgetreten sind, d. h. ausgeklammert sind diejenigen Erkrankungsfälle, die bei der Untersuchung zwecks Erteilung der Aufenthaltserlaubnis festgestellt wurden. An dieser Stelle sei darauf hingewiesen, daß für alle ohne Beteiligung der deutschen Kommissionen eingereisten a. A. — ihre Zahl ist sehr groß — seit 1962 in allen Bundesländern eine röntgenologische Untersuchung der Lunge vorgeschrieben ist. Die Aufenthaltserlaubnis wird in einigen Bundesländern schon bei inaktiver Lungentbc, in anderen Ländern erst bei Verdacht auf aktive Lungentbc, nach einer Umfrage des DZK durchschnittlich in 0,8% abgelehnt.

Zwei Schwierigkeiten müssen auf Grund auch unserer Beobachtungen noch kurz aufgezeigt werden: Einmal versuchen mehrere a. A. sich der Schirmbilduntersuchung zu entziehen; die verantwortlichen Stellen müssen sich von der Durchführung der Untersuchung in jedem Einzelfall überzeugen. Und zum anderen: Wenn bei einem a. A. zwecks Erteilung der Aufenthaltserlaubnis eine aktive Lungentbc festgestellt wird und nach den bestehenden Vorschriften die Aufenthaltserlaubnis nicht erteilt werden kann, dann sollte durch geeignete Maßnahmen erreicht werden, daß der Betreffende auch tatsächlich zur Behandlung in sein Heimatland zurückkehrt und dort zumindest bis zu seiner Ausheilung bleibt.

Der Anteil der a. A. im Arbeitsamtsbezirk Ludwigsburg an der Gesamtzahl der Beschäftigten betrug, wie aus der Tabelle hervorgeht, im September 1962 8,3%, 1963 9,4%, 1964 11,6% und 1965 14,6%; damit liegt im Jahre 1965 Ludwigsburg an der Spitze innerhalb des ganzen Bundesgebietes.

Bei allen Erkrankungsfällen an ansteckender Lungentbc handelt es sich um Neuzugänge nach den Erläuterungen zur Führung der Tuberkulosestatistik bei den Gesundheitsämtern. Bis auf zwei Fälle, die einen eindeutig kavernösen Prozeß boten, wurden in allen anderen Fällen Tuberkulosebakterien im Auswurf nachgewiesen.

Vergleicht man nun den Anteil der a. A. an der Gesamtzahl der Beschäftigten mit dem Prozentsatz der Neuzugänge für die a. A., dann ergibt sich für die Jahre 1962 und 1963 keine überzeugende Erhöhung — abgesehen von der relativ kleinen Zahl der erkrankten Gastarbeiter. Anders verhält es sich mit den Neuzugängen in den Jahren 1964 und 1965. 1964 betrugen die Neuzugänge an ansteckender Lungentbc bei den a. A., berechnet auf alle Neuzugänge, 23,1%.

Im Jahre 1965 waren im Alter zwischen 15 und 60 Jahren insgesamt 67 Neuzugänge an ansteckungsfähiger Lungentbc registriert, davon

Einheimische		*Gastarbeiter*	
männlich	weiblich	männlich	weiblich
34	13	19	1

Somit machen von den Neuzugängen an ansteckungsfähiger Lungentbc jeweils zwischen 15 und 60 Jahren im Jahre 1965 die a.A. 29,9% (!) aus.

Nach dieser Erhebung ist zumindest für die Erkrankungsfälle an offener Lungentbc für die Jahre 1964 und 1965 die Erkrankungshäufigkeit bei den a.A. *erhöht*. Danach kann ich die Untersuchungsergebnisse aus der Schweiz (OTT, STEIGER) bestätigen.

Zum *Zeitpunkt* der Feststellung der offenen Lungentbc: In der Zeit von 1962 bis August 1966 sind im Bereich der Tuberkulosefürsorgestelle Ludwigsburg 53 Fälle von ansteckungsfähiger Lungentbc bei den a.A. während ihrer Beschäftigung im Bundesgebiet festgestellt worden. Vier Gastarbeiter sind verzogen, so daß ich über 49 tuberkulöse a.A. berichten kann.

Die Lungentbc wurde festgestellt

innerhalb von 6 Monaten nach der Einreise	2 Fälle
innerhalb von 12 Monaten nach der Einreise	9 Fälle
bis zu 24 Monaten nach der Einreise	11 Fälle
bis zu 3 Jahren nach der Einreise	10 Fälle
bis zu 4 Jahren nach der Einreise	7 Fälle
bis zu 5 Jahren nach der Einreise	6 Fälle
bis zu 6 Jahren nach der Einreise	3 Fälle
bis zu 7 Jahren nach der Einreise	1 Fall.

Somit ist die Mehrzahl der Erkrankungsfälle erst 2 und 3 Jahre nach der Einreise festgestellt worden, 4 Jahre und später waren es von den 49 Fällen immer noch 17.

Zum *Alter* der Erkrankten:

Unter 25 Jahren	17 Fälle
zwischen 25 und 35 Jahren	24 Fälle
zwischen 35 und 50 Jahren	6 Fälle
über 50 Jahre	2 Fälle.

Die überwiegende Mehrzahl der Erkrankten war jünger als 35 Jahre und von den insgesamt 49 Offentuberkulösen waren 17 unter 25 Jahre.

Zur *Form* der Lungentbc: In einem ganz erheblichen Prozentsatz war die Lungentbc schwer bis sehr schwer. Häufig mußte eine ausgesprochen exsudative Form festgestellt werden, in mehreren Fällen lag eine lobulär käsige oder sogar lobär käsige Pneumonie vor, oft bestand eine große Kaverne, in nicht wenigen Fällen war der Prozeß mehrfach kavernisiert.

Von den 49 Neuzugängen an ansteckender Lungentbc bei den a.A. waren

vor der Untersuchungspflicht (August 1962) in das

Bundesgebiet eingereist	31 Fälle
mit Legitimationskarte eingereist	7 Fälle

in Gesundheitsämtern mit Schirmbild zwecks Erteilung
der Aufenthaltserlaubnis untersucht worden　　　　11 Fälle

dabei zu Recht als o.B. befundet　　　　6 Fälle

auswärts irrtümlich o.B.　　　　3 Fälle

auswärts o.B., nachträglich gering-
gradig produktiv　　　　1 Fall

auswärts als inaktiv angesprochen,
nach dem Verlauf frisch, beginnend　　　　1 Fall.

Somit war von den insgesamt 49 a.A., bei denen während der Beschäftigung in Deutschland eine offene Lungentbc festgestellt werden mußte, nur in 6 Fällen das Schirmbild zur Erteilung der Aufenthaltserlaubnis o.B., dabei wurden in der Tuberkulosefürsorgestelle Ludwigsburg in den Jahren 1963—1965 rund 13000 a.A. zur Erteilung der Aufenthaltserlaubnis untersucht. Zieht man die 3 Fälle, die auswärts als o.B. beurteilt wurden und die nachträglich doch als aktiv angesprochen werden mußten, ab, verbleiben im Jahre 1965 noch immer 17 Neuzugänge an offener Lungentbc bei den a.A. = 25,4% der gesamten Neuzugänge. Der Anteil der a.A. an der Gesamtzahl der Beschäftigten betrug im Arbeitsamtsbezirk Ludwigsburg im Jahre 1965, wie wir hörten, 14,6%.

Nach diesen Beobachtungen in Ludwigsburg wäre es von den offenen Lungentuberkulosen nur ein einziger Fall, bei dem das erste Schirmbild einen inaktiven Befund erkennen ließ. Dieses Ergebnis war für mich überraschend, da eine große Zahl von inaktiven Lungentuberkulosen bei den a.A. laufend in unserer Fürsorgestelle kontrolliert wird. Einflechten möchte ich, daß die Zahl der erstmalig erfaßten a.A. mit einer inaktiven, aber noch kontrollbedürftigen Lungentbc groß ist und eine fühlbare Belastung für die Fürsorgestelle darstellt. In der Fürsorgestelle Ludwigsburg verhalten sich die inaktiven Lungentuberkulosen zu den aktiven Formen bei den a.A. wie 5:1. Ott verglich das Erkrankungsrisiko bei den a.A. einerseits und der einheimischen Bevölkerung andererseits jeweils mit „geheilten Läsionen" bei den Schirmbildaktionen 1957—1959 und 1960—1962 im Kanton Solothurn und konnte nachweisen, daß das Erkrankungsrisiko bei den a.A. 3½mal größer ist gegenüber der einheimischen Bevölkerung.

Auffällig sind immer wieder Meldungen über Erkrankungen an einer *extrapulmonalen* Tbc der verschiedensten Lokalisation. Da nach dem Erlaß des Innenministeriums Baden-Württemberg vom 21. 8. 1962 — dasselbe dürfte für die anderen Länderregierungen zutreffen — bei den a.A. nur eine röntgenologische Untersuchung der Lunge vorgeschrieben ist, können die extrapulmonalen Formen der Tbc nicht erfaßt werden.

Nach Kenntnis der Schweizer Erfahrungen mit dem Problem der Tbc bei ihren Gastarbeitern und auch nach meinen eigenen Beobachtungen halte ich die Beschränkung auf die einmalige röntgenologische Untersuchung der Lunge bei den a.A. zur Erlangung der Aufenthaltserlaubnis nicht für ausreichend. Ich halte in Anlehnung an die Beobachtungen aus der Schweiz (Haegi, Ott, Steiger) *zwei zusätzliche, zeitlich gezielte Präventivmaßnahmen* bei den a.A. für erforderlich. Dafür habe ich mich bereits auf der Tuberkulosetagung in Freudenstadt ausgesprochen:

1. Eine *periodische Wiederholung der Röntgenuntersuchung*. Die Realisierung ist schwierig. Vorhandene Möglichkeiten zur Verwirklichung dieser Forderung sind auszunutzen: Durchführung in großen Betrieben, die über einen werksärztlichen Dienst verfügen. Von meinen 49 a.A. mit offener Lungentbc waren 31 vor der Untersuchungspflicht in das Bundesgebiet eingereist. Es erscheint mir unbedingt notwendig, daß sich im Rahmen einer RRU-Aktion die Schirmbildstelle bzw. das Gesundheitsamt davon überzeugen, daß auch alle a.A. an der RRU teilgenommen haben. Aber nicht in allen Bundesländern ist die RRU obligat, deshalb sollte bei denjenigen a.A., die vor der Untersuchungspflicht in das Bundesgebiet eingereist sind, die Röntgenuntersuchung nachgeholt werden!

2. Die zweite präventive Maßnahme wurde soeben von Herrn HAEGI gefordert, nämlich die *systematischen Tuberkulinprüfungen* bei den a.A. und die *BCG-Schutzimpfung* bei den negativen Reagenten. Auch bei uns in der Bundesrepublik ist diese Maßnahme notwendig. Der a.A. kann im Arbeitsland im Falle einer Erkrankung an ansteckungsfähiger Lungentbc nicht nur seine engere Umgebung, seine Landsleute und Arbeitskameraden gefährden, worüber ich an anderer Stelle (Bundesgesundheitsblatt 1964, 305) gemeinsam mit Herrn KOSSMANN berichtet habe, er kann auch selbst erst im Arbeitsland angesteckt werden, worauf insbesondere die zitierten Schweizer Autoren ausdrücklich hingewiesen haben. Nach OTT reisen aus manchen Gegenden Süditaliens noch 50—60% tuberkulin-negativ in die Schweiz ein; aus denselben Regionen kommen auch zu uns seit Jahren viele Gastarbeiter. 1964 waren in der Bundesrepublik Deutschland noch 70000 Kranke mit einer ansteckungsfähigen Lungentbc registriert. Bei meiner Erhebung konnte ich in einer Reihe von Fällen Erscheinungsbilder beobachten, die den Verdacht auf eine primo-sekundäre Tuberkulose erwecken, wie z.B. Bronchiallymphknotentuberkulose, Pleuritis exsudativa, Tuberkulose der Halslymphknoten und der Tonsille. Der schlüssige Beweis für eine erfolgte Erstinfektion in Deutschland kann in den meisten Fällen nicht erbracht werden, weil bis jetzt routinemäßige Tuberkulinprüfungen bei den a.A. nicht durchgeführt werden. Daher werden innerhalb des Bundesgebietes Tuberkulinprüfungen bei den a.A. vorgeschlagen, überall da, wo diese aus personellen und organisatorischen Gründen möglich sind; auch hierfür eignen sich am besten große Betriebe mit werksärztlichem Dienst; in großen Betrieben ist auch die Dringlichkeit gegeben. Für die Tuberkulinprüfung bei den a.A. haben sich auch HEIN und kürzlich SEIDEL ausgesprochen.

Die Voraussetzung ist, daß uns eine leistungsfähige, leicht handzuhabende und nur mit geringen Begleiterscheinungen einhergehende Tuberkulinprobe für die Testierung Erwachsener zur Verfügung steht. Hierfür hat sich nach FREERKSEN, E. JENSEN und nach dem Untersuchungsergebnis von DINKLOH u. GRUSCHKA bei der Bundeswehr der *Tine-Test* bewährt. Die als tuberkulin-negativ befundenen a.A. sollten einer BCG-Schutzimpfung zugeführt werden.

Da bei den a.A. die Tendenz zunimmt, ihre Familienangehörigen nachkommen zu lassen, müssen im Falle des Auftretens einer ansteckenden Tbc bei den Familienangehörigen die bewährten Maßnahmen der *präventiven* Tuberkulosebekämpfung durchgeführt werden.

Die Bekämpfung der Haut- und Lymphknotentuberkulose
Eine Bilanz

F. EHRING, Münster/Hornheide *

Die vergangenen zwei Jahrzehnte haben das Krankheitsbild Tuberkulose verändert. Für kaum eine Form war diese Änderung aber so eingreifend — gleichzeitig so positiv — wie für die Tuberkulose der Haut, speziell für ihre häufigste, schwerwiegendste und epidemologisch wichtigste Form, für den Lupus vulgaris.

Der Lupus vulgaris

Lupus vulgaris war früher häufig. In Deutschland erkrankte etwa 1,5 $^0/_{00}$ der Bevölkerung an ihm (EHRING u. HEITE). Er war schwer heilbar und so eine oft lebenslange Krankheit. Oft entstellte er seinen Träger, denn er befiel meist das Gesicht. Durch Lupus und seine Lokalbehandlung geschädigte Haut war hochgradig krebsgefährdet. Diese Situation hat sich vollkommen gewandelt. Die Zahl der Neuerkrankungen ist erheblich zurückgegangen. Die Erkrankten können heute sicher und in der Regel innerhalb eines Jahres geheilt werden. Lange klinische Behandlung, wie sie früher nötig war, ist heute nur noch in Sonderfällen erforderlich.

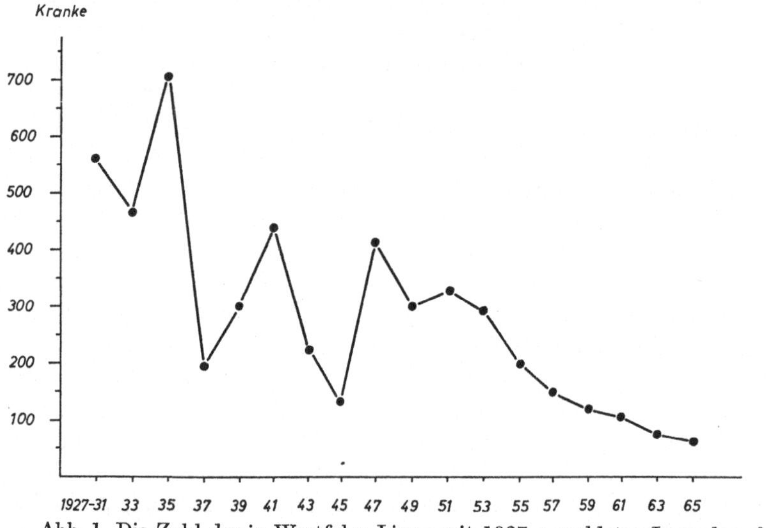

Abb. 1. Die Zahl der in Westfalen-Lippe seit 1927 gemeldeten Lupuskranken

Abb. 1 zeigt die Zahl der in Westfalen-Lippe gemeldeten und vom Beauftragten für Hauttuberkulose betreuten Kranken. In den ersten Jahren noch starke Schwankungen, je nach Intensität der Lupusarbeit. Wenn man berücksichtigt, daß in den Nachkriegsjahren die Meldungen durch die Aussicht auf Lebensmittelzulage gefördert wurden, während sie heute durch die gute Heilbarkeit des Lupus eher einmal unterlassen werden, ist ein Rückgang der Neuerkrankungen auf etwa ein Drittel anzunehmen.

Nicht nur durch die frühe Heilung können heute praktisch keine Entstellungen mehr auftreten. Die Lupusformen, welche bevorzugt zu Gesichtsdefekten führten,

---

* Prof. Dr. F. EHRING, 4401 Handorf b. Münster/Westf., Fachklinik Haus Hornheide.

sind dazu noch stärker zurückgegangen als die übrigen. So kommt der früher oft in Entstellungen endende Lupus im Kindesalter heute kaum mehr vor. Ebenso selten geworden ist der gefürchtete Befall der Nase. Dem Lupuskrebs ist der Boden entzogen, seitdem der Lupus ohne Ätzen, ohne Schlingen, ohne Röntgenstrahlen und frühzeitig ausgeheilt werden kann, bevor Substanzverluste aufgetreten sind.

Welchen Faktoren verdanken wir diese Entwicklung? Der Rückgang der Neuerkrankungen entspricht wohl dem allgemeinen Rückgang der Infektionsmöglichkeiten an Tuberkulose. Besonderen „Ge-

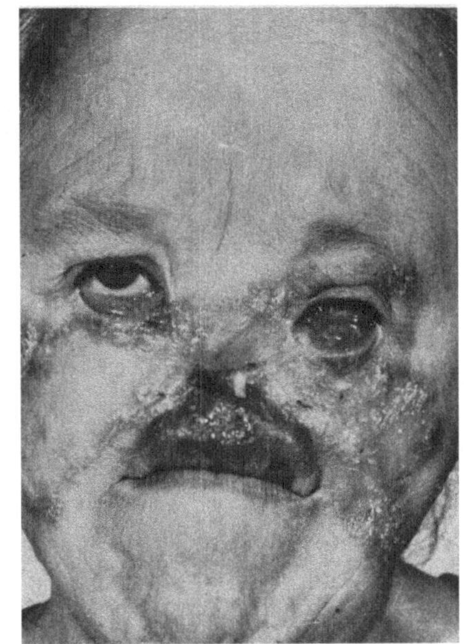

Abb. 2

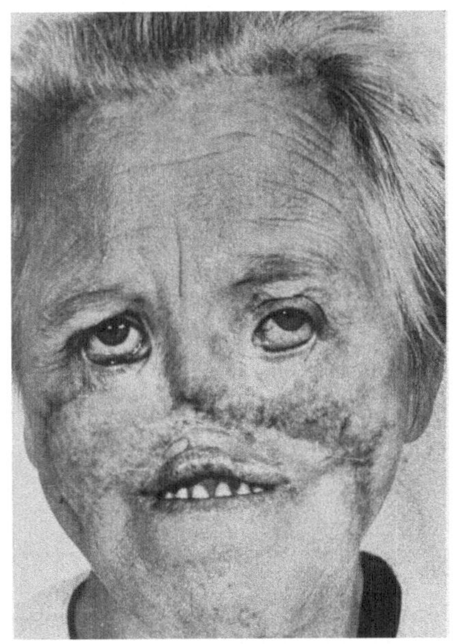

Abb. 3

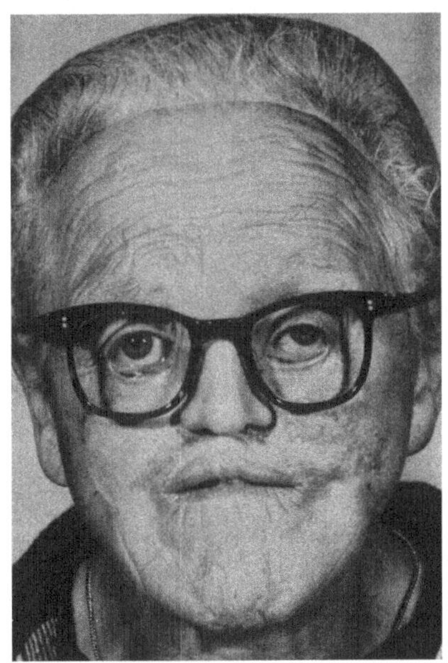

Abb. 4

Abb. 2—4. F. K. Schwerer Lupus vulgaris mutilans. Vor, 3 und 19 Jahre nach Heilung mit E 698. Oberlippe und linkes Auge anschließend plastisch wiederhergestellt *. Nase mit Epithese ersetzt

---

* Abb. 2 in Med. Klinik **42**, S. 812—814 (1947) veröffentlicht.

winn" hatte der Lupus von der Sanierung der Rindertuberkulose. Denn früher hatten etwa 20% der Kranken bovine Erreger. Die exogene Tuberculosis luposa und verrucosa des Schlachters und Tierarztes, früher nicht seltene Berufskrankheiten, sind nach der Ausmerzung der Rindertuberkulose heute eine Rarität geworden.

Die jetzt meist erreichbare frühzeitige Dauerheilung ohne Entstellungen und ohne Gefahr eines Lupuskrebs verdanken wir der Möglichkeit, medikamentös zu behandeln. Der erste Schritt hierzu war das hochdosierte Vitamin D_2, das aber häufig Rezidive nicht verhindern konnte. Das Antibioticum Streptomycin ist zu toxisch. So war der entscheidendste Schritt auf diesem Wege die Einführung der Chemotherapie. Die erste chemotherapeutische Heilung eines Lupus vulgaris, wie sie Kalkoff 1947 in Haus Hornheide mit dem Domagkschen TB I 698, dem späteren Conteben gelang, war auch, soweit bekannt, die erste chemotherapeutische Heilung einer Tuberkulose überhaupt. Mit dem weiter entwickelten ersten großen und gut verträglichen Chemotherapeuticum, dem Isoniazid als Monotherapie, ist dann das Gros der Lupuskranken geheilt worden.

Man konnte zwar schon vor der Entdeckung tuberkulosewirksamer Medikamente Lupus konservativ behandeln, z. B. mit der Finsenlampe. Aber es waren nur einzelne Fälle, mit welchen so eine Dauerheilung gelang. Der Aufwand war enorm.

Die oben erwähnte erste chemotherapeutisch geheilte Tuberkulose war ein schwerer Lupus vulgaris mutilans des Gesichtes bei einer Dauerpatientin unserer Klinik (Abb. 2—4): F. K., 53 Jahre. Seit 30 Jahren mit der elektrisch schneidenden Schlinge, Diät, Ätzsalben, Grenz- und Finsenstrahlen und plastischen Operationen ohne Dauererfolg behandelt. Mit E 698 ($^1/_2$ Eleudron, $^1/_2$ Thiosemicarbazon) 3 Wochen 0,5 g, dann 0,75 und später 1,0 g täglich nach 3 Monaten erscheinungsfrei. Noch weitere 4 Monate nachbehandelt, seitdem bis heute rezidivfrei.

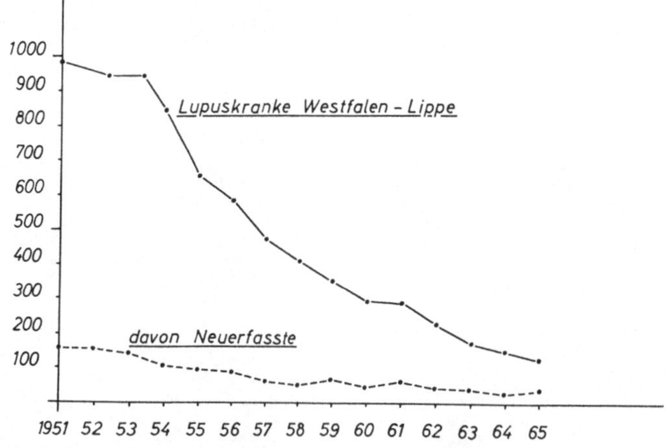

Abb. 5. Die Zahl der aktiven Lupuskranken (— · —) und die Zahl der jährlich neu Gemeldeten in Westfalen-Lippe (- - - · - - -)

Abb. 5 zeigt, wie in Westfalen-Lippe die Zahl der aktiv an Lupus Erkrankten im wesentlichen dank der Chemotherapie von 980 im Jahre 1950 auf 130 im Jahre 1965 abnahm. Diese 130 sind teils neu erkrankt, teils Kranke mit geringen Befunden, welche z. B. wegen hohen Alters an ihrer Behandlung nicht interessiert sind.

Eine wesentliche Hilfe bei der Hauttuberkulosebekämpfung war die von StÜHMER 1927 mit dem Westfälischen Verein für Krebs- und Lupusbekämpfung in Westfalen entwickelte länderweise Erfassung der Kranken durch den „Beauftragten für Hauttuberkulose". Sie wurde zum Modell für ähnliche Einrichtungen im übrigen Deutschland, in Österreich und in Skandinavien. Mit ihrer Hilfe kamen die Kranken schnell in den Genuß der jeweils neuesten Behandlungsmethoden. Am 31. 12. 1965 waren in Westfalen-Lippe 5863 Lupuskranke erfaßt und betreut worden.

Heutige Probleme

Heute ist das schwerwiegendste Problem die häufiger werdende Chemoresistenz. Diese entwickelt sich zwar im Vergleich zu anderen Tuberkuloseformen erstaunlich langsam. Denn noch heute ist Lupus, auch sein Rezidiv, in der Regel mit INH als Monotherapie ambulant zu heilen. Man muß nur etwas höher dosieren als früher. Und da eine Resistenzsteigerung unter und durch INH nur selten beobachtet wird, besteht auch in näherer Zukunft keine Veranlassung, normalerweise von dieser so einfachen Therapie abzugehen.

Die Klinik hat den kleineren, aber doch wachsenden Teil der Fälle frühzeitig zu ermitteln und zu behandeln, der so nicht geheilt werden kann. Dabei kann schon eine geringfügige Resistenz, z. B. gegen 0,05 γ INH pro ml Nährboden die Heilung erschweren. Hier wird man nach Möglichkeit plastisch-operativ behandeln. Nach Excision des Herdes kann man schon mit geringen Dosen eines Tuberculostaticums einem Rezidiv vorbeugen. Stößt die operative Behandlung auf Schwierigkeiten, so muß man Isoniazid mit anderen Medikamenten kombinieren und abwechseln, wie dies z. B. bei Lungentuberkulose geläufig ist. Hierbei hat z. B. das Iridocin eine gute Wirkung (EHRING). Jedoch entwickelt es, wie auch Streptomycin, schnell Resistenz*.

Neben dem Resistenzproblem bleibt als allerdings auslaufende Aufgabe die Versorgung der alten Kranken, bei welchen der Lupus schon Zerstörungen hervorgerufen hat. Krebsgefährdete Haut kann heute, selbst wenn sie strahlengeschädigt ist, fast immer plastisch durch gesunde Haut von anderen Körperstellen ersetzt werden. Gesichtsdefekte können plastisch wieder hergestellt oder durch Epithesen aus Kunststoffen verdeckt werden. Für abnorm verfärbte Haut gibt es heute eine wasserfeste Deckpaste, die auch stark verfärbte Hautpartien der Farbe der umgebenden gesunden Haut anpaßt. Das Bundessozialhilfegesetz hat erfreulicherweise neue Möglichkeiten geschaffen, derartigen Kranken auch dann finanziell zu helfen und die Folgen ihres Leidens zu lindern, wenn die Tuberkulose schon ausgeheilt ist.

Die Tuberkulose der hautnahen Lymphknoten

Die Tuberkulose der hautnahen Lymphknoten wird in gleicher Weise durch den Beauftragten für Hauttuberkulose zentral überwacht. Sie ist aber durch die gleichen äußeren Umstände in unterschiedlicher Weise beeinflußt worden. So ergibt sich an unserem Krankengut von rund 5000 Fällen (einschließlich der Kranken von außerhalb von Westfalen-Lippe), daß die Zahl der Neuerkrankungen nicht in dem Ausmaß abgenommen hat wie beim Lupus vulgaris. Abb. 6 zeigt die Zahl der seit 1948 in Westfalen dem Beauftragten für Hauttuberkulose gemeldeten Kranken.

* Die bakteriologischen Untersuchungen verdanken wir seit 16 Jahren Frau Prof. Dr. Dr. h. c. G. MEISSNER, Borstel; die Lungenbefunde Herrn Prof. Dr. HEINE, Münster.

Die *Heilbarkeit dieser Krankheit* war vor allem dank der von Brügger ausgearbeiteten operativen Behandlungsmethode auch schon vor der medikamentösen Ära gar nicht so schlecht. Die Medikamente haben andererseits die Notwendigkeit

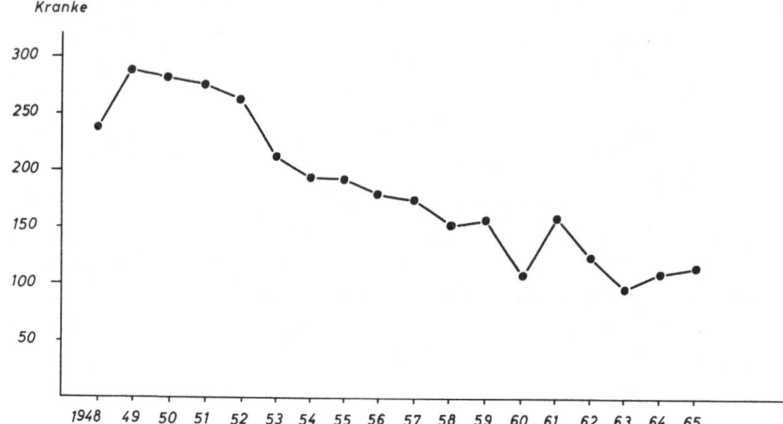

Abb. 6. Dem Beauftragten für Hauttuberkulose in Westfalen-Lippe ab 1948 gemeldete Neuerkrankungen an Lymphknotentuberkulose

zur Operation bis heute nicht allzu sehr einschränken können. Denn die meist verkästen Lymphknoten bieten den tuberkulostatischen Medikamenten nicht die Angriffsfläche, welche sie im durch und durch vascularisierten und auch histologisch nekrosefreien Lupusherd finden.

In stärkerem Maße hat sich das klinische Bild geändert (Ehring). Die Lymphknotentuberkulose war früher eine für den Jugendlichen typische Tuberkuloseform. Meist war sie auf den Hals begrenzt. Dabei war vor allem der obere Teil des Halses erkrankt. Befallen waren hier die submentalen und die submandibulären Gruppen und die Kieferwinkellymphknoten. Es herrschte die primär-lymphogene Ausbreitungsform von Mund und Rachen her vor (Abb. 7).

Abb. 7 zeigt eine Halslymphknotentuberkulose, wie sie früher typisch war: B. Ch., 16 Jahre. Seit einigen Wochen geschwollene Lymphknoten am linken Kieferwinkel. Rö: Keine kalkharten Schatten. Histologisch: Verkäsende Tuberkulose. Bakteriologisch: In Kultur und Tierversuch Mycobacterium bovis, sensibel für alle Chemotherapeutica. Lunge o. B. Heilung nach Chemotherapie und Exc. der kranken Lymphknoten.

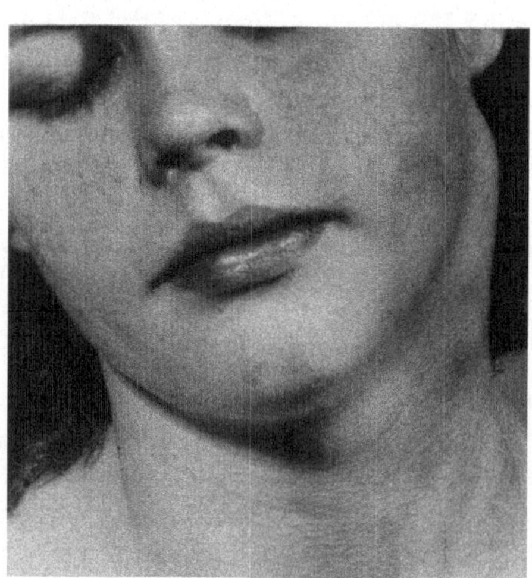

Abb. 7. Typische Halslymphknotentuberkulose vom primär-lymphogenen Typ

Heute überwiegt dagegen der sekundär-hämatogene und -lymphogene Infektionsmodus. Dementsprechend ist die Lymphknotentuberkulose beim Jugendlichen geradezu selten geworden. Sie findet sich fast nur noch beim Erwachsenen.

Frauen sind doppelt so häufig befallen wie Männer. Zunehmend wird sie bei älteren Frauen beobachtet. Die kranken Lymphknoten liegen dabei mehr in den caudalen Halsteilen, hier vor allem supraclaviculär. Häufiger sind weitere Lymphknotengruppen, z. B. der Achsel und weitere Organe, insbesondere die Lungenspitzen und der Hilus miterkrankt. Eine früher geläufige Folge der Lymphknotentuberkulose, den Lupus der Haut, sieht man aber heute kaum noch.

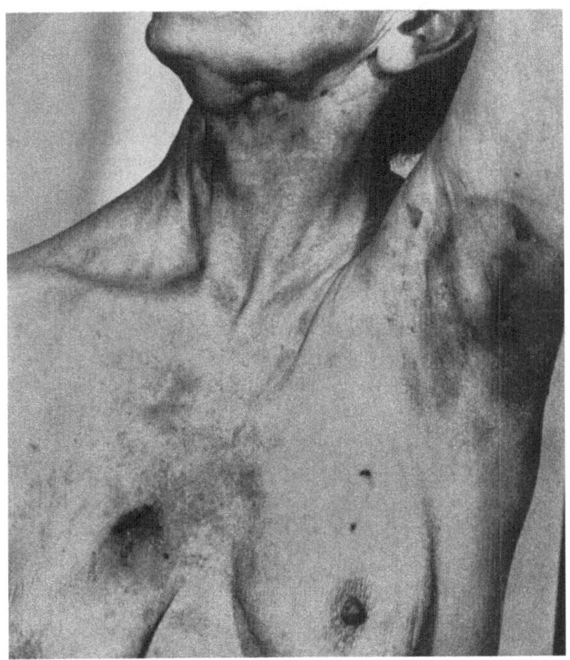

Abb. 8. Tuberkulose vom sekundär-hämatogenen Typ mit Erkrankung von Hals- und Achsellymphknoten, Lunge und Rippe

Abb. 8 zeigt ein Beispiel für die sekundär-hämatogene Ausbreitungsform: H. E. 73 Jahre, Rentnerin. Mit 24 Jahren Halslymphknotentuberkulose rechts, operativ geheilt. Mit 30 Jahren Rippenfellentzündung. — Seit 6 Monaten Knoten: 1. linke Halsseite [histologisch verkäsende Halslymphknotentuberkulose; bakteriologisch: Kultur: Mycobacterium hominis, Tierversuch negativ; sensibel für alle Chemotherapeutica]; 2. linke Achselhöhle (jetzt Fistel; Kultur und Tierversuch negativ); 3. rechte Brust (histologisch verifizierte Tbc der IV. Rippe: Kultur und Tierversuch aus Eiter: Mycobacterium hominis, sensibel für alle Chemotherapeutica). Lunge: Cirrhotische Spitzentuberkulose beiderseits. Im Sputum bisher keine TB. Hals: Im Röntgenbild beiderseits feine kalkharte Schatten.

Histologisch gesehen geht damit parallel eine Verschiebung von der verkäsenden zur produktiven Tuberkuloseform. So mehren sich die Fälle mit histologisch rein epitheloidzelligen Granulomen, welche dann oft auch unter der Diagnose *Sarkoidose* eingewiesen werden. Histologisch sind sie von dieser nicht zu trennen, wohl jedoch klinisch: Diese Kranken sind meist hoch tuberkulinempfindlich. Es ist leicht, den Erreger zu gewinnen. Sie sprechen auf Chemotherapie an. Es fehlen ihnen andererseits weitere für Sarkoidose typische Befunde. Sie haben mit Sarkoidose wohl nichts zu tun. Es sind insbesondere keine Übergangsfälle.

Der Rückgang der primär-lymphogenen Infektionen ist in erster Linie wohl Folge davon, daß die Möglichkeiten, sich oral zu infizieren, abgenommen haben. Dies ist besonders durch die großartigen Erfolge bei der Sanierung der Rindertuberkulose in der Bundesrepublik erreicht worden. Sie ließ das Mycobacterium bovis bei unseren Kranken von früher 30% auf 0% im Jahre 1965 zurückgehen (Ehring u. Pulicottil). Aber auch die humane Lymphknotentuberkulose hat diese Verschiebung vom Jugendlichen zum Erwachsenen, vom cranialen zum caudalen Halsteil und vom primären zum sekundären Infektionsmodus mitgemacht.

Resistenz gegen die tuberkulostatischen Medikamente hat bei der Lymphknotentuberkulose erheblich zugenommen, klinisch noch stärker als bakteriologisch. So muß man heute wie bei der Lungentuberkulose in der Regel mehrere Medikamente kombinieren und wechseln. Zusätzlich wird die Behandlung auch durch den Befall oft mehrerer Organe und durch die mit dem Alter zunehmenden unspezifischen Begleiterkrankungen erschwert. Nur unter einer intensiven umfassenden Behandlung kann die Lymphknotentuberkulose auch heute noch zu den sicher heilbaren Tuberkuloseformen gerechnet werden.

Ein beim älteren Kranken wichtiges Problem bietet die Differentialdiagnose zum malignen Tumor. Ist ein solcher klinisch nicht sicher auszuschließen, so muß die Probeexcision möglichst als „Excisionsbiopsie" gewonnen und im Schnellschnitt untersucht werden. Nur so kann eine evtl. notwendige Ausräumung des Tumors und der regionären Lymphknoten sofort angeschlossen und ein hier oft verhängnisvolles Anoperieren vermieden werden.

Die Tuberkulose der *Gastarbeiter* unterschied sich bei 20 eigenen Kranken an den Lymphknoten nicht von dem eben geschilderten Bild. Insbesondere fanden wir auch hier nur *humane* Krankheitserreger. Beim größeren Teil der Kranken war die Lymphknotentuberkulose in der Bundesrepublik aufgetreten. Bei 6 Kranken sprachen kalkharte Schatten im Röntgenbild von Hals oder Achselhöhle allerdings für ein Rezidiv eines zu Hause durchgemachten, aber zwischenzeitlich abgeheilten Prozesses.

Die epidemiologisch z. Z. stärker interessierenden *atypischen Mykobakterien* fanden sich in unserem Krankengut bei 4 Kindern, die zwischen 1960 bis 1963 an den submentalen und submandibulären Lymphknoten erkrankt waren. Das sind gut 1% der bakteriologisch analysierten Fälle. Trotz der diesen Erregern immer eigenen vollständigen Chemoresistenz ließen sie sich gut heilen.

Die heutigen Aufgaben

Die schlechte Heilbarkeit und die schweren Folgen des fortgeschrittenen *Lupus vulgaris* machten früher die Frühdiagnose und Frühbehandlung zum wichtigsten Ziel der Lupusbekämpfung. Hierzu mußte man sich, ebenso wie heute z. B. beim Krebs, mit Merkblättern, Aufklärungsvorträgen und Vorsichtsuntersuchungen an die Öffentlichkeit wenden. Es gibt zwar auch heute noch einzelne verschleppte Fälle. Sie sind aber sehr selten und im einzelnen meist so gelagert, daß sie wahrscheinlich auch mit noch so intensiver Propaganda kaum zu vermeiden wären. Unergiebig ist auch meist eine Umgebungsuntersuchung. Denn ein Lupusherd ist bei der Meldung immer schon Jahre alt und meist hämatogen.

Die Öffentlichkeit braucht deshalb mit Lupus nicht mehr behelligt zu werden. Da das Wort „Lupus" wohl den Beiklang des Schreckens nie ganz verlieren wird, sollte man es ausmerzen. So kann man die Krankheit im Einklang mit dem Französischen „Tuberculosis luposa" nennen. Die Ausdrücke „Lupuspatient", „Lupuskartei", „Lupusheilstätte" usw. versuchen wir ebenfalls auszumerzen.

Es bleibt aber dringend nötig, daß sich zentrale Stellen den Überblick über die Resistenzlage des Lupus bewahren, deren Ansteigen schwierige Situationen bringen kann. Es bleibt die Notwendigkeit, die alten Fälle zu betreuen.

Auch bei der Lymphknotentuberkulose wäre eine sprachliche Korrektur angebracht, indem nämlich das Wort „Drüsen" in diesem Zusammenhang vermieden wird. Die Lymphknoten sind keine Drüsen. Und es belastet den Kranken viel mehr, an einer „Drüsentuberkulose" zu leiden, „drüsenkrank" zu sein und die Einwilligung zu einer „Drüsenoperation" zu geben, als wenn man von Lymphknoten spricht.

Bei der Bekämpfung ist hier zu beachten, daß Primärinfektionen seltener geworden sind, was die Umgebungsuntersuchungen vielleicht weniger ergiebig macht. Trotzdem sind solche hier nicht überflüssig. Zu beachten ist die häufigere Mitbeteiligung sonstiger Organe. Und wie beim Lupus sollten auch hier einige zentrale Stellen einen Überblick über die Resistenzlage bewahren, von wo aus sich der behandelnde Arzt beraten lassen kann.

Insgesamt gesehen hatte die Tuberkulosebekämpfung auf beiden Gebieten früher eine große Bedeutung. Sie leistete wertvolle Arbeit bei der Überwindung dieser Seuche. Sie war dem einzelnen Kranken eine wertvolle Stütze in seinem schweren Leiden. Heute ist ihre Bedeutung geringer geworden. Die noch verbliebenen Aufgaben machen es jedoch notwendig, sie noch fortzusetzen — wenn auch ohne sog. Öffentlichkeitsarbeit. Dies gilt zumindest, bis das Resistenzproblem gelöst ist. Der Gastarbeiter macht auf unserem Gebiet keine besonderen Maßnahmen erforderlich. In den atypischen Mycobakterien ist bei ihrer Seltenheit und geringen Infektiosität und Virulenz epidemiologisch zur Zeit keine akute Gefahr zu sehen.

Literatur

BRÜGGER, H.: Literatur in: Tuberkulose der peripheren Lymphknoten. In Handbuch der Tuberkulose IV, 57—109. Stuttgart: G. Thieme 1964.

EHRING, F.: Z. Haut- u. Geschl.-Kr. 38, 268 (1965); Strahlenther. 92, 168 (1953); Dtsch. med. Wschr. 92, 62 (1967).

—, u. H. J. HEITE: Tuberk.-Arzt 14, 487 (1960).

—, u. M. PULICOTTIL: Prax. Pneumol. 20, 633 (1966).

KALKOFF, K. W.: Z. Haut- u. Geschl.-Kr. 3, 280 (1947).

MONCORPS, C., u. K. W. KALKOFF: Med. Klin. 42, 812 (1947).

STÜHMER: A.: Strahlenther. 35, 193 (1930).

Aussprache

J. PECHSTEIN, München (Universitäts-Kinderpoliklinik):

Zur Frage der *Stellung der BCG-Impfung im Rahmen der Tuberkuloseprophylaxe* skizziere ich kurz den Standpunkt unserer Klinik. Abb. 1 zeigt die derzeitige mutmaßliche epidemiologische Situation in der Bundesrepublik bezüglich der Durchseuchung. Der Prozentsatz der tuberkulin-positiven Schulanfänger liegt bei uns heute um 3—6%. Rund 95% der Kinder kommen demnach bis zum Schuleintritt mit der Tuberkulose nicht mehr in Berührung. Generelle BCG-Impfungen bei Neugeborenen, wie sie auch in jüngster Zeit noch immer gefordert und in manchen Bundesländern auch in größerem Umfang praktiziert werden, müssen deshalb epidemiologisch als nur noch wenig effektiv angesehen werden. Wie auch Herr HAEFLIGER hervorhob, gewähren sie nur einen relativen und zeitlich begrenzten Schutz.

BCG-Impfungen in der Neugeborenenperiode im tuberkulösen Milieu im Sinne der „gezielten Prophylaxe" stellen dagegen sehr wohl eine höchst wirkungsvolle Maßnahme der individuellen Prophylaxe dar und vermögen bei systematischer Anwendung durch die Tbc-Fürsorgestellen Bedeutendes zu leisten (LIEBKNECHT).

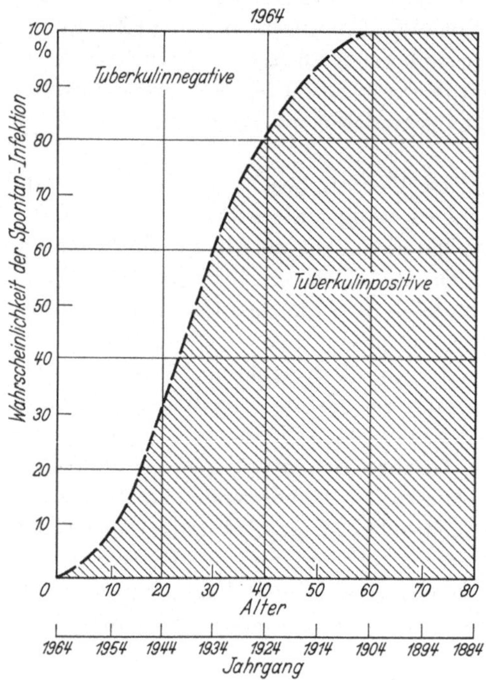

Abb. 1. Mutmaßliche durchschnittliche Durchseuchung der Bevölkerung in der Bundesrepublik mit Tuberkulose (ohne BCG-Geimpfte) 1964. (Nach Angaben von HAEFLIGER; HEIN u. FAASS; JANSSEN u. LUTTERBERG; NEUMANN; PECHSTEIN; VOGT u. a.)

Die nach unserer Auffassung heute bei uns nur noch wenig fruchtbare Diskussion um die generelle Neugeborenen-Vaccination sollte deshalb beendet werden. Viel intensiver müßte dagegen die Frage einer generellen BCG-Impfung der Schulabgänger bzw. der 12—14jährigen Kinder bearbeitet werden. Die Durchseuchung dieser Altersgruppe beträgt in der Bundesrepublik derzeitig noch zwischen 10 und 20%.

Obwohl systematische Längsschnittuntersuchungen über die Tuberkulinkonversion am gleichen Alterskollektiv in unserem Lande nur spärlich vorliegen (NEUMANN), ist es wohlbegründet, anzunehmen, daß die Tuberkulinkonversion *nach* der Schulentlassung nicht entsprechend dem Kindesalter linear weiterverläuft. Die Tuberkulinkonversionsrate dürfte vielmehr in dieser Lebensspanne deutlich höher liegen als zuvor. Zweifellos werden die Jugendlichen mit dem Eintritt in das Berufsleben sehr viel intensiver den noch immer zahlreich vorhandenen, vor allem unbekannten Infektionsquellen ausgesetzt. Dies dürfte auch einer der wesentlichen Gründe für den von VOGT und von OTT hervorgehobenen, weiterhin steilen Anstieg der Morbidität an Tuberkulose zwischen dem 15. und 20. Lebensjahr sein. Dem entspricht, wenn in den Heilstätten heute über 50% der Tuberkulosen des Jugendlichen als Primärtuberkulosen imponieren (DOESEL).

Das Problem der unbekannten Infektionsquellen erscheint uns in der gegenwärtigen Situation für die weitere Durchseuchung der Bevölkerung weitaus am bedeutendsten. Es ist mit

Sicherheit epidemiologisch weit gewichtiger als die Frage der Isolierung etwa der asozialen
Offentuberkulösen. Neben der schon erwähnten Zahl von rund 70000 bekannten Offentuberkulösen müssen wir nach den Ergebnissen unserer Röntgen-Reihenuntersuchungen damit
rechnen, daß es bei uns ständig noch etwa 10000 bis 15000 ansteckungsfähige Lungen-
tuberkulöse in den höheren Alterstufen und besonders bei den Männern gibt, deren Erkrankung oftmals bis zu einem ganzen Jahr lang unbekannt bleibt.

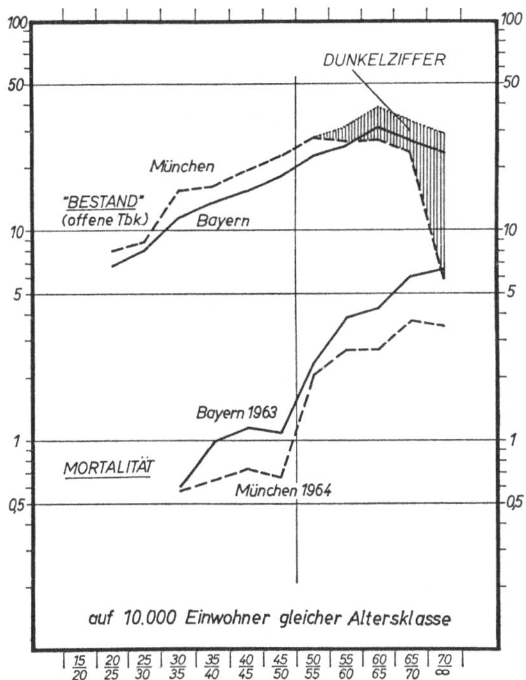

Abb. 2. Vergleich der Morbidität an offener Lungentuberkulose (Bestand) — oberes Kurven-
paar — und der Mortalität an Tuberkulose aller Formen — unteres Kurvenpaar — zwischen
Bayern und München (1964). Im Gegensatz zur Parallelität der Mortalitätskurven fällt die
Münchener Morbiditätskurve (keine allgemeinen Schirmbilduntersuchungen!) jenseits des
50. Lebensjahres steil ab. Die Abweichung des Kurvenverlaufs von der zu erwartenden
Parallelität weist auf eine Dunkelziffer von etwa 500 unbekannten Offentuberkulösen in
München hin (schraffierter Bereich). (Aus: Pechstein, 1965)

Diese hohe Ziffer an unbekannten ansteckungsfähigen Tuberkulose-Kranken muß als die
eigentliche Quelle der weiteren Durchseuchung und der Verbreitung der Kinder- und Jugend-
lichen-Tuberkulose viel stärker als bisher beachtet werden.
Sehr aufmerksam hat insbesondere die Pädiatrie den sehr viel rascheren Rückgang der
Kindertuberkulose im Bereich der DDR verfolgt (Steinbrück; Masuhr; Weingärtner u.
Rathgen; Kleinschmidt). Wir haben gute Gründe, anzunehmen, daß dieser Abfall — im
Gegensatz zur Deutung von Herrn Steinbrück — sehr viel weniger auf die generellen BCG-
Impfungen im Neugeborenenalter zurückgeht, als vor allem auf die jährlich durchgeführten
Röntgen-Reihenuntersuchungen der gesamten erwachsenen Bevölkerung in diesem Teile
Deutschlands, wie überhaupt auf das dort sehr viel dichtere Netz der Tuberkulosebekämpfung.
Die alljährliche Abschöpfung unbekannter Infektionsquellen und ihre wahrscheinlich auch
intensivere stationäre Behandlung schafft dabei eine gänzlich andere epidemiologische Situa-
tion als in der Bundesrepublik. Wie Vogt erst kürzlich vor dem DZK ausführte, ist auch in
den einzelnen Bundesländern der Rückgang der Kindertuberkulose nahezu ausschließlich ab-

hängig vom Rückgang der Infektionsquellen, weit weniger hingegen von den übrigen Maßnahmen der Tuberkulosebekämpfung.

Leider muß immer von neuem darauf hingewiesen werden, daß die heute epidemiologisch
wichtigste Maßnahme zur Ermittlung unbekannter Infektionsquellen, nämlich allgemeine
Röntgen-Reihenuntersuchungen der Erwachsenen, bei uns nur in unzureichendem Maße
durchgeführt und nur mit halbem Herzen und mit der linken Hand gefördert werden. Nur 12
bis 15% der erwachsenen Bevölkerung wird ihnen alljährlich zugeführt (KREUSER).

Auf die Unterschiede, die sich besonders in den höheren Altersklassen an den Bestandsziffern für Offentuberkulöse bei Durchführung und Nichtdurchführung von Röntgen-Reihenuntersuchungen ergeben, haben wir 1965 am Beispiel von Bayern — wo seit Jahren obligatorische Schirmbild-Untersuchungen in großem Umfang durchgeführt werden — und von
München — das von derartigen Untersuchungen bislang ausgespart blieb — hingewiesen
(Abb. 2). In München, mit über einer Million Einwohnern jenseits des Kindesalters, mußte
danach mit einer Zahl von rund 500 unbekannten tuberkulösen Ansteckungsquellen gerechnet
werden.

Vorwiegend aber auf diese hohe Dunkelziffer an Offentuberkulösen in der Bundesrepublik
müssen wir zurückführen, daß alljährlich wohl etwa 100000 bis 150000 Kinder unter 15 Jahren
bei uns noch mit Tuberkulose infiziert werden. Von ihnen werden wahrscheinlich etwa 10000
im Verlauf ihres weiteren Lebens manifest an Tuberkulose erkranken und den Fortgang der
Durchseuchung unterhalten. Die Frage liegt nahe, ob nicht unter diesen Umständen unsere
Fürsorgestellen, Kliniken und Ärzte eine vermeidbare Sisyphusarbeit leisten. Ich darf die
Aufmerksamkeit hierbei noch einmal auf die rechte Hälfte der Abb. 1 lenken.

Selbst wenn wir die weitere Durchseuchung der Bevölkerung momentan stoppen könnten
— woran bei der gegenwärtigen Form der Tuberkulosebekämpfung gar nicht zu denken ist —
stünden uns noch wenigstens 40 Jahre weiteren Kampfes gegen die Tuberkulose bevor, da
aus dem erheblichen Durchseuchungsreservoir der Bevölkerung jenseits des 30. Lebensjahres
auch weiterhin ein ständiger Zustrom an Exacerbations- bzw. Reaktivationstuberkulosen zu
erwarten ist. Von der baldigen „Eradikation" der Tuberkulose zu sprechen, erscheint deshalb
zumindest als verfrüht; die ständige Betonung der bisherigen Erfolge trübt eher den Blick für
die weiteren Aufgaben. Leider sind diese Tatsachen in der Öffentlichkeit praktisch unbekannt;
die Notwendigkeit einer intensiven weiteren Bekämpfung der Tuberkulose stößt heute in der
Bevölkerung, aber bereits auch unter den Ärzten, auf wenig Verständnis.

Es erscheint deshalb erforderlich, für die weitere Tuberkulosebekämpfung über die bisherigen Maßnahmen hinaus ein optimales Programm in allen Bundesländern durchzusetzen.
Dieses sollte in besonderer Weise die Förderung allgemeiner Röntgen-Reihenuntersuchungen
der Erwachsenen, die Einführung genereller BCG-Impfungen im späten Schulalter, eventuell
im Rahmen eines abgestuften intermittierenden Vaccinations-Systems, die sinnvolle Ein-
ordnung der Chemoprävention bzw. -prophylaxe, aber auch die Problematik des sinkenden
Interesses an den Fragen der Tuberkulose im Bereich des ärztlichen Nachwuchses und der
Öffentlichkeit beinhalten. Die letztgenannten Aufgaben sollten am besten durch eine zentrale
Instanz, etwa einen Ausschuß für Öffentlichkeitsarbeit beim DZK, wahrgenommen werden.

Literatur

BARTMANN, K.: Schutzimpfung und Chemoprophylaxe als umfassende Maßnahmen zur Ver-
hütung der Tuberkulose. Öff. Gesundh.-Dienst **26**, 263 (1964).

DOESEL, H.: Die Klinik der Lungentuberkulose des Jugendlichen. Prax. Pneumol. 18, 729
(1964).

HAEFLIGER, E.: Bedeutung und Stand der BCG-Schutzimpfung gegen die Tuberkulose.
Berlin-Heidelberg-New York: Springer 1966.

HEIN, J., u. W. FAASS: Die Tuberkulose bei den Heranwachsenden, ihre Erkennung und Behandlung. Internist **6**, 1 (1965).

JANSSEN, E. G., u. W. LUTTERBERG: Die Entwicklung der natürlichen Tuberkulose-Durch-
seuchung und der Einsatz der BCG-Impfung. Arch. Kinderheilk. **172**, 258 (1965).

KLEINSCHMIDT, H.: Das Programm der Tuberkulosebekämpfung in pädiatrischer Sicht.
Forsch. Prax. Fortb. (Berlin) **17**, 373 (1966).

KREUSER, F. (Hrsg.): Tuberkulose-Jahrbuch 1963. Berlin-Göttingen-Heidelberg: Springer
1965.

LIEBKNECHT, W. L.: Erfahrungen mit der planmäßigen gezielten Tuberkulose-Schutz-
impfung. Dtsch. med. Wschr. **82**, 1998, 2001 und 2005 (1957).
MASUHR, H.: Ergänzung zu der Arbeit „Die Tuberkulose-Situation in der DDR" nach den
Angaben des Tuberkulose-Jahresberichtes 1963. Mschr. Tuberk.-Bekämpf. **7**, 324 (1964).
NEUMANN, G.: Das Problem der Schirmbild-Untersuchung. Fortschr. Med. **81**, 75 (1963).
— Ein Beitrag zur praktischen Bedeutung der Tuberkulinkonversion. Fortschr. Med. **82**,
813 u. 895 (1964).
PECHSTEIN, J.: Zur künftigen Bekämpfung der kindlichen Tuberkulose. Fortschr. Med. **83**,
509 (1965).
Statistisches Bundesamt: Bevölkerung und Kultur, Reihe 7. Tuberkulose 1964. Stuttgart u.
Mainz: W. Kohlhammer 1966.
STEINBRÜCK, P.: Die Tuberkulosebekämpfung in der DDR. Z. ärztl. Fortb. (Jena) **56**, 522
(1964).
VOGT, D.: Die Tuberkuloseschutzimpfung. In: A. HERRLICH, Handbuch der Schutzimpfun-
gen, S. 313 ff. Berlin-Heidelberg-New York: Springer 1965.
— Tuberkuloseprophylaxe und Tuberkuloseschutzimpfung in der Praxis. Monatsk. ärztl.
Fortb. **15**, 346 (1965).
WEINGÄRTNER, L., u. I. RATHGEN: Die Kindertuberkulose, eine in der DDR überwundene
Erkrankung. Dtsch. Gesundh.-Wes. **20**, 812 (1965).

O. P. MICHAELIS, Schwabach (Staatl. Gesundh.-Amt)

weist auf die neuerdings für Bayern geltende und auf Grund seines Vorschlages erlassene
Bestimmung hin, daß die Aufenthaltsgenehmigung beim Vorliegen *jeglicher* tuberkulöser
Krankheitsherde (mit Ausnahme harmloser Primärkomplexe) versagt wird. Eine Entscheidung über die Aktivität oder Inaktivität von Herdschatten ist bei einmaliger Röntgenuntersuchung oft nicht zu fällen. Reaktivierung von Krankheitsherden, die bei der Gastarbeiter-
tuberkulose sicherlich eine wesentliche Rolle spielt, wie eigene Erfahrung zeigt, ist aber nicht
nur für den Betroffenen und seine Umgebung von Wichtigkeit, sondern auch für den Staat
und den Versicherungsträger mit erheblichen Kosten verbunden. Sie können für den einzelnen
Krankheitsfall leicht DM 10000.— und mehr betragen. Es wäre daher wünschenswert, wenn
alle Bundesländer zur Vermeidung dieser Folgen dieselbe Regelung, wie sie für Bayern gilt,
auch treffen würden. — Vergleiche Dtsch. Ärzte-Bl. **64**, 197—198 (1967).

H.-D. JUNG, Pasewalk (Krankenhaus):

Bekanntlich werden im Gebiete der Deutschen Demokratischen Republik z. Z. fast 100%
aller Säuglinge und etwa 98% aller Schulkinder durch die prophylaktische BCG-Schutzimpfung erfaßt, wodurch schon, zusammen mit den ab 13. Lebensjahr für alle Bevölkerungs-
schichten verbindlichen Röntgenreihenuntersuchungen durch die Schirmbildstelle, ein optimaler prophylaktischer Schutz und eine sehr gute Erfassung tuberkulöser Frühfälle garantiert
ist. Die Bevölkerung beteiligt sich mit rund 65 bis 70% in den Städten und mit etwa 85%
auf dem Lande an der obligatorischen Röntgenreihenuntersuchung zur Aufdeckung einer unbekannten Tuberkulose oder eines Lungentumors.

Im Hinblick auf das Personal der Krankenhäuser und Polikliniken kann gerade bezüglich
der Anregung von F. EHRING, Münster/Hornheide, gesagt werden, daß auf Anweisung des
Ministeriums für Gesundheitswesen im Jahre 1965 sämtliches Personal der Krankenhäuser
und Polikliniken bis zu einem Alter von 30 Jahren zu testen — und bei negativem Befund
— durch die erneut erfolgende BCG-Schutzimpfung prophylaktisch zu schützen ist. In dem
von mir geleiteten Kreiskrankenhaus/Poliklinik Pasewalk (501 Betten, 450 Angestellte) wurde
unter Anleitung der BCG-Impffürsorgerin zusammen mit der Oberschwester der Einrichtung
und unter Aufsicht der Oberärzte in der Inneren Fachabteilung das betreffende Personal
(Ärzte, Schwestern und Angestellte) listenmäßig erfaßt, getestet und geimpft. Wir glauben,
daß gerade auf dem so wichtigen Sektor des ärztlichen und medizinischen Personals hier durch
Röntgenreihenuntersuchung, ergänzt durch die BCG-Schutzimpfung, ein guter prophylaktischer Beitrag geleistet worden ist.

H. Libal, Wasach/Oberstdorf (Heilstätte):

Wir alle sind uns wohl über die große Bedeutung eines regelmäßig durchgeführten Röntgenkatasters mit hoher Beteiligung einig. Es ist aber ein Trugschluß, wenn man den Rückgang der Kindertuberkulose in Mitteldeutschland auf die dadurch herbeigeführte Verminderung der Exposition zurückführt, da dieser Rückgang bereits eingesetzt hat, als der Bestand besonders in den höheren Altersklassen der Männer in Mitteldeutschland noch wesentlich höher war als in der Bundesrepublik. Es sollte daher die BCG-Schutzimpfung nach wie vor nicht vernachlässigt werden.

R. Meindl, Remscheid (Gesundh.-Amt):

1. Zum Thema „Tuberkulose bei den ausländischen Arbeitnehmern": Ebenso wie Herr Breu in Ludwigsburg (mit RRU-Pflichtuntersuchungen) konnte ich in Remscheid (mit 3jähriger freiwilliger RRU) ein Ansteigen des Anteils der ausländischen Gastarbeiter an aktiven Tuberkulose-Erkrankungen bis zu 25% aller Erstfindungen (1965) feststellen; der Anteil der Gastarbeiter betrug nur 7,5% der Gesamtbevölkerung (s. anliegende Kurve).

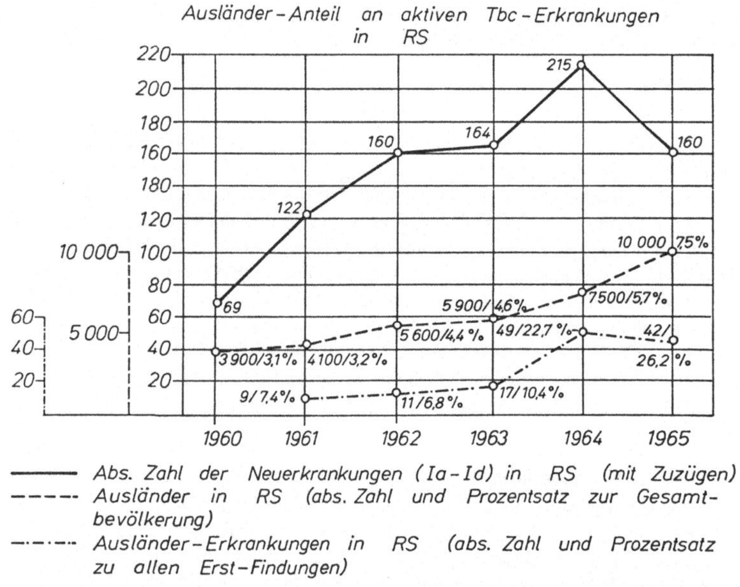

Abb. 1. Ausländer-Anteil an aktiven Tuberkulose-Erkrankungen in Remscheid

Dieser statistische Prozentsatz dürfte die tatsächliche Relation der Tuberkulose-Inklination nicht angenähert richtig wiedergeben: bei der übrigen Bevölkerung erfassen wir unter Berücksichtigung der Röntgenpflichtuntersuchungen (BSGes., Tuberkulose-Fürsorgebetreuungen) und der freiwilligen RRU um 25—30%, bei den Gastarbeitern fast 100%; auf den Prozentsatz der röntgenologisch Untersuchten wäre — als Überschlagsrechnung — in Remscheid ein Ausländeranteil von 20% Tuberkulose-Neufindungen, statt der tatsächlichen 25%, zu erwarten.

Wenn man die Nichtmeldung der außerdem bekannten und vielleicht behandelten Tuberkulosekranken aus der einheimischen Bevölkerung berücksichtigt und weiter bedenkt, daß die Gastarbeiter eine Gruppe von subjektiv sich gesund fühlenden Menschen darstellt, ohne nennenswerten Anteil aus der höher tuberkulosedurchseuchten Altersklasse der Über-60-jährigen, so verringert sich die Relation weiter, wenn auch die etwas größere Tuberkulose-Anfälligkeit der Gastarbeiter nicht in Abrede gestellt wird.

Es müssen also vergleichbare Gruppen bei Einheimischen und Gastarbeitern gewählt werden: vorwiegend männliche, gleichaltrige und sich gesund und arbeitsfähig fühlende Menschen, bezogen auf die jeweilige Gesamtzahl der röntgenologisch Untersuchten.

Wenn sich der Vorteil der physischen Vitalität der Gastarbeiter-Gruppe und ihr Nachteil der stärkeren klimatischen, soziologischen und arbeitsmäßigen Umstellungsbelastung aufheben sollten — das ist wahrscheinlich — so wäre der Tuberkulose-Erstfindungsüberhang bei den Gastarbeitern ein Maßstab für die prozentuale Minderfindung in der heimischen Bevölkerung.

2. Zum Thema „Die Anfälligkeit für Tuberkulose-Erkrankungen nach dem Lebensalter bei der heutigen Epidemielage“: Nach den am 14. 9. gehörten Referaten über Zunahme der Tuberkulose-Anfälligkeit und -Häufigkeit mit zunehmendem Lebensalter der Herren VOGT, STEINBRÜCK und HEESEN und der heute (HAEFLIGER und HAEGI) und am 14. 9. berichteten Tuberkulinpositivität, besteht Diskordanz nach dem 60. Lebensjahr: der klinischen linearen Zunahme der Tuberkulosehäufigkeit mit zunehmendem Alter steht die mehrfache Beobachtung der angeblich abnehmenden Tuberkulinpositivität nach dem 60. Lebensjahr gegenüber. Die Referenten auf dieser Tagung haben sich zwar eindeutig dafür ausgesprochen, daß die klinische bzw. röntgenologische Beobachtung der linearen Tuberkulose-Zunahme das maßgebende Faktum und die Ergebnisse intracutaner Tuberkulintestung die danebenstehende inkongruierende Tatsache sei; es wurden Versuche zur Klärung dieser Diskrepanz unternommen.

Es scheint mir, das o. a. ergänzend, wichtig, einer These HOEFERS zu widersprechen, der durch seinen Feldversuch über Tuberkulintestung (1962, veröffentlicht 1966) um die Tuberkulose-Diagnostik sich verdient gemacht hat. „Die Suchmethoden mit der Röntgenuntersuchung reichen nicht mehr aus, weil damit nicht alle Infizierten sichtbar gemacht werden können und außerdem Kinder und ein Teil der Jugendlichen davon zwangsläufig ausgeschlossen werden müssen. Zudem sind nach unseren Untersuchungsergebnissen im Durchschnitt nicht einmal mehr 50% unserer Wohnbevölkerung Tbc-infiziert. Deren Erfassung durch Röntgenstrahlen zur Feststellung einer Tuberkulose ist als wenig sinnvoll, ja sogar als kontraindiziert zu bezeichnen, ganz abgesehen von dem überflüssigen finanziellen Aufwand“ [HOEFER: Beitr. Klin. Tuberk. 133, 153 (1966)].

Vielleicht ist HOEFERS Schlußfolgerung umzukehren: weil diese Diskrepanz bei Über-60jährigen beobachtet wird, ist in diesen Altersgruppen der Tuberkulintest — weil nicht mehr voll aussagekräftig — zu vernachlässigen und in jedem Fall die Röntgenkontrolle erforderlich.

HOEFERS Vermutung einer Inaktivierungstendenz der Tuberkulose bei Über-70jährigen ist eine — sicher noch nicht bewiesene — Hypothese; sie mag zu prüfen sein, steht aber im Gegensatz zur beobachteten klinischen alterszunehmenden Häufung der aktiven Tuberkulosen; sie würde höchstens darauf hinweisen, daß bei einer bestimmten Gruppe von alten Menschen das Wirtsverhältnis des Mycobacterium tuberculosis zum menschlichen Organismus sich von einem „Antagonismus“ — sit venia verbo — in eine Symbiose umwandelt und daß deshalb die lineare Zunahme nicht in eine progressive Zunahme umschlägt.

Es ist nicht bewiesen, daß die beim Hoeferschen Feldversuch applizierten 5 TE ausreichend waren; HOEFER selbst weist darauf hin, daß mit zunehmendem Alter die Tuberkulinreaktion in die tiefere Subcutis sich verlagert und die weichere Schwellung schwer zu tasten ist. Mit dem Tubergen-Test der Behringwerke werden daher auch 10 E (GT) gegeben. Es bleibt zunächst unverständlich, warum die WHO eine Tuberkulin-Großaktion mit 1 E (GT) RT 23 (mit Tween 80 Zusatz) plant. Ein erneuter größerer Feldversuch mit jeweils 10 E (GT) ist anzustreben.

Die Intracutan-Reaktionen von <5 mm $\varnothing$ („low grade sensitivity“) einer Freiheit von durchgemachter Tuberkulose-Infektion bzw. Inaktivität entsprechen zu lassen, ist zwar üblich, aber durch nichts begründet. Es gilt weiter, daß eine Tuberkulinreaktion jeden Grades einer aktiven bzw. inaktiven bzw. BCG-Tuberkulose entspricht; hier kann eine weitere Fehlerquelle liegen.

Die RRU ist nicht nur erforderlich zur Auffindung von Tuberkulosen, sondern auch zur Tumordiagnostik, wohl auch zunehmend zur übrigen unspezifischen Lungendiagnostik; auch die Tuberkulose-Fürsorgestelle wird bei der Aufwendigkeit der Fürsorgeeinrichtungen und der fachlichen Kapazität der Ärzte und ihrer Mitarbeiter nicht an der allgemeinen Entwicklung

vorbeikönnen und in Zukunft für „Tuberkulose und Erkrankungen der Thorax-Organe"
diagnostisch zuständig werden.

Da der heutige Publikations-Modus die Gefahr in sich birgt, daß auch das Laienschrifttum
bald solche, von bestimmten Gruppen geförderte Tendenzen der Distanzierung von einer
Röntgen-Untersuchung übernimmt, muß auf das Unzutreffende der HoEFERschen Schlußfolgerung beizeiten hingewiesen werden. Der Gedanke der „gezielten RRU" durch voraus-
geschaltete Tuberkulintestung ist aber in seiner Grundkonzeption richtig, und wir müssen
Herrn HOEFER für seinen Feldversuch und seinen Neuland eröffnenden Hinweis (seit 1957)
dankbar sein und diese Anregung aufgreifen.

Schlußwort

V. HAEGI, Wald

In einem Lande ohne staatlich diktierten Gesundheitsdienst ist es dennoch möglich, einen
Großteil der Bevölkerung für freiwillige Impfaktionen zu gewinnen, in der Schweiz vor allem
dank der Initiative von Tuberkuloseärzten. Es wäre also falsch, in den westlichen Ländern
bezüglich der Tuberkulose-Impfprophylaxe zu resignieren, wenn die entsprechenden Impulse
nicht von den Behörden ausgehen. Es hängt von den äußern Umständen ab, ob man nur Angehörige einzelner Altersklassen durchimpfen will oder einer periodischen Impfung der gesamten Bevölkerung den Vorzug gibt. Wir haben in unserer Region keine Ursache, vom bewährten System der BCG-Aktionen bei der Gesamtbevölkerung abzugehen. Gibt man allerdings der Impfung einzelner Altersklassen den Vorrang, so gehen wir mit Herrn PECHSTEIN
einig, daß diese Impfungen besser bei Schulbeginn, bei Schulaustritt oder bei Lehrabschluß
(je nach Tuberkulinkataster) vorzunehmen sind, als ausschließlich im Neugeborenenalter.

Warnen möchten wir jedoch vor der Überzeugung, daß im Erwachsenenalter Schirmbildaktionen die BCG-Impfung ersetzen können. Von unsern schweizerischen Patienten, wie auch
den Gastarbeitern, welche in unsere Heilstätten zur Kur kommen, wurden nur 20% durch
gezielte Umgebungsuntersuchung oder periodische Schirmbildaktionen erfaßt, obwohl auch
diese Methoden bei uns gut eingespielt sind. Das bedeutet, daß bis zur Erfassung durch eine
periodische Schirmbildaktion ein Offentuberkulöser bei der heutigen intensiven Bevölkerungs-
fluktuation großen Durchseuchungsschaden anrichten kann. Es ist also besser, den heutzutage recht großen Prozentsatz, vor allem der jüngern Erwachsenen, welche tuberkulin-
negativ sind, durch eine BCG-Impfung zu schützen, wenn auch die Entdeckung der Streuquellen deswegen nicht vernachlässigt werden darf. Das Motto, das eine zu tun und das andere
nicht zu lassen, dürfte also auch in der Tbc-Prophylaxe Gültigkeit haben.

F. EHRING, Münster/Hornheide

Auch der Arzt und die ärztlichen Hilfsberufe sind überdurchschnittlich tuberkulose-
gefährdet. Wie Einstellungsuntersuchungen in unserer Klinik ergaben, sind sie dennoch häufig
auch nach jahrelanger Tätigkeit noch nie mit Tuberkulin getestet und nicht selten negativ.
Eine generelle Testung mit BCG-Impfung zu Beginn des Studiums und der Ausbildung ist
erforderlich.

Die Bekämpfung der Haut- und Lymphknotentuberkulose
im Landbezirk Neubrandenburg (Land Mecklenburg/Vorpommern)

H.-D. JUNG *

Es ist eine unbestrittene Tatsache, daß die ärztliche Behandlung der Haut-
tuberkulose in den letzten Jahrzehnten große Erfolge erzielt hat. Auch im Land
Mecklenburg/Vorpommern wurde die organisierte Erfassung und Betreuung der
Hauttuberkulosekranken nach Beendigung des zweiten Weltkrieges umgehend in

---

* MR. Ao. Doz. Dr. habil. H.-D. JUNG, Hautabteilung des Kreiskrankenhauses, X 21
Pasewalk.

Angriff genommen. Das Land wurde in vier von Bezirkslupusärzten zu betreuende
Bezirke aufgeteilt und der Anleitung und Kontrolle eines Landeslupusarztes unter-
stellt, der gleichzeitig Direktor einer Univ.-Hautklinik war (Prof. Dr. H. Braun,
Greifswald). Durch umfassend vorbereitete und regelmäßig im Abstand von acht
Wochen in den einzelnen Landkreisen durchgeführte Sprechstunden gelang es,
Haut- und Lymphknotentuberkulosekranke schnell und fast lückenlos zu erfassen
und einer intensiven spezifischen Therapie zuzuführen.

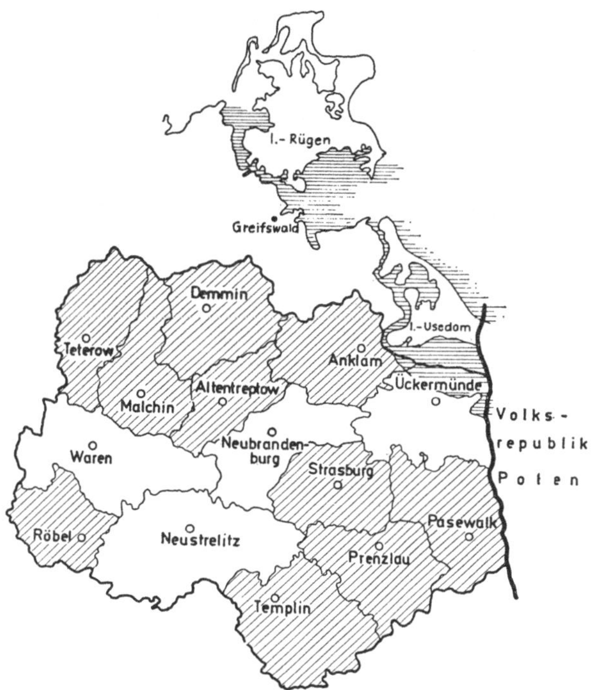

Abb. 1. Verwaltungsbezirk Neubrandenburg, Teil des früheren Landes Mecklenburg/Vorpom-
mern. Von den Gesamtbeschäftigten des jeweiligen Kreises ist die Mehrzahl in der Land-,
Forst- und Wasserwirtschaft, bei Schraffur mehr, bei heller Fläche weniger als die Hälfte

Nach Aufteilung des Landes Mecklenburg/Vorpommern Mitte 1952 in drei
Verwaltungsbezirke (Rostock, Schwerin und Neubrandenburg) amtierte in diesen
drei Bezirken ein neu eingesetzter Bezirkslupusarzt nebenamtlich, der sich seiner-
seits auf praktizierende Hautärzte an staatlichen Einrichtungen (Kreiskranken-
häuser/Kreispolikliniken) in den Landkreisen stützen konnte. 1954 arbeiteten
sieben Fachärzte für Hautkrankheiten in den vierzehn Landkreisen des Bezirkes
Neubrandenburg (Abb. 1), die nebenamtlich auch die angrenzenden Nachbar-
kreise, wo keine Hautärzte praktizierten, mitversorgten und dort die Lupus-
betreuung nach entsprechender Anleitung durchführten. Wir gingen dabei von
dem Grundsatz aus, daß alle in einem Kreisgebiet zu behandelnden und zu be-
treuenden Hauttuberkulosekranken sowieso zum Einzugsgebiet der Kreispoli-
klinik und damit zum Aufgabengebiet des dort amtierenden Dermatologen gehören.
Die zuständige Tuberkulose-Fürsorgestelle des Kreises hatte diesen in seiner Auf-

gabenstellung zu unterstützen und Karteiführung, Berichtswesen und Vorladungen nebst Zahlung der Tuberkulosebeihilfen zu übernehmen. Die Tätigkeit in den nebenamtlich zu versorgenden Nachbarkreisen wurde zusätzlich vergütet.

Alle Befunderhebungen, verordneten Medikamente und angeordneten Betreuungsmaßnahmen wurden durchschriftlich der Zentralkartei beim Bezirkslupusarzt in Neubrandenburg weitervermittelt, der wiederum durch dieses Meldesystem schnell über jede therapeutische und sozialhygienische Maßnahme bei allen Hauttuberkulosepatienten des Bezirkes orientiert war und jederzeit die Möglichkeit hatte, in Sonderfällen einzugreifen und eventuell Heilstätteneinweisung oder Intensivierung der vorgesehenen Therapie zu veranlassen.

Dieses System führte nicht nur zu einer fast lückenlosen Erfassung — für alle Formen der Tuberkulose bestand ja Meldepflicht, die auch sehr prompt befolgt wurde — sondern auch zu einer Intensivierung von Behandlung und Betreuung der Hauttuberkulosepatienten.

Hatten wir 1954 (1. 1. 1954) noch einen Bestand von 358 [129 männliche (m), und 229 weibliche (w)] Hauttuberkulose-Patienten sowie 358 (151 m, 207 w) Lymphknotentuberkulöse registriert (bei 698008 Einwohnern des Bezirkes, 319035 m, 378973 w), so zählten wir 1964 (31. 12. 1964) noch einen Bestand von 65 (26 m, 39 w) Hauttuberkulosekranken und nur noch von 92 (31 m, 61 w) Lymphknotentuberkulösen (Abb. 2). Dabei war der Einwohnerbestand des Bezirkes allerdings etwas vermindert (655239 insgesamt bei 305455 m und 349784 w Einwohnern). Im Berichtszeitraum von 11 Jahren hatte sich der Bestand von Hauttuberkulosekranken auf ca. 1/5, derjenige an Lymphknotentuberkulosekranken auf ca. 1/4 erniedrigt.

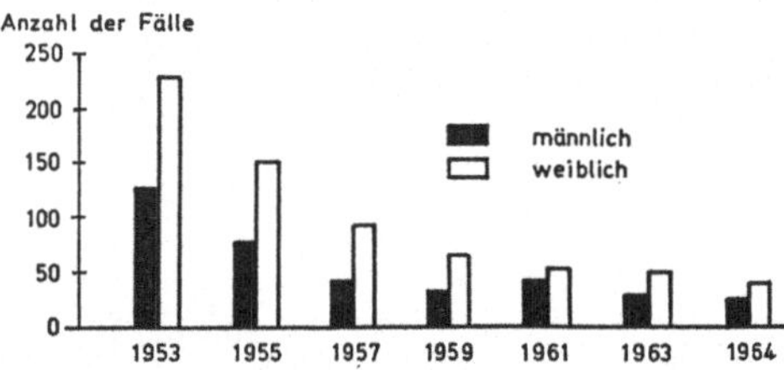

Abb. 2. Bestand an Hauttuberkulose im Landbezirk Neubrandenburg von 1953—1964

Auch die Anzahl der Neuzugänge pro Jahr ging bei beiden Krankheitsformen rapide zurück. 1954 mußten noch 87 Neuzugänge an Hauttuberkulose (48 m, 38 w) und 82 (40 m, 42 w) an Lymphknotentuberkulose gezählt werden, während es 1964 nur noch 14 Neuzugänge (5 m, 9 w) an Hauttuberkulosekranken waren und nur 27 (12 m, 15 w) Lymphknotentuberkulosekranke zur Meldung kamen.

Auch ein anderer Überblick erscheint wichtig, um die Bilanz der Hauttuberkulosebekämpfung richtig ziehen zu können. Im Jahre 1954 (31. 12. 1954) wurden unter der Zahl von 716 Patienten mit Lymphknoten- und Hauttuberkulose (Insgesamtbestand) 167 als „aktiv", das heißt „behandlungsbedürftig" bzw. nach gerade abgeschlossener Behandlung noch streng überwachungsbedürftige Patienten gezählt. Darunter befanden sich 63 Patienten, die unter der Diagnose „Lupus vulgaris" erfaßt und behandelt worden waren. 10 Jahre später zählten wir 1965 (31. 12. 1965) noch 131 aktive Fälle an Haut- und Lymphknotentuberkulose, darunter 28 Patienten mit Lupus vulgaris. Der Rückgang der im Berichtszeitraum immer wieder durch Neuzugang von ,,aktiven" Fällen ergänzte Bestand an ,,Aktiven" ist also keineswegs sehr erheblich, was wir auf unsere sorgfältige Nachkontrolle und Behandlung zurückführen möchten. Auch Rezidive — besonders beim Lupus vulgaris und bei der Tuberculosis cutis indurativa — erhöhen gerade in den letzten Jahren den Bestand an aktiven Patienten. Wir glauben mit KALKOFF, daß je besser Organisation und Nachkontrolle bei Haut- und Lymphknotentuberkulosekranken durchgeführt wird, umso schlechter ,,optisch" sichtbare Erfolge zu erzielen sind. Wir messen daher insbesondere den Erfolg unserer Bekämpfungsaktionen am Rückgang der aktiven Neuzugänge an Hauttuberkulose, der in jeder Weise eindrucksvoll ist (Abb.3). Hier konnte gegenüber 1954 ein Rückgang auf ein Sechstel der ursprünglichen Zahl an Hauttuberkuloseneuzugängen erreicht werden. Eine seit 1951 fast lückenlos durchgeführte BCG-Schutzimpfung der Säuglinge, Schulkinder und zahlreicher Erwachsenen hat genauso wie die inten-

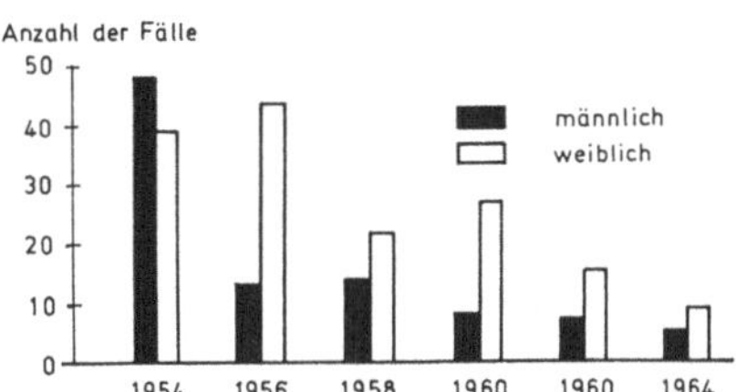

Abb. 3. Neuzugänge an Hauttuberkulose im Landbezirk Neubrandenburg von 1954—1964

sive Bekämpfung der Rindertuberkulose in ihrer Rolle als wichtiger ätiologischer Faktor bei der Erzeugung einer Tuberkulose im Landbezirk dabei besonders mitgeholfen. Hinzu kommt der gehobene Lebensstandard, die Besserung der sanitären und hygienischen Wohnverhältnisse sowie die Unterstützung durch Fachärzte und staatliches Gesundheitswesen.

Die im Landbezirk Neubrandenburg beobachteten Erfolge sind ohne weiteres auf das gesamte Gebiet der DDR übertragbar, wie letzte Übersichten des Forschungsinstitutes für Tuberkulose und Lungenkrankheiten in Berlin-Buch eindeutig zeigen.

Die erzielten Erfolge bei der Bekämpfung der Haut- und Lymphknotentuberkulose werden auch weiterhin die Fortführung unserer bisherigen Arbeit notwendig machen, da insbesondere die Lymphknotentuberkulose nicht im selben Ausmaße wie die Hauttuberkulose abgenommen hat und wir nach wie vor im Sinne von MONCORPS und KALKOFF die Lymphknotentuberkulose — besonders im Halsgebiet — als einen ,,Vorreiter" des späteren Lupus vulgaris im Gesichts- und Halsbereich betrachten müssen.

Aussprache

H. BRÜGGER, Wangen im Allgäu (Kinderheilstätte):

Frische Ingestionstuberkulosen am Hals sind nach Ausrottung der Rindertuberkulose außerordentlich selten geworden; wir sehen jetzt nur die Exacerbationsformen von alten verkalkten Herden aus. Herr EHRING hat recht, sie liegen vorwiegend submandibular oder im Kieferwinkel, während die sekundär-lympho-hämatogenen Lymphknoten-Tuberkulosen mehr caudal anzutreffen sind. Die operative Behandlung liegt auch im Sinne der Lupusprophylaxe. Wir haben nach über 4000 Lymphknotenoperationen nie einen Lupus entstehen sehen. Desweiteren ist es aus kosmetischen Gründen sehr wichtig, daß der Operationsschnitt nach Möglichkeit in die Halsfalten gelegt wird.

Die Rolle der Fleischfressertuberkulose im Infektionsgeschehen der menschlichen Tuberkulose

Th. Schliesser, München *

Nach der Tilgung der Rindertuberkulose stellte sich die Frage, ob und in welchem Maße auch noch andere Tierarten im epidemiologischen Geschehen der menschlichen Tuberkulose eine Rolle spielen. Über das Thema Geflügeltuberkulose ist vor zwei Jahren in Lübeck schon eingehend diskutiert worden (Meissner; Nassal; Forschbach; Kielwein; Käppler; Schliesser, 1964). Mit dem heutigen Referat sei auf eine andere Tiergruppe aufmerksam gemacht, deren wichtigste Vertreter unter den Haustieren, Hund und Katze, aus zwei Gründen besonderes Interesse verdienen:

1. Hunde und Katzen leben erfahrungsgemäß meistens in besonders enger Wohngemeinschaft mit dem Menschen. Die Möglichkeiten wechselseitiger Erregerübertragungen sind damit größer als bei allen anderen Haustierarten.

2. Die Tuberkulose von Hund und Katze wurde und wird allein durch Erreger verursacht, deren ätiologische Bedeutung für die Tuberkulose des Menschen außer jedem Zweifel steht (M. tuberculosis, M. bovis).

Diese beiden Feststellungen brauchen kaum näher erläutert zu werden. Es sei nur erwähnt, daß als Ursache der *Hundetuberkulose* in rund 95% der Fälle und als Ursache der *Katzentuberkulose* in rund 98% der Fälle M. tuberculosis und M. bovis festgestellt wurden. Bei Hunden ergaben Typendifferenzierungen in rund zwei-Drittel der Fälle Humanusinfektionen, bei Katzen trafen auf 1 Humanusinfektion ca. 30 Fälle von Bovinustuberkulose (nähere Angaben siehe Schliesser, 1966). Da bei der derzeitigen Seuchenlage Neuinfektionen mit Rindertuberkulosebakterien bei Hund und Katze aber so gut wie unmöglich sind, wird in Zukunft bei der Tuberkulose dieser Tiere der Typus humanus allein die dominierende Stellung einnehmen.

Glücklicherweise beschränkt sich das *Vorkommen der Tuberkulose* bei Hund und Katze mehr oder weniger auf Einzelfälle. In klinischen Berichten und Sektionsstatistiken werden zwar Zahlen, die um 1% liegen, angegeben, die tatsächliche Morbiditätsquote dürfte aber vermutlich um eine Zehnerpotenz niedriger liegen. Die genaue Zahl der in Deutschland vorhandenen Hunde und Katzen ist nicht bekannt. Wenn man aber die Münchener Verhältnisse, wo z. B. jeder 35. Bewohner einen Hund hält, auf die gesamte Bundesrepublik überträgt, dann wäre nach dieser, allerdings sehr groben Schätzung, mit insgesamt ca. 1000—2000 tuberkulösen Hunden zu rechnen.

Die Frage ist nun, wie diese immerhin nicht ganz unerhebliche Zahl von Einzelfällen im Hinblick auf ihre *epidemiologische* und *hygienische Bedeutung* zu beurteilen ist. Sind tuberkulöse Fleischfresser das blinde und ungefährliche Endglied einer Infektionskette Mensch — Hund oder Mensch — Katze, oder können sie selbst wieder zur Ansteckungsquelle für andere empfängliche Tiere oder gar für den Menschen werden?

Lassen Sie mich am Anfang meiner Antwort auf diese Frage ein Beispiel aus meinem eigenen tierärztlichen Bereich stellen. In einem seit 4 Jahren anerkannt tuberkulosefreien

---

* Priv.-Doz. Dr. med. vet. Th. Schliesser, Institut für Mikrobiologie und Infektionskrankheiten der Tiere, 8000 München 22, Veterinärstraße 13.

Rinderbestand reagierten bei einer Überwachungstuberkulinisierung plötzlich 2 der 6 Rinder stark positiv, bei der Schlachtung wurde Tuberkulose festgestellt. Nach Ausschluß aller sonst möglichen Ansteckungsquellen richtete sich der Verdacht auf eine 12 Jahre alte abgemagerte Katze, die sich regelmäßig im Rinderstall und zwar mit Vorliebe in der Futterraufe aufhielt. Obwohl die Tuberkulinprobe negativ ausfiel, wurde die Katze mit Einverständnis des Besitzers getötet. Bei der Sektion fand sich eine ausgedehnte Darmtuberkulose, die Typendifferenzierung ergab M. bovis (SCHLIESSER u. BACHMEIER). Dieser Fall steht durchaus nicht allein da, und es sind in sanierten Rinderbeständen in den letzten Jahren eine Reihe von Neuansteckungen beobachtet worden, als deren Ursache tuberkulöse Fleischfresser eruiert werden konnten (BEINHAUER; MILBRADT u. RÖMMELE; NABHOLZ). Wir Veterinärmediziner sehen deshalb tuberkulöse Hunde und Katzen als eine ständige Gefahr für die Tuberkulosefreiheit unserer Rinderbestände an.

Im Hinblick auf eine *mögliche Gefährdung des Menschen* wird man ein analoges Urteil fällen müssen. Allerdings stellen sich dem sicheren Nachweis einer vom Hund oder der Katze erworbenen Infektion erhebliche Schwierigkeiten entgegen. Das wird auch der Grund dafür sein, daß in der Literatur bisher nur relativ wenig gesicherte Fälle beschrieben worden sind (vgl. VOLLBRECHT; SCHLIESSER, 1966). Es wäre meines Erachtens aber falsch, daraus voreilig schließen zu wollen, die Tuberkulose von Hund und Katze sei eine harmlose Angelegenheit, oder gar, Hund und Katze könnten überhaupt keine Tuberkulose bekommen.

Es stimmt zwar, daß die Carnivoren nicht so empfänglich sind wie der Mensch oder das Rind. Bei massiver und langdauernder Exposition kann sich aber bei Hund und Katze durchaus eine Tuberkulose entwickeln, die in ihren verschiedenen, teils örtlich bleibenden, teils generalisierenden Verlaufsformen früher oder später stets mit einer Ausscheidung von Erregern einhergeht (PALLASKE). Es kommt dazu, daß die Tuberkulose bei Hund und Katze ausgesprochen chronisch abläuft und klinische Symptome lange Zeit ausbleiben, oder nur undeutlich sind. Bevor sich ein Tierbesitzer entschließt, einen Tierarzt aufzusuchen, vergehen regelmäßig Monate, in denen tuberkulöse Hunde und Katzen die Erreger zum Teil massiv ausscheiden können. Daß auch eine sichere tierärztliche Diagnose erhebliche Schwierigkeiten bereitet, unterstreicht noch die Gefährlichkeit infizierter Tiere für ihre Umgebung.

Weiter muß in Betracht gezogen werden, daß exponierte Tiere, auch ohne selbst zu erkranken, Tuberkulosebakterien zeitweilig im Gastrointestinaltrakt beherbergen und die Erreger über Speichel und Faeces in die Umgebung verbreiten. Solche *temporären Bakterienträger* und *Ausscheider* haben kürzlich schottische Autoren (HAWTHORNE u. LAUDER) bei 14,5% der in Kontakt mit offentuberkulösen Menschen lebenden Hunde und Katzen ermittelt.

Hund und Katze spielen somit im Infektionsgeschehen der menschlichen Tuberkulose durchaus nicht immer nur die Rolle des Empfängers. Ohne Zweifel allerdings infiziert der tuberkulöse Mensch Hund und Katze weitaus häufiger als im umgekehrten Falle das tuberkulöse Tier den Menschen. Ebenso sicher dürfte aber auch sein, daß man beiden Tierarten größere Bedeutung im Infektionsgeschehen zumessen muß, als man es bislang getan hat. Man wird echte Zusammenhänge allerdings nicht aufzudecken vermögen, wenn nicht gezielt danach gesucht wird. Sie zu solchen Untersuchungen anzuregen, ist *ein* Anliegen meines heutigen Referates.

Ein *zweites* Anliegen betrifft Ihre Mitarbeit an der Aufklärung und Beratung tuberkulöser Tierbesitzer. Die Gesetzgebung weist im Hinblick auf die Tuberkulose von Hund und Katze noch einige Lücken auf, z. B. hinsichtlich der Melde- und Untersuchungspflicht, der ambulanten Therapie und wirksamer Bekämpfungsmaßnahmen. Gesetzliche Maßnahmen sind aber von vornherein unpopulär und man darf sich von ihnen gerade bei der oftmals engen Bindung zwischen Mensch und Hund, bzw. zwischen Mensch und Katze nicht allzuviel Erfolg versprechen. Es wird deshalb stets in erster Linie darauf ankommen, die Tierbesitzer auf freiwilliger Basis zur Mithilfe zu gewinnen, sie über die möglichen Gefahren aufzuklären, fachkundig zu beraten und von der Notwendigkeit entsprechender Maßnahmen zu überzeugen. Arzt und Tierarzt müssen in dieser Frage gemeinsam und koordiniert das gleiche Ziel verfolgen. Dann wird es auch gelingen, einzelne bisher noch unbekannte Streuquellen bei Mensch oder bei Hund und Katze zu entdecken. Nur ein gemeinsames Vorgehen kann aber auch erreichen, daß einmal in Zukunft die Fleischfressertuberkulose zur völligen Bedeutungslosigkeit herabsinken wird.

Literatur

BEINHAUER, W.: Dtsch. tierärztl. Wschr. **65**, 271—273 (1958).
FORSCHBACH, G.: Beitr. Klin. Tuberk. **132**, 54—55 (1964).
HAWTHORNE, V. M., u. I. M. LAUDER: Amer. Rev. resp. Dis. **85**, 858—869 (1962).
KÄPPLER, W.: Beitr. Klin. Tuberk. **132**, 57 (1964).
KIELWEIN, G.: Beitr. Klin. Tuberk. **132**, 55—56 (1964).
MEISSNER, G.: Beitr. Klin. Tuberk. **132**, 37—46 (1964).
MILBRADT, H., u. O. RÖMMELE: Dtsch. tierärztl. Wschr. **67**, 17—18 (1960).
NABHOLZ, A.: Schweiz. Arch. Tierhk. **99**, 553—562 (1957).
NASSAL, J.: Beitr. Klin. Tuberk. **132**, 46—54 (1964).
PALLASKE, G.: Pathologische Anatomie und Pathogenese der spontanen Tuberkulose der Tiere. Stuttgart: Fischer 1961.
SCHLIESSER, TH.: Beitr. Klin. Tuberk. **132**, 58—59 (1964).
— Prax. Pneumol. **20**, 560—568 (1966).
—, u. K. BACHMEIER: Mh. Tierhk., Sonderteil **6**, 23—27 (1957).
VOLLBRECHT, F.: Z. ärztl. Fortbild. **51**, 596—601 (1957).

Aussprache

GERTRUD MEISSNER, Borstel (Forschungsinstitut)

berichtet kurz über ein zweijähriges Kind, bei dem resistente Tuberkelbakterien gefunden worden waren, jedoch zunächst keine Infektionsquelle. Später stellte sich heraus, daß das Kind sehr engen Kontakt zu einem großen Hund gehabt hatte, der bald starb. Das Kind hatte oft im Hundekorb geschlafen. Mit absoluter Sicherheit ließ sich allerdings der Zusammenhang zwischen der Krankheit des Hundes und der des Kindes nicht nachweisen.

Eine neue klinische Katalasebestimmungsmethode, ihre Bedeutung bei Anwendung im Harn, insbesondere bei Tuberkulose

A. HERZOG, Augsburg *

In seiner zusammenfassenden Darstellung „Über die Bedeutung der Katalase in biologischer und klinischer Beziehung" führte BINGOLD 1955 aus, daß die

---

* Dr. med. A. HERZOG, Primarius a. D., 8900 Augsburg, Fallerslebenstraße 32.

Klinik hinter der Aufklärung der Katalase auf biochemischem Gebiete zurück-
geblieben sei. Dieser Hinweis gab mir 1956 Anlaß — ich war gerade aus Gefangenschaft zurückgekehrt — meine Bemühungen um die Schaffung einer *klinischen*
Methode zur Bestimmung der Katalase in Körperflüssigkeiten wieder aufzunehmen,
die ich vor dem 2. Weltkriege als Oberarzt und Leiter des chemischen Laborato-
riums der 1. Med. Klinik der ehemaligen Deutschen Universität zu Prag begonnen
hatte, die aber damals — weil ich denselben Fehlern verfallen war, wie meine
Voruntersucher — keine brauchbaren Ergebnisse gezeitigt haben. Auftrieb erhielt
mein neuerliches Beginnen durch R. ABDERHALDEN, der in seiner „Klinischen
Enzymologie" 1958 im Zusammenhange mit Katalase von einer Fülle einander
widersprechender Befunde schrieb, die er zum großen Teile methodischen Fehlern
zuordnete.

Bei meinen Bemühungen um die Schaffung einer solchen Methode ging ich
bewußt von der Auffassung aus, daß jede Methode, die auf klinische Brauchbar-
keit Anspruch erhebt, einfach, billig, bei möglichst geringer personeller Belastung
serienweise ausführbar sein und für die Klinik Zuverlässigkeit aufweisen müsse.

Durch einen glücklichen Umstand konnte ich meine Arbeiten in den Laboratorien der
Medizinischen Tierklinik der Univ. München ausführen und die Substrate von Kranken
mehrerer Kliniken der Münchener Med. Fakultät beziehen, insbesondere aus der 2. Med.
Klinik, an der ich von 1956 bis 1962 Gastarzt war. Es ist mir ein Bedürfnis, an dieser Stelle
den beiden Klinikchefs, Herrn Prof. Dr. ULLRICH und Herrn Prof. Dr. Dr. BODECHTEL für
ihr Entgegenkommen meinen Dank auszusprechen.

Von 1956 bis 1962 führte ich mit allen Fehlgängen 17 000 Bestimmungen durch.
Das Erkennen und die Ausschaltung der Fehlerquellen ging nur sehr mühsam
vonstatten. Dennoch glaube ich, eine brauchbare Methode präsentieren zu können.
Sie fußt auf dem gasometrischen Prinzip, zeigt aber gegenüber früheren Verfahren
wesentliche Abweichungen. So führte ich ein

1. an Stelle des bisher für solche Zwecke üblichen „Perhydrols" das feste
Präparat „Perhydrit";

2. einen vereinfachten Apparat (ohne Hähne) nicht mehr aus hellem, sondern
aus braunem Glas;

3. statt destillierten bidestilliertes Wasser, das zu jeder Versuchsserie frisch
sterilisiert wurde;

4. keimfreies Arbeiten.

Das von Merck/Darmstadt während des 2. Weltkrieges herausgebrachte „Perhydrit" ist
an Harnstoff gebundenes Wasserstoffsuperoxyd in Tablettenform, löst sich nur allmählich
auf, gibt daher das Peroxyd nur langsam frei, so daß seine Spaltung bei Gegenwart von
Katalase protrahiert abläuft zum Unterschied vom flüssigen „Perhydrol", das sich sofort,
fast explosionsartig zersetzt. Durch den verlangsamten An- und Ablauf der Reaktion wird
Zeit zum Manipulieren gewonnen, kann die Reaktion unter Kontrolle gehalten und studiert
werden und ein einfacher Apparat Anwendung finden. Demgegenüber liegt der Nachteil der
Tabletten darin, daß diese nicht immer gleichmäßig gepreßt sind, sich daher nicht stets gleichmäßig lösen, so daß Konzentrationsunterschiede von H_2O_2 entstehen, während bei Verwendung von Perhydrol die Ausgangskonzentrationen gleichgehalten werden können.

Als vereinfachten Apparat verwendete ich jenen, den ich 1938 zur Bestimmung des Harn-
stoffs nach der Bromlaugenmethode beschrieben hatte — bei ihr handelt es sich ebenfalls um
eine gasometrische Methode — und paßte ihn nach Form und Größe, wie auch in der Glasfarbe
den Bedürfnissen zur Bestimmung der Katalase an. Den Apparat nannte ich Katalasometer.

Durch die Verwendung von bidestilliertem an Stelle von einfach-destilliertem Wasser
wurden Alkalispuren beseitigt, die ebenfalls die Reaktion beeinflussen können, weil Alkali

spontane Zersetzung von H_2O_2 herbeiführt. Bidestilliertes Wasser wurde für die Harnbestimmungen zu Blindversuchen verwendet, denn es kann angenommen werden, daß die im Harn enthaltenen Stoffe letztlich im bidestillierten Wasser gelöst sind. Für die Versuche mit Blutplasma wurde für Blindbestimmungen und zur Verdünnung 30%iges mit bidestilliertem Wasser hergestelltes Glycerolwasser benützt, weil sich Katalase in diesem besser löst, als in bidestilliertem Wasser ohne Glycerolzusatz.

Sterilisation des bidestillierten Wassers bzw. 30%igen Glycerolwassers war notwendig, weil beim Öffnen der Flaschen katalasehaltige Luftkeime in die Flüssigkeit gelangen und einen allmählichen Anstieg der Blindwerte verursachen, was wieder zu Unsicherheit in den Ergebnissen führt.

Durch Hitzetrocknung der mit destilliertem Wasser gereinigten gläsernen Bestandteile des Apparates und durch Auskochen der Gummipfropfen — hier genügte ebenfalls einfachdestilliertes Wasser — werden Spuren von Katalase und Perhydrit aus der vorangegangenen Bestimmung zerstört.

Auf obige Konzentrationsunterschiede des frei gewordenen H_2O_2 durch nicht ganz gleichmäßiges Lösen der Tabletten ist vorwiegend auch der methodische Fehler zurückzuführen. Es zeigte sich, daß die Parallelbestimmungen besser übereinstimmten, wenn man als Lösungsmittel 30%iges Glycerolwasser statt glycerolfreies bidestilliertes Wasser verwendete und daß darüber hinaus die Übereinstimmungen bei Bestimmungen im Blutplasma besser und am besten im Harn waren. Deswegen habe ich den methodischen Fehler bei Versuchen mit in Glycerolwasser gelöster kristallisierter Katalase bei Zimmertemperatur mit bis $\pm 6\%$, bei den Bestimmungen im Harn nur mit bis $\pm 3\%$ angegeben. Vermutlich waren Löslichkeitsunterschiede der Perhydrit-Tabletten in den genannten Medien für die Abweichungen im methodischen Fehler die Ursache. Pulverisierung der Tabletten brachte mehr Arbeit, aber keinen signifikanten Nutzen.

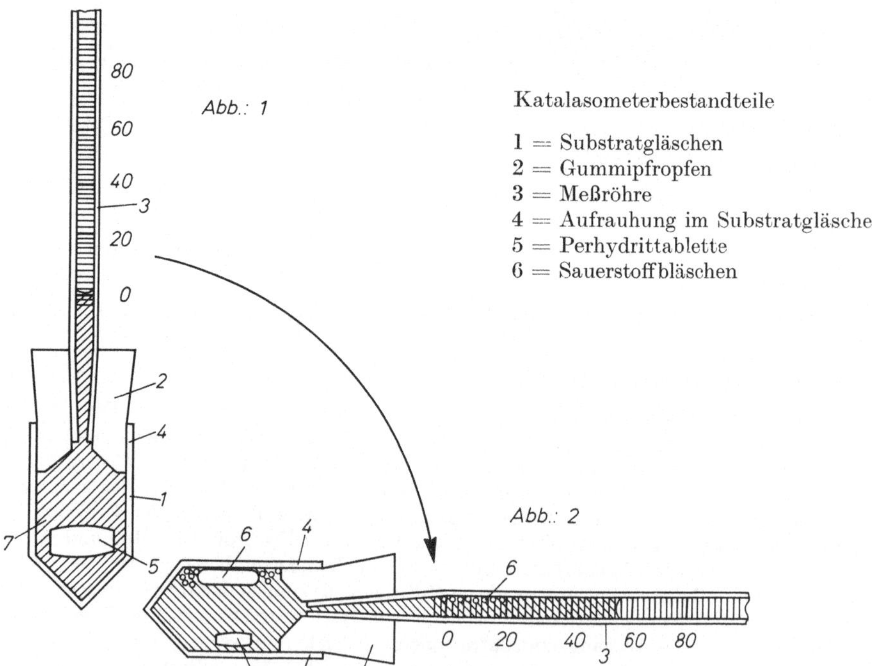

Während also durch die Verwendung von braunem Glas, bidestilliertem bzw. mit solchem hergestelltem 30%igem Glycerolwasser und durch keimfreies Arbeiten Fehlerquellen beseitigt wurden, wurde durch die Verwendung der Tabletten eine Fehlerquelle eingeführt. Da aber

die Verwendung der Tabletten eine entscheidende Vereinfachung des Apparates und damit
Serienbestimmungen auf breiter Basis erlaubte, erschien mir durch diese Vorteile die Verwendung der Perhydrit-Tabletten gegenüber dem flüssigen Perhydrol aus klinischer Sicht als
das kleinere Übel. Hinzu kommt, daß die hohen Ausschläge, die man mit der Tabletten-
Methode festhalten kann, für die Zuverlässigkeit der Methode sprechen, auch wenn einmal
eine deutlichere Differenz in den Parallelbestimmungen auftritt.

Beispiel: Auf Abb. 1 ist nach Beschickung und Verschluß des Katalasometers der Meniscus
auf die Null-Linie der Meßröhre eingestellt. Nach Umlegen und teilweisem Auflösen der
Perhydrittablette (Abb. 2) sammelte sich der frei gewordene Sauerstoff an der oberen Wölbung
des Substratgläschens, zum Teil auch im verschlußnahen Teil der Meßröhre in Bläschenform
an und verdrängte eine entsprechende Menge Flüssigkeit in die Meßröhre. Der Meniscus steht
nun bei Linie 54, entsprechend 540 mm^3 O$_2$, da der Abstand zwischen den einzelnen Teil-
Linien in dieser Röhre 20 mm^3 umfaßt.

Das Katalasometer besteht (Abb. 1 und 2)

a) aus einem Substratgläschen mit einer Kapazität von 4 cm^3, das am inneren oberen
Rand mit einer 1 cm breiten Aufrauhung versehen ist, die das Haften des Verschlusses erleichtert,

b) aus konischen Gummipfropfen mit Bohrung, die sich gegen die schmälere Fläche erweitert, und

c) einer graduierten Meßröhre, die man mit dem zugespitzten Null-Ende an der breiteren
Fläche des Pfropfens in die Bohrung einführt.

b) und c) bilden den Verschluß.

Zur Bestimmung füllt man das Substratgläschen in dem größenmäßig angepaßten Gestell 1 bis zum unteren Rand der Aufrauhung mit Substratflüssigkeit, entsprechend 2,5 ml,
fügt mit der Pinzette 1 Tablette Perhydrit hinzu, dreht den Verschluß ein, bis sich der Meniscus
auf die Null-Linie einstellt, und bringt dann das bestimmungsfertige Katalasometer im Gestell 2 in eine waagrechte, mit dem offenen Meßröhrenende leicht nach unten geneigte Lage.
Die Flüssigkeit kann nicht ausfließen, weil in dieser Lage der Apparat nach oben verschlossen
ist, daher kein Luftdruck auf der Flüssigkeit lastet und die Meßröhre auch eng genug ist, so
daß Adhäsionskräfte der Flüssigkeit an die Röhrenwand wirksam werden, die den Druck des
Eigengewichts der Substratflüssigkeit auffangen. Die Sauerstoffbläschen sammeln sich an der
Wölbung des Substratgläschens an, wohin sie aufsteigen. Der entstandene O$_2$ verdrängt ein
gleiches Volumen Flüssigkeit in die Meßröhre, das an der Graduierung abgelesen wird. Aus
der Differenz mit dem Blindwert ergeben sich die entwickelten mm^3 O$_2$, die ich als Katalase-
Einheiten bezeichne.

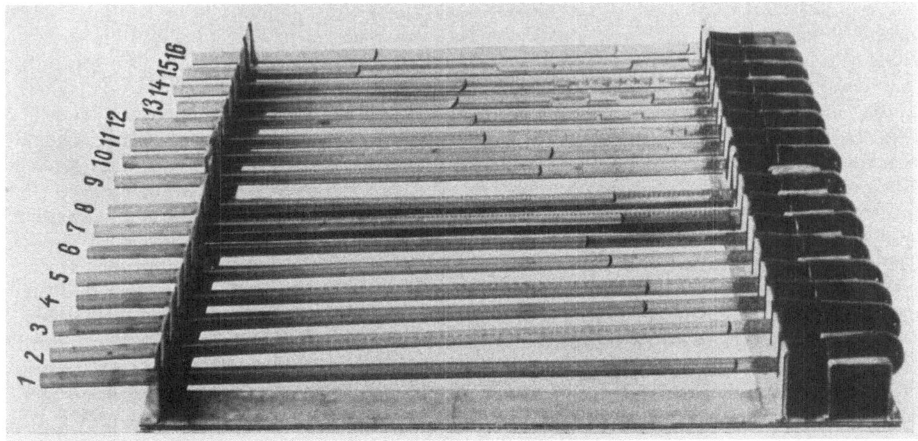

Die Abb. 3 zeigt im Gestell 2 eine Serie von Bestimmungen mit Blank- (= ohne Perhydrit),
Blind- (= mit Perhydrit) und Werten bei ansteigender Katalasevorlage entsprechend 0,005
bis 0,5 µg von in 30%igem Glycerolwasser gelöster kristallisierter Katalase (pro analysi Boeh-

ringer/Mannheim) und in Meßröhren ansteigenden Kalibers. Man erkennt gut die Übereinstimmung der Parallelproben.

Welche Bedeutung als Fehlerquellen der Nichtbeachtung des Ausschlusses von Sonnenlicht und der Verwendung von einfach-destilliertem Wasser zukommt, zeigen die Tabellen 1 und 2. In ihnen ist der Einfluß des Sonnenlichts und von einfach- und bidestilliertem Wasser auf die spontane Zersetzung von Wasserstoffsuperoxyd, also ohne Gegenwart von Katalase, festgehalten. Damals verwendete ich noch Substratgläschen für 12 ml Substratflüssigkeit, von denen ich später aus praktischen Erwägungen abkam. Man erkennt den krassen Unterschied.

Tabelle 1. *Werte der spontanen H_2O_2-Zersetzung unter Verwendung von Perhydrit und destilliertem Wasser bei Zimmertemperatur am hellen Fenster in einem Katalasometer aus hellem, braunem und abgedunkelt aus braunem Glas (4 Parallelproben, Substratgläschen für 12 ml Flüssigkeit)*

| Ablesung nach | Entwickelter Sauerstoff in cm³ unter | | | | | | | | | | | |
	hellem Glas bei Tageslicht am Fenster				braunem Glas bei Tageslicht am Fenster				braunem Glas und in Dunkelkammer			
$1/2^h$	90	120	80	150	20	20	10	15	10	15	15	15
1^h	240	350	280	310	20	30	30	20	20	30	30	20
2^h	570	820	700	880	50	50	30	30	30	40	40	40
3^h	1030	1480	1280	1460	90	90	60	70	60	60	70	70

Tabelle 2. *Werte der spontanen H_2O_2-Zersetzung unter Verwendung von Perhydrit, destilliertem und bidestilliertem Wasser bei Zimmertemperatur am hellen Fenster in einem Katalasometer aus hellem und braunem Glas (3 Parallelproben, Substratgläschen für 12 ml Flüssigkeit)*

| Ablesung nach | Entwickelter Sauerstoff in cm³ unter | | | | | | | | | | | |
| | hellem Glas in | | | | | | braunem Glas in | | | | | |
	dest. Wasser			bidest. Wasser			dest. Wasser			bidest. Wasser		
1^h	240	150	200	47	43	37	41	52	62	27	28	30
2^h	550	400	480	85	75	60	60	80	85	37	37	37
3^h	740	560	670	120	115	80	80	105	105	50	45	47

Aus Tabelle 1 sieht man, daß der H_2O_2-Zerfall unter Sonnenlicht und hellem Glas schon nach $1/2^h$ sehr intensiv und unter den Parallelproben so ungleichmäßig war, daß die Verwendung von hellem Glas die Grundlage für eine Methode nicht abgeben konnte. Demgegenüber war der H_2O_2-Zerfall unter braunem Glas selbst nach 3 Std noch gering und auch gleichmäßig, und unter braunem Glas im abgedunkelten Raum am zufriedenstellendsten. Tabelle 2 zeigt zusätzlich Messungen mit destilliertem und bidestilliertem Wasser unter Tageslicht mit den niedrigsten und gleichmäßigsten Werten bei braunem Glas und bidestilliertem Wasser. Es konnte also kein Zweifel darüber bestehen, daß sich die neue Methode auf *braunes* Glas und *bidestilliertes* Wasser stützen mußte. Das verdient deswegen hervorgehoben zu werden, weil in dem Buche von Maehly u. Chance „The Assays of Catalase and Peroxidase" in den „Methods of Biochemical Analysis", erschienen 1954 in New York und London, das mir für meine methodischen Arbeiten richtunggebend war, diese Fehlerquellen nicht genannt sind und dort nur allgemein auf erhebliche Fehlerquellen hingewiesen ist, mit der das gasometrische Prinzip behaftet sei, weswegen man für Kurzversuche von nur wenigen Minuten eintrat. Durch die Beseitigung obiger Fehlerquellen konnte ich eine Endpunktmethode entwickeln, bei der zur Kontrolle nach 1 Std und das Endergebnis nach 2 Std abgelesen wird.

Nur wenige Forscher haben bisher den Harn zum Substrat von Katalasebestimmungen gemacht. So liegen aus den Jahren von 1912 bis 1930 Mitteilungen von Pighini u. Barbieri, Norgaard und Kurokawa vor. Diese Autoren fanden übereinstimmend, daß der Harn von gesunden Menschen frei von Katalase-

Aktivität, während er bei Nephritikern katalasehaltig ist. Bingold bestätigte 1941 dies durch seine Angabe, daß hämoglobinämisches Blut, das vollwirksame Katalase enthielt, diese bei der Nierenpassage verliert und ein solcher Harn frei von Katalase ist. Hingegen war der Harn katalasehaltig, wenn er Erythrocyten enthielt. Ferner ist angegeben, daß die Nieren zu jenen Organen zählen, die erhebliche Mengen an Katalase enthalten (Ammon u. Discherl). Weitere Veröffentlichungen fand ich bis zum Abschluß meiner Arbeiten nicht vor. Daß an solchen Bestimmungen kein weiteres Interesse bestand, mag vermutlich an den Methoden gelegen haben, die, auch wenn sie chemisch zu den klassischen zählen für die Klinik offenbar zu umständlich oder beim Arbeiten mit biologischem Substrat nicht ohne Fehlresultate waren.

Bei meinen klinischen Bestimmungen im Harn ging ich grundsätzlich von Harnen aus, die von korpuskulären, also auch zelligen Elementen befreit waren, was ich durch zweimaliges Zentrifugieren von je 15 min bei 3000 Touren erreichte. Ich konnte zunächst die Angabe der vorangehend erwähnten Autoren bestätigen, daß der Harn von gesunden Personen frei von Katalaseaktivität ist. Dasselbe fand ich auch bei unkomplizierter Nephrosklerose und Glomerulosclerosis diabetica. Ergänzend aber stellte sich ferner heraus, daß es corpuscel*freie*, also auch *zellfreie* Harne gibt, die katalase*haltig* sind, daß somit das Auftreten von Katalase im Harn *nicht* an die Gegenwart von Zellen, wie Erythrocyten gebunden ist, ja in einem Harne bei einer inzipienten Glomerulonephritis waren umgekehrt im Sediment sogar mäßig Erythrocyten zugegen und der zellfreie Urin war katalasenegativ. Bingolds Angabe über das Auftreten von Katalase im Harn, wenn Erythrocyten zugegen sind, gilt also offenbar nicht ohne Ausnahme. Man muß also bei corpuscelfreiem Harn zwischen *Akatalasurie* und *Katalasurie* unterscheiden, wobei Akatalasurie den normalen Verhältnissen entspricht, während Katalasurie einen pathologischen Befund und Zustand darstellt, der durch das Auftreten von Katalase im corpuscelfreien Harn gekennzeichnet ist und der bei Erkrankungen der Harnwege auftritt. Ich fand Katalasurie bei Nephritis, Nephrosen, Infektionen der Harnwege, Nephrolithiasis, gelegentlich bei Tumoren, bei einem auf Niereninfarkt verdächtigen Patienten und bei *Tuberkulose*. Gelang es, durch geeignete Therapie die Krankheit zu bessern oder gar zu heilen, dann ging die Katalasurie zurück oder verschwand gänzlich. Diesem Verhalten kann man diagnostische, prognostische und Bedeutung als Therapietest entnehmen.

In Tabelle 3 gebe ich die Ergebnisse meiner Katalasebestimmungen im Harn bei meinen Fällen von Tuberkulose bekannt. Die betreffenden Patienten lagen meist nur kurze Zeit an der Klinik und wurden bald in Heilstätten überführt. Ich konnte sie daher meist nur kurze Zeit verfolgen. Fall I betrifft einen an Lungentuberkulose Erkrankten. Bei ihm bestand Akatalasurie, daher kein Hinweis auf Nierenbeteiligung. Bei 2 weiteren Fällen, die unter der gleichen Diagnose liefen, war Katalasurie aufgetreten, die auf tuberkulostatische Therapie mit Neoteben und Dihydrostreptomycin abklang. Dabei war die Katalasurie bei Fall II sehr hoch, bei Fall IV niedrig, jedoch vor der Therapie ansteigend. Auffallende Harnbefunde wurden nicht vermerkt. Fall III wurde mit der Diagnose Nieren-Tbc eingeliefert und zeigte mäßige Katalasurie. Bei Fall V handelte es sich um eine Coxitis tuberculosa mit Amyloidose und Isosthenurie, Albuminurie und einer sehr hohen Blutsenkung von über 100, jedoch ohne floriden Lungenprozeß. Auf

Tabelle 3. *Katalase-Werte im Harn von Tuberkulosekranken*

Nr.	Fall	Diagnose, Befunde und Verlauf	Test-Datum	Katalase-Einheit n. 1 u. 2^h	Bemerkungen
1	I (Scha.)	Lungentuberkulose		0/0	
2	II (Rau.)	Lungentuberkulose	10. 9. 57	1150/1950	Neoteben-
3			11. 9. 57	803/1843	Therapie
4			17. 9. 57	750/1355	
5			23. 9. 57	483/983	
6		Verlegung in Heilstätte	30. 9. 57	40/78	
7	III (Kli.)	Nieren-Tbc, sofortige Verlegung in Heilstätte		90/275	
8	IV (Es.)	Lungentuberkulose	20. 3. 58	10/25	
9			26. 3. 58	80/180	Dihydro-
10			28. 3. 57	0/30	streptomycin-
11			9. 4. 58	0/0	Therapie
12		Verlegung in Heilstätte	23. 4. 58	0/0	
13	V (Schm.)	Coxitis tbc, Amyloidnephrose, Isosthenurie, BSG um 100/120, Esbach 4—6⁰/₀₀	9. 9. 57	115/270	Neoteben-Therapie
14			12. 9. 57	90/180	
15			17. 9. 57	30/60	
16		Rückgang der BSG	24. 9. 57	60/118	
17		Komplikation durch asiat. Grippe	16. 10. 57	620/1110	
18		Besserung, BSG 24/47	29. 11. 57	50/90	
19		Rest-N 29 mg-%	9. 1. 58	63/138	
20		Entlassung	16. 1. 58	35/60	
21		ambulante Kontrolle, Esbach 3,5⁰/₀₀	4. 2. 58	190/363	
22		Wiederaufnahme an die Klinik wegen Serumhepatitis m. Ikterus	19. 2. 58	380/490	Neoteben + PAS-Therapie
23			5. 3. 58	210/340	
24		BSG 63/105	10. 3. 58	595/940	
25		Rückgang des Icterus	14. 3. 58	140/290	
26			17. 3. 58	240/395	
27		Rückgang des Kongorot-schwundes von 60 auf 34%	26. 3. 58	0/0	
28			28. 3. 58	70/225	Therapie mit Decortin und ACTH
29			31. 3. 58	0/0	
30		Esbach 3⁰/₀₀	1. 4. 58	10/45	
31			2. 4. 58	40/70	
32		BSG 41/78	9. 4. 58	0/0	
33		BSG 17/39	14. 4. 58	0/20	
34		Entlassung, Rest-N 50 mg-%	23. 4. 58	5/5	

Neoteben ging die Katalasurie zunächst zurück, stieg dann bei einer Komplikation durch asiatische Grippe, die damals weit verbreitet war, hoch an, und sank nachher wieder ab. Später kam es nochmals zu einem Anstieg auf mittlere Werte, als sich, wieder komplizierend, eine Serumhepatitis einstellte. Im Verlaufe einer neuerlichen spezifischen Behandlung mit Neoteben und PAS ging die Katalasurie abermals zurück und es konnte praktisch Akatalasurie erzielt werden.

Es handelt sich nur um wenige Fälle, die noch keine bindenden Schlüsse erlauben, doch drängen sich Vorstellungen auf. So glaube ich in Anlehnung an meine Bestimmungen im Blutplasma, daß die Katalase im Harn durch Freiwerden aus katalasehaltigen Zellen entsteht, sei es durch einen Zellzerfall, sei es durch eine Zellschädigung im Bereiche der harnableitenden Wege. So könnte es sich a) um die Absiedelung von Tuberkelbacillen in die Nieren mit Entstehen eines entzündlichen Prozesses im Kontakt mit den ableitenden Harnwegen bis zur Entwicklung einer ausgeprägten Nierentuberkulose, und b) um das Entstehen toxischer Schäden in den Zellen der ableitenden Harnwege, sei es passagerer Natur, sei es im Sinne einer Nephrose handeln, woran Fall V denken läßt.

Es hat auch den Anschein, als ob Nierenbeteiligungen bei Tuberkulose häufiger vorkommen, als man bisher angenommen hat.

Literatur

Abderhalden, R.: Klinische Enzymologie. Stuttgart: G. Thieme 1958, S. 32.

Ammon, u. Discherl: Fermente, Hormone, Vitamine. Leipzig: G. Thieme 1948, S. 243.

Bingold, K.: Klin. Wschr. 12, 120 (1933); Dtsch. med. Wschr. 80, 603(1955).

Herzog, A.: Klin. Wschr. 1938, 203.

— Arbeiten zur klinischen Bedeutung der Katalase. 8 Manuskripte in englischer Sprache, Archiv ungedruckter wissenschaftlicher Schriften bei der Deutschen Bibliothek in Frankfurt/Main (Zeppelinallee), 1962; Reports on Clinical Significance of Catalase. International Documentation Centre, Tumba (Schweden), Hägelby Hus, 1962; Travaux sur l'importance clinique de la catalase. Centre de Documentation, Paris VIIe, 15 Quai Anatole France, 1963, Nr. 358. Aus Tumba (Schweden) können die „Reports" als Microfilms bezogen werden.

— Eine klinische Katalase-Bestimmungsmethode und ihre Anwendung im Blutplasma. Ärztl. Forsch. 19, 311 (1965).

— Katalasebestimmungen im Blutplasma bei Erkrankungen der Atmungsorgane. Prax. Pneumol. 20, 261 (1966).

— Katalasebestimmungen im Harn und ihre Bedeutung für die Klinik. Ärztl. Forsch. 20, 458 (1966).

Kurokawa, H.: Tohoku J. exper. Med. 14, 539 (1930).

Maehly, A. G., and B. Chance: The assays of catalase and peroxidase. In Methods of biochemical analysis (D. Glick). New York-London: Interscience Publisher 1954, vol. I.

Norgaard, A. V. S.: J. biol. Chem. 38, 501 (1919).

Pighini, G., u. P. Barbieri: Biochem. Z. 42, 137—145 (1912).

Primäre Resistenz bei Chemotherapeutica zweiter Ordnung

K.-H. Schröder, Borstel *

Die Chemotherapeutica II. Ordnung sind seit einer Reihe von Jahren in die Behandlung eingeführt. Man kann daher mit dem Auftreten primärresistenter Stämme rechnen. Wir haben damit im Prinzip die gleiche Situation wie bei den Medikamenten I. Ordnung. Auch die Kriterien für die Beurteilung der Sensibilität sind die gleichen: aus zahlreichen Untersuchungen von Stämmen unbehandelter

* Dr. med. K.-H. Schröder, 2061 Borstel, Forschungsinstitut, Institut für experimentelle Medizin und Biologie.

Patienten wissen wir, daß auf einem medikamenthaltigen Nährboden bestimmter Konzentration kein Wachstum mehr zu beobachten ist (minimale Hemmkonzentration) oder daß es doch einen bestimmten Anteil des Kontrollwachstums nicht überschreitet (kritische Proportion). Wächst der Stamm auf der minimalen Hemmkonzentration oder sogar auf einer noch höheren, so ist er resistent. Die kritische Proportion bei den Mitteln II. Ordnung beträgt 10% und ist damit um das 10fache größer als bei denen I. Ordnung. Die zur Beimpfung der Röhrchen verwendete Keimmenge muß daher besonders sorgfältig standardisiert werden, weil der Anteil des Kontrollwachstums (bis 10%) mit ausreichender Genauigkeit geschätzt werden muß. Die Zahl der ausgewachsenen Kolonien darf daher weder zu groß noch zu klein sein.

Eine bakteriologische Resistenz kann Folge einer Behandlung sein, also eine sekundäre Resistenz; sie kann durch primärresistente Keime verursacht werden: der Patient selbst hat noch keine Behandlung gehabt, wohl aber seine Infektionsquelle; und sie kann schließlich durch eine Kreuzresistenz vorgetäuscht werden. Wir können nur in Zusammenarbeit mit dem Kliniker entscheiden, welche dieser Ursachen für eine Resistenz verantwortlich ist.

Die primärresistenten Stämme können den Behandlungserfolg verzögern oder sogar komplizieren. Diese Gefahr ist dann besonders groß, wenn die Zahl der primärresistenten Stämme in der Bakterienpopulation hoch ist. Es ist daher wichtig, zu wissen, ob und bei welchen Präparaten es primärresistente Stämme gibt und wie häufig sie vorkommen. Wir haben, um eine Antwort auf diese Frage zu finden, 538 Stämme von 280 Patienten untersucht. Die Patienten waren zum größten Teil bereits in Behandlung, aber für das betreffende Medikament unbehandelt. Die Zahl der Wildstämme, also der Stämme von frisch erkrankten, vollkommen unbehandelten Kranken ist noch klein. Die bis jetzt vorliegenden Ergebnisse zeigen folgendes: bei Cycloserin fanden wir unter 116 Stämmen 7,7% resistente, bei Iridocin unter 131 Stämmen 3% resistente, bei Viocin unter 194 Stämmen 4,6% resistente und bei Kanamycin unter 97 keinen resistenten Stamm. Zwei der Patienten, die für Iridocin resistente Stämme haben, hatten eine Behandlung mit einem thiosemicarbazonhaltigen Präparat. In diesen beiden Fällen fanden wir auch eine Resistenz für Conteben. Die Sensibilitätsminderung für Iridocin könnte also eine Folge der Kreuzresistenz zu TSC sein. — Da die Zahl der Ersterkrankungen in unserem Material noch klein ist, können wir nicht entscheiden, ob ein Unterschied besteht zwischen den von diesen Kranken isolierten Stämmen und denen, die bereits längere Zeit mit anderen Medikamenten behandelt worden sind.

Unsere Werte für Iridocin und Kanamycin entsprechen in ihrer Höhe etwa denen, die Frau Prof. Meissner für INH, SM, PAS und TSC angegeben hat. Höhere Werte finden wir dagegen für Cycloserin und Viocin mit ca. 8% und 5%. Am Beispiel des Cycloserins möchte ich Ihnen aber noch zeigen, daß die Bewertung eines Stammes als sensibel oder resistent auch nicht ganz unproblematisch ist. Legen wir nämlich für die Bewertung die Vorschriften zugrunde, die für den zweiten internationalen Trial vorgeschrieben waren, so erhalten wir für Cycloserin nur noch 3% resistente Stämme. — Wir überprüfen z. Z. ein zweites Mal die Behandlungsangaben, um Behandlungsresistenzen mit größtmöglicher Sicherheit ausschließen zu können. Denn es liegt in der Natur der Sache, daß besonders die

Angaben über langjährige erkrankte Patienten mit einer gewissen Skepsis betrachtet werden müssen. Das bedingt eine Unsicherheit der Aussage, die nicht zu vermeiden ist. Wir werden hier erst klarer sehen, wenn die Untersuchungen der Ersterkrankten eine größere Zahl erreicht haben. — Nach unseren bisherigen Erfahrungen dürfen wir jedoch annehmen, daß die Zahl der Primärresistenzen bei den Chemotherapeutica II. Ordnung z. Z. nicht wesentlich größer ist als bei den großen Mitteln.

Wir dürfen daraus schließen, daß heute die Behandlung mit den kleinen Medikamenten begonnen werden kann, ohne daß vorher eine Sensibilitätsprüfung durchgeführt wird. Das gilt um so mehr, weil uns bis heute kein Fall einer Kreuzresistenz zwischen INH, SM und PAS einerseits und den Präparaten II. Ordnung bekannt ist. Etwas anders liegen die Verhältnisse, wenn die Behandlung mit Präparaten aus der Gruppe der Thiosemicarbazone durchgeführt worden ist, z. B. Conteben und Nicoteben. Vom Conteben zu Iridocin und zu Isoxyl sind Kreuzresistenzen bekannt. In diesem Fall dürfte eine Sensibilitätsprüfung vor der Behandlung zweckmäßig sein. — Sieht man von diesem besonderen Fall ab, so bedeutet der Behandlungsbeginn ohne vorangegangene Resistenzbestimmung einen Zeitgewinn. Für den Bakteriologen aber bedeutet das eine Arbeitsersparnis, die bei der augenblicklichen Lage auf dem Arbeitsmarkt besonders hoch zu bewerten ist.

Über die Auswertung unserer Untersuchungen ist noch folgendes zu sagen: Wir erhalten das Untersuchungsmaterial mit einem Begleitschein, der u. a. die Frage nach der Behandlung enthält. Diese Frage wird oft nicht beantwortet. Rückfragen bei den Einsendern werden aber auch nicht immer beantwortet. Das bedeutet, daß wir unsere Untersuchungen nur zu einem Teil auswerten können. Das bedeutet aber leider auch, daß die durch ihren Aufwand zeitraubenden Arbeiten noch länger dauern. Leider besteht nur mit einigen der zahlreichen Einsender in dieser Hinsicht eine optimale Zusammenarbeit. Den beteiligten Damen und Herren möchte ich an dieser Stelle besonders danken. Wenn ich Ihnen diesen vorläufigen Bericht geben konnte, so ist das auch ihnen zu danken.

Eigene Erfahrungen mit Capreomycin

CHR. VIRCHOW, Davos *

Capreomycin (CM) ist als antibiotische Substanz bereits 1960 beschrieben worden (HERR, HANEY, PITTENGER u. HIGGENS). Sie konnte bei der Vergärung einer neu entdeckten Species der Streptomyceten, die Streptomyces capreolus genannt wird, isoliert werden. Capreomycin ist aus verschiedenen Komponenten zusammengesetzt, die als Peptide eine ähnliche UV-Absorption aufweisen und ähnlich ionisierte Gruppen besitzen. Die einzelnen Komponenten können durch ihren Anteil an Aminosäuren und die unterschiedliche Aktivität gegen einzelne Mikroorganismen differenziert werden (HERR et al.).

---

* Dr. CHR. VIRCHOW, Hochgebirgsklinik Davos-Wolfgang der Stiftung Deutsche Heilstätte Davos und Agra, CH 7299 Wolfgang.

Laborstudien ergaben in vitro und im Tierversuch Wirksamkeit gegen Mycobakterien. Oral verabreichtes Capreomycin zeigt nur einen geringen Grad von Aktivität, so daß es parenteral appliziert werden muß (SUTTON et al.). Die Toxicitätsstudien berechtigten zur Durchführung klinischer Versuche (WELLES et al.). Über die Absorption, die Ausscheidung und den Stoffwechsel des Capreomycins im Organismus liegen verschiedene Mitteilungen vor. Nach intramuskulärer Gabe des Medikamentes wird die höchste Serumkonzentration in 1—2 Std erreicht; die Ausscheidung erfolgt ähnlich wie beim Streptomycin (BLACK et al.).

Unsere Klinik umfaßt eine große Gruppe von Kranken, die unmittelbar vorher in ambulanter oder stationärer Heilbehandlung standen, bakteriologisch einen Sensibilitätsverlust der Keime gegen die wirksamen Tuberkulostatica aufweisen und röntgenologisch therapieresistente Kavernen erkennen lassen (s. Abb. 1).

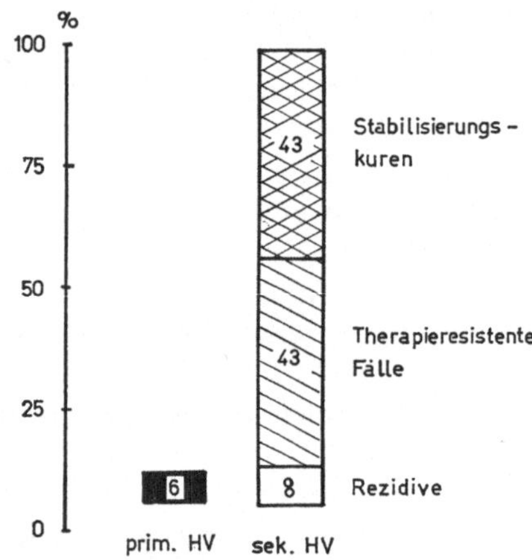

Abb. 1. Hochgebirgsklinik Davos-Wolfgang. Verhältnis von primären zu sekundären Heilverfahren in den letzten Jahren (Angabe in Prozenten)

In diesen Fällen kommen nur die in zweiter Linie zur Verfügung stehenden tuberkulostatisch-wirksamen Antibiotica und deren *kombinierte Anwendung* in Betracht. Zu diesen zählt auch das uns seit 2 Jahren von der Herstellerfirma zur Verfügung gestellte Capreomycin (Fa. Eli Lilly Inc.). Zu Beginn unserer Versuche lagen nur wenige Publikationen über das Mittel vor.

Daß das Capreomycin bislang nur in einigen Kliniken geprüft werden konnte, beruht wohl darauf, daß die amerikanische Food and Drug-Administration unter neuer Leitung sehr strenge, nicht immer gutgeheißene Maßstäbe an die Prüfungen eines neuen Medikamentes stellt. Ferner ist es heutzutage mit außerordentlicher Schwierigkeit verbunden, ein Tuberkulostaticum im klinischen Versuch zu erproben, weil man weder bei primär erkrankten Patienten noch bei Kranken mit resistenten Keimen eine Mono-Therapie verantworten darf. Die klinische Testung eines wahrscheinlich wirksamen ist dabei noch problematischer als die eines fraglichen Medikamentes. **Zur Prüfung zuzulassen** wären für alleinige Erprobung eines Medikamentes eigentlich nur die Fälle, die gegen *alle* Tuberkulostatica resistent geworden sind. Das sind aber nur seltene Vorkommnisse.

Die Aussagen über den Wert des Capreomycins schwankten zunächst. Während einige Autoren das Streptomycin in Zukunft durch das Capreomycin ersetzt wissen wollten, gab es einzelne Untersucher, die die tuberkulostatische Wirksamkeit des geprüften Medikamentes in vivo bei der klinischen Prüfung bezweifelten (GUNELLA). In den letzten Jahren ist allerdings eine Reihe von Arbeiten publiziert worden, die gestatten sollten, sich über die Capreomycin-Indikation klar zu werden.

Klinische Versuche wurden vor allem von MILLER et al., POPPLEWELL et al., BRAUN; DONOMAE, dann auch von WILSON; CITRON; TODOSIJCHUK; JUSTICE; GREENE et al., MONROE et al., COHEN; SCHLESS; KASS und anderen ausgeführt. Fast alle Untersucher kommen zu dem Schluß, daß sich das Capreomycin zur Behandlung der Lungentuberkulose eignet und daß weitere Anstrengungen gemacht werden sollten, die geeigneten Kombinationen und die optimale Dosierung festzulegen.

Unsere eigene Prüfung erstreckt sich auf 22 Fälle, die bis auf 4 abgeschlossen werden konnten. Verabreicht wurden 30—90 g; auf eine methodisch einwandfreie Erprobung zur Wertermittlung des Capreomycins mußten wir wie die meisten Voruntersucher aus den oben angeführten Gründen verzichten. Appliziert wurde täglich 1 g Capreomycin intramuskulär; einzelne Versuche, diese Dosis über längere Zeit zu erhöhen, führten zum Auftreten von Nebenwirkungen und mußten aufgegeben werden. Bei drei Kranken wurde Capreomycin auch in Form einer i. v.-Dauertropfinfusion verabreicht, was gut vertragen wurde. Capreomycin wurde in fast allen Fällen aus begründeter Indikation mit anderen Tuberkulostatica *kombiniert*, wobei sich die Zusammenstellungen nach den Ergebnissen der Resistenzprüfung richteten.

Unsere Untersuchungen haben sich daher nicht auf die Erfolgsbeurteilung, sondern auf bakteriologische Fragen, auf die Toxicität und die Nebenwirkungen des Capreomycins erstrecken können.

Bakteriologie

Hinsichtlich der In-vitro-Wirksamkeit des Capreomycins differieren die Angaben mit der unterschiedlichen Kulturtechnik. Die minimale Hemmkonzentration (MIK) liegt bei flüssigen Nährböden zwischen 0,485 und 5 μg/ml, auf Löwenstein-Jensen zwischen 8 und 16 μg/ml. Die Relationen zur minimalen Hemmkonzentration des Streptomycins sind dabei unterschiedlich. Teilweise ist das Capreomycin nur um die Hälfte weniger wirksam als das Streptomycin. Auf anderen Nährböden ist die 5—10fache Capreomycin-Konzentration notwendig, um die Wirkung der Streptomycin-Verdünnung zu erreichen. Über die bisher vorliegenden Literaturangaben und unsere eigenen Ergebnisse unterrichtet die folgende Tabelle (Tabelle 1).

Daß das Capreomycin auf festen Nährböden eine höhere minimale Hemmkonzentration aufweist als auf flüssigen, beziehen einige Autoren auf das stärkere Protein-Bindungsvermögen des Capreomycins (MORSE et al.).

Auf die unterschiedliche Kulturtechnik müssen wohl auch die sich widersprechenden Angaben über das Entstehen von *Kreuzresistenzen* zurückgeführt werden. Man stimmt heute allgemein überein, daß das Capreomycin keine Kreuzresistenz mit dem Streptomycin besitzt (STARK et al.). Auch mit anderen wesent-

18a*

lichen Tuberkulostatica, wie INH, Ethionamid ‚Pyrazinamid besteht keine Kreuzresistenz. Zur Instruktion diene die folgende Tabelle 2, in der zahlreiche, besonders
resistente M. tuberculosis-Mutanten aufgeführt sind.

Tabelle 1. *Minimale Hemmkonzentration von Capreomycin für verschiedene Nährböden*
(Teststamm H 37 Rv)

Nährböden		µg/ml
Proskauer-Beck[1]	(fl.)	2,0
Dubos[1]	(fl.)	< 2,0
Šula	(fl.)	< 2,0
7 H 10 Middlebrook[2]	(fl.)	0,485
Youmans mit 5% Rinderserum[3]	(fl.)	5,0
Dubos-Tween ohne Albumin[4]	(fl.)	2,0
Löwenstein-Jensen[1]		8—16,0
Löwenstein-Jensen mit Kartoffelmehl[5]		10,0

[1] nach TRNKA et al.   [3] nach RIST u. GRUMBACH   [5] eigene Ergebnisse
[2] nach MORSE et al.   [4] nach GUNELLA

Tabelle 2. *Capreomycin-Empfindlichkeit von 33 resistenten Myc. tuberculosis-Mutanten*
(Patientenstämme)

Anzahl der Mutanten	Resistenz-Testergebnisse						Capreomycin γ/ml		
	PAS	SM	INH	ETH	CS	TSC	10	20	30
2	R	R	R	R	R	R	S	S	S
1	R	R	R	R	R	S	S	S	S
3	R	R	R	R	S	S	S	S	S
3	R	R	R	R	S	R	S	S	S
1	R	R	R	S	R	R	S	S	S
1	R	R	R	S	S	S	S	S	S
1	R	S	R	R	S	S	S	S	S
1	S	S	R	R	S	R	S	S	S
2	S	S	R	S	R	S	S	S	S
4	S	S	R	S	S	S	S	S	S
2	S	S	R	R	S	S	S	S	S
1	S	R	S	R	S	S	S	S	S
5	S	R	R	S	S	S	S	S	S
4	S	R	R	R	S	S	S	S	S
2	S	R	R	R	S	R	S	S	S

R = Resistenz; S = Sensibilität.

Schwieriger sind die Dinge im Hinblick auf das Viomycin und Kanamycin.
TRNKA et al. fanden wiederholt eine Kreuzresistenz zwischen Kanamycin und
Viomycin. HERR et al. und SUTTON et al. fanden im Gegensatz dazu nie eine
Kreuzresistenz zwischen Capreomycin und Viomycin, wobei die Verfasser eben-
falls auf die Tatsache verweisen, daß die Verhältnisse auf festen Nährböden anders
sind als in flüssigen, daß eventuell aber auch der Ursprung und die Art der
resistenten Stämme entscheidend sein kann. VERBIST u. GYSELEN fanden die
Empfindlichkeit der von ihnen untersuchten Patientenstämme gegen Capreomycin
herabgesetzt, wenn eine Viomycin-Resistenz bestand; sie beobachteten diese
Sensibilitätsminderung besonders dann, wenn gleichzeitig eine Streptomycin-

Resistenz vorlag. RIST u. GRUMBACH stellten fest, daß Viomycin-Resistenz fast immer zur Capreomycin-Resistenz führt und daß eine Kanamycin-Resistenz in den meisten Fällen auch eine Capreomycin-Resistenz beinhaltet. Ebenfalls soll eine in vivo erzielte Capreomycin-Resistenz fast stets zur Viomycin-Resistenz und häufig auch zur Kanamycin-Resistenz führen. RIST weist allerdings darauf hin, daß trotz Viomycin-Vorbehandlung in zahlreichen Fällen wegen der nur unterschwelligen Anwendung des Viomycins nur selten eine Resistenz-Entwicklung beobachtet wird. Die folgende Tabelle (Tabelle 3) zeigt die von RIST u. GRUMBACH erzielten Ergebnisse.

Tabelle 3. *Häufigkeit der Kreuzresistenz zwischen Capreomycin-Kanamycin-Viomycin* (nach RIST und GRUMBACH)

Vorbehandlung		M. tbc.-Mutanten (Pat.-Stämme)
VM	VM-R → CM-R	10/10
CM	CM-R → VM-R	3/3
VM	VM-R → KM-R	10/16
KM	KM-R → VM-R	0/10
KM	KM-R → CM-R	9/10
CM	CM-R → KM-R	2/3

Eigene Beobachtungen:

VM (8) ＼		
KM (7) ——＞	VM-R → CM-R	9/19
KM u. VM ／		
(2)	18 von 19 VM-R Stämmen waren SM-R	

Angeschlossen sind unsere eigenen Resultate, bei denen bei Vorliegen einer Viomycin-Resistenz in fast 50% der Stämme auch eine Capreomycin-Resistenz gefunden wurde. Mehrere Kranke mit Capreomycin-Sensibilität bei Viomycin-Resistenz wiesen auch bei der klinischen Verabreichung des Capreomycins erkennbare und im wesentlichen auf das genannte Medikament zurückzuführende Besserung auf. Unsere Ergebnisse hinsichtlich der Kreuzresistenz liegen damit deutlich unter den Angaben von RIST. Folgt man den Ausführungen zahlreicher anderer Untersucher, erscheint es angezeigt, diesen entscheidenden Fragen weiterhin nachzugehen. Von unseren 19 Viomycin-resistenten Fällen haben, soweit das bei unseren vielfach vorbehandelten Kranken noch eruierbar ist, 17 Patienten entsprechende Medikamente früher erhalten, und zwar 8 Viomycin, 7 Kanamycin und 2 sowohl Viomycin als auch Kanamycin; ohne sichere Vormedikation von Viomycin und Kanamycin waren lediglich 2. Bei dem *einen* Patienten, bei dem eine Viomycin-Resistenz bestand, ohne daß gleichzeitig eine Streptomycin-Resistenz konstatiert werden mußte, bestand Capreomycin-Sensibilität (VERBIST et al.). Allerdings haben wir unter unseren Patientenstämmen bei Durchsicht der Ergebnisse der letzten Jahre kaum Fälle gefunden, die lediglich eine Viomycin-Resistenz ohne gleichzeitiges Vorliegen einer Streptomycin-Resistenz aufwiesen. Das dürfte bei der allgemein geübten Art der Chemotherapie auch selten sein.

Über die von uns verwandte Medikament-Kombinationen unterrichtet die Tabelle 4.

Tabelle 4. *Capreomycin-Kombinationen*

Capreomycin mit

4 anderen Tuberkulostatica:
 CM-OTC-TSC-PAS-INH

3 anderen Tuberkulostatica:
 CM-OTC-RIF-PZA
 CM-INH-PAS-ETH
 CM-RIF-PAS-TSC
 CM-RIF-TSC-Sulfonamid
 CM-OTC-RIF-PZA

2 anderen Tuberkulostatica:
 CM-CS-ETH
 CM-CS-OTC
 CM-CS-PZA
 CM-OTC-PZA
 CM-OTC RiF
 CM-OTC-ETH
 CM-INH-PAS
 CM-ETH-PZA
 CM-ETH-PAS
 CM-PZA-PAS

1 anderen Tuberkulostaticum:
 CM-OTC

Erläuterungen:

CM = Capreomycin
CS = Cycloserin
ETH = Ethionamid
INH = Isonicotinsäurehydrazid
OTC = Oxytetracyclin
PAS = Paraaminosalicylsäure
PZA = Pyrazinamid
RIF = Rifamycin
TSC = Thiosemicarbazon

Hinsichtlich der Nebenwirkungen, die dem Capreomycin zuzuordnen waren, hielten wir uns an die bereits vorliegenden Ergebnisse, da ein großer Teil der in der Kombination verwandten Zweitrangmittel ebenfalls toxische Nebenwirkungen aufweisen kann.

Zur Überprüfung eventueller Nebenwirkungen wurden folgende Laboratoriums-Verfahren angewandt:

1. Blutbild (mit Differentialblutbild),
2. Blutsenkung,
3. Audiometrie,
4. Sputumkontrollen
5. Serum-Glutamat-Oxalacetat-Transaminase,
6. Serum-Glutamat-Pyruvat-Transaminase,
7. Elektrophorese,
8. Bromthaleintest,
9. Bilirubin im Serum,
10. Harnanalyse (täglich bis 2mal wöchentlich),
11. Harnstoff-N und Harnstoff,
12. Rest-N.

Hämatologische Veränderungen

In ähnlicher Form wie andere Autoren fanden auch wir bei einigen Patienten zu Beginn der Behandlung, und zwar zumeist nur in den ersten Wochen, einen Anstieg der eosinophilen Leukocyten im Differentialblutbild. Allerdings bestand dieser bei unseren Kranken nicht in einem so hohen Prozentsatz und in so ausgeprägter Form, wie sie von MILLER et al., GARFIELD et al. und BROWNING beschrieben werden.

Die Eosinophilie verlief ohne sonstige Symptome und war nicht von Zeichen
einer lokalen oder allgemeinen allergischen Reaktion begleitet. Sie stand auch nicht
in einem faßbaren Zusammenhang mit irgendeiner anderen, vom Capreomycin
ausgelösten Nebenwirkung. Die Eosinophilie verschwand nach einigen Wochen
bei Weiterverabreichung des Medikamentes und war auch wenige Tage nach
Absetzen des Capreomycins nicht mehr zu beobachten.

Leberstoffwechsel

Die Serumlabilitätsproben, der Bromthaleintest, die Transaminasen zeigten
unter der tuberkulostatischen Medikation die üblichen leichten Schwankungen,
ohne daß mit Sicherheit eine Beeinflussung durch das Capreomycin nachgewiesen
werden konnte. Damit entsprachen unsere Ergebnisse denen der Voruntersucher.

Nierenschädigung

Schon im Tierexperiment wurde die Schädigungsmöglichkeit der Nieren durch
das Capreomycin festgestellt. Die Nierentoxicität steht im Zusammenhang mit
der Dosierung. Falls man versucht, die tägliche Gabe über 15—20 mg/kg Körpergewicht pro Tag zu erhöhen, werden eher Harnveränderungen und toxische
Nierensymptome beobachtet. Diese Veränderungen wurden von fast allen Untersuchern nur bei einem kleinen Prozentsatz der betreuten Kranken beobachtet.
Dabei fiel auf, daß ältere Patienten und solche, die bereits eine Nierenschädigung
aufwiesen, empfänglicher für diese toxische Nebenwirkung des Capreomycins
waren (MILLER; POPPLEWELL; CITRON; GARFIELD).

Auch wir sahen bei 7 unserer 22 Patienten unter der Medikation bei täglicher
Harnsediment-Kontrolle Zunahme der granulierten Cylinder und bei den gleichen
Patienten gelegentlich auch eine geringfügige Proteinurie. Drei Patienten mit
Anhalt für amyloid-nephrotisches Syndrom zeigten unter Capreomycin bei
täglicher Verabreichung keine Verschlechterung des Harnbefundes. Im Gegensatz
zu der Erwartung kam es bei einem Patienten zu einer Verringerung der Esbach-
Werte und zu einem vorübergehenden Schwinden der Albuminurie. Harnstoff-N
und Rest-N zeigten bei 2 Patienten einen Anstieg über die Norm, der zum Absetzen der Medikation zwang, wonach sich die Werte wieder normalisierten. Eine
leichte Schwankung der Harnstoff-N-Werte mit geringfügiger Tendenz zur Erhöhung, die aber nicht die Norm überschritt, schien uns anfangs nach Beginn der
Medikation typisch. Signifikante Unterschiede ließen sich aber bei genauer Analyse
nicht verifizieren.

Schädigung des N. stato-acusticus

Bei den von uns durchgeführten audiometrischen Kontrollen ergab sich zunächst das häufig auch von anderen beobachtete Resultat, daß ein Großteil der
Kranken, besonders die älteren, bereits eine — manchmal beträchtliche — Einschränkung des Hörvermögens aufweisen. Inwieweit das bei fast allen Kranken
vorher verabreichte Streptomycin verantwortlich zu machen ist, kann retro-
spektiv nur vermutet werden. Die Beeinträchtigung des Hörvermögens war den
meisten Patienten nicht bewußt. Nur bei einem stark vorgeschädigten Patienten
sahen wir eine mäßige weitere Verringerung des Hörvermögens nach Verabreichung
von 50 g Capreomycin. Subjektive Hörstörungen mit leichtem Ohrensausen

wurden auch nur bei diesem Patienten beobachtet und schienen uns damit seltener als beim Streptomycin.

Der Vestibular-Apparat wurde nur einer groben, nicht ausreichenden Prüfung unterzogen; spontane Klagen über Drehschwindel gab nur ein Patient an. Es scheint auf Grund der Angaben der Voruntersucher notwendig, der Schädigungs-möglichkeit des N. stato-acusticus *ausreichende* Aufmerksamkeit zu schenken.

Hauterscheinungen und Fieber

Hauterscheinungen, wie sie von anderen Untersuchern beschrieben wurden (DONOMAE; BROWNING; COHEN), sahen wir bei unserem kleinen Krankengut nicht. Allerdings weisen die genannten Autoren darauf hin, daß Hautefflorescenzen nie zum Absetzen der Medikation zwangen (MILLER et al.; BROWNING u. DONNER-BERG).

Fieber sahen wir nur bei Medikationsbeginn in den ersten Tagen bei 2 Patienten. Zu einem späteren Zeitpunkt wurden nie Temperatur-Erhöhungen beobachtet.

Fall 1, Sch., H. G., 34jähriger Rentner; seit 12 Jahren Tuberkulose bekannt und ständig in stationärer und ambulanter Behandlung. Zustand nach Resektion des Unterlappenspitzen-segmentes rechts. Albuminurie (Esbach bis 3⁰/₀₀). Verdacht auf Amyloidnephrose; TB +. Eintritt September 1964; Behandlungsbeginn mit Capreomycin und Oxytetracyclin im De-zember 1964. Resistenz gegen alle Tuberkulostatica (speziell auch Viomycin), die in großen Mengen verabreicht worden waren (auch 80—100 g Viomycin i.m. und i.v.). Röntgenologisch deutliche Befundrückbildung über 5 Monate; Reduktion der Gaffky-Werte; vorübergehendes Schwinden der Albuminurie. Später wieder Fortschreiten der spezifischen Veränderungen (inzwischen verstorben durch Lungenembolie bei Einleitung der lokalen Behandlung).

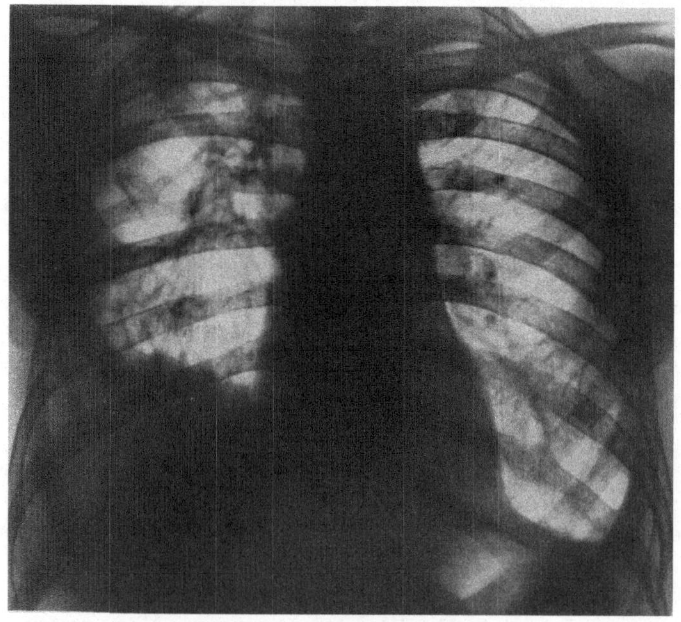

Abb. 2a

Abb. 2 (Fall 1). a, b Thoraxübersicht und Schichtaufnahme vor Behandlungsbeginn; c Tomo-gramme des re. Spitzenober- und Mittelgeschosses nach 5-monatiger Behandlung (s. Text)

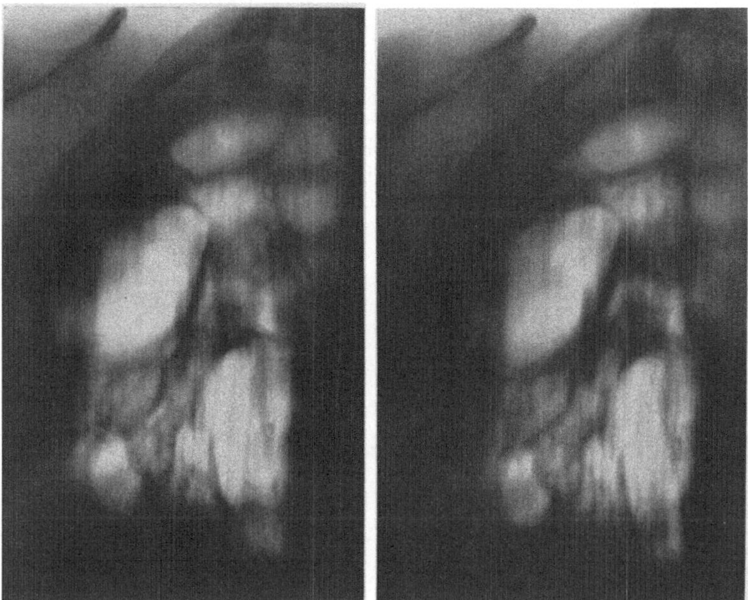

Abb. 2b

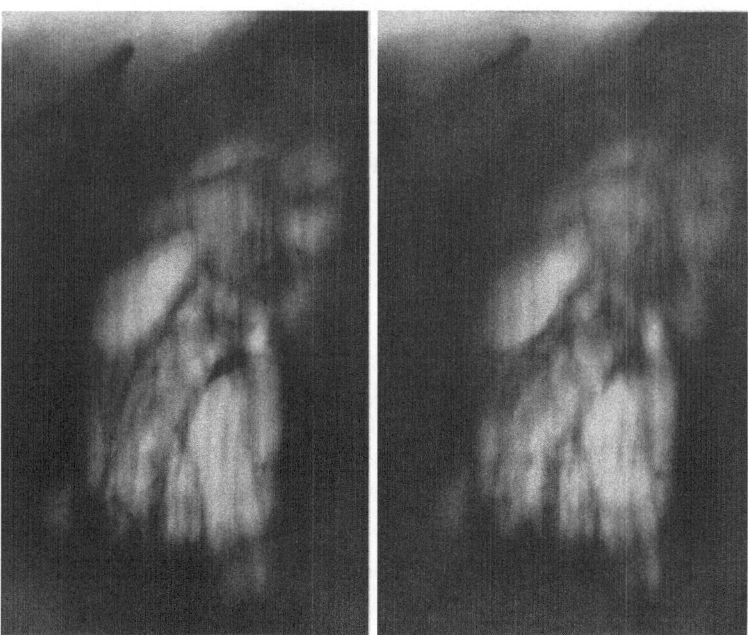

Abb. 2c

Fall 2, Sch., P., 51jähriger Rentner; seit mehr als 6 Jahren Silikotuberkulose bekannt; früher bereits in unserer Klinik, wo im April 1962 Resektion des rechten Oberlappens ausgeführt wurde. Vor $2^{1}/_{2}$ Jahren Nachschubinfiltrat im inferioren Lingulasegment, das später zentral einschmolz; TB-Nachweis. Im Juni 1965 erneut zu uns eingewiesen; stationär und ambulant sämtliche Tuberkulostatica inklusive Cycloserin, Ethionamid und DAT. Bakteriologische Resistenzprüfung nicht angegangen; früher bereits hochgradige Resistenz gegen die Standard-Präparate. Chemotherapie-Anamnese sprach gegen Wirksamkeit aller Tuberkulostatica. Deswegen vorübergehend Monotherapie mit Capreomycin (Januar-März 1966). Beim Versuch, die Dosis auf 2mal 1 g täglich zu erhöhen, pathologisches Harnsediment. Anstieg der Harnstoff-N-Werte. Medikation abgesetzt. Röntgenologisch deutliche Besserung.

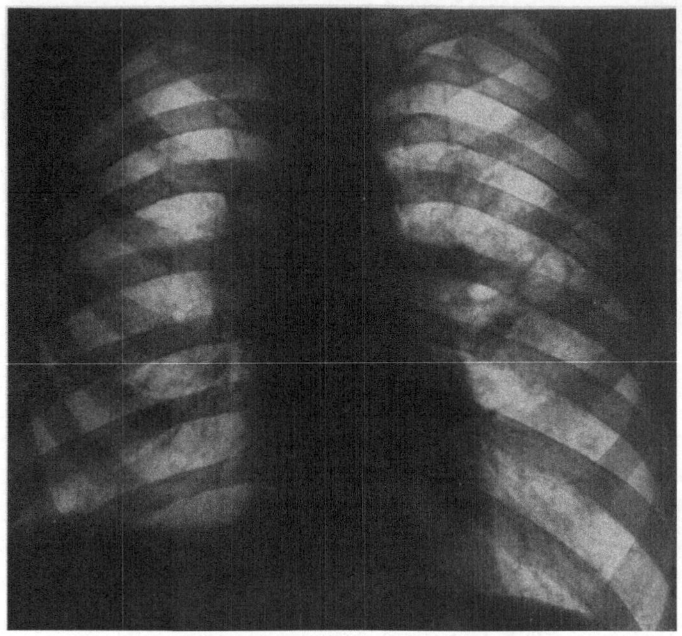

Abb. 3a

Abb. 3 (Fall 2). a, b Thoraxübersicht und Schichtaufnahmen des li. Mittel- und Untergeschosses vor Behandlung; c Tomogramme nach $2^{1}/_{2}$-monatiger Behandlung (s. Text)

Zusammenfassung

Auf Grund unserer Untersuchungen scheint es berechtigt, Capreomycin sowohl bei dringender Notwendigkeit in geeigneten Fällen klinisch anzuwenden und es (weiterhin und bald) in größerem Rahmen einer klinischen Prüfung zu unterziehen, wobei einer Gemeinschaftsarbeit der Vorzug gegeben werden sollte. Die klinische Prüfung darf im Interesse des Kranken nicht monotherapeutisch, sondern sollte in einer geeigneten Dreierkombination erfolgen, die Vergleiche mit anderen Medikamentzusammenstellungen erlaubt. Wesentlich erscheint vor allem die vergleichende Untersuchung des Capreomycins mit dem Kanamycin und dem Viomycin.

Vor Anwendung des Capreomycins sind *bakteriologische Resistenzprüfung* und *exakte Chemotherapie-Anamnese* unerläßlich, da bei vorheriger Verabreichung von

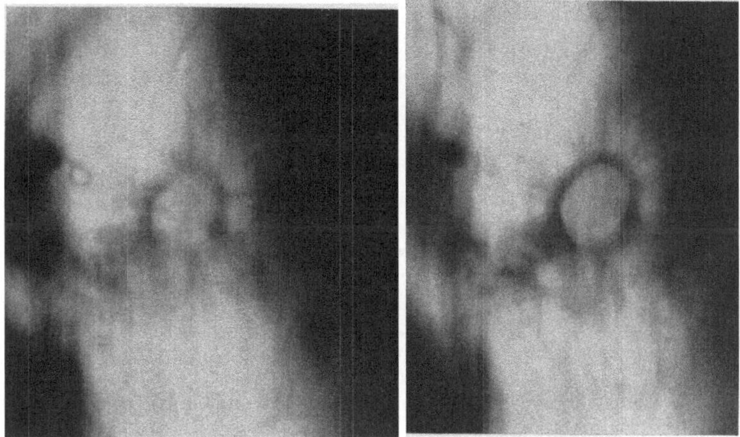

Abb. 3b

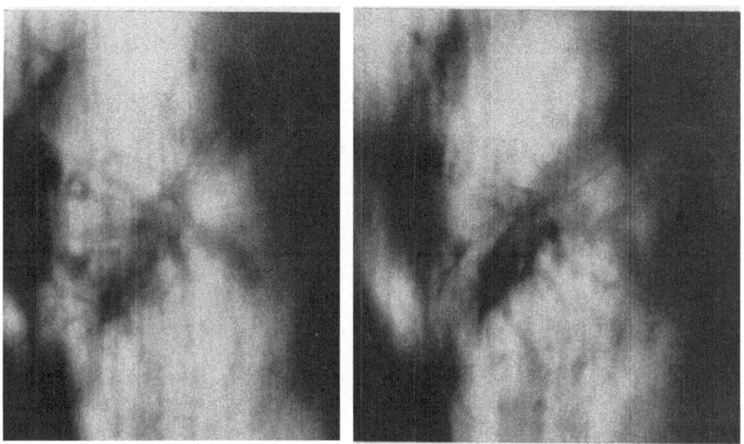

Abb. 3c

Viomycin als auch Kanamycin mit einem Sensibilitätsverlust gegen Capreomycin gerechnet werden muß. Eine Kombination mit Kanamycin und Viomycin sollte wegen der möglichen Kreuzresistenz, mit dem Streptomycin wegen einer eventuellen Addition der toxischen Nebenwirkungen vermieden werden.

Bei Überprüfung der Nebenwirkungen ist auf die Nierenfunktion besonders zu achten; als einfache und wichtige Kontrolle erweist sich die tägliche Analyse des Harnsediments, ferner die Überprüfung der Harnstoff-N-Werte im Serum. Älteren Patienten und solchen mit einer Vorschädigung der Nieren sollte Capreomycin nicht oder nur unter strenger Nierenfunktionskontrolle verabreicht werden. Ob in einzelnen Fällen die Induktion einer chronischen Nierenerkrankung durch das Capreomycin möglich ist, erscheint noch unklar. In zweiter Linie sind bei Capreomycin-Verabreichung, ähnlich wie beim Streptomycin, audiometrische Prüfungen und solche des Vestibular-Apparates erforderlich.

Capreomycin ist ein geeignetes Präparat für sog. Zweitrangmittel-Kombinationen, das unter den bei uns gegebenen Umständen der Klinik vorbehalten bleiben sollte. Dringend sollte vermieden werden, dieses neue und gute Mittel noch jahrelang zu Probezwecken „unkoordiniert und verzettelt zu geben" (TRENDELENBURG).

Literatur

BLACK, H. R., R. S. GRIFFITH, and J. F. BRICKLER: Antimicrobial agents and chemotherapy. Amer. Soc. Microbiol 1964, 522—529.
— — and A. M. PEABODY: Ann. N. Y. Acad. Sci. 135/2, 974 (1966).
BRAUN, P. H.: Symposium on capreomycin. Eli Lilly and Comp. Research, London W 1, 1965, 43.
BROWNING, R. H., and R. L. DONNERBERG: Ann. N. Y. Acad. Sci. 135/2, 1057 (1966).
BRUCE, L. G.: Symposium on capreomycin. Eli Lilly and Comp. Research, London W 1, 1965, 13.
CITRON, K. M.: Symposium on capreomycin. Eli Lilly and Comp. Research, London W 1, 1965, 30.
COHEN, S. S., and W. Y. YUE: Ann. N. Y. Acad. Sci. 135/2, 1079 (1966).
COLETSOS, P. J., and M. E. ORIOT: Rev. Tuberc. Pneumol. (Paris) 28, 413 (1964).
CUTHBERT, J., and L. G. BRUCE: Tubercle (London) 45, 205 (1964).
DONOMAE, I.: Ann. N. Y. Acad. Sci. 135/2, 1011 (1966).
GARFIELD, J. W., J. M. NOEL, L. COHEN, J. F. DALY, and J. H. McCLEMENT: Ann. N. Y. Acad. Sci. 135/2, 1039 (1966).
GREENE, M. E., A. G. POPPLEWELL, J. D. MILLER, and A. LANDWEHR: Ann. N. Y. Acad. Sci. 135/2, 1065 (1966).
GUNELLA, G.: Symposium on capreomycin. Eli Lilly and Comp. Research, London W. 1, 1965, 51.
HERR, E. B. jr., M. E. HANEY, G. P. PITTINGER, and C. E. HIGGENS: Proc. Indiana Acad. Sci. 69, 134 (1960).
— — — Amer. chem. Soc. 1961, 49.
—, and M. O. REDSTONE: Ann. N. Y. Acad. Sci. 135/2, 940 (1966).
— W. B. SUTTON, and W. M. STARK: Trans. 21st Res. Conf. Pulm. Dis. 1962, 367.
JUSTICE, F. K., and W. S. SCHWARTZ: Ann. N. Y. Acad. Sci. 135/2, 1007 (1966).
KASS, I.: Tubercle (London) 46, 151, 166 (1965).
LESTER, W., D. A. FISCHER, and W. E. DYE: Ann. N. Y. Acad. Sci. 135/2, 890 (1966).
MILLER, J. D., A. LANDWEHR, M. E. GREENE, and A. G. POPPLEWELL: Trans. 21st Res. Conf. in Pulmonary Dis. 1962, 370.
— A. G. POPPLEWELL, A. LANDWEHR, and M. E. GREENE: Ann. N. Y. Acad. Sci. 135/2, 1047 (1966).
MONROE, J., D. PECORA, and D. YEGIAN: Ann. N. Y. Acad. Sci. 135/2, 1074 (1966).
MORSE, W. C., E. F. SPROAT, C. W. ARRINGTON, and J. A. HAWKINS: Ann. N. Y. Acad. Sci. 135/2, 983 (1966).
POPPLEWELL, A. G., J. D. MILLER, A. LANDWEHR, and M. E. GREENE: Trans. 21st Res. Conf. Pulmonary Dis. 1962, 375.
— — — — Trans. 22nd Res. Conf. Pulmonary Dis. 1963, 275.
— — — — Trans. 22nd Res. Conf. Pulmonary Dis. 1963, 281.
— — — — Ann. N. Y. Acad. Sci. 135/2, 989 (1966).
RIST, N.: Schweiz. Z. Tuberk. 28, 498 (1964).
—, and F. GRUMBACH: Symposium on capreomycin. Eli Lilly and Comp. Research, London W 1, 1965, 19.
SCHLESS, J. M., R. F. ALLISON, R. M. INGLIS, S. TOPPERMANN, and E. TRAPF: Ann. N. Y. Acad. Sci. 135/2, 1085 (1966).
STARK, W. M., C. E. HIGGENS, R. N. WOLFE, M. M. HOEHN, and J. M. McGUIRE: Antimicrobial agents and chemotherapy. Amer. Soc. Microbiol. 1962, 596.
SUTTON, W. B., R. S. GORDEE, W. E. WICK, and LA VEDA STANFIELD: Ann. N. Y. Acad. Sci. 135/2, 947 (1966).
TODOSIJCHUK, D.: Ann. N. Y. Acad. Sci. 135/2, 1006 (1966).

TRENDELENBURG, F.: Fortschr. Arzneimittel-Forsch. **7**, 196 (1964).

TRNKA, L., J. KUSKA, and A. HAVEL: Prax. Pneumol. **18**, 798 (1964).

VERBIST, L., and A. GYSELEN: Amer. Rev. resp. Dis. **90**, 640 (1964).

WELLES, J. S., P. N. HARRIS, R. M. SMALL, H. M. WORTH, and R. C. ANDERSON: Ann. N. Y. Acad. Sci. **135/2**, 960 (1966).

WILSON, T. M.: Symposium on capreomycin. Eli Lilly and Comp. Research, London W 1, 1965, 6.

— Tubercle (London) **47**, 234 (1966).

Zur Therapie der tuberkulösen Meningitis im Kindesalter

FEDOR RAIĆ, Zagreb *

Der Ausspruch von HUTINEL aus dem Jahre 1904 „Die Diagnose der tuberkulösen Meningitis ist ein richtiges Todesurteil" hatte seine Bedeutung bis zum Januar des Jahres 1944, als es WAKSMAN und seinen Mitarbeitern gelungen war, aus einem besonderen Stamm des Pilzes Streptomyces griseus das Streptomycin zu isolieren. Durch die Entdeckung weiterer Tuberculostatica wurde die Prognose der tuberkulösen Meningitis, als einer ausgesprochen bösartigen Erkrankung, bedeutend verbessert.

Obwohl durch die Massenanwendung der BCG-Vaccination schon beim Neugeborenen (die Verordnung über die Pflichtvaccination durch BCG stammt bei uns aus dem Jahre 1948) sowie durch die Hebung des Lebensstandards in unserem Lande die tuberkulöse Meningitis heute seltener auftritt, bildet sie noch immer ein Problem, besonders da die Zahl der gegen klassische Tuberculostatica resistenten Keime eine ständige Zunahme zeigt.

Das heutige therapeutische Schema an unserer Klinik baut sich auf folgenden fünf Grundprinzipien auf:

1. Zunächst verabreichen wir mindestens zwei Tuberculostatica, wobei das INH das Mittel der Wahl ist. Wir verabreichen es nur per os, und nur, falls dies nicht möglich ist, parenteral. In Abhängigkeit vom Lebensalter verwenden wir

Tabelle

	bis 5 Jahre	von 6—10 Jahren	über 10 Jahre
Dosierung von INH bei Meningitis tuberculosa im Kindesalter (modifiziert nach DEBRÉ)	30—15 mg/kg pro die	15—10 mg/kg pro die	10 mg/kg pro die
	Säuglinge	Kleinkinder	Große Kinder
Dosierung des Streptomycin bei Meningitis tuberculosa im Kindesalter nach COCCHI	30 mg/kg pro die (i.m.)	(Vorschulalter) 20 mg/kg pro die (i.m.)	(Schulkinder) 10 mg/kg pro die (i.m.)

meistens 10—30 mg/kg Körpergewicht pro die. Die Tagesdosis wird dabei in vier Einzeldosen verabfolgt (Tabelle). Kinder unter 5 Jahren erhalten meist 30 mg/kg/ die, ältere Kinder etwa 15 mg/kg/die. Neben INH bekommen die Kranken Streptomycin i. m. in den von COCCHI angegebenen Mengen (Tabelle). Die Mehrzahl

---

* Dr. med. FEDOR RAIĆ, Zagreb, Klinik für Kinderkrankheiten Šalata der Med. Fakultät, Jugoslawien.

der Kranken bekommt neben dem INH und dem Streptomycin auch noch PAS per os, falls sie es vertragen, und am häufigsten in Mengen von 200 mg pro kg und pro die. Eine Tagesdosis von 10 g wird nicht überschritten. Das Streptomycin verabreichen wir in der Regel nicht länger als 3—4 Monate (unter Kontrolle des Gehörs).

Es ist selbstverständlich, daß positive Liquor-Kulturen, wie wir sie regelmäßig anlegen, neben der Prüfung der Empfindlichkeit eines jeden Stammes des M. tuberculosis auf einzelne Tuberkulostatica eine gezielte Therapie ermöglichen. Die Tuberkulostatica verabreichen wir meistens 18—24 Monate lang, da bei kürzer dauernder Anwendung die Möglichkeit größer ist, daß es zum Rezidiv der Krankheit kommt.

Die einstige intralumbale Anwendung der Tuberculostatica wird bei uns in der Regel nicht mehr durchgeführt. Falls es im Verlauf der tuberkulösen Meningitis zum spinalen Block kommt, so verabreichen wir nach Skrivaneli intralumbal 5—10 mg Corticosteroide, wodurch meistens bereits nach kurzer Zeit (durchschnittlich in 7—10 Tagen) die ungestörte Zirkulation des Liquors wieder hergestellt wird.

2. Weiterhin benutzen wir für die Corticoidtherapie das Präparat Prednison, und zwar 1,5—2 mg pro kg und pro die meistens 6 Wochen lang, und selten etwas länger oder kürzer, abhängig von klinischen und Laboratoriumsbefunden. In den letzten 10 Tagen der hormonalen Therapie wird die Dosis stufenweise verringert. Heute beenden wir die Hormonbehandlung nicht mehr wie früher durch Gaben von ACTH für einige Tage zur Anregung der Nebennierenrinde, da wir uns klinisch überzeugen konnten, daß das bei stufenweisem Abbauen des Prednisons nicht notwendig ist. Im Verlauf der Corticoidtherapie wird sorgfältig auf unerwünschte Nebenerscheinungen geachtet (Störung des elektrolytischen Gleichgewichts, sekundäre Infektionen usw.), um sie rechtzeitig ausschalten zu können.

3. hat die Therapie mit Adjuvantien bei uns eine besondere Bedeutung, da die Kinder, die in unserer stationären Behandlung stehen, meistens Kleinkinder sind mit schwachen Widerstandskräften, deren Ernährungszustand schon vor Beginn der Krankheit überwiegend mangelhaft war. Die spezifische Therapie muß deshalb durch entsprechend kräftige Nahrung, Vitamine, Elektrolyt- und Glucoselösungen, Gammaglobuline, weiterhin Plasma- und ausnahmsweise auch Bluttransfusionen und ähnliches unterstützt werden. Es ist weiterhin notwendig, die erhöhte allgemeine Reizempfindlichkeit dieser Kinder zu beachten und für Ruhe in der Umgebung zu sorgen. Die Liegekur soll später nach Möglichkeit im Freien, aber ohne direkte Sonneneinstrahlung erfolgen.

Bei Säuglingen muß oft die chronische Ernährungsstörung behandelt werden, bzw. die Toxikose, nach den für solche Zustände gültigen Regeln (diätetische Behandlung, Therapie des gestörten acidobasischen Gleichgewichtes, des Schocks usw.).

Im weiteren Sinn umfaßt diese Therapie auch symptomatische Maßnahmen, die bei der psychomotorischen Unruhe angewendet werden, bei Konvulsionen, Lähmungen, bei der Hyperpyrexie, beim Meteorismus, bei der Obstipation sowie Entlastung des erhöhten intrakraniellen Druckes, bei der Bekämpfung der sekundären Infektionen usw. Zu den bereits besprochenen Richtlinien dieser Behandlung müssen wir noch hinzufügen, daß das Vitamin B_6 nicht nur als Schutz gegen eventuelle toxische Nebenwirkungen des INH gegeben wird, sondern auch als ein Beitrag zur neurologischen Therapie. Zu dem gleichen Zweck wird oft auch das Vitamin B_{12} parenteral in Form von Injektionen verabreicht.

4. Die Dauer des stationären Aufenthaltes unserer kranken Kinder beträgt durchschnittlich 4 Monate. Am besten wäre es, wenn die Kranken in der Anstalt verbleiben bis zur vollkommenen Normalisierung des Liquors, welche ja erst nach der klinischen Heilung erfolgt. Die Anzahl der verfügbaren Krankenbetten erlaubt jedoch bei der noch immer erheblichen Zahl von Tuberkuloseerkrankungen im Kindesalter ein solches Vorgehen noch nicht. Die größte Zahl der Kinder mit tuberkulöser Meningitis wird im Anschluß an eine Stabilisierung des Liquorbefundes in Rekonvalescentenheime und Tuberkuloseheilstätten überwiesen, wo sie in der Regel noch mehrere Monate verbleiben.

Die Kinder, die nach dem Verlassen der Abteilung unter unserer Kontrolle verbleiben können und für die wir die Garantie haben, daß sie die gegebenen Anweisungen einhalten werden, werden entlassen, sobald der cytologische Liquorbefund unter 50/3 Zellen abgefallen ist. In der häuslichen Pflege wird in diesen Fällen die weitere stabilisierende Behandlung mit INH + PAS durchgeführt. Die ambulanten Nachuntersuchungen erfolgen regelmäßig unter Kontrolle des Liquors, und zwar im Anfang alle 15 Tage, später nach jeweils 4—6 oder mehr Wochen.

5. Ist auf die Rehabilitation der neuropsychischen Ausfallserscheinungen kurz einzugehen. Sie wird nach Möglichkeit schon nach Ablauf der akuten Phase an der Kinderklinik durchgeführt und ambulant fortgesetzt. Hierzu gehören in erster Linie physikalisch-therapeutische Maßnahmen, orthopädische Versorgung oder evtl. chirurgische Eingriffe. Die fortlaufende psychologische Beobachtung sowie häufige Bestimmungen des Intelligenzquotienten bilden die Grundlage für spezielle therapeutische Maßnahmen der Erziehung oder der Einschulung in Sonderschulen. Davon wird die weitere Möglichkeit des Schulbesuches oder der Erziehung unserer kleinen Kranken abhängig sein.

Das hier vorgetragene Schema stellt jedoch nur einen Rahmen dar, innerhalb dessen oft Abweichungen notwendig sind, abhängig von individuellen Eigenschaften des einzelnen Kranken und bestimmten Verlaufsphasen der Erkrankung.

Ergebnisse

Diese moderne Therapie der tuberkulösen Meningitis mit den klassischen Tuberculostatica und mit den Corticosteroiden neben der Therapie mit Adjuvantien brachte uns sehr gute Ergebnisse. Die Frühdiagnose ist jedoch die unumgängliche Voraussetzung für eine erfolgreiche Behandlung dieser einstmals absolut infausten Erkrankung.

In der Universitäts-Klinik Zagreb-Šalata wurden in der Zeit von 1960—1965 59 Kinder mit Meningitis tuberculosa aufgenommen, die allesamt der BCG-Impfung entgangen waren. Von ihnen starben 2 Patienten, bei denen es sich um paralytische Verlaufsformen mit je einem solitären Tuberkulom des Gehirnes handelte. Von den Überlebenden zeigten diejenigen Kranken, die in der ersten Woche nach Erkrankungsbeginn zur Behandlung kamen, keinerlei spätere Folgeerscheinungen. Bei den Kindern, die erst nach der 1. Woche der Erkrankung zur

Aufnahme kamen, waren jedoch neuropsychische Ausfallserscheinungen in wechselndem Prozentsatz festzustellen.

Bei der Vorbeugung dieser schwersten Manifestation der tuberkulösen Infektion steht in unserer epidemiologischen Situation an erster Stelle die BCG-Vaccination. An zweiter Stelle in ihrer Bedeutung steht die Ausschaltung der tuberkulösen Infektionsquellen durch regelmäßige pflichtmäßige Röntgenreihenuntersuchungen, die in kurzen Abständen die ganze Bevölkerung erfassen. Weiterhin hat die Chemoprävention beziehungsweise Chemoprophylaxe eine Bedeutung, insbesondere in Verbindung mit einem straff organisierten Fürsorgesystem.

Alle diese Möglichkeiten stellen wichtige Faktoren dar bei unserem Bestreben, die Morbidität und Mortalität an dieser Erkrankung in Jugoslawien herabzusetzen.

Literatur

Babić, I., D. Pasini u. F. Raić: Primäre bakterielle Resistenz bei der Tuberkulose. Jug. ped. 4, 325 (1960).

Bernard, E., A. P. Jarniou, L. Israel, M. Enjalbert et C. Fabre: Résultats comparés de l'isoniazide utilisé à doses différentes (5 et 15 mg par kg de poids). Etude sur 204 tuberculeux pulmonaires adultes. Rev. Tuberc. Pneumol. (Paris) 23, 22 (1959).

Cocchi, C.: Streptomycin in the treatment of tuberculosis with special reference to tubercular meningitis and miliary tuberculosis. Sci. med. ital. 1, 7 (1950).

Debré, R., et H. E. Brissaud: Meningitide tuberculeuse et tuberculose miliare de l'enfant. Leur traitment. Paris: Masson 1953.

Fabijanić, B.: Weitere Erfahrungen in der Diagnostik und in der Therapie der tuberkulösen Meningitis. In Budak, M.: Zeitgemäße Themen aus der Pneumophthiseologie. Zagreb: Zaštita zdravlja 1960.

Fanconi, G., u. A. Wallgren: Lehrbuch der Pädiatrie. Basel-Stuttgart: Schwabe 1958.

Kleinschmidt, H.: Antibiotische und Chemotherapie der Meningitis tuberculosa. Ergebn. ges. Tuberk.-Forsch. 13 (1956).

Le traitement de la tuberculose de l'enfant. Le Centre International de l'enfance (C.i.E.) Travaux et Documents — X Paris, 1956.

Oberhofer-Šik, T., u. F. Raić: Die Behandlung der tuberkulösen Meningitis im Kindesalter. Medicinar 4, 205 (1965).

Pansini, K.: Klinik und Therapie der tuberkulösen Meningitis. Tuberkuloza 4, 434 (1952).

Puretić, B.: Adjuvante Therapie im Verlauf der tuberkulösen Meningitis und anderer schwerer Formen der Kindertuberkulose. Tuberkuloza 4, 495 (1952).

Raić, F., D. Pasini, A. Bunarević u. A. Urbanke: Melanomatose und Retikulosarkomatose als seltene Ursachen des klinischen Bildes der serösen Meningitis. Fortschr. Med. 84, 187 (1966).

Skrivaneli, N.: Colloquium Streptomycinicum. Tuberkuloza 4, 371 (1952).

—, u. D. Pasini: Einige epidemiologische klinische und therapeutische Charakteristika der Tuberkulose im Kindesalter. Jug. ped. 2/3, 144 (1958).

Suda, J.: Folgezustände nach Meningitis tuberculosa. Mschr. Kinderheilk. 113, 692 (1965).

Wechselberg, K.: Meningitis tuberculosa. In Linneweh, F.: Die Prognose chronischer Erkrankungen. Berlin-Göttingen-Heidelberg: Springer 1960.

Wissler, H.: Aktuelle Probleme der Kindertuberkulose. Stuttgart: Georg Thieme 1958.